诊断学

教与学参考

主　审　李乃娥　刘云启　孙言平

主　编　王　东　马莲环　曹景花

副主编　乔令艳　崔景晶　乔卫卫　张　强

编　委　（以姓氏笔画为序）

马丽娜　马莲环　王　东　乔卫卫　乔令艳　刘　秀

李小梅　张　杰　张　强　张　蕾　姜君男　真晓雯

夏永富　郭义山　曹景花　崔景晶

人民卫生出版社

·北京·

图书在版编目（CIP）数据

诊断学教与学参考/王东，马莲环，曹景花主编
. —北京：人民卫生出版社，2020.9
　ISBN 978-7-117-30452-8

　Ⅰ.①诊…　Ⅱ.①王…②马…③曹…　Ⅲ.①诊断学
-医学院校-教学参考资料　Ⅳ.①R44

中国版本图书馆 CIP 数据核字（2020）第 166581 号

人卫智网	www.ipmph.com	医学教育、学术、考试、健康，购书智慧智能综合服务平台
人卫官网	www.pmph.com	人卫官方资讯发布平台

诊断学教与学参考

Zhenduanxue Jiaoyuxue Cankao

主　　编：王　东　马莲环　曹景花
出版发行：人民卫生出版社（中继线 010-59780011）
地　　址：北京市朝阳区潘家园南里 19 号
邮　　编：100021
E - mail：pmph @ pmph.com
购书热线：010-59787592　010-59787584　010-65264830
印　　刷：三河市延风印装有限公司
经　　销：新华书店
开　　本：850×1168　1/16　　印张：36
字　　数：991 千字
版　　次：2020 年 9 月第 1 版
印　　次：2020 年 10 月第 1 次印刷
标准书号：ISBN 978-7-117-30452-8
定　　价：118.00 元

打击盗版举报电话：010-59787491　E-mail：WQ @ pmph.com
质量问题联系电话：010-59787234　E-mail：zhiliang @ pmph.com

前　言

　　诊断学是运用医学基本理论、基本知识和基本技能对疾病进行诊断的一门学科,是一门连接基础医学与临床医学的桥梁课。本书作为诊断学教学的参考书,旨在帮助医学生在学习和复习中理清思路、抓住重点、把握考点,以便系统掌握诊断学的基础理论、基本知识和基本技能。

　　本书主要包括两大部分内容,其一是复习纲要,利用思维导图的形象化与条理化特点,将每一个章节的主要内容进行了导图绘制,同时在明确知识、能力、素质目标的基础上,突出学习重点、难点,力求系统、完整、简洁;其二是试题精选,以执业医师考试内容、形式为导向,编排了A1、A2、A3、B1、X 型题等以及填空、简答、部分病例分析,习题力求经典、全面。本书能在医学生学习诊断学过程中发挥指导和巩固作用,也是研究生入学考试、执业医师资格考试、卫生专业技术资格考试的辅导用书,还可以为进修医师和各级医务工作人员的临床工作提供参考。

　　本书的编写人员均是多年从事一线教学和临床工作的教授或骨干教师,他们在繁忙的临床教学工作之余,通力合作,各展所长,使本书得以及时完成。在本书编写过程中得到了学校各级领导和诊断学、内科学前辈的鼎力支持,尤其是老一辈内科学教授的宝贵意见和精心审定更为本书增色不少。年轻教师为本书思维导图的绘制、文字编写和试题校对付出了艰辛的劳动,在此,一并表示衷心感谢。

　　诊断学的发展日新月异,由于编者水平所限,疏漏之处在所难免,衷心期望广大读者不吝斧正,以便再版时修订。

编者
于滨州医学院
2020 年 7 月

目　录

第二篇　问　诊

第三篇　体　格　检　查

第四篇　实　验　诊　断

■■■■■ 第五篇 辅 助 检 查 ■■■■■

第六篇　病 历 书 写

第七篇　诊断疾病的步骤和临床思维方法

第八篇　临床常用诊断技术

绪　　论

一、诊断学的概念

诊断学(diagnostics)是研究如何运用医学基本理论、基本知识、基本技能和诊断思维,对疾病进行诊断的一门学科,是基础医学各学科过渡到临床医学各学科的桥梁学科。

二、诊断学的内容

1. **病史采集**(history taking)　即问诊,是通过医生与患者之间的提问与回答,来了解疾病发生与发展的过程。

2. **常见症状**　症状(symptom)指患者主观感受到不适或痛苦的异常感觉或某些客观病态改变。如发热、疼痛、眩晕、黄疸、水肿等。

3. **体格检查**(physical examination)　是医生用自己的感官或传统的辅助器具对患者进行系统的观察和检查,揭示机体正常和异常征象的临床诊断方法。

4. **体征**(sign)　是医生通过体格检查发现的患者的异常征象,如黄疸、肝脾肿大、心脏杂音等,广义的症状也包括一些体征。

5. **实验室检查**(laboratory examination)　是通过物理、化学、生物学等实验室方法,对患者的血液、体液、分泌物、排泄物、细胞取样和组织标本等进行的检查,用以获得病原学、病理形态学或器官功能状态等资料。

6. **辅助检查**(assistant examination)　应用如心电图、内镜、CT、MRI 等医疗设备,采用各种诊断操作技术,获取临床相关资料的检查方法。

7. **病历书写**　是医疗工作的重要内容,也是需要学习和初步掌握的基本技能。

8. **临床诊断思维**　通过科学的逻辑思维,结合掌握的疾病知识,对所获取的各种资料进行分析、评价整理进而提出诊断的一种思维技能。

三、诊断学的学习方法

1. 正确理解本课程的主要学习任务。
2. 灵活运用多种基本学习方法。
3. 反复实践不断总结。
4. 与临床各学科的学习相结合。
5. 重视基本知识、基本理论、基本技能的学习。
6. 不断培养综合分析能力和临床诊断思维。
7. 在学习中培养医学人文精神。

四、建立和完善正确的诊断思维

1. 正确的临床思维是作出正确诊断的关键。
2. 理论学习与反复实践相结合,才能逐步形成正确的临床思维。
3. 诊断要完整,要有助于临床治疗的选择。
4. 诊断应基于最新证据。
5. 感性认识上升为理性认识,再指导实践,反复循环。

五、学习诊断学的要求

以患者为中心,不断提高医德修养,在临床实践的基础上,做到:
1. 系统、科学地问诊。
2. 规范、有序地查体。
3. 应用常规实验室检查。
4. 常见心电图的分析。
5. 写出合格的病历。
6. 分析临床资料提出初步诊断。

──────────── 试 题 精 选 ────────────

一、名词解释

1. 诊断学(diagnostics)
2. 症状(symptom)
3. 体征(sign)
4. 实验室检查(laboratory examination)
5. 辅助检查(assistant examination)

二、简答题

1. 诊断学的内容有哪些?
2. 如何建立和完善正确的临床诊断思维?

──────────── 参 考 答 案 ────────────

(参见复习纲要)

(王　东)

第一篇

常 见 症 状

症状是问诊的主要内容,是诊断和鉴别诊断的线索和依据,也是反映病情的重要指标之一。

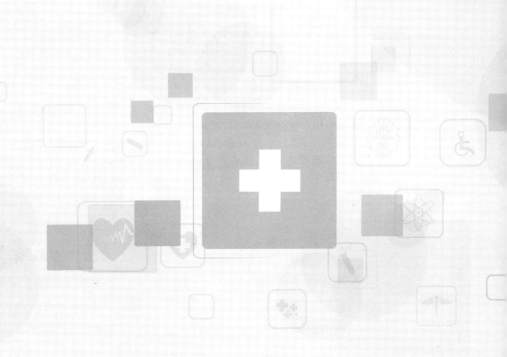

第一章

发　　热

复　习　纲　要

一、概述

正常人的体温受体温调节中枢调控,并通过神经、体液因素使产热和散热过程呈动态平衡,保持体温在相对恒定的范围内。

当机体在致热原作用下或各种原因引起体温调节中枢的功能障碍时,体温升高超出正常范围,称为发热(fever)。

二、正常体温与生理变异

正常人一般为36~37℃,24h内体温波动范围一般<1℃,下午体温高于上午,运动、劳动、进餐、月经前及妊娠期体温可稍升高,老年人稍低于年轻人,高温环境下体温也可稍升高。

三、发病机制

致热原性发热(表1-1-1)、非致热原性发热(表1-1-2)。

表 1-1-1　致热原性发热

	外源性致热原	内源性致热原
致热原	各种微生物病原体及产物;炎性渗出物及无菌性坏死组织;抗原抗体复合物;某些类固醇物质;多糖体成分及多核苷酸、淋巴细胞激活因子等	又称白细胞致热原,如白介素(IL-1)、肿瘤坏死因子(TNF)、干扰素等
机制	多为大分子物质,不能通过血脑屏障直接作用于体温调节中枢,可通过激活血液中的中性粒细胞、嗜酸性粒细胞和单核吞噬细胞系统,使其产生内源性致热原	可通过血-脑脊液屏障,直接作用体温调节中枢的体温调定点,使调定点(温阈)上升,体温调节中枢必须对体温加以重新调节发出冲动,并通过垂体内分泌因素使代谢增加或通过运动神经使骨骼肌阵缩(寒战),使产热增多;交感神经使皮肤血管及竖毛肌收缩,停止排汗,散热减少

表 1-1-2　非致热原性发热

机制	常见疾病
体温调节中枢受损	颅脑外伤、出血、炎症等
散热减少的疾病	广泛性皮肤病、心力衰竭等
产热过多的疾病	癫痫持续状态、甲状腺功能亢进等

四、病因与分类

感染性发热、非感染性发热（表 1-1-3）。

感染性发热（多见）：各种病原微生物，如病毒、细菌、支原体、立克次体、螺旋体、真菌、寄生虫等引起的感染均可出现发热。感染可以表现为急性、亚急性或慢性，局部性或全身性。

表 1-1-3　非感染性发热

机制	常见疾病
无菌性坏死物质的吸收（吸收热）	机械性、物理或化学性损害：骨折、大手术后组织损伤、内出血、大血肿。因血管栓塞或血栓形成而引起的心肌、肺、脾等内脏梗死或肢体坏死。组织坏死与细胞坏死：恶性肿瘤、白血病、淋巴瘤、溶血反应等
抗原抗体反应	风湿热、药物热、血清病、溶血反应、结缔组织病等
内分泌与代谢障碍	甲状腺功能亢进、甲状腺炎、痛风、重度脱水
皮肤散热减少	广泛性皮炎、鱼鳞癣及慢性心力衰竭等，一般为低热
机体产热过多	癫痫持续状态
体温调节中枢功能紊乱	中枢性发热：有些致热因素不通过内源性致热原而直接损害体温调节中枢，使体温调定点上移后发出调节冲动，造成产热大于散热，体温升高 见于：物理性：中暑；化学性：重度安眠药中毒；机械性：脑出血、脑震荡、脑挫伤等 特点：高热无汗
自主神经功能紊乱	多为低热，常伴有自主神经功能紊乱的其他表现，属功能性发热范畴 原发性低热：可持续数月至数年，热型规则，体温波动在 0.5℃ 以内 感染治愈后低热：感染已愈，体温调节中枢功能未恢复（区别于感染性发热） 夏季低热：多见于幼儿，体温调节中枢功能不完善。连续数年后多可自愈 生理性低热：精神紧张、剧烈运动后、月经前及妊娠初期可有低热现象。

五、临床表现（表 1-1-4、表 1-1-5）

表 1-1-4　发热的分度

分度	体温	分度	体温
低热	37.3~38℃	高热	39.1~41℃
中等度热	38.1~39℃	超高热	41℃ 以上

表 1-1-5　发热的临床过程及特点

发热过程	特点
体温上升期	表现：乏力、肌肉酸痛、皮肤苍白、畏寒寒战等 产热大于散热 骤升型：体温几小时内达 39~40℃ 或以上，常伴有寒战。见于疟疾、大叶性肺炎、败血症、流感、急性肾盂肾炎、输液或输血反应等 缓升型：体温逐渐上升在数日内达高峰，多不伴寒战。如伤寒、结核、布鲁菌病等
高热期	表现：体温达高峰后保持一定时间。体温达到或高于已上调的体温调定点，寒战消失；皮肤灼热发红；呼吸深快；开始出汗并逐渐增多。产热等于散热
体温下降期	表现：出汗多，皮肤潮湿 散热大于产热（上调的体温调定点逐渐下降至正常） 骤降：体温于数小时内迅速下降至正常，有时可略低于正常，常伴大汗淋漓见于疟疾、急性肾盂肾炎、大叶性肺炎、输液或输血反应等 渐降：体温在数日内逐渐降至正常，如伤寒、风湿热等

六、热型及临床意义

发热患者在每日不同时间测得的体温数值分别记录在体温单上,将数日的各体温点连接成体温曲线。该曲线的不同形状称为热型(fever type)(表1-1-6)。

表1-1-6　发热的热型及临床特点

热型	特点及临床意义
稽留热(continued fever)	体温恒定地维持在39~40℃以上的高水平,达数日或数周,24h内体温波动范围不超过1℃。见于大叶性肺炎、斑疹伤寒及伤寒高热期,革兰氏阳性球菌感染持续释放外毒素
弛张热(remittent fever)	又称败血症热型,体温常在39℃以上,波动幅度大,24h内波动范围超过2℃,但都在正常水平以上。见于败血症、风湿热、重症肺结核及化脓性炎症等,革兰氏阴性杆菌感染间断释放内毒素
间歇热(intermittent fever)	体温骤升达高峰后持续数小时,又迅速降至正常水平,无热期(间歇期)可持续1d至数日,如此高热期与无热期反复交替出现。见于疟疾、急性肾盂肾炎等
波状热(undulant fever)	体温逐渐上升达39℃或以上,数日后又逐渐下降至正常水平,持续数日后又逐渐升高。见于布鲁氏菌病
回归热(recurrent fever)	体温急骤上升至39℃或以上,持续数日又骤然下降至正常水平,高热期与无热期各持续若干天后规律交替一次。见于回归热、霍奇金病等
不规则热(irregular fever)	发热的体温曲线无一定规律,见于结核病、风湿热、支气管肺炎、渗出性胸膜炎等 由于抗生素的广泛应用,及时控制了感染、应用解热药或糖皮质激素、个体反应性的不同,均可使某些疾病的特征性热型变得不典型或变成不规则热

七、伴随症状

1. **寒战**　常见于大叶性肺炎、急性肾盂肾炎、败血症、急性胆囊炎、输血反应及药物热等。
2. **结膜充血**　麻疹、流行性出血热、斑疹伤寒等。
3. **单纯疱疹**　流感、大叶性肺炎、流行性脑脊髓膜炎(简称流脑)等急性发热疾病。
4. **淋巴结肿大**　白血病、淋巴瘤、转移癌、传染性单核细胞增多症、风疹、局灶性化脓性感染等。
5. **肝脾肿大**　常见于传染性单核细胞增多症、病毒性肝炎、肝及胆道感染、白血病、淋巴瘤等。
6. **出血**　发热伴皮肤黏膜出血可见于流行性出血热、斑疹伤寒、病毒性肝炎、败血症等;也可见于某些血液病,如急性白血病、重症再生障碍性贫血等。
7. **关节肿痛**　常见于败血症、风湿热、结缔组织病、布鲁氏菌病等。
8. **皮疹**　常见于麻疹、猩红热、水痘、斑疹伤寒、风湿热、结缔组织病、药物热等。
9. **昏迷**　先发热后昏迷者常见于流行性乙型脑炎、斑疹伤寒、流行性脑脊髓膜炎、中毒性菌痢、中暑等;先昏迷后发热者见于脑出血、巴比妥类中毒等。

═══════════════ 试 题 精 选 ═══════════════

一、名词解释

1. 发热(fever)

2. 回归热(recurrent fever)

3. 波状热(undulant fever)

4. 稽留热(continued fever)

5. 弛张热(remittent fever)

6. 间歇热(intermittent fever)

7. 热型(fever type)

二、填空题

1. 引起发热的病因分为_____和_____两大类,其中以_____发热最多见。

2. 按发热高低分为低热:37.3~____℃,中等度热:____~____℃,高热:____~____℃,超高热:____℃以上。

3. 常见的功能性低热包括_____、_____、_____、_____。

4. 体温上升可分为两种方式,即_____和_____。

5. 不规则热多见于_____、_____、_____、_____等。

6. 稽留热常见于_____、_____及_____。

7. 弛张热常见于_____、_____、_____、_____。

8. 间歇热常见于_____、_____。

9. 回归热常见于_____、_____等。

10. 发热伴口唇单纯疱疹多见于_____、_____、_____、_____。

三、选择题

【A1 型题】

1. 哪项是内源性致热原

 A. 细菌、病毒或细菌毒素   B. 坏死组织和炎性渗出物   C. 淋巴细胞激活因子

 D. 白细胞介素-1   E. 抗原抗体复合物

2. 内源性致热原**不包括**

 A. 白介素-1   B. 干扰素   C. 淋巴细胞激活因子

 D. 肿瘤坏死因子   E. 巨噬细胞炎症蛋白-1

3. 关于体温的叙述**不正确**的是哪项

 A. 口腔温度比肛温高 0.5℃   B. 成人腋温正常值为 36~37℃

 C. 剧烈运动体温稍高   D. 体温正常值有个体差异

 E. 妇女排卵期体温稍高

4. 正常人的体温保持相对恒定的调节中枢是

 A. 大脑皮质控制   B. 大脑皮质和丘脑下部控制

 C. 通过交感神经控制   D. 丘脑下部控制

 E. 脑干部控制

5. 稽留热是指

 A. 体温持续在 39~40℃,持续 3d

 B. 体温持续在 39~40℃,1d 内波动不超过 1℃

 C. 体温高达 39℃每日波动在 2℃以上

 D. 体温高达 39~41℃,持续 5d

 E. 体温高达 39℃,持续 1 周

6. 弛张热患者其体温 1d 波动范围在

 A. 2℃以上   B. 3℃以上   C. 1℃以上

D. 1~2℃   E. 0.5~1.5℃

7. 发热伴皮肤黏膜出血多见于
   A. 疟疾   B. 麻疹   C. 斑疹伤寒
   D. 风湿热   E. 大叶性肺炎

8. 肺炎链球菌肺炎的典型热型为
   A. 弛张热   B. 稽留热   C. 间歇热
   D. 不规则热   E. 回归热

9. 先昏迷后发热常见于哪种疾病
   A. 流行性出血热   B. 流行性乙型脑炎   C. 脑出血
   D. 休克型肺炎   E. 流行性脑脊髓膜炎

10. 先发热后昏迷，**不常见**于下列哪种疾病
   A. 流行性乙型脑炎   B. 斑疹伤寒   C. 中毒性菌痢
   D. 中暑   E. 巴比妥类药物中毒

11. 口唇单纯疱疹**少见于**下列哪种疾病
   A. 流行性感冒   B. 大叶性肺炎   C. 流行性脑脊髓膜炎
   D. 间日疟   E. 急性白血病

12. 正常人体温24h波动在多少摄氏度以内
   A. 0.5℃   B. 0.7℃   C. 1℃
   D. 1.2℃   E. 1.5℃

13. 波状热最常见的疾病是
   A. 白血病   B. 肺炎   C. 乙型脑炎
   D. 伤寒   E. 布鲁氏菌病

14. 常见的功能性低热是
   A. 中暑   B. 脑出血   C. 甲状腺功能亢进
   D. 夏季低热   E. 药物热

【A2 型题】

1. 男，33岁，体温突然上升达39℃以上，持续数小时，然后又迅速下降至正常水平，发热与无热状态交替出现，心率92次/min，发热时可在100次/min，两肺未闻及干、湿性啰音，未查到感染病灶，你认为是哪种疾病的可能性大
   A. 布鲁氏菌病   B. 风湿热   C. 疟疾
   D. 伤寒   E. 肺炎球菌肺炎

2. 男，8岁，一周前上呼吸道感染未经治疗。1d前突然发生剧烈头痛，高热，体温39.8℃，心率102次/min，颈项强直，两侧瞳孔等大等圆，光反射(+)，两肺呼吸音粗糙，肝、脾未及，脑膜刺激征(+)，WBC $2.0×10^9$/L，N 85%，最可能的诊断是
   A. 脑肿瘤   B. 脑膜炎   C. 败血症
   D. 流行性出血热   E. 蛛网膜下腔出血

3. 女，23岁，在饮用不洁食物后，出现发热，腹部呈绞痛伴腹泻、脓血便、里急后重等症状，查体，体温39.2℃，腹部压痛，化验：白细胞 $1.8×10^9$/L，中性粒细胞91%。该患者最可能的诊断为
   A. 伤寒   B. 中毒性痢疾   C. 急性阑尾炎
   D. 急性胃肠炎   E. 急性细菌性痢疾

4. 男，31岁，雨淋后寒战、高热、胸痛、咳嗽、咳铁锈色痰，并有呼吸困难。查体：体温39.8℃(连续3d)，血压130/80mmHg。根据上述资料最符合下列哪种疾病

　　A. 急性支气管炎　　　　　　B. 肺炎支原体肺炎　　　　　C. 肺炎克雷伯菌肺炎

　　D. 肺炎球菌肺炎　　　　　　E. 军团菌肺炎

5. 男,30 岁,胸闷气短 7d,低热、乏力、盗汗,超声提示右侧大量胸腔积液,拟诊考虑为

　　A. 小叶性肺炎　　　　　　　B. 大叶性肺炎　　　　　　　C. 充血性心力衰竭

　　D. 结核性胸膜炎　　　　　　E. 肺癌

6. 女,69 岁,糖尿病病史,出现发热、尿频、尿急、尿痛伴右侧腰痛 3d,右侧肾区叩击痛,诊断可能是

　　A. 急性膀胱炎　　　　　　　B. 急性肾小球肾炎　　　　　C. 急性肾盂肾炎

　　D. 肾结石　　　　　　　　　E. 慢性肾小球肾炎

【B1 型题】

(1~2 题共用备选答案)

　　A. 甲状腺功能亢进　　　　　B. 脑出血　　　　　　　　　C. 心力衰竭

　　D. 细菌感染　　　　　　　　E. 心肌梗死

1. 直接作用于体温调节中枢导致发热的是

2. 引起散热减少导致发热的是

(3~4 题共用备选答案)

　　A. 急性肾小球肾炎　　　　　B. 流行性脑脊髓膜炎　　　　C. 左心衰竭

　　D. 脑梗死　　　　　　　　　E. 脑出血

3. 先发热后昏迷的是

4. 先昏迷后发热的是

四、问答题

1. 简述发热的机制。

2. 简述非感染性发热常见原因。

3. 简述临床常见热型特点及其常见疾病。

4. 发热的伴随症状有哪些?

5. 发热的临床分度有哪些?

6. 发热分几个阶段,各阶段表现如何?

参 考 答 案

一、名词解释(见复习纲要)

二、填空题

1. 感染性发热　非感染性发热　感染性发热

2. 38　38.1　39　39.1　41　41

3. 原发性低热　感染治愈后低热　夏季低热　生理性低热

4. 骤升型　缓升型

5. 结核病　风湿热　支气管肺炎　渗出性胸膜炎

6. 大叶性肺炎　斑疹伤寒　伤寒高热期

7. 败血症　风湿热　重症肺结核　化脓性炎症

8. 疟疾　急性肾盂肾炎

9. 回归热　霍奇金病

10. 大叶性肺炎　流行性脑脊髓膜炎　间日疟　流行性感冒

三、选择题

【A1 型题】1. D　2. C　3. A　4. B　5. D　6. A　7. C　8. B　9. C　10. E　11. E
　　　　　　12. C　13. E　14. D

【A2 型题】1. C　2. B　3. E　4. D　5. D　6. C

【B1 型题】1. B　2. C　3. B　4. E

四、问答题(见复习纲要)

（姜君男）

第二章

皮肤黏膜出血

复习纲要

皮肤黏膜出血(mucocutaneous hemorrhage)是因机体止血或凝血功能障碍所引起,通常以全身性或局限性皮肤黏膜自发性出血或损伤后难以止血为临床特征。

一、病因与发生机制

基本病因有三个因素:即血管壁功能异常、血小板数量或功能异常、凝血功能障碍(表1-2-1)。

表 1-2-1　皮肤黏膜出血原因分析

病因	机制	疾病状态
血管壁功能异常	毛细血管壁存在先天性缺陷或受损伤时不能正常地收缩发挥止血作用	见于:遗传性出血性毛细血管扩张症、血管性假性血友病。过敏性紫癜、单纯性紫癜、老年性紫癜及机械性紫癜等。严重感染、化学物质或药物中毒及代谢障碍,维生素 C 或维生素 B₃(烟酸)缺乏、尿毒症、动脉硬化等
血小板异常	血小板减少	生成减少:再生障碍性贫血、白血病、感染、药物性抑制等 破坏过多:特发性血小板减少性紫癜、药物免疫性血小板减少性紫癜 消耗过多:血栓性血小板减少性紫癜、弥散性血管内凝血
	血小板增多	原发性:原发性血小板增多症 继发性:继发于慢性粒细胞白血病、脾切除后、感染、创伤等
	血小板功能异常	遗传性:血小板无力症(主要为聚集功能异常)、血小板病(主要为第 3 因子异常)等 继发性:继发于药物、尿毒症、肝病、异常球蛋白血症等
凝血功能障碍	凝血因子缺乏或功能不足	遗传性:血友病、低纤维蛋白原血症、凝血酶原缺乏症、低凝血酶原血症、凝血因子缺乏症等 继发性:严重肝病、尿毒症、维生素 K 缺乏 循环血液中抗凝物质增多或纤溶亢进

二、临床表现

1. 血小板减少出血的特点　同时有瘀点、紫癜和瘀斑、鼻出血、牙龈出血、月经过多、血尿及黑便等。

2. 血小板病患者　血小板计数正常,出血轻微,以皮下、鼻出血及月经过多为主,但手术时可出现出血不止。

3. **血管壁功能异常出血特点**　皮肤黏膜的瘀点、瘀斑。

4. **因凝血功能障碍引起的出血**　常表现为内脏、肌肉出血或软组织出血,也常有关节腔出血,常有家族史或肝病史。

三、伴随症状

1. **四肢对称性紫癜伴有关节痛及腹痛、血尿**　见于过敏性紫癜。

2. **紫癜伴有广泛性出血**　见于鼻出血、牙龈出血、血尿、黑便等,见于血小板减少性紫癜、弥散性血管内凝血。

3. **紫癜伴有黄疸**　见于肝脏疾病。

4. **自幼有轻伤后出血不止且有关节肿痛或畸形者**　见于血友病。

5. **皮肤黏膜出血伴贫血和/或发热**　见于白血病、再生障碍性贫血。

================== 试 题 精 选 ==================

一、名词解释

皮肤黏膜出血(mucocutaneous hemorrhage)

二、填空题

1. 皮肤黏膜出血有三个基本病因,即_____、_____、_____。

2. 因血管壁异常引起的出血特点为_____,因凝血功能障碍引起的出血表现为_____。

三、选择题

【A1 型题】

1. 皮肤黏膜出血的基本因素包括
   A. 血管壁功能异常　　　　B. 血小板功能异常　　　　C. 凝血功能异常
   D. 血小板数量异常　　　　E. 以上都是

2. 下列哪种疾病的病因**不属于**血管壁功能异常
   A. 特发性血小板减少性紫癜　　　　　B. 过敏性紫癜
   C. 尿毒症　　　　　　　　　　　　　D. 维生素 C 缺乏
   E. 遗传性出血性毛细血管扩张症

3. 维生素 K 缺乏导致的皮肤黏膜出血中因为它能导致
   A. 血管壁异常　　　　　　B. 血小板功能异常　　　　C. 血小板数量异常
   D. 凝血功能障碍　　　　　E. 以上都不是

4. 四肢对称性紫癜,略高出皮面,伴有关节痛及腹痛、血尿者多见于哪种疾病
   A. 过敏性紫癜　　　　　　B. 血小板减少性紫癜　　　C. 肝硬化
   D. 血友病　　　　　　　　E. 尿毒症

5. 瘀点皮下黏膜出血面积直径为
   A. <2mm　　　　　　　　B. 2～3mm　　　　　　　　C. 3～5mm
   D. 5～6mm　　　　　　　E. >6mm

6. 遗传性凝血功能障碍常见疾病是
   A. 遗传性出血性毛细血管扩张症　　　　B. 血小板无力症
   C. 血友病　　　　　　　　　　　　　　D. 特发性血小板减少性紫癜

E. 原发性血小板增多症

7. 血小板减少性紫癜的出血特点是

A. 反复皮肤瘀点、瘀斑 B. 内脏及颅内出血 C. 常有脾脏肿大

D. 常有关节腔出血 E. 儿童常呈自限性

【A2 型题】

1. 男,40 岁,乏力、心慌,四肢反复出现紫癜。查体:贫血貌,双上肢内侧可见片状出血,WBC $1×10^9$/L,Hb 70g/L,血小板 $30×10^9$/L,骨髓检查提示三系减低,诊断可能是

A. 白血病 B. 血小板减少性紫癜 C. 脾功能亢进

D. 过敏性紫癜 E. 再生障碍性贫血

2. 女,18 岁,自幼轻伤后出血不止,伴有关节肿痛,反复鼻出血,牙龈出血 2 年余,月经量过多,可能的诊断是

A. 血友病 B. 白血病 C. 过敏性紫癜

D. 再生障碍性贫血 E. 血小板减少性紫癜

3. 男,19 岁,头晕、乏力、发热、紫癜半月。查体:贫血貌,体温 39℃,双肺呼吸音清,胸骨压痛(+),肝肋下 2cm,脾肋下 2cm。该患者发病的原因可能是

A. 肺部感染 B. 风湿性关节炎 C. 白血病

D. 肝硬化 E. 脑膜炎

【B1 型题】

(1~2 题共用备选答案)

A. 维生素 C 缺乏 B. 再生障碍性贫血 C. 过敏性紫癜

D. 血友病 E. 机械性紫癜

1. 属于凝血功能障碍导致皮肤黏膜出血的是

2. 属于血小板减少导致皮肤黏膜出血的是

(3~6 题共用备选答案)

A. 四肢对称性紫癜伴有痒感 B. 手、足伸侧瘀斑

C. 多见于妇女月经期 D. 多伴有内脏出血

E. 自幼出血,伴关节畸形

3. 过敏性紫癜

4. 血友病

5. 单纯性紫癜

6. 老年性紫癜

四、问答题

1. 血小板异常所致皮肤黏膜出血的常见病因是什么?

2. 皮肤黏膜出血的基本病因是什么? 按出血面积大小如何分类?

参 考 答 案

一、名词解释(见复习纲要)

二、填空题

1. 血管壁功能异常 血小板数量或功能异常 凝血功能障碍

2. 皮肤黏膜的瘀点、瘀斑 内脏、肌肉出血或软组织血肿、也常有关节腔出血

三、选择题

【A1 型题】 1. E 2. A 3. D 4. A 5. A 6. C 7. A

【A2 型题】 1. E 2. A 3. C

【B1 型题】 1. D 2. B 3. A 4. E 5. C 6. B

四、问答题 (见复习纲要)

(姜君男)

第三章

水　肿

复习纲要

水肿（edema）是指人体组织间隙有过多的液体积聚使组织肿胀。

一、分类

全身性水肿是指液体在体内组织间隙弥漫分布，如心源性水肿（cardiac edema）。

局部水肿（local edema）是指液体积聚在局部组织间隙，如血栓性静脉炎。

积液是指液体积聚在体腔内，如胸腔积液。

注意水肿不包括内脏器官局部的水肿，如脑水肿、肺水肿。

二、水肿发生机制

1. 毛细血管血流动力学改变

（1）毛细血管内静水压增高，如右心衰竭等。

（2）血浆胶体渗透压降低，如低白蛋白血症。

（3）组织胶体渗透压增高，如组织局部炎症。

（4）组织间隙机械压力（组织压）降低，如局部组织炎症坏死。

（5）毛细血管通透性增强，如过敏性紫癜。

2. 钠与水潴留　如继发性醛固酮增多症等。

3. 静脉淋巴回流障碍　如丝虫病、淋巴结切除后、静脉血栓形成等。

三、病因与临床表现

1. 全身性水肿　病因（etiology）：心源性水肿（cardiac edema）、肾源性水肿（renal edema）、肝源性水肿（hepatic edema）、营养不良性水肿（nutritional edema）、妊娠性水肿、内分泌代谢病性水肿、其他原因所致，如结缔组织病性水肿、变态反应性水肿、药物性水肿、经前期紧张综合征、特发性水肿、功能性水肿等（表1-3-1、表1-3-2）。

表1-3-1　心源性水肿与肾源性水肿的鉴别

鉴别点	心源性水肿	肾源性水肿
发生机制	有效循环血量减少，静脉淤血合并继发性钠水潴留	钠水潴留
开始部位	从足部开始，向上延及全身	从眼睑、颜面而延及全身
发展速度	发展较缓慢	发展常迅速
水肿性质	比较坚实，移动性较小	软而移动性大
伴随病征	伴有心功能不全病征，如心脏增大、心脏杂音、肝大、静脉压升高等	伴有其他肾脏病病征，如高血压、肾功能异常、蛋白尿、血尿、管型尿、眼底改变等

表 1-3-2　各种全身性水肿特点、机制及常见疾病

名称	特点	机制	伴随症状及常见疾病
心源性水肿	首先出现于身体下垂部位卧床者以腰骶部为明显。活动后明显，休息后减轻或消失（上行性水肿；重力效应）。颜面部一般不肿。为对称性、凹陷性水肿	主要是有效循环血量减少，肾血流量减少，继发性醛固酮增多引起钠水潴留以及静脉淤血，毛细血管滤过压增高，组织液回吸收减少所致	常有颈静脉怒张、肝大、静脉压升高，严重时还出现胸腔积液、腹水。常见于右心衰竭
肾源性水肿	疾病早期晨间起床时有眼睑和颜面水肿；逐渐发展为全身水肿（下行性水肿），常有尿液改变、高血压、肾功能损害表现	钠水潴留是基本机制。肾实质缺血，RAAS 激活，PGI_2、PGE_2 等产生减少，肾功能及 GFR 下降，球-管失衡；大量蛋白尿致低蛋白血症，血浆胶体渗透压降低	各型肾炎和肾病
肝源性水肿	主要表现为腹水（ascites），也可首先出现踝部水肿，渐向上发展，而头、面部及上肢常无水肿	门静脉高压症、低蛋白血症、肝淋巴液回流障碍、继发醛固酮增多	失代偿期肝硬化（cirrhosis of liver）
营养不良性水肿	常从足部开始逐渐蔓延全身；水肿发生前常有消瘦、体重减轻等表现	低蛋白血症或维生素 B_1 缺乏；皮下脂肪减少致组织松弛，组织压降低，加重了水肿液的潴留	慢性消耗性疾病、蛋白丢失性胃肠病、重度烧伤等致低蛋白血症；维生素 B_1 缺乏
其他原因的全身性水肿	黏液性水肿（myxedema）为非凹陷性水肿，颜面和下肢较明显	由于组织液含蛋白量较高	多见于甲状腺功能低下
	经前期紧张综合征 特点为月经前 7~14 天出现的眼睑、踝部及手部轻度水肿，可伴乳房胀痛及盆腔沉重感，月经后渐消退	原因不明：被认为与内分泌功能失调有关	见于女性
	药物性水肿 双下肢水肿多见，一般为轻度水肿，停药可消失	与水钠潴留有关	糖皮质激素、性激素、甘草、胰岛素等治疗中
	特发性水肿（idiopathic edema）主要表现在身体下垂部分。立卧位水实验有助于诊断	原因不明：被认为是内分泌功能失调与直立体位反应异常所致	多见于女性

2. 局部性水肿（local edema）　病因：毛细血管通透性增加：局部炎症，过敏。静脉阻塞：血栓性静脉炎，上、下腔静脉阻塞。淋巴回流受阻：丝虫病，淋巴结切除后。

———————————— 试 题 精 选 ————————————

一、名词解释

1. 水肿（edema）
2. 积液（effusion）

二、填空题

1. 产生水肿的主要因素有_____、_____、_____、_____、_____。
2. 营养不良性水肿的特点是发生前常有_____、_____等表现。
3. 水肿伴肝大者可能为_____、_____的水肿。

三、选择题

【A1 型题】

1. 下列哪项**不是**导致全身性水肿的病因
   - A. 肝癌
   - B. 急性肾小球肾炎
   - C. 右心功能不全
   - D. 肿瘤晚期
   - E. 血丝虫病

2. 下列**不符合**肾源性水肿特点的是
   - A. 可见于各型肾炎及肾病
   - B. 从眼睑及面部开始
   - C. 发展迅速
   - D. 比较坚实，移动度较小
   - E. 可伴有高血压

3. 全身性水肿伴有颈静脉怒张，应疑为
   - A. 心源性水肿
   - B. 肾源性水肿
   - C. 肝源性水肿
   - D. 营养不良性水肿
   - E. 特发性水肿

4. 关于水肿，下列哪种说法**不正确**
   - A. 指人体组织间隙有过多的液体积聚
   - B. 全身性水肿多为凹陷性
   - C. 非凹陷性水肿是由于组织内钠水潴留过多引起的
   - D. 腹水是一种特殊形式的水肿
   - E. 特发性水肿多见于女性

5. 非凹陷性水肿主要见于哪种疾病
   - A. 甲状腺功能减退
   - B. 肝硬化
   - C. 肾病综合征
   - D. 右心衰
   - E. 左心衰

6. 右心衰竭时出现下肢水肿原因
   - A. 毛细血管渗透压升高
   - B. 毛细血管滤过压升高
   - C. 肾小球滤过率下降
   - D. 血浆胶体渗透压下降
   - E. 淋巴液回流受阻

7. 水肿与月经周期有明显关系见于
   - A. 黏液性水肿
   - B. 间脑综合征
   - C. 特发性水肿
   - D. 血管神经性水肿
   - E. 经前期紧张综合征

8. 局限于肢体一端水肿见于
   - A. 心力衰竭
   - B. 血管神经性水肿
   - C. 肾小球肾炎
   - D. 静脉血栓形成
   - E. 肝硬化

9. 患者水肿伴大量蛋白尿见于
   - A. 急性肾小球肾炎
   - B. 营养不良
   - C. 血栓性静脉炎

D. 淋巴回流受阻　　　　　　E. 心衰

10. 肝硬化导致水肿与缩窄性心包炎不同在于

A. 有无肝大　　　　　　B. 有无腹腔积液　　　　　　C. 有无肝功能异常

D. 有无颈静脉怒张　　　　　E. 有无下肢水肿

【A2 型题】

1. 女,50 岁,患"风湿性心脏病"30 年。1 周前劳累后出现胸闷、心悸、双下肢水肿。查体:双下肺湿性啰音,心尖部奔马律,肝颈静脉回流征阳性可见于

A. 心衰　　　　　　　　B. 肺炎　　　　　　　　C. 肺栓塞

D. 心动过速　　　　　　E. 心肌病

2. 男,48 岁,腹泻半年,食欲差,近期出现双下肢水肿、腹胀。查体:消瘦,腹部移动性浊音阳性,双下肢凹陷性水肿。诊断

A. 营养不良性水肿　　　　　B. 肾源性水肿　　　　　　C. 心源性水肿

D. 特发性水肿　　　　　　　E. 黏液性水肿

【B1 型题】

(1~3 题共用备选答案)

A. 最早出现于身体下垂部位　　　　B. 最早出现于眼睑部位

C. 伴有脾脏肿大　　　　　　　　　D. 几乎只限于妇女

E. 局限于右下肢

1. 肝源性水肿

2. 肾源性水肿

3. 心源性水肿

四、问答题

1. 试述心源性水肿与肾源性水肿鉴别要点。

2. 试述肾源性水肿的发病机制及水肿特点。

3. 试述肝源性水肿的发病机制及水肿特点。

4. 引起全身水肿的原因有哪些?

5. 产生水肿的主要机制有哪些?

6. 局部性水肿常见于哪些情况?

参 考 答 案

一、名词解释(见复习纲要)

二、填空题

1. 毛细血管内静水压升高　血浆胶体渗透压降低　毛细血管通透性增高　钠与水潴留　淋巴或静脉回流受阻

2. 消瘦　体重减轻

3. 心源性　肝源性

三、选择题

【A1 型题】1. E　2. D　3. A　4. C　5. A　6. B　7. E　8. D　9. A　10. D

【A2 型题】1. A　2. A
【B1 型题】1. C　2. B　3. A

四、问答题（见复习纲要）

（姜君男）

第四章

咳嗽与咳痰

咳嗽是一种反射性防御动作,可以清除呼吸道分泌物及气道内异物。咳嗽可使呼吸道内感染扩散,剧烈、频繁的咳嗽影响工作与休息,导致呼吸道出血,甚至诱发自发性气胸等。

痰液是气管、支气管的分泌物或肺泡内的渗出液,借助咳嗽将其排出称为咳痰。

一、咳嗽的发生机制

来自上呼吸道黏膜、下呼吸道黏膜、胸膜、呼吸系统以外的器官(耳、脑)的刺激,经迷走、舌咽、三叉神经与皮肤的感觉神经纤维传入延髓咳嗽中枢,该中枢再将激动经喉下神经、膈神经、脊神经分别传到咽肌、声门、膈与其他呼吸肌,引起咳嗽动作。

呼吸道炎症、肺淤血和肺水肿时,由于气道黏液分泌增加、气道黏膜表面出现渗出液或漏出液,引起咳痰。是一种病态现象。

二、病因

1. **呼吸道疾病**　呼吸道感染是最常见的原因。其他有理化刺激、过敏、肿瘤等。
2. **胸膜疾病**　胸膜炎、胸膜间皮瘤、自发性气胸或胸腔穿刺等。
3. **心血管疾病**　左心衰竭、肺栓塞等。
4. **中枢神经因素**　如皮肤受冷刺激或鼻黏膜、咽颊部黏膜受刺激可反射性引起咳嗽。脑炎、脑膜炎时也可出现咳嗽。
5. **其他因素所致慢性咳嗽**　如药物性咳嗽、心理性咳嗽、胃食管反流病性咳嗽。

三、临床表现

1. **咳嗽的性质**
（1）干性咳嗽:咳嗽无痰或痰量很少。干咳或刺激性咳嗽可见于急、慢性咽喉炎、喉部肿瘤、急性支气管炎初期、气管受压、支气管异物、支气管肿瘤、胸膜疾病、原发性肺动脉高压及而二尖瓣狭窄等。
（2）湿性咳嗽:咳嗽伴有咳痰。见于慢性支气管炎、支气管扩张症、肺炎、肺脓肿、肺寄生虫或肺结核等。

2. **咳嗽的时间**
（1）晨间咳嗽多见于上呼吸道慢性炎症、慢性支气管炎及支气管扩张患者。
（2）夜间咳嗽则多见于左心衰竭和咳嗽变异性哮喘患者(夜间肺淤血加重及迷走神经兴奋性增高)。

3. 咳嗽的节律

（1）突发性咳嗽：多见于吸入刺激性气体或异物、淋巴结或肿瘤压迫气管或支气管分叉处所引起。

（2）发作性咳嗽：见于百日咳、咳嗽变异性哮喘、支气管内膜结核等。

（3）长期慢性咳嗽：多见于慢性支气管炎、支气管扩张症、肺脓肿及肺结核。

4. 咳嗽的音色

（1）咳嗽声音嘶哑：多见于声带炎症如喉炎或肿瘤压迫喉返神经等。

（2）金属音调咳嗽（犬吠样咳嗽）：多见于纵隔肿瘤、主动脉瘤或支气管癌直接压迫气管。

（3）鸡鸣样咳嗽（阵发性连续剧咳伴有高调吸气回声）：多见于百日咳、会厌、喉部疾患或气管受压。

（4）咳嗽声音低微或无力：见于严重肺气肿、声带麻痹及极度衰弱者。

5. 痰的性状和量

（1）痰的性质可分为黏液性、浆液性、脓性、血性等。

（2）急性呼吸道炎症时痰量较少。支气管扩张症、肺脓肿时痰量较多，且排痰与体位有关；痰量多时静置后出现分层现象：上层为泡沫，中层为浆液或浆液脓性，底层为坏死组织碎屑（表 1-4-1）。

表 1-4-1　痰的性质及意义

痰液性质	意　义
黏液性痰	多见于急性支气管炎、哮喘、大叶性肺炎的初期；也可见于慢支、肺结核
浆液性痰	肺水肿、肺泡细胞癌
脓性痰	化脓性细菌性下呼吸道感染
血性痰	损害呼吸道黏膜毛细血管或血液渗入肺泡所致
铁锈色痰	肺炎球菌肺炎（大叶性肺炎）
恶臭痰	厌氧菌感染
金黄色痰	金黄色葡萄球菌感染
黄绿色或翠绿色痰	铜绿假单胞菌感染
痰白黏稠且牵拉成丝难以咳出	提示真菌感染
粉红色泡沫痰	肺水肿
大量稀薄浆液性痰中含粉皮样物	棘球蚴病
日咳数百至上千毫升浆液泡沫痰	肺泡细胞癌可能

═══════ 试 题 精 选 ═══════

一、名词解释

1. 干性咳嗽
2. 湿性咳嗽

二、填空题

1. 咳嗽伴大量脓痰,多见于_____、_____、_____、_____等疾病。

2. 浓痰有恶臭味者提示有_____感染;痰白黏稠,牵引成丝难以咳出者,提示有_____感染。

3. 咳嗽伴杵状指多见于_____、_____、_____、_____等。

4. 铁锈色血痰多见于_____、_____、_____。

5. 咳嗽是由_____咳嗽中枢受刺激引起,咳嗽时膈肌_____,肺内压_____。

6. 咳嗽无痰称_____咳嗽,咳嗽有痰称_____咳嗽。

7. 肺脓肿咳出的大量痰液静置后分三层,上层为_____,中层为_____,下层为_____。

三、选择题

【A1 型题】

1. 咳铁锈色痰主要见于哪种感染
   A. 铜绿假单胞菌　　　　B. 肺炎球菌感染　　　　C. 肺吸虫感染
   D. 厌氧菌感染　　　　　E. 阿米巴感染

2. 干性咳嗽一般**不见于**哪种疾病
   A. 急性支气管炎　　　　B. 急性咽喉炎　　　　　C. 原发性肺动脉高压
   D. 空洞型肺结核　　　　E. 慢性咽喉炎

3. 金属音调咳嗽多见于下列哪种疾病
   A. 支气管肺癌　　　　　B. 声带炎　　　　　　　C. 喉结核
   D. 百日咳　　　　　　　E. 喉癌

4. 脓痰有恶臭味者多见于哪种情况
   A. 铜绿假单胞菌感染　　B. 厌氧菌感染　　　　　C. 白念珠菌感染
   D. 肺癌　　　　　　　　E. 以上都不是

5. 慢性支气管炎患者的痰液常为
   A. 分层现象　　　　　　B. 粉红色　　　　　　　C. 有恶臭味
   D. 白色黏液　　　　　　E. 棕红色

6. 支气管扩张症患者痰液的性质常为
   A. 呈铁锈色　　　　　　B. 呈棕红色　　　　　　C. 呈白色黏液
   D. 呈粉红色　　　　　　E. 呈分层现象

7. 肺梗死患者的痰液常表现为
   A. 浆液脓性　　　　　　B. 暗红色　　　　　　　C. 粉红色
   D. 鲜红色　　　　　　　E. 胶冻状

8. 鸡鸣样咳嗽见于
   A. 喉癌　　　　　　　　B. 百日咳　　　　　　　C. 声带麻痹
   D. 声带炎　　　　　　　E. 纵隔肿瘤压迫气管

9. 患者夜间反复咳嗽伴有喘憋多见于
   A. 支气管哮喘　　　　　B. 肺炎　　　　　　　　C. 支气管扩张
   D. 肺癌　　　　　　　　E. 胸腔积液

【A2 型题】

1. 男,65岁,冠心病冠脉支架植入术后5年,近期反复夜间咳嗽、喘憋,伴有双下肢水肿可

能诊断为

　　A. 心功能不全　　　　　　B. 肺炎　　　　　　　　C. 气胸

　　D. 肺结核　　　　　　　　E. 肺癌

2. 男,45 岁,反复咳嗽,咳脓性臭痰 10 年,胸片提示双肺多发卷发样阴影可能诊断

　　A. 肺炎　　　　　　　　　B. 支气管扩张症　　　　C. 肺结核

　　D. 肺癌　　　　　　　　　E. 心功能不全

3. 男,70 岁,既往长期大量吸烟史,无明显诱因出现刺激性咳嗽,痰中带有少量鲜血丝,近
1 月体重减轻 2kg,胸片提示右肺团块状阴影可能诊断

　　A. 肺炎　　　　　　　　　B. 肺结核　　　　　　　C. 肺癌

　　D. 肺脓肿　　　　　　　　E. 支气管扩张

【B1 型题】

(1~3 题共用备选答案)

　　A. 支气管扩张症　　　　　B. 慢性脓胸　　　　　　C. 支气管肺癌

　　D. 肺结核　　　　　　　　E. 慢性肺脓肿

1. 咳嗽一般**不伴有**杵状指的是

2. 咳嗽伴有局部哮鸣音的是

3. 咳嗽伴有脓臭痰的是

(4~6 题共用备选答案)

　　A. 支气管扩张症　　　　　B. 大叶性肺炎　　　　　C. 肺结核空洞形成

　　D. 肺脓肿　　　　　　　　E. 流行性出血热

4. 咯血伴大量脓痰的是

5. 咯血伴皮肤黏液膜出血的是

6. 铁锈色痰伴高热的是

四、问答题

1. 试述痰的性质及临床意义。

2. 根据咳嗽的音色如何判断疾病?

3. 从神经反射的角度简述整个咳嗽过程是如何完成的。

―――――――――――― 参 考 答 案 ――――――――――――

一、名词解释(见复习纲要)

二、填空题

1. 支气管扩张症　肺脓肿　肺囊肿合并感染　支气管胸膜瘘

2. 厌氧菌　真菌

3. 支气管扩张　慢性肺脓肿　支气管肺癌　脓胸

4. 肺炎球菌肺炎　肺吸虫病　肺泡出血

5. 延髓　下降　升高

6. 干性　湿性

7. 泡沫　浆液　脓性坏死组织

三、选择题

【A1 型题】1. B　2. D　3. A　4. B　5. D　6. E　7. B　8. B　9. A

　　【A2 型题】1. A　2. B　3. C

　　【B1 型题】1. D　2. C　3. E　4. A　5. E　6. B

四、问答题(见复习纲要)

（姜君男）

第五章

咯 血

咯血(hemoptysis)指喉及喉部以下的呼吸道任何部位的出血,经口腔咯出。

呕血(hematemesis)指上消化道出血经口腔呕出,出血部位多见于食管、胃及十二指肠(表1-5-1)。

表1-5-1 鉴别咯血与呕血

	咯 血	呕 血
病因	肺结核、支气管扩张、肺癌、肺炎、肺脓肿、心脏病等	消化性溃疡、肝硬化、急性胃黏膜病变、胆道出血、胃癌等
出血前症状	喉部痒感、胸闷、咳嗽等	上腹部不适、恶心、呕吐等
出血方式	咯出	呕出,可为喷射状
咯出血的颜色	鲜红	暗红色、棕色,有时为鲜红色
血中混有物	痰、泡沫	食物残渣、胃液
酸碱反应	碱性	酸性
黑便	无、若咽下血液量较多时可有	有、可为柏油样便,呕血停止后仍可持续数日
出血后痰的症状	常有血痰数日	无痰

一、病因与发病机制

1. 支气管疾病

(1) 常见病:支气管扩张、支气管肺癌、支气管内膜结核和慢性支气管炎等。

(2) 少见病:支气管结石、腺瘤、黏膜非特异性溃疡等。

(3) 出血机制:主要由于炎症、肿瘤、结石等导致:①损害支气管黏膜;②病灶处毛细血管通透性增高;③黏膜下小血管破裂。

2. 肺部疾病

(1) 常见病:肺结核、肺炎、肺脓肿等;肺结核为国人最常见的咯血原因,表现为痰中带血丝、小血块、中量咯血甚至大咯血而危及生命。

(2) 少见病:肺淤血、肺梗死(肺栓塞)、肺寄生虫病、肺真菌病、肺血管炎等。

(3) 出血机制:为病变使毛细血管通透性增高或侵蚀小血管使其破溃或小动脉瘤破裂所致。

3. 心血管疾病

(1) 常见病:二尖瓣狭窄。

（2）少见病：先天性心脏病致肺动脉高压或原发性肺动脉高压、肺栓塞、肺血管炎等。

（3）出血机制：肺淤血致肺泡壁或支气管内膜毛细血管破裂，支气管黏膜下层支气管静脉曲张破裂。可出现小量咯血、痰中带血丝、粉红色泡沫痰、黏稠暗红色血痰、大咯血。

4. 其他　血液病：血小板减少性紫癜、白血病、血友病、再生障碍性贫血等；某些急性传染病：流行性出血热等。风湿性疾病：SLE、结节性多动脉炎等。气管、支气管子宫内膜异位症。

二、临床表现

1. 年龄　青壮年咯血多见于肺结核、支气管扩张、风湿性心脏病二尖瓣狭窄等。

40岁以上有长期大量吸烟史（纸烟每日20支×20年）者要高度警惕支气管肺癌。

儿童慢性咳嗽伴少量咯血与小细胞低色素贫血，须注意特发性含铁血黄素沉着症的可能性。

2. 咯血量　小量：每日咯血量在100ml以内。中等量：每日咯血量在100～500ml。大量：每日咯血量500ml以上；或一次咯血100～500ml。

大量咯血：主要见于空洞型肺结核、支气管扩张症和慢性肺脓肿。

支气管肺癌咯血：主要表现为持续或间断痰中带血，少有大咯血。

慢性支气管炎和支原体肺炎：可出现痰中带血或血性痰，常伴剧烈咳嗽（表1-5-2）。

表1-5-2　咯血的颜色和性状

颜色和性状	常见疾病
鲜红色	肺结核、肺脓肿、支气管扩张、出血性疾病
铁锈色血痰	大叶性肺炎、肺吸虫病、肺泡出血
砖红色胶冻样痰	肺炎克雷伯菌肺炎
暗红色	二尖瓣狭窄肺淤血
浆液性粉红色泡沫样痰	左心衰竭
黏稠暗红色血痰	肺梗死

试 题 精 选

一、名词解释

1. 咯血（hemoptysis）
2. 呕血（hematemesis）

二、填空题

1. 青壮年咯血多见于_____、_____、_____等疾病。
2. 每日咯血在_____以内为小量咯血，_____为中量，_____以上为大量。

三、选择题

【A1型题】

1. 下列哪项**不符合**咯血的特点

  A. 呈酸性反应　　　　　　　　　B. 一般呈鲜红色

  C. 出血前可有喉部瘙痒感　　　　D. 一般无黑便

  E. 多有心肺疾病史

2. 国人最常见的咯血原因为
    A. 风湿性二尖瓣狭窄　　　B. 肺脓肿　　　　　　　　C. 肺结核
    D. 肺栓塞　　　　　　　　E. 慢性肺心病

3. 长期大量吸烟是指 20 支/d,多少年以上
    A. 3 年　　　　　　　　　B. 15 年　　　　　　　　 C. 10 年
    D. 5 年　　　　　　　　　E. 20 年

4. 每日咯血量在多少以上为大量咯血
    A. 1 000ml　　　　　　　B. 300ml　　　　　　　　C. 1 500ml
    D. 100ml　　　　　　　　E. 500ml

5. 青年女性,咯血伴全身皮肤黏膜出血**最不可能**为哪种疾病
    A. 流行性出血热　　　　　B. 风湿病　　　　　　　　C. 急性白血病
    D. 肺结核　　　　　　　　E. 肺出血型钩端螺旋体病

6. 导致咯血的最常见的支气管-肺部疾病是
    A. 肺梗死　　　　　　　　B. 良性支气管肿瘤　　　　C. 支气管扩张症
    D. 支气管非特异性炎症　　E. 肺寄生虫病

【A2 型题】

1. 男,70 岁,既往长期大量吸烟,近 1 个月出现咳嗽、咳痰、痰中带血丝,体重下降 1kg,查体:左侧锁骨上淋巴结肿大。可能诊断
    A. 肺癌　　　　　　　　　B. 支气管扩张　　　　　　C. 肺结核
    D. 肺间质纤维化　　　　　E. 慢性气管炎

2. 男,30 岁,因咳嗽、痰中带血、低热、乏力、盗汗 1 个月入院。胸片提示右肺上叶云雾状阴影。可能诊断
    A. 肺结核　　　　　　　　B. 社区获得性肺炎　　　　C. 支气管扩张症
    D. 肺梗死　　　　　　　　E. 肺血管炎

3. 女,40 岁,因咯血 1 周入院,既往无吸烟史,结核分枝杆菌抗体阴性,痰抗酸染色阴性,查血常规提示嗜酸性粒细胞升高,既往有生食螃蟹史。可能诊断
    A. 肺炎　　　　　　　　　B. 肺结核　　　　　　　　C. 肺脓肿
    D. 肺寄生虫病　　　　　　E. 肺癌

【B1 型题】

(1~4 题共用备选答案)
    A. 中年男性反复咳嗽、咳大量脓痰伴有杵状指、消瘦
    B. 老年男性既往大量吸烟史,痰中带鲜血丝,体重下降,肺内团块状阴影
    C. 青年男性,长期低热、乏力、盗汗、咳嗽、咯鲜血
    D. 老年男性,心肌梗死病史,夜间突然喘憋发作,咳粉红色泡沫痰
    E. 青年男性淋雨劳累后发热、咳铁锈色痰

1. 支气管肺癌
2. 社区获得性肺炎
3. 肺结核
4. 支气管扩张症

四、问答题

1. 咯血常见原因及机制有哪些?
2. 咯血与呕血的如何鉴别?

3. 咯血的常见伴随症状有哪些?

—————————— 参 考 答 案 ——————————

一、名词解释(见复习纲要)

二、填空题

1. 肺结核　支气管扩张　二尖瓣狭窄
2. 100ml　100～500ml　500ml

三、选择题

【A1 型题】1. A　2. C　3. E　4. E　5. D　6. C
【A2 型题】1. A　2. A　3. D
【B1 型题】1. B　2. E　3. C　4. A

四、问答题(见复习纲要)

(姜君男)

第六章

发　绀

发绀(cyanosis)指血液中还原血红蛋白增多使皮肤和黏膜呈青紫色改变的一种表现,也曾称紫绀。

一、发生机制

发绀是由于血液中还原血红蛋白的绝对量增加所致。还原血红蛋白浓度可用血氧的未饱和度来表示。

正常血液中含血红蛋白为150g/L,能携带20vol/dl的氧,此种情况称为100%氧饱和度。

当毛细血管内的还原血红蛋白超过50g/L时(即血氧未饱和度超过6.5vol/dl),皮肤黏膜可出现发绀。事实上,在血红蛋白浓度正常的患者,如SaO_2<85%时,发绀已明确可见。若患者血红蛋白增多达180g/L时,虽然SaO_2>85%仍可出现发绀。严重贫血(Hb<60g/L)时,虽然SaO_2明显降低,但常不能显示发绀。但发绀不能全部确切反映动脉血氧下降的情况。

二、病因与分类

1. 血液中还原血红蛋白增多(真性发绀)

(1) 中心性发绀

1) 特点:全身性发绀,受累部位皮肤温暖。

2) 原因:心、肺疾病引起呼吸功能衰竭、通气与换气功能障碍、肺氧合作用不足,导致SaO_2降低所致。

3) 分类

A. 肺性发绀:见于各种严重呼吸系统疾病。

B. 心性混合性发绀:见于发绀性先天性心脏病如Fallot四联症、Eisenmenger综合征等。

(2) 周围性发绀

1) 特点:发绀常出现在肢体的末端与下垂部位且皮肤是冷的,若按摩或加温使皮肤转暖,发绀可消退。

2) 原因:由于周围循环血流障碍所致。

3) 分类

A. 淤血性周围性发绀:见于引起体循环淤血,周围血流缓慢的疾病。如右心衰、渗出性心包炎右心压塞、上腔静脉阻塞综合征、下肢静脉曲张等。

B. 缺血性周围性发绀:见于引起心排血量减少的疾病和局部血流障碍性疾病。如严重休克、血栓闭塞性脉管炎、周围动脉硬化、雷诺病、寒冷刺激、冷球蛋白血症等。

(3) 混合性发绀:中心性发绀与周围性发绀同时存在;可见于心力衰竭等。

2. 血液中存在异常血红蛋白衍生物

（1）高铁血红蛋白血症：由于各种化学物质或药物中毒引起血红蛋白分子中二价铁被三价铁所取代，致使失去与氧结合的能力。当血中高铁血红蛋白量达到30g/L（3g/dl）时可出现发绀。

常见于苯胺、硝基苯、伯氨喹、亚硝酸盐、磺胺类等中毒。

特点：发绀出现急剧，抽出的静脉血呈深棕色，给予氧疗发绀不能改善，静脉注射亚甲蓝或大量维生素C，发绀方消退。

由于大量进食含亚硝酸盐的变质蔬菜而引起的中毒性高铁血红蛋白血症，也可出现发绀，称"肠源性青紫症"。

（2）先天性高铁血红蛋白血症：自幼发绀，有家族史。血内含有大量的高铁血红蛋白。无心肺疾病，无引起异常血红蛋白血症的其他原因。身体一般状况较好。

（3）硫化血红蛋白血症：服用某些含硫药物或化学品后，使血液中硫化血红蛋白达到5g/L（0.5g/dl）即可出现发绀。

先决条件：患者须同时有便秘或服用含硫药物在肠内形成大量硫化氢。

特点：发绀持续时间长，可达数月以上（因为硫化血红蛋白一旦形成，不论在体内还是体外均不能恢复为血红蛋白），血液呈蓝褐色。

试题精选

一、名词解释

1. 发绀（cyanosis）
2. 肠源性青紫症

二、填空题

1. 高铁血红蛋白血症导致的发绀，静脉注射_____、_____均可使青紫消退。
2. 发绀伴意识障碍和衰竭，多见于_____、_____、_____或_____。
3. 真性发绀分三类_____、_____、_____。
4. 缺血性周围性发绀见于_____、_____、_____、_____、_____。
5. 淤血性周围性发绀见于_____、_____、_____、_____。

三、选择题

【A1型题】

1. 当血液中高铁血红蛋白超过多少时即可出现发绀
   A. 10g/L　　　B. 15g/L　　　C. 20g/L
   D. 30g/L　　　E. 50g/L
2. <u>不符合</u>高铁血红蛋白症导致的发绀特点的是
   A. 氧疗无效　　B. 急骤出现　　C. 静脉血呈深棕色
   D. 静脉输注亚甲蓝有效　　E. 静脉输注维生素C无效
3. 关于硫化血红蛋白血症，下列哪种说法<u>不正确</u>
   A. 患者多伴有便秘　　　　B. 发绀持续时间较长
   C. 为后天获得性　　　　　D. 患者血液呈蓝褐色
   E. 当血中硫化血红蛋白>10g/L时出现发绀
4. **肠源性青紫症是由于误食哪种物质引起的**

A. 亚甲蓝　　　　　B. 亚硝酸盐　　　　　C. 钾盐

D. 维生素 C　　　　E. 铋剂

5. 中心性发绀常见于以下哪种疾病

A. 脓毒症休克　　　　B. 心梗后急性心衰　　　　C. 室间隔缺损

D. 心包炎　　　　　　E. 静脉血栓形成

6. 当血液中还原血红蛋白超过多少时即可出现发绀

A. 10g/L　　　　　B. 15g/L　　　　　C. 20g/L

D. 30g/L　　　　　E. 50g/L

7. 单纯周围性发绀常见于以下哪种疾病

A. 房间隔缺损　　　　　　　B. 慢性阻塞性肺疾病急性加重

C. 哮喘发作　　　　　　　　D. 脓毒性休克

E. 亚硝酸盐中毒

【A2 型题】

1. 男,30 岁,与朋友聚会饮酒、就餐时,突然出现喘憋,面色青紫色。查体:三凹征阳性,肺局部干啰音。既往无心脏病史。考虑诊断

A. 心衰发作　　　　　B. 气管异物　　　　　C. 急性咽喉炎

D. 气胸　　　　　　　E. 急性气管炎

2. 男,75 岁,反复咳喘 30 余年,1 周前感冒后咳喘加重,伴有发热、黄痰。查体:口唇发绀,双肺干湿性啰音,双下肢无水肿。血气分析:血氧饱和度 70%。超声提示心功能正常。患者发绀属于下列哪种情况

A. 中心性发绀　　　　B. 周围性发绀　　　　C. 混合性发绀

D. 肠源性青紫症　　　E. 高铁血红蛋白血症

四、问答题

1. 简述高铁血红蛋白血症的发病机制。
2. 试述中心性发绀与周围性发绀的鉴别要点。

───── 参 考 答 案 ─────

一、名词解释(见复习纲要)

二、填空题

1. 亚甲蓝　大量维生素 C
2. 中毒　休克　急性肺部感染　急性心功能衰竭
3. 中心性发绀　周围性发绀　混合性发绀
4. 严重休克　血栓闭塞性脉管炎　周围动脉硬化　雷诺病　寒冷刺激
5. 右心衰　渗出性心包炎右心压塞　上腔静脉阻塞综合征　下肢静脉曲张

三、选择题

【A1 型题】 1. D　2. E　3. E　4. B　5. C　6. E　7. D

【A2 型题】 1. B　2. A

四、问答题(见复习纲要)

(姜君男)

第七章

呼 吸 困 难

复习纲要

一、概念

呼吸困难(dyspnea)指患者主观感到空气不足、呼吸费力;客观上表现呼吸运动用力,严重时出现张口呼吸、鼻翼扇动、端坐呼吸,甚至发绀、呼吸辅助肌参与呼吸运动,并且可有呼吸频率、深度、节律的改变。

二、发生机制、临床表现及常见疾病

1. 肺源性呼吸困难 由呼吸系统疾病引起的通气、换气功能障碍,导致缺氧和/或二氧化碳潴留引起。分为三型:吸气性呼吸困难,呼气性呼吸困难,混合性呼吸困难。

(1) 吸气性呼吸困难

1) 特点:吸气显著费力,严重者可见"三凹征",即表现为胸骨上窝、锁骨上窝和肋间隙明显凹陷,此时也可伴有干咳及高调吸气性喉鸣。常见于喉部、气管、大支气管的狭窄与阻塞。

2) 提示:大气道梗阻。

(2) 呼气性呼吸困难

1) 特点:呼气费力、呼气缓慢、呼气时间明显延长,常伴呼气期哮鸣音。见于:支气管哮喘、慢性支气管炎(喘息型)、慢性阻塞性肺疾病、弥漫性泛细支气管炎等。

2) 机制:肺泡弹性减弱和/或小支气管的痉挛或炎症所致。

(3) 混合性呼吸困难

1) 特点:吸气与呼气均费力,呼吸频率增快、变浅,常伴呼吸音异常或病理性呼吸音。常见于重症肺炎、重症肺结核、大面积肺不张、大面积肺栓塞、弥漫性肺间质纤维化、大量胸腔积液、气胸、膈肌麻痹和广泛胸膜增厚等。

2) 机制:肺部病变广泛或胸膜腔病变压迫致呼吸面积减少,影响换气功能所致(表1-7-1)。

表 1-7-1 肺性呼吸困难临床分类

类型	时相	特点	病因
吸气性	吸气	吸气时间延长,呈三凹征	大气道梗阻
呼气性	呼气	呼气时间延长,哮鸣音	小气道阻塞 肺泡弹性减弱
混合性	吸气与呼气	病理性呼吸音	换气功能障碍

2. 心源性呼吸困难

（1）左心衰竭呼吸困难机制：肺淤血，使气体弥散功能降低。肺泡张力增高，刺激牵张感受器，通过迷走神经反射性兴奋呼吸中枢。肺泡弹性减退，肺活量减少。肺循环压力升高，对呼吸中枢的反射性刺激。

（2）左心衰竭呼吸困难的特点：有基础病因，如风湿性心脏病、高血压性心脏病、冠心病。呈混和性呼吸困难；活动时出现或加重，休息时减轻或消失；仰卧加重、坐位减轻。双肺底或全肺出现湿啰音。改善心功能后（强心、利尿、扩血管），呼吸困难症状随之好转。

（3）夜间阵发性呼吸困难：急性左心衰。

表现：夜间睡眠中突感胸闷、憋气，被迫坐起，惊恐不安。轻者数分钟或数十分钟缓解。重者端坐呼吸、发绀、大汗、有哮鸣音、咳浆液性粉红色泡沫痰，两肺底有湿啰音，心率快，可有奔马律，又称"心源性哮喘"。

机制：睡眠时迷走神经兴奋性增高，冠状动脉收缩，心肌供血减少，心功能降低。仰卧位时肺活量减少，回心血量增多，致肺淤血加重。小支气管收缩，肺泡通气量减少。呼吸中枢敏感性降低。

（4）右心衰竭呼吸困难发生机制：体循环淤血所致。右心房与上腔静脉压升高，刺激压力感受器，反射性兴奋呼吸中枢。血氧含量减少，血中酸性代谢产物增多，刺激呼吸中枢。淤血性肝大、腹水、胸腔积液，使呼吸运动受限、肺受压，从而气体交换面积减少。

（5）右心衰竭呼吸困难病因：主要见于慢性肺源性心脏病、某些先天性心脏病、由左心衰发展而来、各种原因所致的急性或慢性心包积液（心脏舒张受限，导致体循环淤血）。

3. 中毒性呼吸困难　酸中毒大呼吸（Kussmaul 呼吸）。

机制：代谢性酸中毒时，血中酸性代谢产物增多刺激颈动脉窦、主动脉体化学感受器或直接刺激呼吸中枢引起呼吸困难。

病因：尿毒症、糖尿病酮症酸中毒。

特点：深长而规则的呼吸，可伴鼾音。

（1）药物（吗啡、巴比妥类）和有机磷杀虫剂中毒

机制：抑制呼吸中枢，引起呼吸困难。

特点：有药物或化学物质中毒史；呼吸缓慢、变浅伴有呼吸节律异常改变，如潮式呼吸（Cheyne-Stokes）、间停呼吸（Biot）。

（2）化学毒物中毒

机制：导致机体缺氧，引起呼吸困难。一氧化碳中毒：CO 与 HB 结合形成碳氧血红蛋白，失去携氧能力导致缺氧。亚硝酸盐和苯胺中毒：使血红蛋白变为高铁血红蛋白，失去携氧能力导致缺氧。氰化物中毒：氰离子抑制细胞色素氧化酶的活性，影响细胞的呼吸作用，导致组织缺氧。

4. 神经精神性呼吸困难

（1）神经性呼吸困难

1）病因：重症颅脑疾患，如脑外伤、脑出血、脑炎、脑膜炎、脑脓肿、脑瘤等。

2）机制：颅内压增高、供血减少影响呼吸中枢。

3）特点：呼吸变深变慢（深大呼吸），并常伴有呼吸节律的异常，如呼吸遏制（吸气突然终止），双吸气（抽泣样呼吸）。

（2）精神性呼吸困难：见于癔症、焦虑症，突发呼吸困难。

1）特点：呼吸频率快而浅，伴有叹息样呼吸或出现手足抽搐。

2）机制：过度通气而发生呼吸性碱中毒。

5. 血源性呼吸困难

（1）病因：重度贫血、高铁血红蛋白血症、硫化血红蛋白血症、大出血或休克。

（2）机制：红细胞携氧减少，血氧含量降低，血压下降。

（3）特点：呼吸浅，心率快。

━━━━━━━━━━━━━━ 试 题 精 选 ━━━━━━━━━━━━━━

一、名词解释

1. 呼吸困难（dyspnea）

2. 心源性哮喘（cardiac asthma）

3. 三凹征

二、填空题

1. 肺源性呼吸困难可分为_____、_____、_____三种类型。

2. 左心衰竭引起的呼吸困难的主要原因是_____和_____。

3. 右心衰竭引起的呼吸困难的主要原因是_____。

4. 发作性呼吸困难伴有哮鸣音，多见于_____、_____等。

5. 呼吸困难一侧胸痛见于_____、_____、_____、_____、_____、_____等。

6. 酸中毒深大呼吸的特点是呼吸_____、节律_____，可伴有_____。

7. 由心脏病变引起的呼吸困难称为_____性呼吸困难，其特点是_____加重，_____减轻。

8. 由颅内疾病引起的呼吸困难表现为_____并有呼吸_____的改变。

三、选择题

【A1 型题】

1. 三凹症见于哪种呼吸困难

    A. 心源性呼吸困难   B. 血源性呼吸困难   C. 吸气性呼吸困难

    D. 神经性呼吸困难   E. 呼气性呼吸困难

2. 下列哪项**不符合**心源性哮喘的特点

    A. 多出现于右心衰竭   B. 肺内有湿啰音   C. 伴有心率加快

    D. 肺内有哮鸣音   E. 咳粉红色痰

3. Kussmaul 呼吸出现于哪种代谢障碍

    A. 呼吸性碱中毒   B. 代谢性酸中毒   C. 代谢性碱中毒

    D. 呼吸性酸中毒   E. 以上皆不是

4. 癔症患者可以出现哪种代谢障碍

    A. 代谢性碱中毒   B. 代谢性酸中毒

    C. 呼吸性酸中毒   D. 呼吸性碱中毒

    E. 代谢性碱中毒合并呼吸性碱中毒

5. 吸气时间延长可出现在

    A. 上呼吸道阻塞   B. 下呼吸道阻塞   C. 肺炎

    D. 胸腔积液   E. 气胸

6. 下列哪项**不是**左心衰引起呼吸困难的特点

    A. 活动时加重   B. 仰卧位时重

    C. 多伴有肝淤血   D. 患者常采取端坐呼吸体位

    E. 可出现心源性哮喘

7. 呼气时间延长可出现在
   A. 上呼吸道阻塞　　　　 B. 小支气管阻塞　　　　 C. 肺炎
   D. 胸腔积液　　　　 E. 气胸

8. 冠心病患者夜间发作性呼吸困难多见于
   A. 支气管哮喘　　　　 B. 慢性心功能不全　　　　 C. 气胸
   D. 气道痉挛　　　　 E. 肺部感染

9. 女,青年,既往长期焦虑状态突发呼吸困难。查体:心、肺查体未见阳性体征。考虑诊断
   A. 精神性呼吸困难　　　　 B. 血源性呼吸困难　　　　 C. 中毒性呼吸困难
   D. 心源性呼吸困难　　　　 E. 肺源性呼吸困难

【A2 型题】

1. 女,35 岁,入花店后突发呼吸困难,伴有明显哮鸣音。既往花粉过敏。考虑诊断
   A. 支气管哮喘发作　　　　 B. 心源性哮喘　　　　 C. 急性心肌梗死
   D. 肺部感染　　　　 E. 气胸

2. 男,50 岁,工地搬运水泥时突发呼吸困难、剧烈胸痛、大汗。既往肺大疱病史。查体:气管向左侧移位,右肺呼吸音消失。诊断
   A. 急性心肌梗死　　　　 B. 哮喘发作　　　　 C. 急性气胸
   D. 气道异物　　　　 E. 心功能不全

【B1 型题】

(1~2 题共用备选答案)
   A. 支气管肺癌　　　　 B. 气管异物　　　　 C. 支气管哮喘
   D. 急性喉炎　　　　 E. 喉癌

1. 属于呼气性呼吸困难的是
2. 并发声音嘶哑及金属音调咳嗽的是

(3~4 题共用备选答案)
   A. 急性左心衰竭　　　　 B. 急性有机磷中毒　　　　 C. 心肌梗死
   D. 肺脓肿　　　　 E. 支气管哮喘

3. 反复发作伴有大量哮鸣音
4. 呼气时有蒜臭味

四、问答题

1. 试述呼气性呼吸困难的病因及临床特点。
2. 试述吸气性呼吸困难的病因及临床特点。
3. 试述夜间阵发性呼吸困难的临床特点及发生机制。
4. 试述左心衰竭发生呼吸困难的主要原因及发生机制。
5. 右心衰竭发生呼吸困难的机制有哪些?
6. 呼吸困难的病因有哪些?

──────── 参 考 答 案 ────────

一、名词解释(见复习纲要)

二、填空题

1. 吸气性呼吸困难　呼气性呼吸困难　混合性呼吸困难

2. 肺淤血 肺泡弹性降低

3. 体循环淤血

4. 支气管哮喘 心源性哮喘

5. 大叶性肺炎 急性渗出性胸膜炎 肺栓塞 自发性气胸 急性心肌梗死 支气管肺癌

6. 深长 规则 鼾音

7. 心源 劳累 休息或坐位

8. 深而慢 节律

三、选择题

【A1 型题】1. C 2. A 3. B 4. D 5. A 6. C 7. B 8. B 9. A

【A2 型题】1. A 2. C

【B1 型题】1. C 2. A 3. E 4. B

四、问答题(见复习纲要)

(姜君男)

第八章

胸　　痛

胸痛(chest pain)是临床上常见的症状,主要由胸部疾病所致,少数由其他疾病引起。胸痛的程度因个体痛阈的差异而不同,与疾病病情轻重程度不完全一致。

一、病因

1. **胸壁疾病**　急性皮炎、皮下蜂窝织炎、带状疱疹、肋间神经炎、肋软骨炎、流行性肌炎、肋骨骨折、多发性骨髓瘤、急性白血病等。

2. **心血管疾病**　冠心病(心绞痛、心肌梗死)、急性心包炎、心肌病、二尖瓣或主动脉瓣病变、胸主动脉瘤(夹层动脉瘤)、肺梗死、神经症等。

3. **呼吸系统疾病**　胸膜炎、胸膜肿瘤、自发性气胸、血胸、支气管肺癌、支气管炎等。

4. **纵隔疾病**　纵隔炎、纵隔肿瘤、纵隔气肿。

5. **其他**　食管炎、食管癌、食管裂孔疝、膈下脓肿、肝脓肿、脾梗死、过度通气综合征、痛风及神经症等。

二、胸痛的发病机制

各种化学、物理因素及刺激因子均可刺激胸部的感觉神经纤维(肋间神经纤维、支配主动脉的交感神经纤维、支配气管与支气管的迷走神经纤维、膈神经的感觉纤维)产生痛觉冲动,并传至大脑皮质的痛觉中枢引起胸痛。

1. **放射痛(radiating pain)或牵涉痛**

(1) 概念:除患病器官局部疼痛外,还可见远离该器官某部体表或深部组织疼痛称放射痛或牵涉痛。

(2) 原因:内脏病变与相应区域体表的传入神经进入脊髓同一节段并在后角发生联系,故来自内脏的感觉冲动可直接激发脊髓体表感觉神经元,引起相应体表区域的痛感。

2. **临床意义**　牵涉痛有助于判断内脏病变部位。

(1) 胆囊疾病:右上腹痛,牵涉至右肩痛。

(2) 心绞痛:除心前区、胸骨后疼痛外,可放射至左肩、左臂内侧或左颈、左侧面颊部。

三、临床表现

1. **发病年龄**　青壮年胸痛:多见于肺炎、结核性胸膜炎、自发性气胸、心肌炎、心肌病等。40 岁以上胸痛:心绞痛、心肌梗死、肺癌等。

2. **胸痛部位**　胸壁疾病:部位局限,常有局部压痛,如炎症性疾病(局部红、肿、热、痛);带状疱疹(成簇的水疱沿一侧肋神经分布,伴剧痛,且疱疹不超过体表中线);非化脓性肋软骨炎

（常在第 1、2 肋软骨处见单个或多个隆起，局部压痛，但无红肿）。

（1）心血管疾病：心绞痛、心肌梗死（心前区与胸骨后或剑突下，常伴放射痛）；夹层动脉瘤（胸背部、向下放射至下腹、腰部与双侧腹股沟和下肢）。

（2）食管及纵隔疾病：多位于胸骨后。

（3）呼吸系统疾病：气胸、胸膜炎、肺梗死（患侧腋前线与腋中线附近）肺尖部肺癌（肩部、腋下痛，向上肢内侧放射）。

（4）肝胆疾病及膈下脓肿：右下胸痛，侵犯膈肌中心部时疼痛放射至右肩部。

3. 胸痛性质

（1）带状疱疹：刀割样或灼热样剧痛。

（2）食管炎：烧灼痛。

（3）肋间神经痛：阵发性灼痛或刺痛。

（4）心绞痛：绞榨性、重压窒息感。

（5）心肌梗死：比心绞痛剧烈、恐怖濒死感。

（6）胸膜炎：隐痛、钝痛、刺痛。

（7）气胸：撕裂样痛。

（8）夹层动脉瘤：突发胸背部撕裂样剧痛或锥痛。

（9）肺梗死：突发剧痛或绞痛、伴呼吸困难或发绀。

4. 疼痛持续时间

（1）阵发性：平滑肌痉挛：食管痉挛；血管狭窄缺血：心绞痛（持续数分钟）。

（2）持续性

1）炎症：带状疱疹、胸膜炎等。

2）肿瘤：肺癌、食管癌等。

3）栓塞：肺栓塞。

4）梗死：心肌梗死（数小时或更长）。

5. 影响疼痛因素

（1）诱发因素：诱发疼痛发作的因素。心绞痛：劳累、体力劳动、精神紧张；反流性食管炎：饱餐；

（2）加重因素：使已经发生的疼痛进一步加重的因素。反流性食管炎：饱餐后仰卧或俯卧；胸膜炎、心包炎：深呼吸或咳嗽；

（3）缓解因素：能使疼痛减轻的因素。心绞痛：休息、含服硝酸酯类药物；反流性食管炎：服用抗酸剂或促进胃动力药物。（表 1-8-1）

表 1-8-1 不同疾病的胸痛特点

疾病	年龄	疼痛部位	疼痛性质	影响疼痛因素
自发性气胸	青壮年	患侧胸部	呈撕裂样疼痛	因咳嗽或呼吸而加重
结核性胸膜炎、心包炎	青壮年	患侧胸部、腋下	呈隐痛、钝痛、刺痛	因咳嗽或呼吸而加重
心绞痛	40 岁以上	胸骨后或心前区	呈绞榨样痛、濒死感	时间短暂，休息或含服硝酸酯类药后缓解
心肌梗死	40 岁以上	胸骨后或心前区	呈绞榨样痛、濒死感	持续时间长，休息或含服硝酸酯类药后不易缓解
肋间神经痛	不定	沿肋间神经呈带状分布	刀割样、触电样灼痛	服用止痛药可短暂缓解
支气管肺癌	40 岁以上	受累胸膜或胸壁	持续、固定、剧烈	因咳嗽或呼吸而加剧
食管疾病	不定	食管或胸骨后	呈隐痛	进食时发作或加剧，服用抗酸剂和促动力药物可减轻或消失

四、伴随症状

1. **伴有咳嗽、咳痰和/或发热**　常见于气管、支气管或肺部疾病等。
2. **伴呼吸困难**　提示病变累及范围较大,例如自发性气胸、渗出性胸膜炎、肺炎或肺栓塞等。
3. **伴咯血**　见于肺栓塞、肺癌等。
4. **伴苍白、大汗、血压下降或休克**　见于心肌梗死、夹层动脉瘤、主动脉窦瘤破裂等。
5. **伴吞咽困难**　多见于食管疾病。

================= 试 题 精 选 =================

一、名词解释

牵涉痛(referred pain)

二、填空题

1. 胸痛伴有呼吸困难,提示_____、_____、_____、_____等。
2. 青壮年胸痛应注意_____、_____、_____、_____,40 岁应注意_____、_____、_____。
3. 心绞痛常在_____诱发下发病,而心脏神经症所致的胸痛常在_____后好转。
4. 胸膜炎及心包炎的胸痛与_____及_____有关。

三、选择题

【A1 型题】

1. 心前区疼痛,含化硝酸甘油后很快缓解,多见于以下哪种疾病
    A. 心肌梗死　　　　　　B. 心绞痛　　　　　　C. 心包积液
    D. 肺梗死　　　　　　　E. 肺栓塞
2. 肺癌导致的胸痛多表现为
    A. 烧灼痛　　　　　　　B. 绞榨样痛　　　　　C. 闷痛
    D. 刀割样痛　　　　　　E. 以上都不是
3. 突然出现的胸部剧烈绞痛或刺痛,常伴有呼吸困难、咯血与发绀,考虑为
    A. 急性胸膜炎　　　　　B. 肺梗死　　　　　　C. 肺癌
    D. 心绞痛　　　　　　　E. 夹层动脉瘤
4. 反流性食管炎导致的胸痛多表现为
    A. 撕裂痛　　　　　　　B. 刀割样　　　　　　C. 绞榨样
    D. 烧灼痛　　　　　　　E. 胀痛
5. 带状疱疹的特点<u>不包括</u>
    A. 水疱状　　　　　　　B. 沿神经分布　　　　C. 可超过体表中线
    D. 伴有疼痛　　　　　　E. 成簇存在
6. 突然出现胸背部撕裂样剧痛,向下放射至下腹、腰部与两侧腹股沟和下肢,应考虑
    A. 肺梗死　　　　　　　B. 急性胸膜炎　　　　C. 自发性气胸
    D. 夹层动脉瘤　　　　　E. 心肌梗死
7. 胸骨后疼痛并向左肩和左臂内侧放射提示
    A. 纵隔肿瘤　　　　　　B. 自发性气胸　　　　C. 食管炎

  D. 急性心包炎   E. 心绞痛

8. 下列哪项是引起胸痛的胸壁疾病
  A. 自发性气胸   B. 肋间神经炎   C. 胸膜炎
  D. 肺肿瘤   E. 胸膜肿瘤

9. 临床上鉴别心绞痛和心肌梗死的要点是
  A. 疼痛的部位   B. 疼痛的诱因   C. 诱发因素
  D. 疼痛的性质   E. 对硝酸甘油的反应

10. 心肌梗死的叙述哪项**不正确**
  A. 血清肌酸磷激酶升高   B. 胸痛持续而剧烈
  C. 心电图出现坏死性 Q 波   D. 疼痛位于胸骨后或心前区
  E. 老年人不会出现牙疼、腹痛、腹泻等症状

11. 心绞痛发作时含服硝酸甘油引起疼痛加重,最可能的原因是
  A. 心绞痛   B. 急性心肌梗死   C. 心脏神经症
  D. 心肌炎   E. 肥厚性梗阻性心肌病

12. 因胸痛入院的患者,在问病史的过程中,哪项是**不必要的**
  A. 疼痛的性质   B. 疼痛的诱发因素   C. 疼痛的持续时间
  D. 疼痛的部位   E. 疼痛的趋势发展

【A2 型题】

1. 男,24 岁,打篮球过程中突发左侧胸痛伴呼吸困难,初步诊断为
  A. 急性心肌梗死   B. 带状疱疹   C. 胸主动脉夹层
  D. 自发性气胸   E. 带状疱疹

2. 女,30 岁,持续性左侧胸痛伴呼吸困难 10d,活动后加剧,胸片可见左侧反抛物线状高密度影,初步诊断
  A. 自发性气胸   B. 胸膜炎   C. 心绞痛
  D. 胸主动脉夹层   E. 食管炎

3. 男性,25 岁,右侧胸痛伴发热、干咳,呼吸困难并逐日加重,查体右下肺叩诊呈实音,呼吸音消失。胸片示右侧胸腔积液。初步诊断为
  A. 支气管肺癌   B. 肺栓塞   C. 自发性气胸
  D. 结核性胸膜炎   E. 肺炎

【B1 型题】

(1~3 题共用备选答案)
  A. 胸壁带状疱疹   B. 胸膜炎   C. 食管炎
  D. 心绞痛   E. 肺梗死

1. 胸痛伴呼吸困难和咯血的是
2. 胸痛伴吞咽困难烧灼感的是
3. 胸部闷痛是

(4~6 题共用备选答案)
  A. 烧灼样痛   B. 闷痛   C. 剧烈疼痛有濒死感
  D. 刀割样痛   E. 针刺样痛

4. 肺癌
5. 胸壁带状疱疹
6. 心肌梗死

四、问答题

　　1. 胸痛常见的原因有哪些?
　　2. 试述心绞痛的疼痛特点。

＝＝＝＝＝＝＝＝＝＝＝＝ 参 考 答 案 ＝＝＝＝＝＝＝＝＝＝＝＝

一、名词解释(见复习纲要)

二、填空题

　　1. 大叶性肺炎　自发性气胸　渗出性胸膜炎　肺栓塞
　　2. 结核性胸膜炎　自发性气胸　心肌炎　心肌病　风湿性心瓣膜病　心绞痛　心肌梗死
支气管肺癌
　　3. 劳力或精神紧张　运动
　　4. 咳嗽　呼吸

三、选择题

　　【A1 型题】1. B　2. C　3. B　4. D　5. C　6. D　7. E　8. B　9. E　10. E　11. E
　　　　　　　12. E
　　【A2 型题】1. D　2. B　3. D
　　【B1 型题】1. E　2. C　3. D　4. B　5. D　6. C

四、问答题(见复习纲要)

(刘　秀)

第九章

心　悸

心悸(palpitation)一种自觉心脏跳动的不适感或心慌感。当心率加快时感到心脏跳动不适,心率缓慢时则感到搏动有力。心悸时,心率可快、可慢,也可有心律失常,心率和心律正常者也可有心悸。

一、病因

1. 心脏搏动增强 生理性:
(1) 健康人在剧烈运动或精神过度紧张时。
(2) 饮酒、浓茶或咖啡后。
(3) 应用某些药物,如肾上腺素、麻黄素、咖啡因、阿托品、甲状腺片等。
(4) 妊娠。
病理性:
(1) 心室肥大:高血压性心脏病、主动脉瓣关闭不全、二尖瓣关闭不全、动脉导管未闭、室间隔缺损、脚气性心脏病等。
(2) 其他引起心脏搏动增强的疾病(甲状腺功能亢进、贫血、发热、低血糖症、嗜铬细胞瘤)。

2. 心律失常
(1) 心动过速:各种原因引起的窦性心动过速、阵发性室上性或室性心动过速等。
(2) 心动过缓:高度房室传导阻滞(二、三度房室传导阻滞)、窦性心动过缓或病态窦房结综合征等。
(3) 心律不齐:期前收缩、心房扑动或颤动。

3. 心脏神经症 由自主神经功能紊乱所引起,心脏本身并无器质性病变,多见于青年女性。
临床表现:心悸、心率加快、心前区或心尖部隐痛及神经衰弱表现(疲乏、失眠、头晕、耳鸣、记忆力减退等)。焦虑、情绪激动时易发生。

4. 心力衰竭

5. β-肾上腺素能受体反应亢进综合征 与自主神经功能紊乱有关,易在紧张时发生。表现:心悸、心动过速、胸闷、头晕,可有ECG改变(窦性心动过速、轻度ST-T改变)。
与器质性心脏病鉴别:普萘洛尔(心得安)试验。(本病应用普萘洛尔后ECG可恢复正常)。

6. 更年期综合征 绝经期前后,出现一系列内分泌与自主神经功能紊乱症状。

7. 其他 大量胸腔积液、高原病、胆心综合征等。

二、发生机制

心脏活动过度是心悸发生的基础,常与心率、心律、心肌收缩力及心搏出量改变有关。

1. 血流动力学改变

2. 心律失常　心动过速时,舒张期缩短,心室充盈不足,当心室收缩时心室肌与心瓣膜紧张度突然增加,可引起心搏增强而感心悸;期前收缩时,在代偿期后的心室收缩往往强而有力,会出现心悸。

3. 神经体液调节　心力衰竭时,交感神经兴奋性增强,去甲肾上腺素分泌增多,心肌收缩力增强。

心力衰竭时,心排出血量降低,肾血流减少,肾素-血管紧张素-醛固酮系统被激活,心肌收缩力增强引起心悸。

4. 神经精神因素　在焦虑、紧张、情绪激动及注意力集中时更易出现。

三、伴随症状

1. 伴心前区疼痛　见于冠状动脉粥样硬化性心脏病(心绞痛、心肌梗死)、心包炎、心肌炎、心脏神经症等。

2. 伴发热　见于急性传染病、风湿热、心肌炎、心包炎、感染性心内膜炎等。

3. 伴晕厥或抽搐　见于窦性停搏、高度房室传导阻滞、室性心动过速、病态窦房结综合征等。

4. 伴贫血　各种原因引起的急性失血。

5. 伴呼吸困难　见于急性心肌梗死、心肌炎、心包炎、心力衰竭、重症贫血等。

6. 伴消瘦及出汗　甲状腺功能亢进症。

7. 伴发绀　先天性心脏病、右心功能不全和休克。

================ 试 题 精 选 ================

一、名词解释

心悸(palpitation)

二、填空题

心悸伴心前区痛多见于_____、_____、_____、_____等。

三、选择题

【A1 型题】

1. 能引起心悸的生理性因素有
    A. 服用麻黄素后　　　　　B. 情绪激动时　　　　　C. 剧烈体育活动后
    D. 大量饮酒后　　　　　　E. 以上都是

2. 心悸伴有消瘦、出汗多见于哪种情况
    A. 高血压　　　　　　　　B. 胃溃疡　　　　　　　C. 心绞痛
    D. 甲状腺功能亢进　　　　E. 贫血

3. 关于心脏神经症,下列哪项**不正确**
    A. 多见于女性　　　　　　　　　B. 多见于老年人
    C. 由自主神经功能紊乱引起　　　D. 可伴有心前区疼痛
    E. 可有心电图改变

4. β-肾上腺素能受体反应亢进常用哪种药物来与器质性病变鉴别
    A. 普罗帕酮　　　　　　　B. 普萘洛尔　　　　　　　　C. 地西泮
    D. 硝苯地平　　　　　　　E. 维生素 B

【A2 型题】

1. 男,30 岁,活动后心悸、心跳停搏感 1 月余。查体:心律不规则,有间歇。心电图示 QRS 波提前出现,宽大畸形,其前无 P 波,T 波与主波方向相反,初步诊断为
    A. 心房颤动　　　　　　　　　　B. 正常心律
    C. 阵发性室上性心动过速　　　　D. 室性期前收缩
    E. 窦性心动过缓

2. 女,青年,既往体健,突发心悸 3h。查体:心率 198 次/min,血压正常,心律齐,心脏各瓣膜听诊区未闻及明显杂音;心电图示:直立 P 波,PR 间期>0.12s,初步诊断为
    A. 快速型房颤　　　　　　　B. 室性心动过速　　　　　　C. 室颤
    D. 室上性心动过速　　　　　E. 心脏神经症

【B1 型题】

(1~3 题共用备选答案)
    A. 甲状腺功能亢进　　　　　B. 心室颤动　　　　　　　　C. 冠心病
    D. 风湿病　　　　　　　　　E. 神经症

1. 心悸伴有消瘦及多汗
2. 心悸伴有发热、关节痛
3. 心悸伴晕厥

【B2 型题】

(1~3 题共用题干)

男,中年,此次因"胸闷伴心悸 2 月余,胸痛 3h"入院,呈压榨样疼痛,伴呼吸困难,疼痛持续不缓解,服用相关药物后效果差。查体:心率 80 次/min,心律不齐,心脏各瓣膜听诊区未闻及明显杂音。

1. 该患者初步诊断为
    A. 心肌炎　　　　　　　　　B. 急性心肌梗死　　　　　　C. 气胸
    D. 主动脉夹层　　　　　　　E. 急性肺栓塞

2. 首选检查为
    A. 心电图　　　　　　　　　B. 心肌酶谱　　　　　　　　C. 胸片
    D. 心脏超声　　　　　　　　E. 心脏 CTA

3. 需鉴别的疾病
    A. 支气管哮喘　　　　　　　B. 肋软骨炎　　　　　　　　C. 病毒性心肌炎
    D. 心力衰竭　　　　　　　　E. 气胸

四、问答题

试述 β-肾上腺素能受体反应亢进综合征的特点。

━━━━━━━━━━━ 参 考 答 案 ━━━━━━━━━━━

一、名词解释(见复习纲要)

二、填空题

    冠状动脉粥样硬化性心脏病　心肌炎　心包炎　心脏神经症

三、选择题

【A1 型题】1. E　2. D　3. B　4. B

【A2 型题】1. D　2. D

【B1 型题】1. A　2. D　3. B

【B2 型题】1. B　2. A　3. E

四、问答题(见复习纲要)

（刘　秀）

第十章

恶心与呕吐

恶心(nausea)为上腹部不适,紧迫欲吐的感觉,可伴有迷走神经兴奋的症状。

呕吐(vomiting)是通过胃的强烈收缩迫使胃或部分小肠的内容物经食管、口腔而排出体外的现象。

一、病因

1. 反射性呕吐

咽部受到刺激。

胃、十二指肠疾病。

肠道疾病、肝胆胰疾病。

腹膜及肠系膜疾病。

其他病:如肾输尿管结石、急性肾盂肾炎、急性盆腔炎、异位妊娠破裂、心肌梗死、心力衰竭、内耳迷路病变、青光眼、屈光不正等。

2. 中枢性呕吐

(1) 神经系统疾病

颅内感染:如各种脑炎、脑膜炎。

脑血管疾病:如脑出血、脑栓塞、脑血栓形成、高血压脑病、偏头痛等。

颅脑损伤:如脑挫裂伤或颅内血肿。

癫痫,特别是持续状态。

(2) 全身性疾病:尿毒症、肝昏迷、糖尿病酮症酸中毒、低钠血症、早孕等。

(3) 药物:如抗生素、抗癌药、洋地黄、吗啡等可因兴奋呕吐中枢而致呕吐。

(4) 中毒:乙醇、重金属、一氧化碳、有机磷农药、鼠药等。

(5) 精神因素:胃肠神经症、癔症、神经性厌食等。

3. 前庭障碍性呕吐
凡呕吐伴有听力障碍、眩晕等症状者,需考虑前庭障碍性呕吐,常见疾病有迷路炎、梅尼埃病、晕动病等。

二、发生机制

呕吐分为三个阶段,即恶心、干呕与呕吐。

呕吐中枢位于延髓,一是神经反射中枢,即呕吐中枢,位于延髓外侧网状结构的背部,直接支配呕吐的动作;一是化学感受器触发带,位于延髓第四脑室的底面。

三、临床表现

1. 呕吐的时间

（1）育龄妇女晨起呕吐见于早期妊娠,也可见于尿毒症、慢性酒精中毒或功能性消化不良。

（2）鼻窦炎患者因起床后脓液经鼻后孔刺激咽部,亦可致晨起恶心、干呕。

（3）晚上或夜间呕吐见于幽门梗阻。

2. 呕吐与进食的关系

（1）进食过程中或餐后即刻呕吐,可能为幽门管溃疡或精神性呕吐。

（2）餐后 1h 以上呕吐称延迟性呕吐,提示胃张力下降或胃排空延迟。

（3）餐后较久或数餐后呕吐,见于幽门梗阻。

（4）餐后近期呕吐,特别是集体发病者,多由食物中毒所致。

3. 呕吐的特点　精神性或颅内高压性呕吐,恶心很轻或缺如,后者以喷射状呕吐为其特点。

4. 呕吐物的性质

（1）带发酵、腐败气味提示胃潴留。

（2）带粪臭味提示低位小肠梗阻。

（3）不含胆汁说明梗阻平面多在十二指肠乳头以上,含多量胆汁则提示在此平面以下。

（4）含大量酸性液体者多有胃泌素瘤或十二指肠溃疡,而无酸味者可能为贲门狭窄或贲门失弛缓所致。

（5）上消化道出血常呈咖啡渣样呕吐物。

四、伴随症状

1. 伴腹痛、腹泻　多见于急性胃肠炎、霍乱、副霍乱、细菌性食物中毒及其他原因引起的急性食物中毒。

2. 伴右上腹痛及发热、寒战或黄疸　应考虑急性胆囊炎或胆石症。

3. 伴头痛及喷射性呕吐　常见于青光眼或颅内高压。

4. 应用阿司匹林或某些抗生素及抗癌药物　与药物副作用有关。

5. 已婚育龄妇女早晨呕吐

──────────────── 试 题 精 选 ────────────────

一、名词解释

1. 恶心(nausea)

2. 呕吐(vomiting)

3. 呕吐中枢

二、填空题

1. 早晨呕吐多见于_____、_____、_____、_____等。

2. 晚上或夜间呕吐多见于_____,延迟性呕吐提示_____或_____,颅内高压的呕吐特点为_____。

三、选择题

【A1 型题】

1. 晚上以及夜间呕吐多见于

  A. 幽门梗阻　 B. 鼻窦炎　 C. 慢性酒精中毒

  D. 功能性消化不良　 E. 尿毒症

2. 下列哪种疾病导致的呕吐**不属于**反射性呕吐

  A. 口服氨茶碱　 B. 尿毒症　 C. 青光眼

  D. 急性阑尾炎　 E. 消化性溃疡

3. 喷射性呕吐多见于以下哪种疾病

  A. 妊娠反应　 B. 胆石症　 C. 颅内压增高

  D. 肠梗阻　 E. 急性毒物中毒

4. 妊娠反应导致的呕吐多出现在

  A. 饭后　 B. 饭前　 C. 早晨

  D. 进食酸食后　 E. 晚上

5. 幽门梗阻导致呕吐的典型特点为

  A. 伴有腹痛　 B. 餐后较久或数餐后呕吐　 C. 含有胆汁

  D. 呕吐量小　 E. 呕吐物内含有血液

6. 慢性进行性头痛伴有呕吐,提示

  A. 蛛网膜下隙出血　 B. 血管性疼痛　 C. 神经症

  D. 脑出血　 E. 颅内占位

7. 下列哪项属于胃肠源性呕吐

  A. 内耳迷路病变　 B. 溃疡病　 C. 脑膜炎

  D. 尿毒症　 E. 神经症

【A2 型题】

1. 男,56 岁,中上腹绞痛 2 月余,呈阵发性,伴呕吐,可见大量胆汁,提示梗阻面位于

  A. 幽门以下　 B. 十二指肠乳头以下　 C. 十二指肠乳头以上

  D. 幽门以上　 E. 贲门以下

2. 女,50 岁,呕吐伴眩晕,可见眼球震颤,见于

  A. 脑出血　 B. 脑震荡　 C. 梅尼埃病

  D. 眼病　 E. 前庭器官疾病

【A3 型题】

(1~3 题共用题干)

  男,47 岁,反复上腹部疼痛 5 年余。餐后半小时发作,1d 前患者自觉腹痛加重伴恶心、呕吐,呕吐物为胃内容物,伴发热,最高可达 38℃,巩膜轻度黄染。

1. 初步诊断为

  A. 急性胆囊炎　 B. 急性胰腺炎

  C. 十二指肠溃疡伴幽门梗阻　 D. 胆囊结石并急性胆管炎

  E. 胃溃疡恶变

2. 为明确诊断,首选检查

  A. 胃肠钡餐造影　 B. 胃镜检查　 C. 腹部超声

  D. 腹部 X 线透视　 E. 肿瘤标记物测定

3. 查体检查,疼痛部位最可能出现的部位

  A. 脐中部+中下腹　 B. 中上腹+右上腹　 C. 中下腹+右下腹

  D. 左下腹+中下腹　 E. 右下腹+右中腹

【B1 型题】

(1~3 题共用备选答案)

  A. 急性胃肠炎　 B. 颅内高压　 C. 幽门梗阻

D. 迷路炎　　　　　　　　　E. 早孕

1. 呕吐伴腹泻
2. 呕吐伴眩晕、眼球震颤
3. 呕吐伴头痛及瞳孔改变

(4~6题共用备选答案)

A. 呕吐物可见大量胆汁　　　　　　B. 呕吐物伴粪臭味

C. 呕吐物无胆汁　　　　　　　　　D. 呕吐物带有大量酸性液体

E. 呕吐物带有发酵、腐败气味

4. 幽门梗阻
5. 胃泌素瘤或十二指肠溃疡
6. 低位肠梗阻

四、问答题

1. 试述呕吐的问诊要点。
2. 如何根据呕吐物的性质指导临床诊断?

─────── 参 考 答 案 ───────

一、名词解释(见复习纲要)

二、填空题

1. 早期妊娠　尿毒症　慢性酒精中毒　功能性消化不良
2. 幽门梗阻　胃张力下降　胃排空延迟　喷射状呕吐

三、选择题

【A1 型题】1. A　2. B　3. C　4. C　5. B　6. E　7. B

【A2 型题】1. B　2. E

【A3 型题】1. D　2. C　3. B

【B1 型题】1. A　2. D　3. B　4. E　5. D　6. B

四、问答题(见复习纲要)

(刘　秀)

第十一章

吞 咽 困 难

复 习 纲 要

吞咽困难（dysphagia）是指食物从口腔至胃、贲门运送过程中受阻而产生咽部、胸骨后或剑突部位的梗阻停滞感。可伴有胸骨后疼痛。吞咽困难可由中枢神经系统疾病、食管、口咽部疾病引起，亦可由吞咽肌肉的运动障碍所致。假性吞咽困难并无食管梗阻的基础，而仅为一种咽喉部梗阻感、不适感、不影响进食。

一、病因

1. 机械性吞咽困难

管腔狭窄：口咽部炎症：咽炎、扁桃体炎、口咽损伤等。

食管良性狭窄：良性肿瘤、食管炎症等。

恶性肿瘤：舌癌、咽部肿瘤等。

食管蹼：缺铁性吞咽困难（Plummer-Vinson 综合征）。

黏膜环：食管下段黏膜环。

外压性狭窄：咽喉壁肿块或脓肿；甲状腺极度肿大；纵隔占位性病变等。

2. 动力性吞咽困难

吞咽启动困难：口咽肌麻痹；口腔咽部炎症、肿瘤；唾液缺乏等。

咽、食管横纹肌功能障碍：延髓麻痹、运动神经元疾病等。

食管平滑肌功能障碍：系统性硬化症、糖尿病或酒精中毒性疾病、食管痉挛、贲门失弛缓等。

其他：狂犬病、破伤风、肉毒杆菌食物中毒、某些精神心理疾病等。

二、发病机制

1. 机械性吞咽困难 指吞咽食物的管腔发生狭窄引起的吞咽困难。

2. 运动性吞咽困难 指随意的吞咽动作发生困难，伴随一系列吞咽反射性运动障碍，是食物从口腔不能顺利运至胃。

三、临床表现

口咽性吞咽困难主要由吞咽中枢至控制口咽部横纹肌的运动神经节病变引起，表现为食物有口腔进入食管过程受阻，食物阻滞于口腔及咽喉部。

食管性吞咽困难表现为吞咽时食物阻滞于食管某一段，进食过程受阻。

食管癌吞咽困难病程较短，呈进行性。

食管良性肿瘤的吞咽困难症状较轻，或仅为一种阻挡感。

反流性食管炎吞咽困难症状不重，多伴有反食、胃灼热、胸痛等反流症状。

贲门失弛缓症病程较长,反复发作,发病多与精神因素有关。

动力性吞咽困难无液体、固体之分。

吞咽反射性动力障碍者吞咽液体比固体食物更加困难。

延髓麻痹者饮水由鼻孔反流伴以呛咳、呼吸困难等症状。

四、伴随症状

1. **伴声嘶**　多见于食管癌纵隔浸润、主动脉瘤、淋巴结肿大及肿瘤压迫喉返神经。

2. **呛咳**　见于脑神经疾病、食管憩室、贲门失迟缓症、膈疝等。

3. **伴呃逆**　病变多位于食管下段。

4. **伴吞咽疼痛**　见于口咽炎或溃疡,如急性扁桃体炎、咽后壁肿物、急性咽炎等。

5. **伴胸骨后疼痛**　见于食管炎、食管溃疡、食管异物、晚期食管癌等。

6. **伴反酸、胃灼热(烧心)**　提示胃食管反流病。

7. **伴哮喘和呼吸困难**　见于纵隔肿物、大量心包积液压迫食管及大气管。

此外,癔球症常见于年轻女性,自觉咽部有梗阻感,在不进食时也感到在咽部或胸骨上凹部位有上下移动的物体堵塞。

================ 试 题 精 选 ================

一、名词解释

吞咽困难(dysphagia)

二、选择题

【A1 型题】

1. 吞咽困难伴饮水呛咳、气紧等症状,考虑
    A. 延髓麻痹　　　　　　　B. 食管溃疡　　　　　　　C. 食管裂孔疝
    D. 贲门失弛缓症　　　　　E. 食管癌

2. 吞咽困难并进行性加重首先考虑
    A. 食管癌　　　　　　　　B. 贲门失弛缓症　　　　　C. 食管狭窄
    D. 食管溃疡　　　　　　　E. 胃食管反流病

3. 发作性吞咽困难,与食物性质无关,首先考虑
    A. 癔球症　　　　　　　　B. 弥漫性食管痉挛　　　　C. 食管溃疡
    D. 延髓麻痹　　　　　　　E. 食管癌

【A2 型题】

1. 女,青年,平素素食为主,月经量较多,体检血常规提示小细胞低色素性贫血,近期出现吞咽困难,考虑
    A. 食管动力性吞咽困难　　B. 口咽性吞咽困难　　　　C. 食管机械性吞咽困难
    D. 吞咽反射性运动障碍　　E. 延髓麻痹性吞咽困难

2. 男,7 岁,既往误服"洁厕灵"病史,现男童出现吞咽困难,无进行加重,无明显胸骨后疼痛,考虑
    A. 食管瘢痕狭窄　　　　　B. 食管溃疡　　　　　　　C. 贲门失弛缓症
    D. 食管癌　　　　　　　　E. 食管痉挛

【B1 型题】

(1~2 题共用题干)

女,青年,间断性吞咽困难 6 年余,与情绪激动有关,症状反复发作,症状时轻时重。

1. 初步考虑
   　　A. 贲门失弛缓　　　　　B. 癔球症　　　　　　　C. 胃食管反流病
   　　D. 食管裂孔疝　　　　　E. 重症肌无力
2. 为明确诊断,首选辅助检查为
   　　A. 上腹部 CT 检查　　　B. 腹部 X 线透视　　　　C. X 线胃肠钡餐造影
   　　D. 腹部超声　　　　　　E. 肿瘤标记物检测

【B2 型题】
(1~4 题共用备选答案)
　　A. 癔球症　　　　　　　　B. 食管癌　　　　　　　C. 食管良性肿瘤
　　D. 反流性食管炎　　　　　E. 贲门失弛缓症
1. 女,青年,自觉咽部阻塞感,与进食无关
2. 进行性吞咽困难,先固体食物,随后液体食物吞咽困难
3. 吞咽困难伴反酸、胃灼热、胸痛
4. 长期吞咽困难,伴梗阻感,无进行性加重
(5~6 题共用备选答案)
　　A. 吞咽困难伴呛咳、咀嚼困难、咽喉肌及舌肌无力
　　B. 吞咽困难伴恶心、呕吐,呕吐物无酸臭味
　　C. 吞咽困难伴哮喘、呼吸困难
　　D. 呼吸困难伴反酸、嗳气、胸骨后疼痛
　　E. 吞咽困难伴咳嗽、咳痰
5. 延髓肿瘤
6. 纵隔肿瘤

三、问答题

1. 试述吞咽困难的病因及分类。
2. 试述吞咽困难的发病机制。

参 考 答 案

一、名词解释(见复习纲要)

二、选择题

【A1 型题】1. A　2. A　3. B
【A2 型题】1. C　2. A
【B1 型题】1. A　2. C
【B2 型题】1. A　2. B　3. D　4. C　5. A　6. C

三、问答题(见复习纲要)

(刘　秀)

第十二章

呕 血

复习纲要

呕血(hematemesis)是上消化道疾病(指屈氏韧带以上的消化器官,包括食管、胃、十二指肠、肝、胆、胰)或全身性疾病所致的急性上消化道出血,血液经口腔呕出。常伴有黑便,严重时可有急性周围循环衰竭的表现。

一、病因

1. 消化系统疾病

食管疾病:食管静脉曲张破裂(大出血)、食管炎、食管癌、食管裂孔疝、食管异物(戳穿主动脉导致大出血,危及生命)、食管贲门黏膜撕裂综合征(Mallory-Weiss 综合征)。

胃及十二指肠疾病:最常见于胃、十二指肠溃疡出血;其次,慢性胃炎,急性胃、十二指肠黏膜病变;较少见于胃癌、胃黏膜脱垂症、血管异常如恒径动脉破裂。

肝、胆道疾病:肝硬化门脉高压引起食管、胃底静脉曲张破裂出血;肝癌等。

胰腺疾病:急性胰腺炎合并脓肿或囊肿;胰腺癌。

门静脉高压引起的食管胃底静脉曲张破裂或门静脉高压性胃病出血。

2. 消化系统邻近器官疾病 胸主动脉瘤破裂进入食管;腹主动脉瘤破裂进入十二指肠。

3. 全身性疾病 血液疾病、感染性疾病、结缔组织病。

4. 其他 尿毒症、肺心病、呼衰等。

呕血常见病因:消化性溃疡(最常见);门脉高压导致的食管或胃底静脉曲张破裂(其次);急性胃黏膜病变(再次)。

二、临床表现

呕血前有上腹不适和恶心。其他:氮质血症、发热等。

1. 呕血与黑便 呕出物血色鲜红或混有血凝块或为暗红色,说明出血量大,在胃内停留时间短,出血位于食管。

呕吐物呈咖啡渣样、棕褐色,说明出血量较少或在体内停留时间长。(血红蛋白与胃酸作用形成酸化血红蛋白而呈棕褐色)。

呕血的同时因部分血液经肠道排出体外,可导致便血或形成黑便。

2. 失血性周围循环障碍(表 1-12-1)

3. 血液学改变 最初不明显;随后逐渐出现血红蛋白及血细胞比容降低(贫血)。

4. 其他 大量呕血可出现氮质血症、发热等表现。

表 1-12-1　出血量与症状表现

出血量	症状
达血容量的 10%～15%	头晕、畏寒；不伴血压、脉搏变化
>20% 血容量	冷汗、四肢厥冷、心慌、脉搏增快
>30% 血容量	急性周围循环衰竭：脉搏频数、微弱、血压下降、呼吸急促及休克

＊ **出血量的估计：**

成人每日出血量小于 5ml 粪便隐血试验阳性。

每日出血量 50～100ml 可出现黑便。

胃内储积血量在 250～300ml 可引起呕血。

出血量超过 400～500ml，可出现全身症状如头晕、乏力、出汗、四肢冷厥、心慌、脉搏增快等，提示血容量不足。

短期内出血量超过 1 000ml，可出现周围循环衰竭的表现：脉搏频数微弱，血压下降，呼吸急促及休克等。

三、伴随症状

1. **伴上腹痛**　慢性反复发作的上腹痛，有一定的周期性、节律性，多为消化性溃疡；中老年人，慢性上腹痛，疼痛无明显规律性伴有厌食、消瘦或贫血者，应警惕胃癌。
2. **伴肝脾肿大**　警惕肝硬化或肝癌。
3. **伴黄疸**　可见于胆道疾病、某些感染性疾病如败血症或钩端螺旋体病等。
4. **伴皮肤黏膜出血**　常与血液疾病及凝血功能障碍性疾病有关。
5. **伴头晕、黑蒙、口渴、冷汗**　提示血容量不足。
6. **其他**　急性胃黏膜病变、食管贲门黏膜撕裂综合征。

====== 试 题 精 选 ======

一、名词解释

呕血（hematemesis）

二、填空题

1. 呕血的病因很多，以_____最常见，其次为_____，再次为_____。
2. 上消化道是指_____以上的部位。

三、选择题

【A1 型题】

1. 临床上最常见的呕血原因为
   A. 急性胃黏膜病变　　　　B. 胃癌　　　　　　　　C. 消化性溃疡
   D. 食管胃底静脉曲张破裂　E. 胆道出血

2. 呕血时呕吐物为咖啡渣样，其实质为呕吐物内含有
   A. 血红素　　　　　　　　B. 酸化正铁血红素　　　C. 红细胞
   D. 铁质　　　　　　　　　E. 血红蛋白

3. 大量呕血时可出现以下症状，哪项**不正确**
   A. 出血早期血象无变化

B. 不出现发热

C. 可出现氮质血症

D. 都伴有黑便

E. 某些患者出现的失血性休克症状可出现在呕血前

4. 下列哪项**不符合**失血性休克的症状

A. 血压下降　　　　　B. 出冷汗　　　　　C. 口渴

D. 脉搏缓慢　　　　　E. 面色苍白

5. 呕血伴左锁骨上淋巴结结肿大,多见于

A. 胃溃疡　　　　　B. 肺癌　　　　　C. 胰腺癌

D. 胃癌　　　　　E. 肝癌

6. 呕血伴有冷汗、四肢厥冷、心慌、脉搏增快说明出血至少在多少血容量以上

A. 10%　　　　　B. 15%　　　　　C. 20%

D. 40%　　　　　E. 30%

7. **不属于**上消化道出血的是

A. 胆道出血　　　　　B. 急性胰腺炎合并脓肿

C. 空肠上段血管畸形出血　　　　　D. 反流性食管炎伴出血

E. 消化性溃疡伴出血

【A2 型题】

男,中年,既往体健,突发呕血伴腹痛、黄疸1d。查体:巩膜轻度黄染,中上腹轻压痛。1周前曾受过外伤。

1. 可能性**最小**的疾病

A. 贲门黏膜撕裂伤　　　　　B. 小肠肿瘤　　　　　C. 急性出血性胃炎

D. 急性胃黏膜病变　　　　　E. 胆道出血

2. 为了明确诊断,首选诊断

A. X 线胃肠钡餐造影　　　　　B. 结直肠镜检查　　　　　C. 腹部 X 线检查

D. 胃镜检查　　　　　E. 腹部超声

3. 如果以上疾病均为阴性,需进一步排除的脏器病变

A. 小肠　　　　　B. 胆道　　　　　C. 胰腺

D. 脾脏　　　　　E. 结肠

【B1 型题】

(1~3 题共用备选答案)

A. Mallory-Weiss 综合征　　　　　B. 胆道出血　　　　　C. 急性胃黏膜病变

D. 消化性溃疡　　　　　E. 肝硬化

1. 剧烈呕吐后出现的呕血

2. 最常出现腹水的是

3. 大量服用消炎镇痛药物后出现的呕血

(4~6 题共用备选答案)

A. 食管癌　　　　　B. 胆道出血　　　　　C. 肝硬化门脉高压

D. 消化性溃疡　　　　　E. 急性胃黏膜病变

4. 短期内大量出血且有血凝块

5. 呕血后腹痛减轻的是

6. 进行性进食障碍 2 个月后出现的呕血

四、问答题

试述呕血的临床表现。

═══════════════ 参 考 答 案 ═══════════════

一、名词解释（见复习纲要）

二、填空题

    1. 消化性溃疡　食管或胃底静脉曲张破裂　急性胃黏膜病变
    2. 屈氏韧带

三、选择题

    【A1 型题】1. C　2. B　3. B　4. D　5. D　6. C　7. C
    【A2 型题】1. B　2. D　3. B
    【B1 型题】1. A　2. E　3. C　4. C　5. D　6. A

四、问答题（见复习纲要）

（刘　秀）

第十三章

便 血

复习纲要

便血(hematochezia)指消化道出血,血液由肛门排出。血色可鲜红、暗红或黑色。

隐血(occult blood)指少量的消化道出血,每日 5ml 以下,无肉眼可见的颜色改变,须经隐血试验才能确定者,称隐血。

一、病因

1. 下消化道疾病

小肠疾病:肠结核、肠伤寒、急性出血性坏死性肠炎等。

结肠疾病:急性细菌性痢疾、阿米巴痢疾、血吸虫病、溃疡性结肠炎等。

直肠肛管疾病:直肠肛管损伤、非特异性直肠炎、放射性直肠炎、直肠息肉等。

血管病变:血管瘤、毛细血管扩张症、血管畸形、血管退行性变、缺血性肠炎、痔等。

2. 上消化道疾病   可表现为黑便(柏油样便)、血便(出血量大)。

3. 全身性疾病   血液病、肝脏疾病、尿毒症、流行性出血热等。

二、临床表现

便血颜色可因出血部位不同、出血量的多少以及血液在肠腔内停留时间的长短而不同。

下消化道出血,如出血量多、速度快则成鲜红;若出血量小、速度慢,在肠道内停留时间较长,则可为暗红色。

血色鲜红不与粪便混合,仅黏附于粪便表面或于排便后有鲜血滴出或喷射出者,提示为肛门或肛管疾病出血,如痔、肛裂或直肠肿瘤。

消化道每日在 5~10ml 以内者,无肉眼可见的粪便颜色改变,需隐血试验才确定,称为隐血便。

三、伴随症状

1. 伴腹痛   慢性反复上腹痛,呈周期性与节律性,出血后疼痛减轻者见于消化性溃疡;上腹绞痛或有黄疸伴便血者,考虑胆道出血;腹痛时排血便或脓血便,便后腹痛减轻,见于细菌性痢疾、阿米巴痢疾或溃疡性结肠炎;腹痛伴便血还见于急性出血坏死性肠炎、肠套叠、肠系膜血栓形成后栓塞、膈疝等。

2. 伴里急后重   即肛门坠胀感,提示肛门、直肠疾病。见于痢疾、直肠炎、直肠癌。

3. 伴发热   常见于传染性疾病,如败血症、流行性出血热、钩端螺旋体病或部分恶性肿瘤,如肠道淋巴瘤、白血病等。

4. 伴全身出血倾向   可见于急性传染病及血液病,如重症肝炎、流行性出血热、白血病、过敏性疾病、血友病等。

5. 伴皮肤改变 伴有蜘蛛痣及肝掌者与肝硬化门脉高压有关;有毛细血管扩张,提示可能由遗传性毛细血管扩张症所致。

6. 伴腹部肿块 应考虑到肠道恶性淋巴瘤、肠结核、结肠癌、肠套叠、Crohn 病等。

========== 试 题 精 选 ==========

一、名词解释

1. 便血(hematochezia)
2. 隐血(occult blood)
3. 柏油便(tarry stool)

二、填空题

1. 便血伴里急后重多见于_____、_____、_____等。
2. 便血伴慢性反复上腹痛,呈节律性及规律性,出血后疼痛减轻,多见于_____,伴右上腹绞痛或黄疸,多见于_____。

三、选择题

【A1 型题】

1. 大便呈黑色,隐血试验阴性,可见于
   A. 咯血吞咽后　　　　　　B. 服用铋剂后　　　　　　C. 上消化道出血
   D. 下消化道出血　　　　　E. 以上都不对
2. 鲜红色血液黏附于粪便表面、不与粪便混合多见于下列哪种疾病
   A. 胃溃疡出血　　　　　　B. 胆道出血　　　　　　　C. 肠结核
   D. 白血病　　　　　　　　E. 痔
3. 阿米巴痢疾的典型粪便为
   A. 果酱样　　　　　　　　B. 脓性血便　　　　　　　C. 洗肉水样
   D. 柏油状　　　　　　　　E. 黏液状
4. 隐血便时提示出血量在多少以上
   A. 3ml　　　　　　　　　　B. 5ml　　　　　　　　　C. 10ml
   D. 30ml　　　　　　　　　E. 50ml
5. 关于上消化道出血,下列哪种说法是正确的
   A. 呕血多伴有黑便,但黑便不一定有呕血
   B. 呕血不一定有黑便
   C. 幽门以上的出血常表现为黑便,无呕血
   D. 幽门以下的出血常表现为呕血,无黑便
   E. 幽门以下的出血不会导致呕血
6. 排便时见鲜红色血液滴下,多见于哪个部位的出血
   A. 胆道　　　　　　　　　B. 空肠　　　　　　　　　C. 回肠
   D. 横结肠　　　　　　　　E. 肛管
7. 哪个位置的病变可出现便血伴里急后重
   A. 小肠　　　　　　　　　B. 升结肠　　　　　　　　C. 横结肠
   D. 降结肠　　　　　　　　E. 直肠

8. 黑便的化学成分是

  A. 酸化正铁血红蛋白　　　B. 硫化亚铁　　　　C. 硫化铁

  D. 酸化亚铁血红蛋白　　　E. 酸化结合珠蛋白

【A2 型题】

1. 男,中年,黑便 5d,无呕血,无头晕、心悸。查体:可见蜘蛛痣、肝掌。消化道出血首选原因

  A. 食管、胃底静脉曲张破裂　　　　B. 消化性溃疡

  C. 痔疮　　　　　　　　　　　　　D. 肝硬化门静脉高压性胃病

  E. 胃癌

2. 女,中年,反复黏液脓血便 2 年余。初步诊断为

  A. 溃疡性结肠炎　　　B. 结肠癌　　　　C. 急性细菌性痢疾

  D. 痔疮　　　　　　　E. Crohn 病

【A3 型题】

男,中年,暗红色血便 5d,伴头晕、黑蒙,伴心慌,四肢湿冷,既往体健。查体:心率 120 次/min,血压 90/60mmHg,心肺腹查体未见明显阳性体征。

1. 出血部位可能位于

  A. 上消化道出血　　　　　　B. 中消化道出血

  C. 下消化道出血　　　　　　D. 上、中、下消化道出血都有可能

  E. 小肠破裂出血

2. 为明确出血原因,首选检查为

  A. X 线胃肠钡餐造影　　　B. 腹部 CT　　　　C. 胃镜检查

  D. 肿瘤标记物检查　　　　E. 腹部 X 线透视

3. 若上述检查结果均为阴性,下一步检查为

  A. 腹部超声　　　　　B. 腹部 MRI　　　　C. 结肠镜检查

  D. 腹腔核素扫描　　　E. 腹腔血管造影

【B1 型题】

(1~2 题共用备选答案)

  A. 急性细菌性痢疾　　　B. 阿米巴痢疾　　　C. 急性出血性坏死肠炎

  D. 内痔　　　　　　　　E. 结肠癌

1. 暗红色果酱样大便

2. 洗肉水样血便

(3~5 题共用备选答案)

  A. 急性细菌性痢疾　　　　　　B. 阿米巴痢疾

  C. 急性出血性坏死性肠炎　　　D. 消化性溃疡

  E. 直肠癌

3. 粪便表面新鲜血液伴有里急后重

4. 慢性周期性节律性上腹痛,出血后疼痛减轻

5. 发热、腹痛伴脓血便的是

四、问答题

简述常见引起便血的消化道疾病。

=========================== 参 考 答 案 ===========================

一、名词解释 (见复习纲要)

二、填空题

1. 痢疾　直肠炎　直肠癌
2. 消化性溃疡　肝或胆道出血

三、选择题

【A1 型题】 1. B　2. E　3. A　4. B　5. A　6. E　7. E　8. B
【A2 型题】 1. D　2. A
【A3 型题】 1. D　2. C　3. C
【B1 型题】 1. B　2. C　3. E　4. D　5. A

四、问答题 (见复习纲要)

(刘　秀)

第十四章

腹 痛

复 习 纲 要

腹痛(abdominal pain)是临床常见症状,多数由腹部脏器疾病引起,但腹腔外疾病及全身性疾病也可引起。腹痛的性质和程度,既受病变性质和病变严重程度影响,也受神经和心理因素影响。临床上一般将腹痛按照起病缓急、病程长短分为急性腹痛和慢性腹痛。

一、病因

1. 急性腹痛
腹腔器官急性炎症。
空腔脏器阻塞或扩张。
脏器扭转或破裂。
腹膜炎症。
腹腔内血管阻塞。
腹壁疾病。
胸腔疾病所致的腹部牵涉性痛。
全身性疾病所致的腹痛。

2. 慢性腹痛
腹腔脏器的慢性炎症。
消化道运动障碍。
胃、十二指肠溃疡。
腹腔脏器的扭转或梗阻。
脏器包膜的牵张。
中毒与代谢障碍。
肿瘤压迫及浸润。
胃肠神经功能紊乱。

二、发生机制

1. 内脏性腹痛
痛觉信号经交感神经通路传入脊髓。
疼痛特点:部位不确切,接近腹中线;疼痛感觉模糊,多为痉挛、不适、钝痛、灼痛;伴其他自主神经兴奋症状,如恶心、呕吐、出汗。

2. 躯体性腹痛
来自腹膜壁层及腹壁的疼痛信号,经体神经传至脊神经根,反映到相应脊髓节段所支配的皮肤。
疼痛特点:定位准确;疼痛剧烈而持续;伴有局部腹肌强直;可因咳嗽、体位变化而加重。

3. 牵涉痛 指内脏性疼痛牵涉到身体体表部位。

疼痛特点:具有体神经传导特点(定位明确、疼痛剧烈、局部有压痛、肌紧张及感觉过敏)。例:阑尾炎早期为脐周或上腹痛,伴恶心、呕吐,为内脏性疼痛。随病情加重,持续而强烈的炎症刺激影响相应脊髓节段的躯体传入纤维,疼痛转移至右下腹麦氏(McBurney)点,此为牵涉痛。炎症进一步发展累及腹膜壁层,则出现躯体性疼痛,程度剧烈,伴压痛、肌紧张及反跳痛。(表1-14-1)

表1-14-1 神经分布与内脏

内脏	传入神经	相应的脊髓节段	体表感应部位
胃	内脏大神经	胸髓节6~10	上腹部
小肠	内脏大神经	胸髓节7~10	脐部
升结肠	腰交感神经链与主动脉前神经丛	胸髓节12与腰髓节1	下腹部与耻骨上区
乙状结肠与直肠	骨盆神经及其神经丛	骶髓节1~4	会阴部与肛门区
肝与胆囊	内脏大神经	胸髓节7~10	右上腹及右肩胛
肾与输尿管	内脏最下神经与肾神经丛	胸髓节12,腰髓节1、2	腰部与腹股沟部
膀胱底	上腹下神经丛	胸髓节11、12,腰髓节1	耻骨上区及下背部
膀胱颈	骨盆神经及其神经丛	骶髓节2~4	会阴部及阴茎
子宫底	上腹下神经丛	胸髓节11、12,腰髓节1	耻骨上区与下背部
子宫颈	骨盆神经及其神经丛	骶髓节3~4	会阴部

三、临床表现

1. 发作部位 一般腹痛部位多为病变所在位置。

中上腹部:胃、十二指肠、胰腺疾病;右上腹部:肝、胆疾病;脐部:小肠疾病;下腹、左下腹:结肠疾病;下腹部:膀胱、盆腔、异位妊娠破裂。

弥漫性腹痛:腹膜炎、肠梗阻、铅中毒、急性出血坏死性肠炎等。

2. 性质、程度

胃、十二指肠穿孔:突发中上腹剧烈刀割样、烧灼样痛。

急性胃炎、胰腺炎:中上腹持续性剧痛或阵发性加剧。

胆道结石、泌尿系结石:阵发性绞痛,患者辗转不安。

胆道蛔虫:阵发性剑突下钻顶样疼痛。

急性弥漫性腹膜炎:持续性、广泛性剧烈腹痛伴腹壁紧张或板样强直。

隐痛或钝痛,多由胃肠张力变化或轻度炎症引起。

胀痛可能为实质脏器的包膜牵张所致。

3. 诱发因素

进食油腻食物:胆囊炎、胆石症。

酗酒、暴饮暴食:急性胰腺炎。

既往有腹部手术史:机械性肠梗阻。

腹部受暴力作用:肝、脾破裂。

4. 发作时间

餐后痛:胆、胰疾病;胃部肿瘤;消化不良。

饥饿痛:呈周期性、节律性见于胃窦、十二指肠溃疡。

与月经来潮有关：子宫内膜异位症。

月经间期：卵泡破裂。

5. 与体位关系

反流性食管炎(胸骨后烧灼痛)：躯体前屈时明显；直立位时减轻。

胃黏膜脱垂：左侧卧位疼痛减轻。

十二指肠壅滞症：膝胸或俯卧位时疼痛及呕吐减轻。

胰腺癌：仰卧位时疼痛明显，而前倾位或俯卧位时减轻。

临床常见有肠绞痛、胆绞痛、肾绞痛，三者鉴别要点如表1-14-2所示。

表1-14-2 三种绞痛鉴别表

疼痛类别	疼痛部位	其他特点
肠绞痛	多位于脐周围、下腹部	常伴有恶心、呕吐、腹泻、便秘、肠鸣音增强等
胆绞痛	位于右上腹，放射至右背与右肩胛	常有黄疸、发热、肝可触及或Murphy征阳性
肾绞痛	位于腰部并向下放射至腹股沟、外生殖器及大腿内侧	常有尿频、尿急，尿含蛋白质、红细胞等

四、伴随症状

1. **伴发热、寒战** 提示炎症存在或腹腔外感染性疾病。
2. **伴黄疸** 可能与肝胆胰疾病有关，急性溶血性贫血也可出现腹痛与黄疸。
3. **伴休克** 同时有贫血、腹腔脏器破裂或腹腔外疾病。
4. **伴呕吐、反酸** 见于食管、胃肠病变，或胃、十二指肠溃疡或胃炎。
5. **伴腹泻** 提示消化吸收障碍或肠道炎症、溃疡或肿瘤。
6. **伴血尿** 可能为泌尿系疾病。

===== 试 题 精 选 =====

一、名词解释

牵涉痛

二、填空题

1. 躯体性腹痛的特点为_____、_____、_____、_____。
2. 突发的中上腹剧烈刀割样痛、烧灼样疼痛多见于_____，阵发性钻顶样疼痛见于_____，持续性、广泛性剧烈腹痛伴腹肌强直提示_____。
3. 腹痛多由腹腔内脏器的_____性病变或_____性障碍所致。

三、选择题

【A1型题】

1. 可以引起腹痛的疾病有
   A. 过敏性紫癜　　　　　B. 血卟啉病　　　　　C. 铅中毒
   D. 尿毒症　　　　　　　E. 以上皆可
2. 麦氏点压痛多见于哪种疾病
   A. 急性阑尾炎　　　　　B. 急性胆囊炎　　　　C. 急性胰腺炎

D. 急性肠炎   E. 急性胃炎

3. 下列哪种疾病以慢性腹痛为主
  A. 泌尿系结石导致的梗阻   B. 宫外孕破裂   C. 带状疱疹
  D. 肠易激综合征   E. 心肌梗死

4. 关于腹痛,下列哪项描述**不正确**
  A. 绞痛多为空腔脏器痉挛、扩张或梗阻引起
  B. 小肠病变所致的慢性疼痛常在排便后减轻
  C. 腹痛伴畏寒发热提示炎症存在
  D. 胆囊炎发作前常有进油腻食物史
  E. 一般疼痛部位即是病变部位

5. 转移性右下腹痛多见于哪种疾病
  A. 胃溃疡穿孔   B. 肾结石   C. 胆石症
  D. 急性阑尾炎   E. 肠穿孔

6. 空腔脏器痉挛引起的腹痛,性质符合
  A. 闷痛   B. 胀痛   C. 绞痛
  D. 钝痛   E. 烧灼痛

7. 阵发性剑突下钻顶样疼痛是哪种疾病的典型表现
  A. 胃扭转   B. 胆石症   C. 急性胰腺炎
  D. 胆道蛔虫症   E. 急性腹膜炎

8. 内脏性腹痛的特点**不包括**
  A. 疼痛部位确切   B. 多伴有腹泻   C. 疼痛剧烈而持续
  D. 疼痛感觉模糊   E. 常伴有恶心、呕吐、出汗

9. 左侧卧位可使疼痛减轻提示疾病
  A. 十二指肠溃疡   B. 反流性食管炎   C. 胰头癌
  D. 胃黏膜脱垂   E. 胃炎

10. 膝胸位或俯卧位可使疼痛减轻提示疾病
  A. 胃黏膜脱垂症   B. 反流性食管炎   C. 胰头癌
  D. 肝胆疾病   E. 十二指肠壅滞症

11. 可引起空腹疼痛的疾病
  A. 肝炎   B. 胆囊炎   C. 胃溃疡
  D. 十二指肠溃疡   E. 胰腺炎

【A2 型题】

男,中年,反复中上腹疼痛 20 年,饥饿痛,伴反酸、嗳气,服用抑酸药物后可缓解。

1. 最可能疾病
  A. 胃癌   B. 十二指肠溃疡   C. 胃溃疡
  D. 胰腺癌   E. 慢性胆囊炎

2. 患者疼痛突发剧烈,呈刀割样,可能出现的并发症为
  A. 急性胰腺炎并出血性坏死   B. 胃癌并幽门梗阻
  C. 胰腺癌并肠梗阻   D. 急性胆囊炎并胆汁性腹膜炎
  E. 十二指肠溃疡并急性穿孔

3. 若进行腹部检查,最具有诊断价值的体征是
  A. 腹肌紧张   B. 腹壁柔韧性   C. 肝浊音界消失或缩小
  D. 墨菲征阳性   E. 肠鸣音亢进

【B1 型题】

（1~2 题共用备选答案）

　　A. 消化性溃疡　　　　　B. 急性阑尾炎　　　　　C. 急性肾盂肾炎

　　D. 糖尿病酮症中毒　　　E. 急性胆囊炎

1. 能导致中枢性呕吐的是

2. 周期性规律性上腹痛的是

（3~4 题共用备选答案）

　　A. 胆石症　　　　　　　B. 急性阑尾炎　　　　　C. 胃溃疡

　　D. 胆道蛔虫　　　　　　E. 急性腹膜炎

3. 持续性广泛性剧烈腹痛伴腹肌紧张

4. 腹痛伴白色大便

（5~6 题共用备选答案）

　　A. 急性阿米巴痢疾　　　B. 肠梗阻　　　　　　　C. 胆囊炎

　　D. 腹腔脓肿　　　　　　E. 消化性溃疡

5. 腹痛伴呕吐，排气排便停止

6. 腹痛伴 Murphy 征阳性

四、问答题

1. 简述内脏性腹痛的特点。

2. 腹痛的性质和严重程度对疾病的诊断有何帮助？

=========== 参 考 答 案 ===========

一、名词解释（见复习纲要）

二、填空题

1. 定位准确　疼痛剧烈而持续　伴有局部腹肌强直　可因咳嗽、体位变化而加重

2. 消化性溃疡穿孔　胆道蛔虫　急性弥漫性腹膜炎

3. 器质　功能

三、选择题

【A1 型题】 1. E　2. A　3. D　4. B　5. D　6. C　7. D　8. A　9. D　10. E　11. D

【A2 型题】 1. B　2. E　3. C

【B1 型题】 1. D　2. A　3. E　4. A　5. B　6. C

四、问答题（见复习纲要）

（刘　秀）

第十五章

腹　　泻

腹泻(diarrhea)指排便次数增多,粪便稀薄,或带有黏液、脓血或未消化的食物。(如解液状便,每日 3 次以上,或每天粪便总量大于 200g,其中粪便含水量大于 80%)。超过两个月者属慢性腹泻。

一、病因(表 1-15-1)

表 1-15-1　腹泻病因与常见病

症状	病因	常见疾病
急性腹泻	肠道疾病	细菌、病毒、真菌、原虫、蠕虫等感染引起的肠炎及急性出血坏死性肠炎;Crohn 病及溃疡性结肠炎急性发作;急性缺血性肠病;抗生素相关性小肠、结肠炎
	急性中毒	服食毒蕈、河鲀、鱼胆及砷、铅、汞等中毒
	全身性感染	败血症、伤寒、副伤寒、钩端螺旋体病
	其他	变态反应性肠炎、过敏性紫癜;服用氟尿嘧啶、利血平、新斯的明等药物;肾上腺皮质功能减退危象、甲状腺危象等
慢性腹泻	消化系统疾病	胃部疾病:萎缩性胃炎、胃大部切除术后
		肠道感染:肠结核、慢性菌痢、阿米巴痢疾、血吸虫病等
		肠道非感染性病变:Crohn 病、溃疡性结肠炎、结肠多发性息肉、吸收不良综合征等
		肠道肿瘤
		胰腺疾病:慢性胰腺炎、胰腺癌、胰腺切除术后
		肝胆疾病:肝硬化、胆汁淤积性黄疸、慢性胆囊炎与胆石症
	全身性疾病	内分泌及代谢障碍疾病:甲状腺功能亢进症、糖尿病性肠病等
		其他系统疾病:系统性红斑狼疮、尿毒症等
		药物副作用
		神经功能紊乱:如肠易激综合征

二、发病机制(表 1-15-2)

表 1-15-2 发病机制与常见疾病

	发病机制	常见疾病
分泌性腹泻	肠道分泌大量液体超过肠黏膜吸收能力	霍乱(大量水样泻)、肠道非感染或感染性炎症、胃肠道内分泌肿瘤(如胃泌素瘤、血管活性肠肽瘤)
渗出性腹泻	肠黏膜炎症渗出大量黏液、脓血	炎症性肠病、感染性肠炎、缺血性肠炎、放射性肠炎
渗透性腹泻	肠内容物渗透压增高,阻碍了肠内水分与电解质的吸收	乳糖酶缺乏、服用盐类泻剂或甘露醇
动力性腹泻	肠蠕动亢进致食糜在肠内停留时间缩短,未被充分吸收	肠炎、甲状腺功能亢进症、糖尿病、胃肠功能紊乱等
吸收不良性腹泻	肠黏膜吸收面积减少或吸收障碍引起	小肠大部分切除、吸收不良综合征、小儿乳糜泻、成人脂肪泻

三、临床表现

1. 腹泻起病及病程

急性腹泻:起病急骤、病程短,多为感染或食物中毒所致。

慢性腹泻:起病缓慢、病程长,多见于慢性感染、非特异性炎症、吸收不良、消化功能障碍、肠道肿瘤或神经功能紊乱等。

2. 腹泻次数及大便性质

急性感染性腹泻:常有不洁饮食史,于进食 24h 内发病,每日排便数次甚至数十次。多成糊状或水样便,少数为脓血便。

慢性腹泻:每日排便数次,可为稀便,亦可带黏液、脓血,见于慢性菌痢、炎症性肠病、结肠、直肠癌等。

阿米巴痢疾呈暗红色或果酱样便。

粪便中带黏液而无病理成分者常见于肠易激综合征。

3. 腹泻与腹痛的关系

小肠疾病:脐周痛,便后疼痛不缓解。

结肠疾病:左或右下腹痛,便后疼痛缓解。

分泌性腹泻:无明显腹痛。

四、伴随症状

1. **伴发热** 可见于急性细菌性痢疾、伤寒或副伤寒、肠结核、肠道恶性淋巴瘤等。

2. **里急后重** 提示以直肠乙状结肠为主。

3. **伴明显消瘦** 提示病变位于小肠。

4. **伴皮疹或皮下出血** 见于败血症、伤寒或副伤寒、麻疹、过敏性紫癜、糙皮病等。

5. **伴腹部包块** 见于胃肠道恶性肿瘤、肠结核等。

6. **伴重度失水** 常见于分泌性腹泻等。

7. **伴关节痛或关节肿胀** 见于 Crohn 病、溃疡性结肠炎、SLE、肠结核等。

━━━━━━━━━━━━━━ 试 题 精 选 ━━━━━━━━━━━━━━

一、名词解释

腹泻（diarrhea）

二、填空题

1. 慢性腹泻多见于_____、_____、_____、_____、_____或_____等。

2. 急性腹泻多为_____或_____所致。

3. 暗红色或果酱样粪便多见于_____;慢性腹泻,粪便中带黏液而无病理成分者常见于_____。

4. 腹泻伴发热者可见于_____、_____、_____、_____、_____、_____等。

5. 腹泻伴里急后重提示病变以_____为主,如_____、_____、_____等。

6. 腹泻伴明显消瘦多提示病变位于_____,如_____、_____、_____。

7. 腹泻伴腹部包块者见于_____、_____、_____及_____。

8. 腹泻伴关节痛或关节肿胀者见于_____、_____、_____、_____、_____等。

三、选择题

【A1 型题】

1. 服用硫酸镁导致的腹泻属于
   A. 渗透性腹泻　　　　　　B. 动力性腹泻　　　　　　C. 渗出性腹泻
   D. 分泌性腹泻　　　　　　E. 吸收不良性腹泻

2. 粪便内含有脓血,多见于
   A. 高渗性腹泻　　　　　　B. 分泌性腹泻　　　　　　C. 渗出性腹泻
   D. 动力性腹泻　　　　　　E. 吸收不良性腹泻

3. 下列哪种腹泻最易导致重度脱水
   A. 高渗性腹泻　　　　　　B. 分泌性腹泻　　　　　　C. 渗出性腹泻
   D. 动力性腹泻　　　　　　E. 吸收不良性腹泻

4. 小肠大部切除导致的腹泻属于哪种腹泻
   A. 高渗性腹泻　　　　　　B. 分泌性腹泻　　　　　　C. 渗出性腹泻
   D. 动力性腹泻　　　　　　E. 吸收不良性腹泻

5. 霍乱弧菌外毒素导致的腹泻属于哪种腹泻
   A. 高渗性腹泻　　　　　　B. 分泌性腹泻　　　　　　C. 渗出性腹泻
   D. 动力性腹泻　　　　　　E. 吸收不良性腹泻

6. 慢性腹泻指腹泻超过多长时间
   A. 4 个月　　　　　　　　B. 5 个月　　　　　　　　C. 2 个月
   D. 1 个月　　　　　　　　E. 3 个月

7. 腹泻伴皮疹或皮下出血见于
   A. 急性细菌性痢疾　　　　B. 肠结核　　　　　　　　C. 伤寒或副伤寒
   D. 霍乱　　　　　　　　　E. 细菌性食物中毒

四、问答题

　　1. 举例说明腹泻的发生机制。
　　2. 简述慢性腹泻的病因。

========== 参 考 答 案 ==========

一、名词解释(见复习纲要)

二、填空题

　　1. 慢性感染　非特异性炎症　吸收不良　消化功能障碍　肠道肿瘤　神经功能紊乱
　　2. 感染　食物中毒
　　3. 阿米巴痢疾　肠易激综合征
　　4. 急性细菌性痢疾　伤寒或副伤寒　肠结核　肠道恶性淋巴瘤　Crohn 病　溃疡性结肠炎急性发作期　败血症
　　5. 乙状结肠直肠　痢疾　直肠炎　直肠肿瘤
　　6. 小肠　胃肠道恶性肿瘤　肠结核　吸收不良综合征
　　7. 胃肠道恶性肿瘤　肠结核　Crohn 病　血吸虫性肉芽肿
　　8. Crohn 病　溃疡性结肠炎　系统性红斑狼疮　肠结核　Whipple 病

三、选择题

　　【A1 型题】1. A　2. C　3. B　4. E　5. B　6. C　7. C

四、问答题(见复习纲要)

(刘　秀)

第十六章

便　秘

复习纲要

便秘(constipation)指大便次数减少,一般每周少于 3 次,伴排便困难、粪便干结。

一、病因(表 1-16-1)

表 1-16-1　病因与常见疾病

病因	常见疾病
功能性便秘	进食量少或食物缺乏纤维素或水分不足,对结肠运动的刺激减少
	因工作紧张、时间变化、精神因素等打乱了正常的排便习惯
	结肠运动功能紊乱:常见于肠易激综合征
	腹肌及盆腔肌张力不足,排便推动力不足
	滥用泻药,形成药物依赖;老年体弱,活动过少,肠痉挛致排便困难;结肠冗长
器质性便秘	直肠与肛门病变,如痔疮、肛裂、肛周脓肿和溃疡、直肠炎等
	局部病变导致排便无力:如大量腹水、膈肌麻痹、系统性硬化症、肌营养不良等
	结肠完全或不完全性梗阻:肿瘤、Crohn 病、先天性巨结肠、肠粘连、肠扭转、肠套叠等
	腹腔或盆腔内肿瘤的压迫(如子宫肌瘤)
	全身性疾病使肠肌松弛、排便无力:如尿毒症、糖尿病、甲状腺功能低下、截瘫、多发性硬化、皮肌炎等
	应用吗啡类药、抗胆碱能药、钙通道阻滞药、神经阻滞药、镇静药、抗抑郁药以及含钙、铝的制酸剂等使肠肌松弛引起便秘

二、发病机制

1. **摄入食物过少特别是纤维素和水分摄入不足**　致肠内的食糜和粪团的量不足以刺激肠道的正常蠕动。
2. **各种原因引起的肠道内肌肉张力减低和蠕动减弱**
3. **肠蠕动受阻碍致肠内容物滞留而不能下排**
4. **排便过程的神经及肌肉活动障碍**

三、临床表现

1. **急性便秘患者多有腹痛、腹胀,甚至恶心、呕吐**　多见于各种原因的肠梗阻。

2. 慢性便秘多无特殊表现 部分患者诉口苦、食欲缺乏、腹胀、下腹不适或有头晕、头痛、疲乏等神经功能症状,一般不重。

3. 排出粪便坚硬 如羊粪,排便时可有左腹部或下腹痉挛性疼痛与下坠感,常可在左下腹触及痉挛的乙状结肠。

4. 排便困难严重者 可因痔加重及肛裂而有大便带血或便血,导致紧张、焦虑。

四、伴随症状

1. 伴呕吐、腹胀、肠绞痛 可能各种原因引起的肠梗阻。

2. 伴腹部包块 应注意结肠肿瘤、肠结核及 Crohn 病等。

3. 便秘与腹泻交替 应注意肠结核、溃疡性结肠炎、肠易激综合征。

4. 随生活环境改变、精神紧张出现 多为功能性便秘。

===================== 试 题 精 选 =====================

一、名词解释

便秘(constipation)

二、填空题

1. 便秘伴呕吐、腹胀、肠绞痛等,可能为_____。
2. 便秘伴腹部包块者应注意_____、_____及_____。
3. 便秘与腹泻交替者应注意_____、_____、_____。
4. 伴生活环境改变、精神紧张出现的便秘,多为_____。

三、选择题

【A1 型题】

1. 急性便秘多见于
   A. 结肠肿瘤
   B. 痔
   C. 肠梗阻
   D. 肠易激综合征
   E. 溃疡性结肠炎

2. 就排便过程而言,下列哪种描述是**错误**的
   A. 粪团在直肠内膨胀所致的机械刺激,引起便意
   B. 直肠平滑肌推动性收缩
   C. 肛门内、外括约肌舒张
   D. 肛门内括约肌收缩
   E. 腹肌与膈肌收缩使腹压增高

3. 下列哪种因素导致的便秘**不属于**功能性便秘
   A. 长期滥用泻药
   B. 肠易激综合征
   C. 应用抗胆碱能药物后
   D. 结肠冗长
   E. 食物缺乏纤维素

4. 关于便秘的发生机制,下列说法**错误**的是
   A. 摄入食物过少或纤维、水分不足
   B. 肠道内肌肉张力减低
   C. 肠蠕动受阻碍
   D. 排便反射减弱
   E. 膈肌收缩力增强

5. 下列哪项**不是**器质性便秘的原因
   A. 肠粘连
   B. 肠易激综合征
   C. 先天性巨结肠

D. 服用吗啡　　　　　　　　E. 截瘫

6. 便秘伴腹部包块常见于

  A. 血吸虫病　　　　　　B. 慢性痢疾　　　　　　C. 肠结核

  D. 肠易激综合征　　　　E. 溃疡性结肠炎

7. 便秘是指 7d 内排便次数少于

  A. 5 次　　　　　　　　B. 6 次　　　　　　　　C. 3 次

  D. 1 次　　　　　　　　E. 2 次

四、问答题

简述引起器质性便秘的病因。

====== 参 考 答 案 ======

一、名词解释(见复习纲要)

二、填空题

1. 肠梗阻

2. 结肠肿瘤　肠结核　Crohn 病

3. 肠结核　溃疡性结肠炎　肠易激综合征

4. 功能性便秘

三、选择题

【A1 型题】1. C　2. D　3. C　4. E　5. B　6. C　7. C

四、问答题(见复习纲要)

(刘　秀)

第十七章

黄　疸

复习纲要

黄疸(jaundice)是由于血清中胆红素升高(>34.2μmol/L)致使皮肤、黏膜和巩膜发黄的症状和体征。

隐性黄疸是血中胆红素浓度在17.1~34.2μmol/L时,临床不易察觉,称为隐性黄疸。

一、分类、病因、发生机制和临床表现(表1-17-1)

表1-17-1　分类、病因、发生机制和临床表现

分类	病因	发生机制	临床表现
溶血性黄疸	凡能引起溶血的疾病都可产生溶血性黄疸。包括先天性和后天性溶血性贫血	红细胞破坏过多,形成大量的非结合胆红素,超过肝脏的处理能力 由于溶血造成的贫血、缺氧和红细胞破坏产物的毒性作用,削弱了肝细胞对胆红素的代谢功能	黄疸:轻度,呈浅柠檬色,不伴皮肤瘙痒 原发病的表现: 急性溶血——发热、寒战、头痛、呕吐、腰痛、贫血、血红蛋白尿(尿呈酱油或茶色)、严重者急性肾衰 慢性溶血——贫血、脾大
肝细胞性黄疸	各种使肝细胞严重损害的疾病均可导致黄疸。如病毒性肝炎、中毒性肝炎、肝硬化、肝癌、钩端螺旋体病、败血症	肝细胞受损→功能减退→血中UCB升高。 未受损肝细胞使UCB→CB→CB部分进入胆道;部分经损害或坏死的肝细胞反流入血→血中CB升高 肝细胞肿胀,汇管区渗出性病变与水肿以及小胆管内胆栓形成→胆汁排泄受阻→反流入血→血中CB升高	黄疸:皮肤、黏膜浅黄至深黄色,可伴有轻度皮肤瘙痒 肝脏原发病的表现:乏力、食欲缺乏,严重者可有出血倾向、腹水、昏迷等
胆汁淤积性黄疸	肝内性胆汁淤积:分为肝内阻塞性胆汁淤积和肝内胆汁淤积。 肝外性胆汁淤积:胆总管结石、狭窄、炎性水肿、蛔虫及肿瘤等阻塞所引起	胆道梗阻→压力升高→胆管扩张→小胆管、毛细胆管破裂→胆红素反流入血→黄疸 由于胆汁分泌功能障碍、毛细胆管的通透性增加,胆汁浓缩而流量减少,导致胆道内胆盐沉淀与胆栓形成	黄疸:皮肤呈暗黄色,甚至黄绿色,并有皮肤瘙痒、心动过速 尿色深,大便颜色变浅或呈白陶土色
先天性非溶血性黄疸	系由肝细胞对胆红素的摄取、结合及排泄有缺陷所致的黄疸		Gilbert综合征 Dubin-Johnson综合征 Crigler-Najjar综合征 Rotor综合征

二、三种黄疸实验室检查鉴别要点(表 1-17-2)

表 1-17-2　三种黄疸的鉴别要点

项目	溶血性	肝细胞性	胆汁淤积性
TB	增加	增加	增加
CB	正常	增加	明显增加
CB/TB	<15%~20%	>30%~40%	>60%
尿胆红素	−	+	++
尿胆原	增加	轻度增加	减少或消失
ALT、AST	正常	明显增高	可增高
ALP	正常	增高	明显增高
GGT	正常	增高	明显增高
PT	正常	延长	延长
对维生素 K 反应	无	差	好
胆固醇	正常	轻度增加或降低	明显增加
血浆蛋白	正常	Alb 降低 Glob 升高	正常

三、辅助检查

1. **B 型超声波检查**　对了解肝脏的大小、形态、肝内有无占位性病变、胆囊大小及胆道系统有无结石及扩张、脾脏有无肿大、胰腺有无病变等有较大帮助。

2. **X 线腹部平片及胆道造影**　X 线检查腹部平片可发现胆囊结石、胰腺钙化等病变。

3. 逆行胰胆管造影(ERCP)

4. 经皮肝穿刺胆道造影(PTC)

5. 上腹部 CT 扫描

6. 放射性核素检查

7. 磁共振胰胆管成像(MRCP)

8. 肝穿刺活检及腹腔镜检查

四、伴随症状

1. **伴发热**　见于急性胆管炎、肝脓肿、钩端螺旋体病、败血症、大叶性肺炎及病毒性肝炎等。

2. **伴上腹剧烈疼痛**　见于胆道结石、肝脓肿或胆道蛔虫症等。

3. **伴肝大**　见于病毒性肝炎、急性胆道感染或胆道阻塞、急性或继发性肝癌、肝硬化等。

4. **伴胆囊肿大**　提示胆总管有梗阻。

5. **伴脾大**　见于病毒性肝炎、钩端螺旋体病、败血症、疟疾、肝硬化、各种原因引起的溶血性贫血及淋巴瘤。

6. **伴腹腔积液**　见于重症肝炎、失代偿期肝硬化、肝癌等。

================= 试 题 精 选 =================

一、名词解释

1. 黄疸(jaundice)
2. 隐性黄疸

二、填空题

1. 按病因学分类,黄疸可分为_____、_____、_____、_____。

2. 正常血清总胆红素为_____;在_____时称为隐性黄疸;超过_____出现临床可见的黄疸。

3. 肝细胞性与胆汁淤积性黄疸鉴别时,_____与_____的分析最为关键。

4. 夏科(Charcot)三联征的表现为_____、_____、_____。

5. 黄疸伴上腹剧烈疼痛者可见于_____、_____或_____。

6. 黄疸伴持续右上腹钝痛或胀痛可见于_____、_____或_____。

7. 黄疸伴明显肝大、质地坚硬、表面凹凸不平有结节者,见于_____或_____。

8. 黄疸伴胆囊肿大,提示_____,常见于_____、_____、_____、_____。

9. 黄疸伴有脾大者,见于_____、_____、_____、_____及_____等。

10. 黄疸伴有腹水者见于_____、_____、_____等。

三、选择题

【A1 型题】

1. 全身黄疸,粪便呈白陶土色常见于下列哪种疾病
   A. 急性肝炎　　　　　　B. 肝硬化　　　　　　　C. 溶血性贫血
   D. 胆囊炎　　　　　　　E. 胰头癌

2. 女,45 岁,食欲缺乏,乏力 1 个月,近日恶心、呕吐、腹痛、腹胀、巩膜及皮肤黄染,伴有皮肤瘙痒,粪色变浅,应考虑是哪种黄疸
   A. 肝细胞性黄疸　　　　B. 溶血性黄疸　　　　　C. 胆汁淤积性黄疸
   D. 先天性溶血性黄疸　　E. 以上均不是

3. 夏科(Charcot)三联症多见于哪种疾病
   A. 急性化脓性胆管炎　　B. 胆石症　　　　　　　C. 肝炎并胆结石
   D. 胆道蛔虫　　　　　　E. 肝脓肿并破裂

4. 粪便颜色呈白陶土色多见于
   A. 溶血性黄疸　　　　　B. 肝细胞性黄疸　　　　C. 胆汁淤积性黄疸
   D. 家族遗传性黄疸　　　E. 以上都不是

5. 肝细胞性黄疸实验室检查**不可能**出现的是
   A. 血中 CB 和 UCB 均增加　　B. 尿中胆红素阳性　　　C. 尿隐血试验阳性
   D. 有不同程度的肝损害　　　　E. 尿胆原阳性

6. 常引起肝细胞性黄疸的疾病
   A. 病毒性肝炎　　　　　B. 胆管癌　　　　　　　C. 胆总管狭窄
   D. 原发性胆汁性肝硬化　E. 毛细胆管型病毒性肝炎

7. 区别肝外胆管阻塞与肝内胆汁淤积性黄疸最好的检查

  A. X 线检查   B. 腹部超声   C. ERCP

  D. PTC   E. 腹部 CT

8. 血清总胆红素(TB)的正常参考值

  A. 0.17~1.7μmol/L   B. 1.51~15.1μmol/L   C. 1.7~17.1μmol/L

  D. 17~170μmol/L   E. 17~34μmol/L

9. 呕吐伴右上腹痛、发热、黄疸的疾病

  A. 急性肠炎   B. 急性胰腺炎   C. 急性化脓性胆管炎

  D. 急性腹膜炎   E. 急性肾盂肾炎

10. 引起胆汁淤积性黄疸的疾病

  A. 病毒性肝炎   B. 毛细胆管型病毒性肝炎 C. 流行性出血热

  D. 药物性肝炎   E. 钩端螺旋体病

【B 型题】

(1~4 题共用备选答案)

  A. 胆石症   B. 肠梗阻   C. 幽门梗阻

  D. 食物中毒   E. 迷路炎

1. 呕吐大量隔夜食物

2. 呕吐伴发热、黄疸

3. 呕吐伴腹痛、腹泻、少尿

4. 呕吐物量大,带粪臭味

(5~7 题共用备选答案)

  A. 肝硬化性黄疸   B. 胆汁淤积性黄疸   C. Rotor 综合征

  D. 溶血性黄疸   E. Crigler-Najjar 综合征

5. 血清中结合胆红素增加

6. 肝细胞对摄取 UCB 和排泄 CB 存在先天性障碍

7. 血清中总胆红素增加,以非结合胆红素为主

【X 型题】

1. 关于胆红素描述正确的是

  A. 非结合胆红素(UCB)不溶于水,尿液中不出现 UCB

  B. 结合胆红素(CB)为水溶性,可从尿中排出

  C. 尿液中可出现 UCB

  D. 由红细胞破坏生成的胆红素占总胆红素的 80%~85%

  E. 结合胆红素经胆管排入肠道后形成尿胆原,大部分从粪便排出

2. 下列关于肝细胞性黄疸的描述正确的是

  A. 各种使肝细胞严重损害的疾病均可导致黄疸

  B. 黄疸特点是皮肤、黏膜浅黄至深黄色,可伴有轻度皮肤瘙痒

  C. 血中 CB 与 UCB 均升高,黄疸型肝炎时,CB 增加幅度多于 UCB

  D. 尿中 CB 定性试验阳性,而尿胆原可因肝功能障碍而增高

  E. 患者可伴有腹水

3. 下列关于溶血性黄疸的描述正确的是

  A. 凡能引起溶血的疾病都可产生溶血性黄疸

  B. 黄疸特点是轻度,呈浅柠檬色,不伴皮肤瘙痒

  C. 血清 TB 升高,以 UCB 为主,CB 基本正常

  D. 急性溶血性黄疸尿中有血红蛋白排出,隐血试验阳性

E. 尿中尿胆原增加,但无胆红素

4. 下列关于胆汁淤积性黄疸的描述正确的是

    A. 分肝内性或肝外性胆汁淤积

    B. 黄疸特点是皮肤呈暗黄色,甚至黄绿色,并有皮肤瘙痒、心动过速

    C. 尿色深,粪便呈白陶土色

    D. 血清 CB 增加

    E. 尿胆红素试验阳性,尿胆原及粪胆素减少或缺如

5. 下列哪些疾病可引起胆汁淤积性黄疸

    A. 胆总管结石   B. 胰腺癌   C. 肝内泥沙样结石

    D. 病毒性肝炎   E. 药物性胆汁淤积

四、问答题

试述溶血性、肝细胞性胆汁淤积性黄疸的实验室检查鉴别要点。

参考答案

一、名词解释(见复习纲要)

二、填空题

1. 溶血性黄疸　肝细胞性黄疸　胆汁淤积性黄疸　先天性非溶血性黄疸

2. $1.7 \sim 17.1 \mu mol/L$　$17.1 \sim 34.2 \mu mol/L$　$34.2 \mu mol/L$

3. 胆红素升高的类型　血清酶学改变的分析

4. 右上腹剧痛　寒战高热　黄疸

5. 胆道结石　肝脓肿　胆道蛔虫病

6. 病毒性肝炎　肝脓肿　原发性肝癌

7. 原发　继发性肝癌

8. 胆总管有梗阻　胰头癌　壶腹癌　胆总管癌　胆总管结石

9. 病毒性肝炎　钩端螺旋体病　败血症　疟疾　肝硬化　各种原因引起的溶血性贫血 淋巴瘤

10. 重症肝炎　肝硬化失代偿期　肝癌

三、选择题

【A1 型题】1. E　2. C　3. A　4. C　5. C　6. A　7. E　8. C　9. C　10. B

【B 型题】1. C　2. A　3. D　4. B　5. B　6. C　7. D

【X 型题】1. ABDE　2. ABCDE　3. ABCDE　4. ABCDE　5. ABCDE

四、问答题(见复习纲要)

(刘　秀)

第十八章

腰 背 痛

一、病因病理及分类

1. 按病因分类

（1）外伤性：急性损伤、慢性损伤。

（2）炎症性：感染性、无菌性炎症。

（3）退行性变：包括纤维环及髓核组织退变，引起髓核突出和骨刺形成。

（4）先天性疾患。

（5）肿瘤性疾患。

2. 按原发病部位分类

（1）脊椎疾病。

（2）脊柱旁软组织疾病。

（3）脊神经根病变。

（4）内脏疾病。

二、临床表现及特点

1. 脊椎病变

（1）脊椎骨折：有明显的外伤史，且多因由高空坠下，足或臀部先着地，骨折部有压痛和叩痛，脊椎可能有后突或侧突畸形，并有活动障碍。

（2）椎间盘突出：青壮年多见，以腰4~骶1易发。常有搬重物或扭伤史，可突然和缓慢发病。主要表现为腰痛和坐骨神经痛，二者可同时或单独存在。咳嗽、喷嚏时疼痛加重，卧床休息时缓解。可有下肢麻木、冷感或间歇跛行。

（3）增生性脊柱炎：又称退行性脊柱炎，多见于50岁以上患者，晨起时感腰痛、酸胀、僵直而活动不便，活动腰部后疼痛好转，但过多活动后腰痛加重。敲打腰部有舒适感，腰椎无明显压痛。

（4）结核性脊柱炎：是感染性脊椎炎中最常见的疾病，腰椎最易受累，其次为胸椎。背部疼痛常为首发症状。疼痛局限于病变部位。呈隐痛、钝痛或酸痛，夜间明显，活动后加剧，伴有低热、盗汗、乏力、食欲缺乏。晚期可有脊柱畸形，冷脓肿及脊髓压迫症状。

（5）化脓性脊柱炎：常因败血症、外伤、腰椎手术、腰穿和椎间盘造影感染所致。患者感剧烈腰背痛，有明显压痛叩痛，伴畏寒高热等全身中毒症状。

（6）脊椎肿瘤：以转移性恶性肿瘤多见，如前列腺癌、甲状腺癌和乳腺癌等。表现为顽固性腰背痛，剧烈而持续，并有放射性神经根痛。

2. **脊柱旁组织病变**

（1）腰肌劳损：表现为腰骶酸痛、钝痛，休息时缓解，劳累后加重。特别是弯腰工作时疼痛明显，而伸腰或叩击腰部时可缓解疼痛。

（2）腰肌纤维组织炎：表现为腰背部弥漫性疼痛，以腰椎两旁肌肉及髂嵴上方为主，早起时加重，活动数分钟后好转，但活动过多疼痛又加重。轻叩腰部则疼痛缓解。

3. **脊神经根病变**

（1）脊髓压迫症：主要表现为神经根激惹征，患者常感觉颈背痛或腰痛，并沿一根或多根脊神经后根分布区放射，疼痛剧烈，呈烧灼样或绞榨样痛，脊柱活动、咳嗽、喷嚏时加重。有一定定位性疼痛，并可有感觉障碍。

（2）蛛网膜下腔出血：血液刺激脊膜和脊神经后根时可引起剧烈的腰背痛。

（3）腰骶神经根炎：主要为下背部和腰骶部疼痛，并有僵直感，疼痛向臀部及下肢放射，腰骶部有明显压痛，严重时有节段性感觉障碍，下肢无力，肌萎缩，腱反射减退。

4. **内脏疾病引起的腰背痛**

（1）泌尿系统疾病

1）肾炎、肾盂肾炎、泌尿道结石、结核、肿瘤、肾下垂和肾积水等多种疾病可引起腰背痛。

2）肾炎呈深部胀痛，位于腰肋三角区，并有轻微叩痛。

3）肾盂肾炎腰痛较鲜明，叩痛较明显。

4）肾脓肿多为单侧腰痛，常伴有局部肌紧张和压痛。

5）肾结石多为绞痛，叩痛剧烈。

6）肾肿瘤引起的腰痛多为钝痛或胀痛，有时呈绞痛。

（2）盆腔器官疾病

1）男性前列腺炎和前列腺癌常引起下腰骶部疼痛，伴有尿频、尿急，排尿困难。

2）女性慢性附件炎、宫颈炎、子宫脱垂和盆腔炎可引起腰骶部疼痛，且伴有下腹坠胀感和盆腔压痛。

5. **消化系统疾病** 消化道及脏器的传入纤维与一定皮肤区的传入纤维进入相同的脊髓段，故内脏传入疼痛感觉刺激兴奋了皮肤区的传入纤维，引起感应性疼痛。

胃、十二指肠溃疡、后壁慢性穿孔时直接累及脊柱周围组织，引起腰背肌肉痉挛出现疼痛。于上腹部疼痛的同时，可出现下胸、上腰椎区域疼痛。

急性胰腺炎，常有左侧腰背部放射痛。

胰腺癌可出现腰前痛，取前倾坐位时疼痛缓解，仰卧时加重。

溃疡性结肠炎和克罗恩病有消化道功能紊乱的同时，常伴有下腰痛。

6. **呼吸系统疾病** 胸膜炎、肺结核、肺癌等可引起后胸部和侧胸肩胛部疼痛。

背痛的同时常伴有呼吸系统症状及体征，胸膜病变时常在深呼吸时加重，而脊柱本身无并病变，无压痛，运动不受限。

======= 试 题 精 选 =======

一、填空题

1. 腰背痛按病因可分为 5 大类：_____、_____、_____、_____、_____。

2. 腰背痛按解剖部位分 4 大类：_____、_____、_____、_____。

3. 引起腰背痛的脊椎疾病常见的有_____、_____、_____、_____、_____、_____等。

4. 感染性脊椎炎中最常见的是_____，_____最易受累，其次是_____。

5. 结核性脊椎炎的首发症状常为_____;晚期可有_____、_____及_____。

6. 腰背痛伴脊柱畸形,缓慢起病者见于_____和_____。

7. 腰背痛伴活动受限,见于_____、_____、_____。

8. 腰背痛伴长期低热,见于_____、_____。

9. 脊椎肿瘤以_____多见,如_____、_____和_____等转移或_____累及脊椎。

10. 泌尿系统疾病,如_____、_____、_____、_____、_____、_____和_____等可引起腰背痛。

11. 腰痛伴嗳气,反酸,上腹胀痛,见于_____或_____。腰痛伴腹泻或便秘见于_____或_____。

12. 腰痛伴月经异常、痛经、白带过多,见于_____、_____、_____、_____或_____。

二、选择题

【A1 型题】

1. 外伤后腰痛伴脊柱畸形的疾病是
   A. 脊柱压缩性骨折　　　　B. 强直性脊柱炎　　　　C. 脊椎结核
   D. 脊椎退行性变　　　　　E. 佝偻病

2. 顽固而持续的腰背痛伴放射性神经根痛的疾病是
   A. 脊椎肿瘤　　　　　　　B. 强直性脊柱炎　　　　C. 脊椎结核
   D. 脊椎退行性变　　　　　E. 佝偻病

3. 腰背痛伴面部红斑、低热、脱发,最可能的疾病是
   A. 风湿热　　　　　　　　B. 系统性红斑狼疮　　　C. 骨关节炎
   D. 类风湿关节炎　　　　　E. 强直性脊柱炎

【X 型题】

1. 腰背痛伴高热、肢体运动障碍的疾病是
   A. 腰椎结核　　　　　　　B. 风湿热　　　　　　　C. 化脓性脊柱炎
   D. 类风湿关节炎　　　　　E. 椎旁脓肿

2. 下面关于脊柱结核,描述正确的是
   A. 伴有低热、倦怠无力、盗汗、消瘦等全身中毒症状
   B. 起病隐匿,腰背痛活动时加重,休息后减轻,夜间痛加重
   C. 疼痛致使椎旁肌肉痉挛而引起姿势异常
   D. 疼痛可沿脊神经放射至下腹部、臀部、大腿前方等部位
   E. 不合并脊柱畸形

3. 下面关于慢性腰肌劳损,描述正确的是
   A. 腰部无明显叩痛　　　　　　　　B. 查体无特殊阳性体征
   C. 充分睡眠休息后疼痛减轻　　　　D. 长时间弯腰劳动腰痛加重
   E. 腰部酸痛长期存在

三、问答题

1. 简述椎间盘突出症的临床表现及特点。
2. 简述增生性脊柱炎的特点。
3. 简述脊髓压迫症的临床表现。

参 考 答 案

一、填空题

1. 外伤性　炎症性　退行性变　先天性疾患　肿瘤性疾患

2. 脊椎疾病　脊柱旁软组织疾病　脊神经根病变　内脏疾病

3. 脊椎骨折　椎间盘突出　增生性脊柱炎　感染性脊柱炎　脊椎肿瘤　先天性畸形

4. 结核性脊椎炎　腰椎　胸椎

5. 背部疼痛　脊柱畸形　冷脓肿　脊髓压迫症状

6. 脊柱结核　强直性脊柱炎

7. 脊柱外伤　强直性脊柱炎　腰背部软组织急性扭挫伤

8. 脊柱结核　类风湿关节炎

9. 转移性肿瘤　前列腺癌　甲状腺癌　乳腺癌　多发性骨髓瘤

10. 肾炎　肾盂肾炎　泌尿道结石　结核　肿瘤　肾下垂　肾积水

11. 胃十二指肠溃疡　胰腺病变　溃疡性结肠炎　克罗恩病

12. 宫颈炎　盆腔炎　卵巢及附近炎症　肿瘤

二、选择题

【A1 型题】1. A　2. A　3. B

【X 型题】1. CE　2. ABCD　3. ABCDE

三、问答题(见复习纲要)

(李小梅)

第十九章

关 节 痛

一、概述

关节痛(arthralgia):急性关节痛以关节及其周围组织的炎性反应为主;慢性关节痛以关节囊肥厚及骨质增生为主。

二、病因及发病机制(表 1-19-1)

表 1-19-1　关节痛的病因及发病机制

病因		发病机制
外伤	急性损伤	关节骨质、肌肉、韧带等结构损伤,造成关节脱位或骨折,血管破裂出血,组织液渗出,关节肿胀疼痛
	慢性损伤	持续的慢性机械损伤,或急性外伤后关节面破损留下粗糙瘢痕,使关节润滑作用消失,长期摩擦关节面,产生慢性损伤
		关节长期负重,使关节软骨及关节面破坏
		关节活动过度,可造成关节软骨的累积性损伤
		关节扭伤处理不当或骨折愈合不良,畸形愈合所致负重不平衡,造成关节慢性损伤
感染		细菌直接侵入关节内(外伤、关节穿刺、败血症、局部蔓延)
变态反应和自身免疫		病原微生物及其产物、药物、异种血清与血液中的抗体形成免疫复合物,流经关节沉积在关节腔引起组织损伤和关节病变
		外来抗原或理化因素使宿主组织成分改变,形成自身抗原刺激机体产生自身抗体,引起自身免疫病
退行性关节病		原发性:多见于肥胖老人,女性多见,有家族史,多关节受累
		继发性:多有创伤、感染或先天性畸形等基础病变,并与吸烟、肥胖和重体力劳动有关
代谢性骨病		维生素 D 代谢障碍所致的骨质软化性骨关节病
		各种病因所致的骨质疏松性关节病,如老年性、失用性骨质疏松
		脂质代谢障碍所致的高脂血症性关节病
		嘌呤代谢障碍所致的痛风
		某些代谢内分泌疾病所致糖尿病性骨病、皮质醇增多症性骨病、甲状腺或甲状旁腺疾病引起的骨关节病
骨关节肿瘤		良性肿瘤、恶性肿瘤(原发性、转移性骨肿瘤)

三、临床表现

1. **外伤性关节痛** 急性外伤性关节痛常在外伤后即出现受损关节疼痛,肿胀和功能障碍。

慢性外伤性关节炎有明确的外伤史,反复出现关节痛。

2. **化脓性关节炎** 起病急,全身中毒症状明显,早期则有畏寒、寒战和高热,体温高达39℃以上。

病变关节红肿热痛。

患者常感病变关节持续疼痛,功能严重障碍,各个方向的被动活动均引起剧烈疼痛,患者常不愿活动患肢。

3. **结核性关节炎** 儿童和青壮年多见。

(1) 负重大、活动多、肌肉不发达的关节易患结核。其中脊柱最常见,其次为髋关节和膝关节。

(2) 早期症状和体征不明显。

(3) 活动期常有乏力、低热、盗汗及食欲下降。

(4) 病变关节肿胀疼痛,但疼痛程度较化脓性关节炎轻。

(5) 活动后疼痛加重。

(6) 晚期有关节畸形和功能障碍。

4. **风湿性关节炎** 起病急剧。

常为链球菌感染后出现,以膝、踝、肩和髋关节多见。

病变关节出现红肿热痛,呈游走性,肿胀时间短、消失快,常在1~6周内自然消肿,不留下关节僵直和畸形改变。

5. **类风湿关节炎** 多由一个关节起病,以手中指指间关节首发疼痛。继则出现其他指间关节和腕关节的肿胀疼痛。也可累及踝、膝和髋关节,常对称。

病变关节活动受到限制,有僵硬感,以早晨为重故称晨僵。可伴有全身发热。

晚期病变关节附近肌肉萎缩,关节软骨增生而出现畸形。

6. **退行性关节炎** 早期表现为步行、久站和天气变化时病变关节疼痛,休息后缓解。

如受累关节为掌指及指间关节,除关节疼痛外,患者常感觉手指僵硬肿胀,活动不便。

如病变在膝关节则常伴有关节腔积液,皮温升高,关节边缘有压痛。

晚期病变关节疼痛加重,持续并向他处放射,关节有摩擦感,活动时有响声。

关节周围肌肉挛缩常呈屈曲畸形,患者常有跛行。

7. **痛风关节炎** 常在饮酒、劳累或高嘌呤饮食后急起关节剧痛,局部皮肤红肿灼热。

患者常于夜间痛醒。

以第1跖趾关节,拇指关节多见。踝、手、膝、腕和肘关节也可受累。

病变有自限性,有时在1~2周自行消退,但经常复发。

晚期可出现关节畸形,皮肤破溃,经久不愈,常有白色乳酪状分泌物流出。

――――――― 试 题 精 选 ―――――――

一、填空题

1. 急性关节痛以_____为主;慢性关节痛以_____及_____为主。

2. 关节痛可以是单纯的_____,也可能是_____的局部表现。

3. 关节痛伴有高热畏寒,局部红肿热痛,见于_____;伴低热,盗汗,消瘦,多见于_____;伴皮肤红斑,光过敏,低热和多器官损害见于_____;伴有皮肤紫癜,腹痛腹泻见于_____。

4. 结核性关节炎多见于_____和_____;退行性关节炎_____多见。

5. 全身小关节对称性疼痛,伴有晨僵和关节畸形,见于_____。

6. 关节疼痛呈游走性,伴有心肌炎、舞蹈病见于_____。

7. 关节痛伴有血尿酸升高,同时局部红肿灼热见于_____。

8. 结核性关节炎,_____最常见,其次为_____和_____。

9. 痛风以_____、_____多见;常在_____或_____饮食后诱发。

二、选择题

【A1 型题】

1. 晨僵状态发生在下列哪种疾病
　　A. 系统性红斑狼疮　　　　　B. 风湿性关节炎　　　　　C. 类风湿关节炎
　　D. 强直性脊柱炎　　　　　　E. 银屑病关节炎

2. 下列哪种关节痛**不属于**变态反应或自身免疫导致的
　　A. 系统性红斑狼疮　　　　　B. 增生性关节炎　　　　　C. 干燥综合征
　　D. 过敏性紫癜　　　　　　　E. 类风湿关节炎

3. 下列关于风湿性关节炎,描述**错误**的
　　A. 关节痛呈游走性　　　　　　　　B. 多侵犯大关节
　　C. 发作时可伴有红肿热痛　　　　　D. 多留下关节僵直和畸形
　　E. 多见于儿童及青年

4. 患者长期服用糖皮质激素,出现下肢及髋骶痛,应考虑为
　　A. 无菌性股骨头坏死　　　B. 骨质疏松症　　　　　C. 并发结核
　　D. 骶管肿瘤　　　　　　　E. 并发类风湿关节炎

5. 患者中年男性,肥胖体型,晚餐饮酒并进食海鲜,夜间突然出现蹬趾关节剧痛,局部皮肤红肿灼热。最可能的疾病是
　　A. 结核性关节炎　　　　　B. 风湿性关节炎　　　　　C. 化脓性关节炎
　　D. 痛风　　　　　　　　　E. 类风湿关节炎

【X 型题】

1. 结核性关节炎的特点包括
　　A. 多由结核分枝杆菌直接感染引起　　　B. 负重大、活动多的关节易患
　　C. 以小关节多见　　　　　　　　　　　D. 关节可有肿胀及活动受限
　　E. 可见冷脓肿

2. 下列哪些关节炎后期可导致关节畸形
　　A. 结核性关节炎　　　　　B. 风湿性关节炎　　　　　C. 退行性关节炎
　　D. 痛风　　　　　　　　　E. 类风湿关节炎

3. 下列符合化脓性关节炎特点的包括
　　A. 多累及双下肢　　　　　　　　　B. 细菌直接侵入关节引起
　　C. 常有多关节累积　　　　　　　　D. 伴有高热、寒战
　　E. 开放性外伤是重要感染途径

三、问答题

1. 举例说明关节疼痛的病因。
2. 风湿性和类风湿关节炎各有何特点?

===================== 参 考 答 案 =====================

一、填空题

1. 关节及其周围组织的炎性反应 关节囊肥厚 骨质增生
2. 关节病变 全身疾病
3. 化脓性关节炎 结核性关节炎 系统性红斑狼疮 关节受累型过敏性紫癜
4. 儿童 青壮年 老年人
5. 类风湿关节炎
6. 风湿热
7. 痛风
8. 脊柱 髋关节 膝关节
9. 第1跖趾关节 拇指关节 饮酒、劳累 高嘌呤

二、选择题

【A1 型题】 1. C 2. B 3. D 4. A 5. D
【X 型题】 1. BDE 2. ACDE 3. ABDE

三、问答题(见复习纲要)

(李小梅)

第二十章

血　尿

一、概念

血尿(hematuria)包括镜下血尿和肉眼血尿。前者指尿色正常,通常离心沉淀后的尿液镜检每高倍视野有红细胞 3 个以上。后者指尿呈洗肉水色或血色,肉眼即可见血尿。

二、病因

1. 泌尿系统疾病(98%)　肾小球疾病;各种间质性肾炎、尿路感染、泌尿系统结石、结核、肿瘤、多囊肾、血管异常;尿路憩室、息肉和先天性畸形等。

2. 全身性疾病

(1) 感染性疾病:败血症、流行性出血热、猩红热、钩端螺旋体病、丝虫病等。

(2) 血液病:白血病、再生障碍性贫血、血小板减少性紫癜、过敏性紫癜、血友病。

(3) 免疫和自身免疫性疾病:系统性红斑狼疮、结节性多动脉炎、皮肌炎、类风湿关节炎等。

(4) 心血管疾病:亚急性感染性心内膜炎、急进性高血压、慢性心力衰竭、肾动脉栓塞、肾静脉血栓形成等。

3. 尿路邻近器官疾病　急、慢性前列腺炎、精囊炎、急性盆腔炎或脓肿、宫颈癌、输卵管炎、阴道炎、急性阑尾炎、直肠和结肠癌等。

4. 化学物品或药品对尿路的损害　磺胺药、吲哚美辛、甘露醇、汞、铅、镉等重金属对肾小管的损害;环磷酰胺引起的出血性膀胱炎;抗凝剂如肝素过量。

5. 功能性血尿　平时运动量小的健康人,突然加大运动量可出现运动性血尿。

三、临床表现

1. 尿颜色的改变

(1) 尿呈淡红色像洗肉水样,提示每升尿含血量超过 1ml。

(2) 肾脏出血时,尿与血混合均匀,尿呈暗红色。

(3) 膀胱或前列腺出血尿色鲜红,有时有血凝块。

(4) 如尿呈暗红色或酱油色,不浑浊无沉淀,镜检无或仅有少量红细胞,见于血红蛋白尿。

(5) 棕红色或葡萄酒色,不浑浊,镜检无红细胞见于卟啉尿。

(6) 服用大黄、利福平、氨基比林,或进食某些红色蔬菜也可排红色尿,但镜检无红细胞。

2. 分段尿异常

(1) 起始段血尿提示病变在尿道。

（2）终末段血尿提示病变在膀胱颈部,三角区或后尿道的前列腺和精囊腺。

（3）三段尿均呈红色即全程血尿,提示血尿来于肾脏或输尿管。

3. **镜下血尿** 镜下红细胞大小不一、形态多样为肾小球性血尿,见于肾小球肾炎。

镜下红细胞形态单一,与外周血近似,为均一型血尿。提示血尿来源于肾后,见于肾盂肾盏、输尿管、膀胱和前列腺病变。

4. **症状性血尿** 血尿的同时伴有全身或局部症状。而以泌尿系统症状为主。

伴有肾区钝痛或绞痛提示病变在肾脏。

膀胱和尿道病变则常有尿频尿急和排尿困难。

5. **无症状性血尿** 见于某些疾病的早期,如肾结核、肾癌或膀胱癌早期。

======== 试 题 精 选 ========

一、名词解释

血尿(hematuria)

二、填空题

1. 约98%的血尿时由_____疾病引起;2%的血尿由_____或_____所致。

2. 尿呈淡红色像洗肉水样,提示每升尿含血量超过_____。

3. 尿呈暗红色或酱油色,不浑浊无沉淀,镜检无或仅有少量红细胞,见于_____;棕红色或葡萄酒色,不浑浊,镜检无红细胞见于_____。

4. 尿三杯试验:起始段血尿提示病变在_____;终末段血尿提示出血部位在_____、_____或_____;三段尿均呈红色既全程血尿,提示血尿来自_____或_____。

5. 无症状血尿见于某些疾病的早期,如_____、_____或_____。

6. 血尿伴有肾绞痛是_____或_____结石的特征;血尿伴有尿流中断见于_____和_____结石。

7. 血尿伴尿流细和排尿困难见于_____、_____。

8. 血尿伴肾肿块,单侧可见于_____、_____和_____;双侧肿大见于_____。

9. 离心沉淀后的尿液镜检,每高倍视野有红细胞_____为镜下血尿;如镜下红细胞大小不一、形态多样为_____血尿,见于_____;如镜下红细胞形态单一,为均一型血尿,提示血尿来源于_____,见于_____、_____、_____和_____病变。

10. 血尿伴高热畏寒、腰痛、膀胱刺激征,常为_____。

三、选择题

【A 型题】

1. 临床上最常见的血尿原因
   A. 泌尿系统疾病　　　　B. 全身性疾病　　　　C. 药物作用
   D. 化学因素　　　　E. 功能性疾病

2. 尿三杯试验时,三杯皆含血液,表明出血部位在
   A. 尿道　　　　　　　　　　　B. 前列腺
   C. 膀胱颈部和三角区或后尿道　　D. 肾脏或输尿管
   E. 以上都不是

3. 血尿伴有水肿及高血压,多见于哪种疾病

A. 肾小球肾炎　　　　　　B. 肾盂肾炎　　　　　　C. 肾间质病变
D. 急性膀胱炎　　　　　　E. 肾病综合征

4. 血尿伴有乳糜尿,多见于下列哪种疾病
A. 急性肾小球肾炎　　　　B. 丝虫病　　　　　　　C. 肾间质病变
D. 慢性肾小球肾炎　　　　E. 肾病综合征

5. 无痛性血尿,多见于
A. 前列腺增生　　　　　　B. 膀胱癌　　　　　　　C. 膀胱结核
D. 前列腺炎　　　　　　　E. 膀胱结石

6. 男,20岁,受凉后咽痛、发热、咳嗽,1周后出现颜面及下肢水肿,查蛋白尿(+),尿红细胞(++),最可能的诊断是
A. 败血症　　　　　　　　B. 猩红热　　　　　　　C. 急性肾小球肾炎
D. 慢性肾小球肾炎　　　　E. 感染性间质性肾炎

【X型题】
1. 下列哪些药物可导致血尿
A. 磺胺类抗生素　　　　　B. 吲哚美辛　　　　　　C. 甘露醇
D. 抗凝剂　　　　　　　　E. 环磷酰胺

2. 下列描述正确的是
A. 平时运动量小的健康人突然剧烈运动后出现血尿多为功能性血尿
B. 红色尿一定是血尿
C. 服用某些药物如大黄、利福平可出现红色尿
D. 镜下红细胞形态单一提示血尿来源于肾脏
E. 慢性心力衰竭可出现血尿

3. 下列哪些血液系统疾病中可能出现血尿
A. 过敏性紫癜　　　　　　B. 血友病　　　　　　　C. 血小板减少性紫癜
D. 再生障碍性贫血　　　　E. 溶血性贫血

四、问答题

举例说明血尿的病因。

参 考 答 案

一、名词解释(见复习纲要)

二、填空题

1. 泌尿系统　全身性疾病　泌尿系统邻近器官病变
2. 1ml
3. 血红蛋白尿　卟啉尿
4. 尿道　膀胱颈部　三角区　后尿道的前列腺和精囊腺　肾脏　输尿管
5. 肾结核　肾癌　膀胱癌早期
6. 肾　输尿管　膀胱　尿道
7. 前列腺炎　前列腺癌
8. 肿瘤　肾积水　肾囊肿　先天性多囊肾
9. 3个以上　肾小球性　肾小球肾炎　肾后　肾盂肾盏　输尿管　膀胱　前列腺

10. 肾盂肾炎

三、选择题

【A 型题】1. A　2. D　3. A　4. B　5. B　6. C
【X 型题】1. ABCDE　2. ACE　3. ABCD

四、问答题(见复习纲要)

(李小梅)

第二十一章

尿频、尿急与尿痛

复 习 纲 要

一、概念

1. **尿频**(frequent micturition)　指单位时间内排尿次数增多。
2. **尿急**(urgent micturition)　指患者一有尿意即迫不及待需要排尿,难以控制。
3. **尿痛**(odynuria)　指患者排尿时感觉耻骨上区、会阴部和尿道内疼痛或烧灼感。
4. **膀胱刺激征**　尿频、尿急和尿痛合称为膀胱刺激征。

二、病因与临床表现

1. 尿频

(1) 生理性尿频:每次尿量不少,不伴尿频尿急,饮水过多、精神紧张、气候寒冷。

(2) 病理性尿频(表 1-21-1)

表 1-21-1　病理性尿频常见情况

病因	临床表现	常见疾病
多尿性尿频	尿频而每次尿量不少	糖尿病、尿崩症、精神性多尿、急性肾衰竭的多尿期
炎症性尿频	尿频而每次尿量少,多伴有尿急和尿痛;尿液镜检可见炎性细胞	膀胱炎、尿道炎、前列腺炎、尿道旁腺炎等
神经性尿频	尿频而每次尿量少,不伴有尿急尿痛,尿液镜检无炎性细胞	中枢及周围神经病变如癔症、神经源性膀胱
膀胱容量减少性尿频	持续性尿频,药物治疗难以缓解,每次尿量少	膀胱占位性病变、妊娠子宫增大或卵巢囊肿压迫膀胱、膀胱结核引起膀胱纤维性缩窄
尿道口周围病变		息肉、处女膜伞、尿道旁腺囊肿

2. 尿急(表 1-21-2)

表 1-21-2　尿急常见情况

病因	临床表现	常见疾病
炎症	尿频、尿急和尿痛	膀胱炎、尿道炎、前列腺炎
结石和异物	尿频、尿急和尿痛	膀胱和尿道结石或异物
肿瘤	尿急	膀胱癌和前列腺癌
神经源性	尿频而每次尿量少不伴有尿急尿痛	精神因素和神经源性膀胱
高温环境		

3. **尿痛**　引起尿急的病因几乎都可以引起尿痛,排尿时感觉耻骨上区、会阴部和尿道内灼痛或刺痛。

━━━━━━━━━━━━━━━━━ 试 题 精 选 ━━━━━━━━━━━━━━━━━

一、名词解释

1. 尿频(frequent micturition)
2. 尿急(urgent micturition)
3. 尿痛(odynuria)
4. 膀胱刺激征
5. 神经源性膀胱
6. 生理性尿频

二、填空题

1. 正常人白天排尿＿＿＿＿次,夜间＿＿＿＿次。
2. 尿频伴有尿急、尿痛见于＿＿＿＿和＿＿＿＿;膀胱刺激征存在但不剧烈而伴有腰痛见于＿＿＿＿。
3. 尿频尿急伴有血尿,午后低热,乏力盗汗见于＿＿＿＿。
4. 尿频尿急伴无痛性血尿见于＿＿＿＿。
5. 老年男性尿频伴有尿线细,进行性排尿困难见于＿＿＿＿。
6. 尿频、尿急、尿痛伴有尿流突然中断,见于＿＿＿＿或＿＿＿＿。
7. 尿道炎多在＿＿＿＿时出现疼痛;后尿道炎、膀胱炎和前列腺炎常出现＿＿＿＿尿痛。

三、选择题

【A型题】

1. 发热、脓尿,伴尿频,尿急,尿痛,多见于
   A. 膀胱结核　　　　　　B. 急性膀胱炎　　　　　　C. 急性肾盂肾炎
   D. 膀胱挛缩　　　　　　E. 膀胱癌

2. 男,60岁,进行性排尿困难伴尿频,最大可能为
   A. 前列腺增生　　　　　B. 膀胱癌　　　　　　　　C. 膀胱结核
   D. 前列腺炎　　　　　　E. 膀胱结石

3. 排尿次数增多,每次尿量正常的是
   A. 膀胱炎　　　　　　　B. 子宫肌瘤　　　　　　　C. 糖尿病
   D. 膀胱肿瘤　　　　　　E. 神经源性膀胱

4. 排尿次数增多,每次尿量减少是
   A. 饮水过多　　　　　　B. 膀胱结核　　　　　　　C. 糖尿病
   D. 尿崩症　　　　　　　E. 肾衰竭多尿期

5. 引起多尿性尿频的原因**不包括**
   A. 膀胱炎　　　　　　　B. 尿崩症　　　　　　　　C. 糖尿病
   D. 急性肾衰多尿期　　　E. 精神性多饮

6. 男,60岁。近日出现尿频、尿急、尿痛的症状,同时出现血尿,无发热、腰痛,有轻度贫血。查体心肺无异常,腹软,肝脾未及,肾未见异常,应考虑是哪种疾病
   A. 膀胱癌　　　　　　　B. 前列腺癌　　　　　　　C. 泌尿系感染

D. 尿路结石　　　　　　　E. 肾结核

【X 型题】

1. 膀胱刺激征包括哪些症状

　　A. 脓尿　　　　　　B. 血尿　　　　　　C. 尿急

　　D. 尿频　　　　　　E. 尿痛

2. 下列哪些疾病出现尿的次数增加而每次尿量减少

　　A. 糖尿病　　　　　B. 膀胱结核　　　　C. 前列腺增生

　　D. 膀胱炎　　　　　E. 膀胱结石

3. 下列描述正确的是

　　A. 生理性尿频的特点是每次尿量不少,不伴尿急尿痛

　　B. 神经性尿频的特点是尿频而每次尿量少,伴尿急尿痛

　　C. 急性膀胱炎、尿道炎,特别是膀胱三角区和后尿道炎,尿急特别明显

　　D. 慢性前列腺炎因伴有腺体增生肥大,故有排尿困难,尿线细和尿流中断

　　E. 高温环境下可产生尿急

四、问答题

1. 简述尿频的病因及临床表现。

2. 尿频、尿急、尿痛同时出现见于哪些情况?

参 考 答 案

一、名词解释(见复习纲要)

二、填空题

1. 4~6次　0~2次

2. 膀胱炎　尿道炎　肾盂肾炎

3. 膀胱结核

4. 膀胱癌

5. 前列腺增生

6. 膀胱结石堵住出口　后尿道结石嵌顿

7. 排尿开始　终末性

三、选择题

【A 型题】1. B　2. A　3. C　4. B　5. A　6. D

【X 型题】1. CDE　2. BCDE　3. ACDE

四、问答题(见复习纲要)

(李小梅)

第二十二章

少尿、无尿与多尿

复习纲要

一、概念

1. **少尿**(oliguria) 指24h尿量少于400ml,或每小时尿量少于17ml。
2. **无尿** 指24h尿量少于100ml,12h完全无尿。
3. **多尿**(polyuria) 指24h尿量超过2 500ml。

二、病因与发病机制

1. **少尿和无尿**(表1-22-1)

表1-22-1 少尿和无尿的基本病因分类

病因	发病机制	常见疾病
肾前性	有效血容量减少	各种原因引起的休克、重度失水、大出血、肾病综合征和肝肾综合征
	心脏排血功能下降,致使肾血流减少	各种原因的心功能不全、严重的心律失常、心肺复苏后体循环功能不稳定
	肾血管病导致肾缺血	肾病综合征、狼疮性肾炎、高血压危象、妊娠期高血压病等
肾性	肾小球病变	重症急性肾炎、急进性肾炎、慢性肾炎因严重感染、血压持续升高或肾毒性药物引起肾功能急剧恶化
	肾小管病变	急性间质性肾炎(药物性和感染性)、生物毒或重金属及化学毒所致的急性肾小管坏死、严重的肾盂肾炎并发肾乳头坏死
肾后性	机械性尿路梗阻	结石、血凝块、坏死组织阻塞输尿管、膀胱进出口或后尿道
	尿路的外压	肿瘤、腹膜后淋巴瘤、特发性腹膜后纤维化、前列腺肥大
	其他	输尿管手术后,结核或溃疡愈合后瘢痕挛缩,肾严重下垂或游走肾所致的肾扭转、神经源性膀胱等

2. **多尿**(表1-22-2)

表1-22-2 多尿的基本病因分类

病因	发病机制	常见疾病
暂时性多尿	短时间内摄入过多水	使用利尿剂后
持续性多尿	内分泌代谢障碍	垂体性尿崩症、糖尿病、原发性甲状旁腺功能亢进、原发性醛固酮增多症
	肾脏疾病	肾性尿崩症、肾小管浓缩功能不全、急性肾衰多尿期
	精神因素	精神性多饮

============================ 试 题 精 选 ============================

一、名词解释

1. 少尿(oliguria)

2. 无尿

3. 多尿(polyuria)

4. 肾性尿崩症

二、填空题

1. 正常成人 24h 尿量约为_____;如 24h 尿量少于_____或每小时少于_____称为少尿;如 24h 尿量少于_____,12h _____称为无尿;如 24h 尿量超过_____,称为多尿。

2. 少尿无尿的基本病因有_____、_____、_____。

3. 少尿伴心悸气促,胸闷不能平卧见于_____。

4. 少尿伴大量蛋白尿,水肿,高脂血症和低蛋白血症见于_____。

5. 少尿伴乏力、食欲缺乏、腹水和皮肤黄染见于_____。

6. 少尿伴有血尿,蛋白尿,高血压和水肿见于_____、_____。

7. 少尿伴有发热腰痛,尿频尿急尿痛见于_____。

8. 少尿伴有排尿困难见于_____。

9. 少尿伴有肾绞痛见于_____或_____。

10. 多尿伴烦渴、多饮,排低比重尿见于_____;伴多饮、多食、消瘦见于_____;伴有高血压、低血钾、周期性瘫痪见于_____。

三、选择题

【A 型题】

1. 正常成人,每小时尿量少于多少为少尿
   A. 10ml　　　　　　　　B. 13ml　　　　　　　　C. 15ml
   D. 17ml　　　　　　　　E. 20ml

2. 男,60 岁,进行性排尿困难伴尿频,最大可能为
   A. 前列腺增生　　　　　B. 膀胱癌　　　　　　　C. 膀胱结核
   D. 前列腺炎　　　　　　E. 膀胱结石

3. 以下可导致肾前性少尿的是
   A. 消化道大出血　　　　B. 急性肾炎　　　　　　C. 急性间质性肾炎
   D. 输尿管结石　　　　　E. 前列腺肥大

4. 少尿伴有大量蛋白尿多见于哪种疾病
   A. 急性肾炎　　　　　　B. 急性间质性肾炎　　　C. 肝肾综合征
   D. 肾病综合征　　　　　E. 肾小管性酸中毒

5. 多尿伴有低血钾、酸中毒、骨痛和肌麻痹多见于哪种疾病
   A. 尿崩症　　　　　　　B. 急性肾小管坏死　　　C. 原发性醛固酮多症
   D. 糖尿病　　　　　　　E. 肾小管性酸中毒

【X 型题】

1. 关于尿量的改变,下列哪些说法是正确的
   A. 正常成人 24h 尿量>2 500ml 即为多尿　　B. 肾病综合征引起的少尿属于肾性少尿

  C. 精神因素可以导致长期性多尿   D. 糖尿病的多尿属于溶质性多尿

  E. 尿崩症时可以出现多尿、烦渴、多饮

2. 下列哪些是糖尿病的典型症状

  A. 多食   B. 多尿   C. 多饮

  D. 肥胖   E. 周期性瘫痪

3. 下列哪些是肾前性少尿的病因

  A. 大出血   B. 肝肾综合征   C. 重度失水

  D. 心衰   E. 肾动脉狭窄

4. 下列哪些是肾后性少尿的病因

  A. 前列腺肥大   B. 尿路结石   C. 神经源性膀胱

  D. 腹膜后淋巴瘤 E. 输尿管手术后瘢痕挛缩

5. 下列哪些是肾性少尿的病因

  A. 重症急性肾炎 B. 急性间质性肾炎 C. 急性肾小管坏死

  D. 休克   E. 肾病综合征

6. 对于多尿患者的病史采集，必要的是

  A. 多尿开始时间 B. 日排尿总量 C. 日饮水量

  D. 日摄入盐含量 E. 是否服用利尿剂

四、问答题

1. 举例说明少尿、无尿的原因。
2. 简述持续性多尿的原因。

参 考 答 案

一、名词解释(见复习纲要)

二、填空题

1. 1 000～2 000ml 400ml 17ml 100ml 完全无尿 2 500ml
2. 肾前性 肾性 肾后性
3. 心功能不全
4. 肾病综合征
5. 肝肾综合征
6. 急性肾炎 急进性肾炎
7. 急性肾盂肾炎
8. 前列腺肥大
9. 肾动脉血栓形成 栓塞
10. 尿崩症 糖尿病 原发性醛固酮增多症

三、选择题

【A 型题】1. D 2. A 3. A 4. D 5. E
【X 型题】1. ACDE 2. ABC 3. ABCDE 4. ABCDE 5. ABC 6. ABCE

四、问答题(见复习纲要)

(李小梅)

第二十三章

尿 失 禁

复习纲要

一、概念

尿失禁(incontinence of urine)是由于膀胱括约肌损伤或神经功能障碍导致排尿自控能力下降或丧失,使尿液不自主地流出。女性及老年人多见。

二、病因及分类

1. 病因分类

（1）先天性疾病:尿道上裂。

（2）创伤:妇女生产、骨盆骨折。

（3）手术:后尿道瓣膜手术(儿童),前列腺手术、尿道狭窄修补术(成人)。

（4）神经源性膀胱炎。

2. 病程分类

（1）暂时性尿失禁:尿路感染、精神异常、药物反应。

（2）长期性尿失禁:脑卒中、痴呆、骨盆外伤损伤尿道括约肌、骨髓炎和慢性前列腺增生。

三、发生机制

1. **尿道括约肌受损** 无论男女,膀胱颈部(交感神经所控制的尿道平滑肌)是制止尿液外流的主要力量,功能完全丧失引起压力性尿失禁;糖尿病性膀胱。

2. **逼尿肌无反射** 残余尿过多尿阻力低出现压力性尿失禁;尿潴留时出现充溢性尿失禁。

3. **逼尿肌反射亢进** 脑桥上中枢神经病变、糖尿病患者骶髓周围病变、膀胱出口梗阻、膀胱壁神经、肌肉改变。

4. **逼尿肌和括约肌功能协同失调** 一类是逼尿肌收缩过程中外括约肌出现持续性痉挛导致尿潴留,随之出现尿失禁;另一类是上运动神经元病变引起的尿道外括约肌突然发生无抑制性松弛(伴或不伴逼尿肌的收缩)引起尿失禁。

5. **膀胱膨出** 产伤造成维持膀胱正常位置的骨盆底筋膜及肌肉的损伤而又未及时修复。伴有排尿困难及尿不净,伴有张力性尿失禁。

四、临床表现

1. **持续性溢尿** 见于完全性尿失禁,尿道阻力完全丧失,膀胱内不能储存尿液而连续从膀胱中流出,膀胱呈空虚状态。外伤、手术或先天性疾病引起膀胱颈和尿道括约肌损伤;尿道口异位和女性膀胱阴道瘘等。

2. 间歇性溢尿 膀胱过度充盈而造成尿不断溢出。下尿路机械性或功能性梗阻、上运动神经元发生病变时。

3. 急迫性溢尿 患者尿意感强烈,有迫不及待排尿感,尿液自动流出。多伴有尿频、尿急等膀胱刺激症状和下腹部胀痛;见于部分性运动神经元病变或急性膀胱炎。

4. 压力性溢尿 是当腹压增加时(如咳嗽、打喷嚏、爬楼梯或跑步时)即有尿液自尿道流出主要见于女性,特别是多次分娩或产伤者。

五、伴随症状(表 1-23-1)

表 1-23-1　尿失禁的伴随症状

伴随症状	常见疾病
膀胱刺激征及脓尿	急性膀胱炎
排便功能紊乱	神经源性膀胱
进行性排尿困难	前列腺增生症、前列腺癌等
肢体瘫痪	上运动神经元病变
慢性咳嗽、气促	慢性阻塞性肺疾病
多饮、多尿和消瘦	糖尿病性膀胱

试 题 精 选

一、名词解释

尿失禁(incontinence of urine)

二、填空题

1. 尿失禁的发生机制主要有:_____、_____、_____、_____、_____。
2. 尿失禁根据程度可分为:轻度:仅在_____时出现尿溢出;中度:在_____时出现尿失禁;重度:无论_____时都可发生尿失禁。
3. 尿失禁根据症状表现形式和持续时间可分为:_____、_____、_____。
4. 尿失禁伴膀胱刺激征及脓尿,见于_____。
5. 尿失禁伴排便功能紊乱者,见于_____。
6. 50 岁以上男性,尿失禁伴进行性排尿困难,见于_____、_____等。
7. 尿失禁伴有肢体瘫痪、肌张力增高;腱反射亢进、有病理反射见于_____。

参 考 答 案

一、名词解释(见复习纲要)

二、填空题

1. 尿道括约肌受损　逼尿肌无反射　逼尿肌反射亢进　逼尿肌和括约肌功能协同失调　膀胱膨出

2. 咳嗽、打喷嚏、抬重物　走路、站立、轻度用力　直立或卧位

3. 持续性溢尿　间歇性溢尿　急迫性溢尿　压力性溢尿

4. 急性膀胱炎

5. 神经源性膀胱

6. 前列腺增生症　前列腺癌

7. 上运动神经元病变

（李小梅）

第二十四章

排 尿 困 难

复 习 纲 要

一、概念

排尿困难是指排尿时须增加腹压才能排出,病情严重时增加腹压也不能将膀胱内的尿排出体外,而形成尿潴留(urine retention)的状态。

急性尿潴留是指既往无排尿困难的病史,突然短时间内发生膀胱充盈,膀胱迅速膨胀,患者常感下腹胀痛并膨隆,尿意急迫,而不能自行排尿。

慢性尿潴留是由膀胱颈以下梗阻性病变引起的排尿困难发展而来。膀胱逼尿肌初期可增厚,后期可变薄。

二、病因及发生机制

1. 阻塞性排尿困难

(1) 膀胱颈部病变

1) 膀胱颈部阻塞:被结石、肿瘤、血块、异物阻塞。

2) 膀胱颈部受压:因子宫肌瘤、卵巢囊肿、晚期妊娠压迫。

3) 膀胱颈部器质性狭窄:炎症、先天或后天获得性狭窄等使尿液排出受阻。

(2) 后尿道疾患:因前列腺肥大、前列腺癌、前列腺急性炎症、出血、积脓、纤维化压迫后尿道;后尿道本身的炎症、水肿、结石、肿瘤、异物等。

(3) 前尿道疾患:见于前尿道狭窄、结石、肿瘤、异物或先天畸形(尿道外翻、阴茎包皮嵌顿、阴茎异常勃起)等。

2. 功能性排尿困难

(1) 神经受损:中枢神经受损,膀胱的压力感受不能上传,而致尿潴留。外周神经受损,如支配膀胱逼尿肌的腹下神经、支配内括约肌的盆神经和支配外括约肌的阴部神经,可因下腹部手术造成暂时或永久性排尿障碍。

(2) 膀胱平滑肌和括约肌病变:糖尿病时能量代谢障碍,使平滑肌收缩乏力。平滑肌松弛的药物[阿托品、山莨菪碱(654-2)、硝酸甘油]使膀胱收缩无力,而诱发尿潴留。

(3) 精神因素:排尿反射直接受意识支配。

三、临床表现

1. 膀胱颈部结石 下腹部有绞痛史,疼痛向大腿会阴方向放射,伴肉眼血尿或镜下血尿,膀胱镜可发现结石的存在。

2. 膀胱内血块 常继发于血液病(血友病、白血病、再生障碍性贫血),实验室检查可确诊。外伤引起出现肉眼血尿,膀胱镜检查可确诊。

　　3. **膀胱肿瘤**　排尿困难逐渐加重。无痛性肉眼或镜下血尿,膀胱镜下取活检可确诊。

　　4. **前列腺良性肥大和前列腺炎**　早期尿频、尿急、夜尿增多为主。以后出现进行性排尿困难、排尿踌躇、射尿无力、尿流变细、排尿间断、尿末滴沥和尿失禁。肛门指诊、前列腺液检查帮助诊断。

　　5. **后尿道损伤**　会阴区有外伤史,尿道造影检查可确诊。

　　6. **前尿道狭窄**　见于前尿道瘢痕、结石、异物等。

　　7. **脊髓损害**　截瘫患者常伴运动和感觉障碍。

　　8. **隐性脊柱裂**　发病年龄早,夜间遗尿,幼年尿床时间长,腰骶椎 X 线片可确诊。

　　9. **糖尿病神经源性膀胱**

　　10. **药物**　阿托品中毒、麻醉药物等。

　　11. **低血钾**　有大量利尿、洗胃、呕吐、禁食等病史,肾小管性酸中毒、棉酚中毒、甲状腺功能亢进、结缔组织病等亦可引起顽固性低血钾。心率快、心电图病理性 U 波出现、血生化检查表现血钾低。随着补钾排尿困难应随即消失。

四、伴随症状(表 1-24-1)

表 1-24-1　排尿困难的伴随症状

伴随症状	常见疾病
尿频、尿急、排尿踌躇、射尿无力、尿流变细、排尿间断甚至尿失禁	良性前列腺增生
下腹部绞痛、会阴方向放射痛	膀胱颈部结石
血尿	尿道损伤、膀胱颈部结石、血液病(如血友病)
运动和感觉障碍	脊髓损伤如脊柱骨折、肿瘤压迫、结核、脊髓炎
血糖尿糖升高	糖尿病性膀胱

=============== 试 题 精 选 ===============

一、名词解释

　　排尿困难

二、填空题

　　1. 排尿困难可分为_____、_____两大类。

　　2. 进行性排尿困难常伴有尿频、尿急、排尿踌躇、射尿无力、尿流变细、排尿间断甚至尿失禁见于_____。

　　3. 排尿困难伴有下腹部绞痛并向大腿会阴方向放射见于_____。

　　4. 排尿困难伴有血尿见于_____、_____、_____等。

　　5. 脊髓损伤如脊柱骨折、肿瘤压迫、结核、脊髓炎等引起排尿困难常伴有_____障碍甚至_____。

　　6. _____所致排尿困难常伴有血糖尿糖升高。

三、问答题

　　试述排尿困难的临床表现及临床特点。

参 考 答 案

一、名词解释(见复习纲要)

二、填空题

1. 阻塞性　功能性
2. 良性前列腺增生
3. 膀胱颈部结石
4. 后尿道损伤　膀胱颈部结石　血液病
5. 运动和感觉　截瘫和尿潴留
6. 糖尿病神经源性膀胱

三、问答题(见复习纲要)

（李小梅）

第二十五章

肥　胖

一、概念

肥胖(obesity)是体内脂肪积聚过多而呈现的一种状态。

肥胖按病因分为:原发性肥胖(单纯性肥胖)、继发性肥胖。

按脂肪在身体分布分为:普遍性肥胖(均匀性肥胖)、腹型肥胖(向心性肥胖、内脏型肥胖、男性型肥胖)、臀型肥胖(非向心性肥胖、女性型肥胖)。

二、肥胖的测量

1. **按身高体重计算** 标准体重粗略公式:体重(kg)=身高(cm)−105,男:体重(kg)=[身高(cm)−80]×0.7;女体重(kg)=[身高(cm)−70]×0.6;超过标准体重的10%为超重,超过标准体重的20%为肥胖。

2. **体重指数** 体重指数(BMI)=体重(kg)/身高的平方(m^2)

世界卫生组织标准:BMI 18.5~24.9为正常,BMI 25~29.9为超重,BMI≥30为肥胖。

我国标准:BMI 18.5~23.9为正常,BMI≥24~27.9为超重,BMI≥28为肥胖。

3. **其他** 测量肱三头肌皮褶厚度:男>2.5cm、女>3.0cm为肥胖。

腰围:男≥90cm、女≥85cm为肥胖。

三、病因及发生机制

1. **遗传因素** 通过增加机体对肥胖的易感性起作用,肥胖者往往有较明确的家族史。

2. **内分泌因素** 下丘脑、垂体疾病、库欣综合征、甲状腺功能减退症、性腺功能减退症、多囊卵巢综合征等。

3. **生活方式** 不良生活方式包括:饮食过量、进食行为(食物种类、进食次数、时间等)异常、运动过少、饮酒。

4. **药物因素** 长期使用糖皮质激素、氯丙嗪、胰岛素等可引起肥胖,为医源性肥胖。

5. **脂肪细胞因子** 脂肪细胞因子:脂联素、抵抗素、瘦素及肿瘤坏死因子 α 等,均参与了胰岛素抵抗、脂代谢紊乱、糖代谢异常的发生机制,同样也是肥胖的发病机制。

四、临床表现

1. **单纯性肥胖最常见** 特点:

(1) 可有家族史或营养过度史。

(2) 多为均匀性肥胖。

（3）无内分泌代谢等疾病。

2. 继发性肥胖较为少见　常继发于以下几种疾病：

（1）下丘脑性肥胖：下丘脑功能障碍（饮水、进食、体温、睡眠及智力精神异常），多为均匀性中度肥胖。

（2）间脑性肥胖：间脑损害引起自主神经-内分泌功能障碍（食欲波动、睡眠节律反常、血压易变、性功能减退、尿崩症），表现为间脑综合征，呈现均匀性肥胖。

（3）垂体性肥胖：垂体病变导致皮质醇分泌增多，产生向心性肥胖。

（4）库欣综合征：肾上腺皮质功能亢进，分泌皮质醇过多，产生向心性肥胖。

（5）甲状腺功能减退症：甲减患者常因皮下蛋白质和水的潴留而产生黏液性水肿和体重增加，脂肪沉积以颈部明显，面容呈满月形，皮肤黄白粗厚。

（6）肥胖型生殖无能（Frohlich 综合征）：它是视丘下-垂体邻近组织损害而导致食欲、脂肪代谢及性功能异常为主要表现的疾病。此病发生于少年阶段，脂肪多积聚于躯干，常有肘外翻及膝内翻畸形，生殖器官不发育。

（7）性幼稚-色素性视网膜炎-多指（趾）畸形综合征（Laurence-Moon-Biedl 综合征）：表现为肥胖、多指（趾）、色素性视网膜退行性变三联征，男性居多。

（8）双侧多囊卵巢综合征（Stein-Leventhal 综合征）：肥胖伴月经稀少、闭经，长期无排卵，多年不育。

（9）性腺性肥胖：切除性腺或放射线照射损毁性腺以后出现肥胖，脂肪分布主变在腰以下、臀部及大腿等处。

（10）痛性肥胖综合征（Dercum 综合征）：在肥胖的基础上形成多个疼痛性皮下结节，患者常停经过早或性功能减退。

（11）颅骨内板增生症（Morgagni-Stewart-Morel 综合征）：绝经后女性，表现为肥胖、头痛、颅骨板增生，常伴有精神症状，肥胖以躯干及四肢近端明显，向心性肥胖。

（12）肥胖-通气不良综合征（Pickwickian 综合征）：表现为肥胖、矮小、通气功能减低、嗜睡、发绀、杵状指等。

五、伴随症状（表 1-25-1）

表 1-25-1　肥胖的伴随症状

伴随症状	常见疾病
家族史或营养过度	单纯性肥胖
饮水、进食、睡眠及智力精神异常	下丘脑性肥胖
食欲波动、血压易变、性功能减退及尿崩症	间脑性肥胖
溢乳、闭经	垂体性肥胖
满月脸、多血质外貌的向心性肥胖	库欣综合征
颜面、下肢黏液性水肿者	甲状腺功能减退症
性功能丧失、闭经不育者	肥胖型生殖无能症、双侧多囊卵巢综合征

═══════ 试 题 精 选 ═══════

一、名词解释

肥胖（obesity）

二、填空题

　　1. 肥胖按身高体重计算,标准体重粗略公式_____,超过标准体重的_____为超重,超过标准体重的_____为肥胖。

　　2. 体重指数公式_____,世界卫生组织标准:BMI _____为正常,BMI _____为超重,BMI _____为肥胖。

　　3. 单纯性肥胖多与_____、_____等因素有关;继发性肥胖与多种_____有关,对肥胖有影响的内分泌素有_____、_____、_____、_____等。

　　4. 伴有家族史或营养过度者常为_____。

　　5. 伴有饮水、进食、睡眠及智力精神异常者可见于_____。

　　6. 伴有食欲波动、血压易变、性功能减退及尿崩症者可见于_____。

　　7. 伴有溢乳、闭经者可见于_____。

　　8. 伴有满月脸、多血质外貌的向心性肥胖患者可见于_____征。

　　9. 伴有颜面、下肢黏液性水肿者可见于_____。

　　10. 伴有性功能丧失、闭经不育者可见于_____、_____。

三、问答题

　　肥胖的临床表现及临床特点有哪些?

==================== 参 考 答 案 ====================

一、名词解释(见复习纲要)

二、填空题

　　1. 体重(kg)＝身高(cm)－105　10%　20%

　　2. 体重指数(BMI)＝体重(kg)/身高的平方(m^2)　18.5~24.9　25~29.9　≥30

　　3. 遗传　生活方式　内分泌代谢性疾病　肾上腺糖皮质激素　甲状腺素　性激素　胰岛素

　　4. 单纯性肥胖

　　5. 下丘脑性肥胖

　　6. 间脑性肥胖

　　7. 垂体性肥胖

　　8. 库欣综合征

　　9. 甲状腺功能减退症

　　10. 肥胖型生殖无能症　双侧多囊卵巢综合征

三、问答题(见复习纲要)

(李小梅)

第二十六章

消　瘦

一、概念

消瘦（emaciation）是由于各种原因造成体重低于正常低限的一种状态。体重指数（BMI）<18.5 为消瘦。

二、病因及发生机制

1. 营养物质摄入不足

（1）吞咽困难：口腔疾病如口腔炎、咽后壁脓肿、急性扁桃体炎、舌癌等；食管、贲门疾病如食管癌、贲门癌及食管损伤等；神经肌肉疾病：如延髓性麻痹、重症肌无力等。

（2）进食减少：神经精神疾病如神经性厌食、抑郁症、反应性精神病等；消化系统疾病如慢性萎缩性胃炎、胃淀粉样变、胰腺炎、胆囊炎、肝硬化及糖尿病引起的胃轻瘫等；呼吸衰竭；心功能不全；慢性肾衰竭；慢性重症感染。

2. 营养物质消化、吸收障碍

（1）胃源性：指由于胃部疾病所引起。见于重症胃炎、溃疡、胃切除术后、倾倒综合征、胃泌素瘤和皮革胃等。

（2）肠源性：见于各种肠道疾病及先天性乳糖缺乏症、蔗糖酶缺乏症、短肠综合征等。

（3）肝源性：见于重症肝炎、肝硬化、肝癌等。

（4）胰源性：见于慢性胰腺炎、胰腺癌、胰腺大部切除术后及胰瘘等。

（5）胆源性：见于慢性胆囊炎、胆囊癌、胆囊切除术后、胆道功能障碍综合征、原发性胆汁性肝硬化、原发性硬化性胆管炎、肝胆管癌等。

3. 营养物质利用障碍　糖尿病患者因胰岛素缺乏，糖不能被体内细胞利用，糖从尿中排出而引起消瘦。

4. 营养物质消耗增加

（1）内分泌代谢性疾病：见于甲状腺功能亢进症、1 型糖尿病等。

（2）慢性消耗性疾病：如重症结核病、肿瘤及某些慢性感染等。

（3）大面积烧伤：因有大量血浆从创面渗出，发生负氮平衡而致消瘦。

（4）高热：体温每升高 1℃，营养物质的代谢率提高 13%，加之患者食欲不佳，持久高热，可使体重显著下降。

5. 减肥　主动限制饮食，加大运动量，服用减肥药物抑制食欲、减少吸收、促进排泄，使体重减轻而消瘦。

6. 体质性消瘦　有家族史，无疾病征象。

三、临床表现

按系统分类可有下列几方面表现：

1. **消化系统疾病** 包括口腔、食管、胃肠及肝、胆、胰等各种疾病,一般均有食欲缺乏、恶心呕吐、腹胀、腹痛、腹泻等症状。

2. **神经系统疾病** 包括神经性厌食、延髓性麻痹和重症肌无力等,可表现为厌食、吞咽困难、恶心呕吐等。

3. **内分泌代谢疾病**

（1）甲状腺功能亢进症：可伴有畏热多汗、性情急躁、震颤多动、心悸、突眼和甲状腺肿大。

（2）肾上腺皮质功能减退症：可伴皮肤黏膜色素沉着、乏力、低血压及厌食、腹泻等。

（3）希恩综合征（Sheehan syndrome）：见于生育期妇女,因产后大出血致腺垂体缺血坏死而引起腺垂体功能减退。可有消瘦、性功能减退、闭经、厌食、恶心呕吐和毛发脱落等表现。

（4）1型糖尿病：可有多尿、多饮、多食和消瘦。

4. **慢性消耗性疾病** 结核病可伴有低热、盗汗、乏力、咯血等。肿瘤可有各种肿瘤特有的症状和体征。慢性感染可因不同的感染疾病而出现相应的症状和体征。

5. **神经精神疾病** 如抑郁症患者可有情绪低落、自卑、无自信心、思维缓慢、睡眠障碍、食欲缺乏等症状。

四、伴随症状

1. **伴有吞咽困难** 口、咽及食管疾病。
2. **伴有上腹部不适、疼痛** 慢性胃炎、溃疡病、胃癌及胆囊、胰腺等疾病。
3. **伴有下腹部不适、疼痛** 慢性肠炎、慢性痢疾、肠结核及肿瘤等。
4. **伴有上腹痛、呕血** 溃疡病、胃癌等。
5. **伴有黄疸** 肝胆胰等疾病。
6. **伴有腹泻** 慢性肠炎、慢性痢疾、肠结核、短肠综合征、倾倒综合征及乳糖酶缺乏症等。
7. **伴有便血** 炎症性肠病、肝硬化、胃癌等。
8. **伴有咯血** 肺结核、肺癌等。
9. **伴有发热** 慢性感染、肺结核及肿瘤等。
10. **伴有多尿、多饮、多食** 糖尿病。
11. **伴有畏热多汗、心悸、震颤多动** 甲状腺功能亢进症。
12. **伴有皮肤黏膜色素沉着、低血压** 肾上腺皮质功能减退症。
13. **伴有情绪低落、自卑、食欲缺乏** 抑郁症。

─────────── 试 题 精 选 ───────────

一、名词解释

1. 消瘦（emaciation）

2. 希恩综合征（Sheehan syndrome）

二、填空题

1. 体温每升高 1℃,营养物质的代谢率提高_____。

2. 伴有下腹部不适、疼痛者见于_____、_____、_____、_____等。

3. 伴有上腹痛、呕血者见于_____、_____等。

4. 伴有腹泻者见于_____、_____、_____、_____、_____、_____等。

5. 伴有便血者见于_____、_____、_____等。

6. 伴有咯血者见于_____、_____等。

7. 伴有发热者见于_____、_____等。

8. 伴有畏热多汗、心悸、震颤多动者见于_____。

9. 伴有皮肤黏膜色素沉着、低血压者见于_____。

三、问答题

1. 引起消瘦的病因包括哪些？
2. 消瘦的临床表现有哪些？

=== 参 考 答 案 ===

一、名词解释（见复习纲要）

二、填空题

1. 13%
2. 慢性肠炎　慢性痢疾　肠结核　肿瘤
3. 溃疡病　胃癌
4. 慢性肠炎　慢性痢疾　肠结核　短肠综合征　倾倒综合征　乳糖酶缺乏症
5. 炎症性肠病　肝硬化　胃癌
6. 肺结核　肺癌
7. 慢性感染　肺结核及肿瘤
8. 甲状腺功能亢进症
9. 肾上腺皮质功能减退症

三、问答题（见复习纲要）

（李小梅）

第二十七章

头 痛

复 习 纲 要

一、概念

头痛(headache)是指眉弓、耳郭上部、枕外隆突连线以上部位的疼痛。分类:原发性头痛,继发性头痛,痛性脑神经病、其他面痛和头痛。

二、病因

1. 颅脑病变

(1) 感染:脑膜炎、脑膜脑炎、脑炎、脑脓肿等。

(2) 血管病变:蛛网膜下腔出血、脑出血、脑血栓形成、脑栓塞、高血压脑病、脑供血不足、脑血管畸形等。

(3) 占位性病变:脑肿瘤、颅内转移瘤、颅内囊虫病或棘球蚴病等。

(4) 颅脑外伤:脑震荡、脑挫伤、硬膜下血肿、颅内血肿、脑外伤后遗症。

(5) 其他:腰椎穿刺后及腰椎麻醉后头痛。

2. 颅外病变

(1) 颅骨疾病:颅底凹陷症、颅骨肿瘤等。

(2) 颈部疾病:颈椎病及其他颈部疾病等。

(3) 神经痛:三叉神经、舌咽神经及枕神经痛等。

(4) 其他:眼、耳、鼻和齿疾病所致的头痛等。

3. 全身性疾病

(1) 急性感染:流感、伤寒、肺炎等发热性疾病。

(2) 心血管疾病:高血压、心力衰竭。

(3) 中毒:铅、酒精、一氧化碳、有机磷、药物(如颠茄、水杨酸类)等中毒。

(4) 其他:尿毒症、低血糖、贫血、肺性脑病、系统性红斑狼疮、中暑等。

4. 精神心理因素 抑郁、焦虑等精神障碍。

三、发病机制

1. **血管因素** 各种原因引起的颅内外血管的收缩、扩张以及血管受牵引或伸展。

2. **脑膜受刺激或牵拉**

3. **具有痛觉的脑神经(5、9、10 三对脑神经)和颈神经被刺激、挤压或牵拉**

4. **头、颈部肌肉的收缩**

5. **五官和颈椎病变引起**

6. 生化因素及内分泌紊乱

7. 神经功能紊乱

四、临床表现

1. 发病情况

（1）急性起病并有发热者,常为感染性疾病所致。

（2）急剧的头痛,持续不减,并有不同程度的意识障碍而无发热者,提示颅内血管性疾病。

（3）长期的反复发作头痛或搏动性头痛,多为血管性头痛(如偏头痛)或神经症。

（4）慢性进行性头痛并有颅内压增高的症状,应注意颅内占位性病变。

2. 头痛部位

（1）偏头痛及丛集性头痛多在一侧。

（2）颅内病变的头痛常为深在性且较弥散,颅内深部病变的头痛部位不一定与病变部位相一致,但疼痛多向病灶同侧放射。

（3）高血压引起的头痛多在额部或整个头部。

（4）全身性或颅内感染性疾病的头痛,多为全头部痛。

（5）眼源性头痛为浅在性且局限于眼眶、前额或颞部。

（6）鼻源性或牙源性也多为浅表性疼痛。

3. 头痛的程度与性质

（1）三叉神经痛、偏头痛、脑膜刺激的疼痛最为剧烈。

（2）脑肿瘤的头痛多为中度或轻度。

（3）高血压性、血管性及发热性疾病的头痛,多为搏动性。

（4）神经痛多呈电击样痛或刺痛,紧张型头痛多为重压感、紧箍感或戴帽感。

4. 头痛出现的时间与持续时间

（1）颅内占位性病变往往清晨加剧。

（2）鼻窦炎的头痛也常发生于清晨或上午。

（3）丛集性头痛常在晚间发生。

（4）女性偏头痛常与月经期有关。

（5）脑肿瘤的头痛多为持续性,可有长短不等的缓解期。

5. 加重、减轻头痛的因素

（1）咳嗽、打喷嚏、摇头、俯身可使颅内高压性头痛、血管性头痛、颅内感染性头痛及脑肿瘤性头痛加剧。

（2）低颅压性头痛可在坐位或立位时出现,卧位时减轻或缓解。

（3）颈肌急性炎症所致的头痛可因颈部运动而加剧。

（4）慢性或职业性的颈肌痉挛所致的头痛,可因活动按摩颈肌而逐渐缓解。

============ 试 题 精 选 ============

一、填空题

1. 喷射状呕吐伴有剧烈头痛是_____增高的表现。

2. 从头痛的发病情况看,急性起病并发热者常为_____引起;急剧的头痛,持续不减,并有意识障碍者而无发热者,提示_____;长期的反复发作性或搏动性头痛,多为_____或_____;慢性进行性头痛并有颅内压增高的症状,应注意_____。

3. 头痛伴视力障碍者可见于_____或_____。

4. 慢性头痛突然加剧并有意识障碍者提示可能发生_____。

5. 头痛伴癫痫发作者可见于_____、_____或_____。

6. 慢性进行性头痛出现精神症状者应注意_____。

7. 头痛伴眩晕者见于_____、_____。

8. 头痛伴脑膜刺激征者提示有_____或_____。

9. 青壮年慢性头痛,但无颅内压增高,常因焦急、情绪紧张而发生,多为_____。

10. 颅内压增高的症状主要有_____、_____、_____、_____。

二、选择题

【A 型题】

1. 突然剧烈头痛伴呕吐、脑膜刺激征阳性,不发热,见于
   A. 脑梗死　　　　　　　　B. 高血压　　　　　　　　C. 蛛网膜下腔出血
   D. 脑肿瘤　　　　　　　　E. 化脓性脑膜炎

2. 单侧面部呈电击样、短促而剧痛见于
   A. 视神经痛　　　　　　　B. 三叉神经痛　　　　　　C. 舌咽神经痛
   D. 青光眼　　　　　　　　E. 颅内占位性病变

3. 哪项**不是**偏头痛的特征
   A. 反复发作　　　　　　　B. 疼痛多在一侧　　　　　C. 晨间加重
   D. 呕吐后减轻　　　　　　E. 月经期发作频繁

4. 下列哪项是引起头痛的全身性疾病
   A. 偏头痛　　　　　　　　B. 癫痫　　　　　　　　　C. 三叉神经痛
   D. 脑供血不全　　　　　　E. 贫血

5. 头痛伴呕吐,视神经盘水肿提示
   A. 脑梗死　　　　　　　　B. 颅内占位性病变　　　　C. 颅骨骨折
   D. 偏头痛　　　　　　　　E. 上颌窦炎

6. 脑肿瘤性头痛的特点下列**不正确**的是
   A. 慢性进行性头痛　　　　　　　　B. 咳嗽、打喷嚏可使头痛加剧
   C. 往往清晨加剧　　　　　　　　　D. 多为剧烈头痛
   E. 多为持续性可有长短不等的缓解期

7. 丛集性头痛的部位多在
   A. 单侧　　　　　　　　　B. 双侧　　　　　　　　　C. 前额
   D. 枕部　　　　　　　　　E. 颞部

8. 神经性头痛的特点为
   A. 呈搏动性　　　　　　　B. 呈胀痛　　　　　　　　C. 呈闷痛
   D. 隐痛　　　　　　　　　E. 呈电击样

9. 下列哪种头痛直立位时可以缓解
   A. 神经性头痛　　　　　　B. 丛集性头痛　　　　　　C. 脑出血
   D. 颅内肿瘤　　　　　　　E. 蛛网膜下腔出血

【X 型题】

1. 关于头痛的描述,正确的是
   A. 鼻窦炎的头痛常发生于清晨或上午
   B. 丛集性头痛多为一侧,常在晚间发生

  C. 颅内病变的头痛常为深在性且头痛部位一定与病变部位相一致

  D. 铅中毒可以出现头痛

  E. 蛛网膜下腔出血或脑脊髓膜炎可有颈痛

2. 关于头痛程度和性质,以下描述**不正确**的是

  A. 脑膜刺激的疼痛多为轻度或中度

  B. 脑肿瘤的疼痛多为重度

  C. 紧张性头痛多为电击样痛或刺痛

  D. 有时神经功能性头痛颇剧烈

  E. 头痛程度与病情轻重呈平等关系

三、问答题

1. 头痛的病因及发生机制有哪些?

2. 引起头痛的颅脑病变有哪些?

参 考 答 案

一、填空题

1. 颅内压

2. 感染性疾病　颅内血管性疾病(如蛛网膜下腔出血)　血管性头痛(如偏头痛)　神经症　颅内占位性病变

3. 青光眼　脑肿瘤

4. 脑疝

5. 脑血管畸形　脑内寄生虫病　脑肿瘤

6. 颅内肿瘤

7. 小脑肿瘤　椎-基底动脉供血不足

8. 脑膜炎　蛛网膜下腔出血

9. 肌收缩性头痛(肌紧张性头痛)

10. 头痛　呕吐　缓脉　视神经盘水肿

二、选择题

【A 型题】1. C　2. B　3. C　4. E　5. B　6. D　7. A　8. E　9. B

【X 型题】1. ABDE　2. ABCE

三、问答题(见复习纲要)

(李小梅)

第二十八章

眩　晕

复习纲要

一、概念

1. 眩晕(vertigo)　是患者感到自身或周围环境物体旋转或摇动的一种主观感觉障碍,常伴有客观的平衡障碍,一般无意识障碍。临床分类:前庭系统性眩晕(真性眩晕)、非前庭系统性眩晕(一般性眩晕)。

2. 周围性眩晕(耳性眩晕)　指内耳前庭至前庭神经颅外段之间的病变所引起的眩晕。

3. 中枢性眩晕(脑性眩晕)　指前庭神经颅内段、前庭神经核及其纤维联系、小脑、大脑等的病变所引起的眩晕。

二、病因与临床表现

1. 周围性眩晕(表 1-28-1)

表 1-28-1　周围性眩晕的分类

病因	临床表现
梅尼埃病	以发作性眩晕伴耳鸣、听力减退及眼球震颤为主要特点,严重时可伴有恶心、呕吐、面色苍白和出汗,发作多短暂,很少超过 2 周。具有复发性特点
迷路炎	多由于中耳炎并发,症状同上,检查发现鼓膜穿孔,有助于诊断
内耳药物中毒	常由链霉素、庆大霉素及其同类药物中毒性损害所致。多为渐进性眩晕伴耳鸣、听力减退,常先有口周及四肢麻木等。水杨酸制剂、奎宁、某些镇静安眠药(氯丙嗪、哌替啶等)亦可引起眩晕
前庭神经元炎	多在发热和上呼吸道感染后突然出现眩晕,伴恶心、呕吐,一般无耳鸣及听力减退。持续时间较长,可达 6 周,痊愈后很少复发
位置性眩晕	患者头部处在一定位置时出现眩晕和眼球震颤,多数不伴耳鸣及听力减退。可见于迷路和中枢病变
晕动病	见于晕船、晕车等,常伴有恶心、呕吐、面色苍白、出冷汗等

2. 中枢性眩晕(表1-28-2)

表1-28-2　中枢性眩晕的分类

病因	临床表现
颅内血管性疾病	椎-基底动脉供血不足、锁骨下动脉偷漏综合征、延髓外侧综合征、脑动脉粥样硬化、高血压脑病和小脑出血
颅内占位性病变	听神经瘤、小脑肿瘤、第四脑室肿瘤、其他部位肿瘤
颅内感染性疾病	颅后凹蛛网膜炎、小脑脓肿
颅内脱髓鞘疾病及变性疾病	多发性硬化、延髓空洞症
癫痫	

3. 其他原因的眩晕(表1-28-3)

表1-28-3　其他原因眩晕的分类

病因	临床表现
心血管疾病	低血压、高血压、阵发性心动过速、房室传导阻滞等
血液病	各种原因所致贫血、出血等
中毒性	急性发热性疾病、尿毒症、严重肝病、糖尿病等
眼源性	眼肌麻痹、屈光不正
头部或颈椎损伤后	
神经症	

━━━━━━━━━━ 试 题 精 选 ━━━━━━━━━━

一、名词解释

1. 眩晕(vertigo)
2. 周围性眩晕(耳性眩晕)
3. 中枢性眩晕(脑性眩晕)
4. 梅尼埃病(Ménière disease)

二、填空题

1. 眩晕主要由_____、_____、_____及_____病变引起。
2. 椎-基底动脉供血不足可由_____、_____、_____或_____等因素引起。
3. 晕动病是由于乘坐车、船或飞机时,_____受到机械性刺激,引起_____所致。
4. 眩晕伴共济失调可见于_____、_____或_____病变。
5. 眩晕伴眼球震颤可见于_____、_____。
6. 眩晕伴耳鸣、听力下降可见于_____、_____及_____。
7. 眩晕伴恶心、呕吐可见于_____、_____。

三、选择题

【A 型题】

1. 关于眩晕,下列哪种说法**不正确**
   A. 患者感到自身或周围环境有旋转或摇动
   B. 一般无客观的平衡障碍
   C. 一般无意识障碍
   D. 可由全身性疾病引起
   E. 可伴有耳鸣症状

2. 以下**不属于**周围性眩晕的是
   A. Ménière 病　　　　　B. 迷路炎　　　　　　　C. 前庭神经元炎
   D. 链霉素中毒　　　　　E. 延髓空洞症

3. 关于前庭神经元炎,下列哪种说法**不正确**
   A. 易复发　　　　　　　　　　　B. 多发生在发热或上呼吸道感染后
   C. 持续时间较长　　　　　　　　D. 发生突然,伴有恶心、呕吐
   E. 一般无耳鸣及听力减退

4. 下列哪种疾病常伴有耳鸣、听力减退、眼球震颤:
   A. Ménière 病　　　　　B. 高血压　　　　　　　C. 前庭神经元炎
   D. 屈光不正　　　　　　E. 延髓空洞症

5. 关于心血管疾病,如高血压、低血压等所致眩晕的特点,**不正确**的是
   A. 一般无真正旋转感　　B. 多伴有听力减退　　　C. 少有耳鸣
   D. 无眼球震颤　　　　　E. 有原发病的表现

【X 型题】

1. 链霉素中毒的眩晕特点包括
   A. 多在发热后突然出现眩晕　　　　B. 发作多短暂,很少超过两周
   C. 常有口周及四肢发麻　　　　　　D. 伴耳鸣和听力减退
   E. 都伴有眼球震颤

2. 位置性眩晕的特点**不包括**
   A. 多数伴有耳鸣及听力下降　　　　B. 常先有口周发麻
   C. 多在发热后出现眩晕　　　　　　D. 可见于迷路和中枢病变
   E. 眩晕出现时头部无特定位置

四、问答题

1. 周围性眩晕可见于哪些疾病?各有何特点?
2. 中枢性眩晕可见于哪些疾病?

参 考 答 案

一、名词解释(见复习纲要)

二、填空题

1. 迷路　前庭神经　脑干　小脑
2. 动脉管腔狭窄　内膜炎症　椎动脉受压　动脉舒缩功能障碍

3. 内耳迷路 前庭功能紊乱

4. 小脑 颅后凹 脑干

5. 脑干病变 梅尼埃病

6. 前庭器官疾病 第八脑神经病 肿瘤

7. 梅尼埃病 晕动病

三、选择题

【A 型题】1. B 2. E 3. A 4. A 5. B

【X 型题】1. CD 2. ABCE

四、问答题(见复习纲要)

(李小梅)

第二十九章

晕　厥

复习纲要

一、概念

晕厥(syncope)是由于一时性广泛性脑供血不足所致短暂的意识丧失状态,患者因肌张力消失不能保持正常姿势而倒地。一般为突然发作,迅速恢复,很少有后遗症。

二、病因、发病机制和临床表现

1. 血管舒缩障碍

(1) 单纯性晕厥(血管抑制性晕厥)70%:各种刺激通过迷走神经反射,引起短暂的血管床扩张,回心血量减少、心输出量减少、血压下降导致脑供血不足所致。

1) 多见于青年体弱女性,发作常有明显诱因(如疼痛、情绪紧张等),在天气闷热、空气污浊、疲劳、空腹、失眠及妊娠等情况下更易发生。

2) 晕厥前期有头晕、眩晕、恶心、面色苍白、肢体发软、坐立不安和焦虑等,持续数分钟继而突然意识丧失,伴有血压下降、脉搏微弱、持续数秒、数分后可自然苏醒,无后遗症。

(2) 直立性低血压(体位性低血压):由于下肢静脉张力低,血液蓄积于下肢(体位性)、周围血管扩张淤血(服用亚硝酸盐药物)或血液循环反射调节障碍等因素,使回心血量减少、心输出量减少、血压下降致脑供血不足所致。体位骤变,如卧位或蹲位突然站起时发生晕厥。见于:

1) 某些长期站立于固定位置及长期卧床者;

2) 服用某些药物,如氯丙嗪、特拉唑嗪、亚硝酸盐类或交感神经切除术后;

3) 某些全身性疾病,如脊髓空洞症、多发性神经根炎、脑动脉粥样硬化、急性传染病恢复期、慢性营养不良等。

(3) 颈动脉窦综合征:颈动脉窦附近病变(如局部动脉硬化、动脉炎、周围淋巴结炎或淋巴结肿大、肿瘤及瘢痕)压迫或刺激颈动脉窦,致迷走神经兴奋、心率减慢、心输出量减少、血压下降致脑供血不足。发作性晕厥或伴有抽搐。

诱因:用手压迫颈动脉窦、突然转头、衣领过紧等。

(4) 排尿性晕厥:包括自身自主神经不稳定;体位骤变(夜间起床);排尿时屏气动作或通过迷走神经反射致心输出量减少、血压下降、脑缺血。

(5) 咳嗽性晕厥:剧咳时胸腔内压力增加,静脉血回流受阻,心输出量降低、血压下降、脑缺血所致;亦有认为剧烈咳嗽时脑脊液压力迅速升高,对大脑产生震荡作用所致。见于慢性肺部疾病患者,剧烈咳嗽后发生。

（6）疼痛性晕厥：血管舒缩障碍或迷走神经兴奋，引致发作晕厥。舌咽神经痛、剧烈疼痛、锁骨下动脉窃血综合征、下腔静脉综合征。

2. 心源性晕厥　由于心脏病心排血量突然减少或心脏停搏，导致脑组织缺氧而发生。如阵发性心动过速、阵发性心房颤动、病态窦房结综合征、Q-T 间期延长综合征、高度房室传导阻滞，最严重的为阿-斯（Adams-Stokes）综合征。

3. 脑源性晕厥　由于脑部血管或主要供应脑部血液的血管发生障碍，导致一时性广泛性脑供血不足所致。由于损害的血管不同而表现多样化，如偏瘫、肢体麻木、语言障碍等。脑动脉硬化、短暂性脑缺血发作、偏头痛、颈椎病、无脉症、慢性铅中毒性脑病。

4. 血液成分异常（表 1-29-1）

表 1-29-1　血液成分异常的分类

病因	发病机制	临床表现
低血糖综合征	血糖低而影响大脑的能量供应	头晕、乏力、饥饿感、恶心、出汗、震颤、神志恍惚、晕厥甚至昏迷
通气过度综合征	情绪紧张或癔症发作时，呼吸急促、换气过度，二氧化碳排出增加，导致呼吸性碱中毒、脑部毛细血管收缩、脑缺氧	头晕、乏力、颜面四肢针刺感，并因伴有血钙降低而发生手足搐搦
重症贫血	血氧低下	用力时发生晕厥
高原晕厥	短暂缺氧	

===== 试 题 精 选 =====

一、名词解释

1. 晕厥（syncope）
2. 颈动脉窦综合征
3. 通气过度综合征

二、填空题

1. 晕厥的病因大致分四类：_____、_____、_____、_____。
2. 血液成分异常引起的晕厥常见于_____、_____、_____、_____等。
3. 心源性晕厥见于_____、_____及_____等。
4. 血管舒缩障碍性晕厥见于_____、_____、_____、_____及_____等。
5. 晕厥伴有呼吸深而快、手足麻木、抽搐者可见_____、_____等。
6. 晕厥伴有明显的自主神经功能障碍，多见于_____或_____。
7. 晕厥伴有面色苍白、发绀、呼吸困难，见于_____。
8. 晕厥伴有心率和心律明显改变，见于_____。
9. 晕厥伴有抽搐者，多见于_____、_____。
10. 颈动脉窦综合征的常见诱因有_____、_____、_____等。

三、选择题

【A型题】

1. 关于晕厥,下列哪种说法**不正确**
   A. 晕厥也叫昏厥
   B. 由一时性广泛性脑供血不足引起
   C. 恢复缓慢
   D. 一般为突然发作
   E. 少有后遗症

2. 下列哪种疾病能导致晕厥
   A. 脑动脉硬化
   B. 偏头痛
   C. 重症贫血
   D. 低血糖
   E. 以上皆可

3. 关于 Adams-Stokes 综合征哪项**不正确**
   A. 属于心源性晕厥
   B. 发作时心脏输出量减少或心脏停搏
   C. 可出现抽搐
   D. 可以有大小便失禁
   E. 多出现低血糖

4. 出现低血糖时,多出现下列症状或体征,**除外**
   A. 饥饿感
   B. 恶心呕吐
   C. 出汗
   D. 血压升高
   E. 晕厥

5. 青年女性,情绪激动后突发晕厥伴面苍白、呼吸急促、手足搐搦,首先考虑下列哪种疾病
   A. 低血糖
   B. 通气过度综合征
   C. 重症贫血
   D. 急性左心衰
   E. 脑出血

6. 青年女性,偶尔于疼痛、恐惧时出现头晕、恶心、面色苍白等,几分钟后突然意识丧失,常伴血压下降,持续 1min 左右可自然复苏,最可能诊断为
   A. 颈动脉窦综合征
   B. 心源性晕厥
   C. 血管抑制性晕厥
   D. 通气过度综合征
   E. 脑源性晕厥

【X型题】

1. 关于颈动脉窦综合征的特点,下列说法中正确的是
   A. 心率明显减慢
   B. 血压下降
   C. 在体位骤变时发生晕厥
   D. 可伴有抽搐
   E. 晕厥于咳嗽时发生

2. 下列属于血管舒缩障碍性晕厥
   A. 直立性低血压
   B. 排尿性晕厥
   C. 颈动脉窦综合征
   D. 高血压病
   E. 单纯性晕厥

四、问答题

简述单纯性晕厥的表现及发生机制。

======== 参 考 答 案 ========

一、名词解释(见复习纲要)

二、填空题

1. 血管舒缩障碍　心源性晕厥　脑源性晕厥　血液成分异常

2. 低血糖　通气过度综合征　重症贫血　高原晕厥

3. 严重心律失常　心脏排血受阻　心肌缺血性疾病

4. 单纯性晕厥　直立性低血压　颈动脉窦综合征　排尿性晕厥　咳嗽性晕厥　疼痛性晕厥

5. 通气过度综合征　癔症

6. 血管抑制性晕厥　低血糖性晕厥

7. 急性左心衰竭

8. 心源性晕厥

9. 中枢神经系统疾病　心源性晕厥

10. 用手压迫颈动脉窦　突然转头　衣领过紧

三、选择题

【A 型题】1. C　2. E　3. E　4. D　5. B　6. C

【X 型题】1. ABD　2. ABCE

四、问答题（见复习纲要）

(李小梅)

第三十章

抽搐与惊厥

复 习 纲 要

一、概念

1. **抽搐(tic)** 指全身或局部成群骨骼肌非自主的抽动或强烈收缩,常可引起关节运动和强直。

2. **惊厥(convulsion)** 当肌群收缩表现为强直性或阵挛性时,称为惊厥。其抽搐一般为全身性、对称性、伴有或不伴有意识丧失。

二、病因

1. **脑部疾病**

(1) 感染:脑炎、脑膜炎、脑脓肿、脑结核球、脑灰质炎等。

(2) 外伤:产伤、颅脑外伤等。

(3) 肿瘤:原发性肿瘤、脑转移瘤。

(4) 血管疾病:脑出血、蛛网膜下腔出血、高血压脑病、脑栓塞、脑血栓形成、脑缺氧等。

(5) 寄生虫病:脑型疟疾、脑血吸虫病、脑棘球蚴病、脑囊虫病等。

(6) 其他:先天性脑发育障碍。原因未明的大脑变性,如结节性硬化、播散性硬化、核黄疸等。

2. **全身性疾病**

(1) 感染:急性胃肠炎、中毒型菌痢、链球菌败血症、中耳炎、百日咳、狂犬病、破伤风等。小儿高热惊厥主要由急性感染所致。

(2) 中毒:内源性(如尿毒症、肝性脑病);外源性(如酒精、苯、铅、砷、汞、氯喹、阿托品、樟脑、白果、有机磷等中毒)。

(3) 心血管疾病:高血压脑病或 Adams-Stokes 综合征等。

(4) 代谢障碍:低血糖、低钙及低镁血症、急性间歇性血卟啉病、子痫等。其中低血钙可表现为典型的手足搐搦症。

(5) 风湿病:系统性红斑狼疮、脑血管炎等。

(6) 其他:突然撤停安眠药、抗癫痫药,还可见于热射病、溺水、窒息、触电等。

3. **神经症** 癔症性抽搐和惊厥。

三、发病机制

认为可能是由于运动神经元的异常放电所致。

四、临床表现

1. **全身性抽搐**　以全身骨骼肌痉挛为主要表现,典型者为癫痫大发作(惊厥),表现为患者突然意识模糊或丧失,全身强直、呼吸暂停,继而四肢发生阵挛性抽搐,呼吸不规则,尿便失控,发绀,发作约半分钟自行停止,也可反复发作或呈持续状态。发作时可有瞳孔散大,对光反射消失或迟钝,病理反射阳性等。发作停止后不久意识恢复。由破伤风引起者为持续性强直痉挛,伴肌肉剧烈的疼痛。

2. **局限性抽搐**　以身体某一局部连续性肌肉收缩为主要表现,大多见于口角、眼睑、手足等。而手足搐搦症则表现间歇性双侧强直性肌痉挛,以上肢手部最典型,称"助产士手"表现。

=========== 试 题 精 选 ===========

一、名词解释

1. 抽搐(tic)
2. 惊厥(convulsion)
3. 手足搐搦症

二、填空题

1. 抽搐伴有高血压可见于_____、_____、_____、_____等。
2. 惊厥发作前剧烈头痛,可见于_____、_____、_____、_____、_____等。
3. 惊厥伴意识障碍见于_____、_____。
4. 抽搐伴脑膜刺激征可见于_____、_____、_____、_____等。

三、选择题

【A 型题】

1. 心悸伴晕厥或抽搐可见于
   A. 病态窦房结综合征　　　B. 心肌炎　　　　　　　C. 心包炎
   D. 克山病　　　　　　　　E. 风湿热
2. 下列哪项病变**不发生**惊厥
   A. 脑膜炎　　　　　　　　B. 脑栓塞　　　　　　　C. 肝性脑病
   D. 癫痫小发作　　　　　　E. 癔症
3. 癫痫大发作典型的表现**不包括**
   A. 意识丧失　　　　　　　B. 瞳孔缩小　　　　　　C. 尿失禁
   D. 呼吸暂停　　　　　　　E. 全身肌肉强直性痉挛
4. 关于抽搐,哪种说法**不正确**
   A. 属于不随意运动　　　　　　　　　B. 可有意识丧失
   C. 常导致关节运动和强直　　　　　　D. 都有全身成群的骨骼肌非自主的抽动
   E. 与癫痫有相同之处
5. 手足搐搦症多由哪种因素导致的
   A. 低血钾　　　　　　　　B. 高血钾　　　　　　　C. 低血钙
   D. 高血钙　　　　　　　　E. 以上均不是
6. 新生儿生后 7 天出现喂养困难,继而出现阵发性全身肌肉强直性痉挛,苦笑面容,最可能的是

A. 低血糖症 　　　　　　B. 癫痫大发作 　　　　　　C. 低钙血症

D. 破伤风 　　　　　　　E. 新生儿颅内出血

7. 手足搐搦症哪个部位最明显

A. 头部 　　　　　　　　B. 颈部 　　　　　　　　　C. 上肢

D. 下肢 　　　　　　　　E. 不确定

8. 男,青年,1年来有时意识突然丧失,全身强直,呼吸暂停,瞳孔散大,咬舌,四肢痉挛性抽搐,大小便失禁,发作约半分钟可自行停止或呈持续状态,最可能的诊断

A. 癫痫大发作 　　　　　B. 癔症性抽搐 　　　　　　C. 低钙血症

D. 癫痫小发作 　　　　　E. 高血压脑病

【X 型题】

1. 关于惊厥,下列说法正确的是

A. 惊厥与癫痫大发作的概念相同

B. 惊厥时意识可以正常

C. 惊厥一般表现为全身性、对称性

D. 惊厥伴有瞳孔扩大、舌咬伤多见于癫痫大发作和癔症性惊厥

E. 惊厥属于随意运动

2. 关于全身性抽搐,下列说法准确的是

A. 以全身骨骼肌痉挛为主要表现 　　　　B. 典型者为癫痫大发作

C. 发作时意识模糊或丧失 　　　　　　　D. 瞳孔缩小

E. 可反复发作

四、问答题

1. 惊厥的典型临床表现是什么?

2. 简述可导致抽搐或惊厥的常见全身性疾病。

―――――――――――――― 参 考 答 案 ――――――――――――――

一、名词解释（见复习纲要）

二、填空题

1. 高血压病　肾炎　子痫　铅中毒

2. 高血压　急性感染　蛛网膜下腔出血　颅脑外伤　颅内占位性病变

3. 癫痫大发作　重症颅脑疾病

4. 脑膜炎　脑膜脑炎　假性脑膜炎　蛛网膜下腔出血

三、选择题

【A 型题】1. A　2. D　3. B　4. D　5. C　6. D　7. C　8. A

【X 型题】1. ABCD　2. ABCE

四、问答题（见复习纲要）

（李小梅）

第三十一章

意 识 障 碍

复习纲要

一、概念

意识障碍(disturbance of consciousness)指人对周围环境及自身状态的识别和觉察能力出现障碍。多由于高级神经中枢功能活动(意识、感觉和运动)受损所引起,可表现为嗜睡、意识模糊、昏睡和谵妄,严重的意识障碍为昏迷。

二、病因(表 1-31-1)

表 1-31-1　意识障碍病因的分类

病因	常见疾病
颅脑非感染性疾病	脑血管疾病:脑缺血、脑出血、蛛网膜下腔出血、脑栓塞、脑血栓形成、高血压脑病等;颅脑占位性疾病:脑肿瘤、脑脓肿;颅脑损伤:脑震荡、脑挫裂伤、外伤性颅内血肿、颅骨骨折等;癫痫
重症急性感染	败血症、肺炎、中毒性菌痢、伤寒、斑疹伤寒、恙虫病和颅脑感染(脑炎、脑膜脑炎、脑型疟疾)等
内分泌与代谢障碍	甲状腺危象、甲状腺功能减退症、尿毒症、肝性脑病、肺性脑病、糖尿病、低血糖、妊娠中毒症等
心血管疾病	重度休克、心律失常引起的 Adams-Stokes 综合征等
水、电解质平衡紊乱	低钠血症、低氯性碱中毒、高氯性酸中毒等
外源性中毒	安眠药、有机磷、氰化物、一氧化碳、酒精、吗啡、毒蛇咬伤等
物理性、缺氧性损伤	高温中暑、日射病、触电等

三、发生机制

1. 意识有两个组成部分

(1) 意识内容即大脑皮质功能活动,包括记忆、思维、定向力和情感,还有通过视、听、语言和复杂运动等与外界保持紧密联系的能力。

(2) 意识的"开关"系统包括经典的感觉传导径路(特异性上行投射系统)及脑干网状结构(非特异性上行投射系统)。

2. 意识状态的正常取决于大脑半球功能的完整性　意识"开关"系统激活大脑皮质使之维持一定水平的兴奋性,使人处于觉醒状态。

3. 凡能引起大脑半球和"开关"系统不同部位与不同程度的损害　均可发生不同程度的

意识障碍。

四、临床表现

1. **嗜睡**(somnolence) 最轻的意识障碍;是一种病理性倦睡,患者陷入持续的睡眠状态,可被(语言)唤醒,并能正确回答问题和做出各种反应;当刺激去除后很快又再次入睡。

2. **意识模糊**(confusion) 意识水平轻度下降,较嗜睡为深的一种意识障碍。患者保持简单的精神活动,但对时间、地点、人物的定向能力发生障碍。

3. **昏睡**(stupor) 接近于不省人事的意识状态。患者处于熟睡状态,不易唤醒。虽在强烈刺激下(如压迫眶上神经,摇动患者身体等)可被唤醒,但很快又入睡。醒时答话含糊或答非所问。

4. **谵妄**(delirium) 是一种以兴奋性增高为主的高级神经中枢急性活动失调状态。临床表现:意识模糊、定向力丧失、感觉错乱(幻觉、错觉)、躁动不安、言语杂乱。病因:急性感染的发热期,某些药物中毒(阿托品、酒精),肝性脑病、肺性脑病和中枢神经系统疾病等。可康复或转为昏迷。

5. **昏迷**(coma) 是严重的意识障碍,表现为意识持续中断或完全丧失,按其程度分为以下三阶段。(表1-31-2)

表1-31-2 昏迷的分类

程度	判断标准
轻度昏迷	意识大部分丧失,无自主运动,对声、光刺激无反应;对疼痛刺激尚可出现痛苦的表情或肢体退缩等防御反应。角膜反射、瞳孔对光反射、眼球运动、吞咽反射等可存在
中度昏迷	对周围事物及各种刺激均无反应;对于剧烈刺激可出现防御反射;角膜反射减弱、瞳孔对光反射迟钝、眼球无运动
重度昏迷	全身肌肉松弛,对各种刺激全无反应;深、浅反射均消失

五、昏迷的伴随症状(表1-31-3)

表1-31-3 昏迷的伴随症状

伴随症状	常见疾病
先发热后意识障碍	重症感染性疾病
先意识障碍后发热	脑出血、蛛网膜下腔出血、巴比妥类药物中毒等
呼吸缓慢、瞳孔缩小	吗啡、巴比妥类、有机磷农药等中毒,银环蛇咬伤等
瞳孔散大	颠茄类、酒精等中毒及癫痫、低血糖状态等
心动过缓	颅内高压症、房室传导阻滞及吗啡类、毒蕈等中毒
高血压	高血压脑病、脑血管意外、肾炎尿毒症等
低血压	各种原因引起的休克
皮肤黏膜改变	出血点、瘀斑和紫癜见于严重感染和出血性疾病,口唇呈樱桃红提示一氧化碳中毒
脑膜刺激症	脑膜炎、蛛网膜下腔出血等
偏瘫	脑出血,脑梗死或颅内占位性病变等

═══════════════ 试 题 精 选 ═══════════════

一、名词解释

1. 意识障碍(disturbance of consciousness)

2. 嗜睡（somnolence）

3. 意识模糊（confusion）

4. 昏睡（stupor）

5. 昏迷（coma）

6. 谵妄（delirium）

二、填空题

1. 意识障碍的病因主要有以下几大类：＿＿＿＿＿、＿＿＿＿＿、＿＿＿＿＿、＿＿＿＿＿、＿＿＿＿＿、＿＿＿＿＿、＿＿＿＿＿。

2. 脑膜刺激征常见于＿＿＿＿＿及＿＿＿＿＿。

3. 意识障碍伴瞳孔散大可见于＿＿＿＿＿、＿＿＿＿＿、＿＿＿＿＿、＿＿＿＿＿。

4. 意识障碍伴瞳孔缩小可见于＿＿＿＿＿、＿＿＿＿＿、＿＿＿＿＿。

5. 意识障碍伴心动过缓可见于＿＿＿＿＿、＿＿＿＿＿、＿＿＿＿＿。

6. 意识障碍伴高血压可见于＿＿＿＿＿、＿＿＿＿＿、＿＿＿＿＿等。

7. 意识障碍根据程度不同可表现为＿＿＿＿＿、＿＿＿＿＿、＿＿＿＿＿、＿＿＿＿＿。

8. 意识障碍可有不同程度的表现，其中最轻的意识障碍为＿＿＿＿＿，处于昏迷前期的意识障碍为＿＿＿＿＿，可出现精神症状的意识障碍为＿＿＿＿＿。

三、选择题

【A1 型题】

1. 先昏迷后发热多见于
   A. 流行性乙型脑炎　　　　B. 斑疹伤寒　　　　　C. 中暑
   D. 中毒性痢疾　　　　　　E. 脑出血

2. 意识障碍，对各种强刺激无反应且一侧瞳孔散大可能为
   A. 有机磷中毒　　　　　　B. 吗啡中毒　　　　　C. 休克
   D. 癫痫　　　　　　　　　E. 脑疝

3. 患者需用很强的刺激方能唤醒，但不能正确回答问题，各种生理反射存在，为
   A. 深昏迷　　　　　　　　B. 浅昏迷　　　　　　C. 意识模糊
   D. 昏睡　　　　　　　　　E. 嗜睡

4. 除下列哪一项意识障碍外，均为兴奋性降低的表现
   A. 嗜睡　　　　　　　　　B. 意识模糊　　　　　C. 昏迷
   D. 昏睡　　　　　　　　　E. 谵妄

5. 鉴别中度昏迷与深度昏迷最有价值的是
   A. 不能唤醒　　　　　　　B. 无自主运动　　　　C. 深、浅反射均消失
   D. 大、小便失禁　　　　　E. 呼吸缓慢

6. 男，中年，突然出现剧烈头痛、呕吐，随后出现意识障碍，表现为意识大部分丧失，无自主运动，对声、光刺激无反应，对疼痛刺激尚可出现痛苦的表情，角膜反射、眼球运动存在。该患者意识障碍程度为
   A. 嗜睡　　　　　　　　　B. 意识模糊　　　　　C. 轻度昏迷
   D. 中度昏迷　　　　　　　E. 深度昏迷

【B1 型题】

（1~5 题共用备选答案）
   A. 意识障碍伴心动过缓　　　　　　　B. 意识障碍伴呼吸缓慢

  C. 意识障碍伴高血压　　　　　　　D. 先有意识障碍后发热

  E. 先发热后有意识障碍

1. 有机磷中毒

2. 重度感染

3. 蛛网膜下腔出血

4. 房室传导阻滞

5. 高血压脑病

【X 型题】

1. 对下列意识障碍的描述,正确的是

  A. 嗜睡是最轻的意识障碍　　　　　　B. 昏睡需用强刺激才能唤醒

  C. 轻度昏迷时可存在眼球运动　　　　D. 中度昏迷眼球无转动

  E. 谵妄不是意识障碍的表现

2. 轻度昏迷时,下列描述哪项正确

  A. 意识丧失　　　　　B. 无自主运动　　　　　C. 对声、光刺激无反应

  D. 可有防御反应　　　E. 角膜反射可存在

四、问答题

1. 常见的意识障碍有哪些? 昏迷各阶段的主要表现是什么?

2. 可引起意识障碍的颅脑非感染性疾病常见的有哪些?

参 考 答 案

一、名词解释(见复习纲要)

二、填空题

  1. 重症急性感染　颅脑非感染性疾病　内分泌与代谢障碍　心血管疾病　水、电解质平衡紊乱　外源性中毒　物理性及缺氧性损害

  2. 脑膜炎　蛛网膜下腔出血

  3. 颠茄类中毒　酒精中毒　氰化物中毒　癫痫　低血糖状态

  4. 吗啡类中毒　巴比妥类中毒　有机磷杀虫药中毒

  5. 颅内高压症　房室传导阻滞　吗啡类中毒　毒蕈中毒

  6. 高血压脑病　脑血管意外　肾炎尿毒症

  7. 嗜睡　意识模糊　昏睡　昏迷

  8. 嗜睡　昏睡　谵妄

三、选择题

【A1 型题】1. E　2. E　3. D　4. E　5. C　6. C

【B1 型题】1. B　2. E　3. D　4. A　5. C

【X 型题】1. ABCD　2. ABCDE

四、问答题(见复习纲要)

(李小梅)

第三十二章

情 感 症 状

复 习 纲 要

一、抑郁的概念

抑郁(depression)是以显著而持久的情绪低落为主要特征的综合征,其核心症状包括情绪低落、兴趣缺乏、快感缺失,可伴有躯体症状、自杀观念或行为等。抑郁可见于多种精神疾病,如心境障碍的抑郁发作、环性心境障碍、恶劣心境等,也可继发于躯体疾病、脑器质性疾病、使用某些药物或精神活性物质,以及某些社会心理因素如失恋、亲人离世等。

二、病因及发生机制

生物因素、心理因素

三、抑郁的临床表现

1. **情绪低落** 患者感到一种深切的悲伤,痛苦难熬,愁眉苦脸,唉声叹气,自称"高兴不起来""活着没意思"等,有度日如年、生不如死之感。

2. **兴趣缺乏** 患者对以前喜欢的活动兴趣明显减退甚至丧失。

3. **快感缺失** 体会不到生活的快乐,不能从平日的活动中获得乐趣。

4. **思维迟缓** 表现为思维联想速度缓慢,反应迟钝,思路闭塞,思考问题困难。

5. **运动性迟滞或激越**

(1) 运动性迟滞,即活动减少,动作缓慢,无精打采,严重者呈木僵或亚木僵状态。

(2) 木僵状态时动作行为和言语活动抑制,不言、不动、不食、面部表情固定,大小便潴留、对刺激缺乏反应。

(3) 亚木僵状态的表现类似木僵状态,但程度稍轻,可以进食,能解大小便。表现为木僵的患者,其意识是清楚的。激越者表现为烦躁不安、紧张、难以控制自己甚至出现攻击行为。

6. **自责自罪** 患者对自己以前的轻微过失或错误感到自责。

7. **自杀观念或行为**

8. **躯体症状** 包括睡眠障碍、食欲缺乏、体重下降、性欲减退、便秘、躯体疼痛、疲惫乏力、自主神经功能失调症状等。

9. **其他** 部分患者在抑郁一段时间后出现幻觉、妄想等精神病性症状。

四、焦虑的临床表现

1. **精神方面** 焦虑的核心特点是过度担心。

2. **行为方面** 表现为肌肉紧张、运动不安、措手顿足、不能静坐、来回走动。

3. 自主神经功能紊乱　表现为心悸、胸闷气短、皮肤潮红或苍白、口干、便秘或腹泻、出汗、尿意频繁等。

========================= 试 题 精 选 =========================

一、名词解释

抑郁(depression)

二、填空题

与焦虑有关的中枢神经递质包括_____、_____、_____等。

三、问答题

试述抑郁与焦虑的临床表现。

========================= 参 考 答 案 =========================

一、名词解释(见复习纲要)

二、填空题

去甲肾上腺素(NE)　5-羟色胺(5-HT)　γ-氨基丁酸(GABA)

三、问答题(见复习纲要)

(李小梅)

第二篇

问　诊

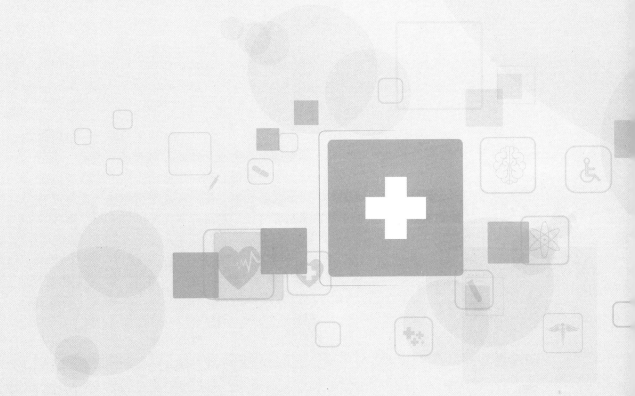

第一章

问诊的重要性与医德要求

第一节　问诊的重要性

问诊（inquiry）是医师通过对患者或相关人员的系统询问获取病史资料，经过充分综合分析而作出临床判断的一种诊法。问诊是病史采集（history taking）的主要手段。

问诊所获得的资料对诊断具有极其重要的意义，忽视问诊往往造成漏诊或误诊。问诊是医患沟通、建立良好医患关系的最重要时机，还可以进行宣教、促进治疗。

根据问诊时的临床情景和目的的不同，分为：

全面系统的问诊：对住院患者所要求的全面系统的问诊。

重点问诊：应用于急诊和门诊。

第二节　问诊的医德要求

在问诊中应遵循的医德要求：严肃认真、保护患者隐私、对患者一视同仁、对同道不随意评价、疾病宣教和健康指导。

第二章

问诊的内容

问诊的内容包括：

1. **一般项目**（general data） 姓名、性别、年龄、婚姻、民族、出生地、籍贯、现住址、入院日期、记录日期、工作单位、职业、病史陈述者及可靠程度。

2. **主诉**（chief complaint） 患者感受最主要的痛苦或最明显的症状或/和体征，也是本次就诊最主要的原因及其持续时间。

3. **现病史**（history of present illness） 是病史中的主体部分，它记述患者患病后的全过程，即发生、发展、演变和诊治经过。

内容包括：①起病情况与患病时间；②主要症状的特点：包括主要症状出现的部位、性质、持续时间和程度，缓解或加重的因素；③病因与诱因；④病情的发展与演变；⑤伴随症状；⑥诊治经过；⑦病程中的一般情况。

4. **既往史**（history of past illness） 包括患者既往的健康状况和过去曾经患过的疾病（包括传染病）、外伤手术、预防注射、过敏，特别是与目前所患疾病有过密切关系的情况。

5. **系统回顾**（review of systems） 目的：作为最后一遍搜集病史资料，避免问诊过程中患者或医生所忽略或遗漏的内容。

内容：

（1）呼吸系统：咳嗽、咳痰、咯血、呼吸困难、胸痛等。

（2）循环系统：心悸、心前区疼痛、呼吸困难、水肿、头晕等。

（3）消化系统：腹痛、腹泻、食欲改变、嗳气、反酸、腹胀、呕吐、呕血、腹痛等。

（4）泌尿系统：尿频、尿急、尿痛、排尿困难、尿量改变、尿的颜色改变、尿失禁、水肿、腹痛等。

（5）造血系统：皮肤黏膜苍白、黄染、出血点、瘀斑、乏力、头晕、眼花等。

（6）内分泌系统及代谢：怕热、多汗、乏力等。

（7）神经精神系统：头痛、失眠、意识障碍、情绪状态、智能改变等。

（8）肌肉骨骼系统：肢体肌肉麻木、疼痛、痉挛萎缩、关节肿痛等。

6. **个人史**（personal history） 主要包括以下几个方面：①社会经历；②职业及工作条件；③习惯与嗜好；④冶游史。

7. **婚姻史**（marital history） 未婚或已婚，结婚年龄，配偶健康状况、性生活情况、夫妻关系等。

8. **月经史**（menstrual history）**与生育史**（childbearing history） 月经初潮的年龄、月经周期和经期天数，经血的量和颜色，经期症状，有无痛经与白带，末次月经日期，闭经日期，绝经年龄。

记录格式如下：$13\dfrac{3\sim5\ \text{天}}{28\sim30\ \text{天}}2019$ 年 6 月 8 日（或 51 岁）。

妊娠与生育次数，人工或自然流产的次数，有无死产、手术产、围产期感染及计划生育状况等。对男性患者也应询问是否患过影响生育的疾病。

9. **家族史**（family history） 询问双亲与兄弟、姐妹以及子女的健康与疾病状况，特别应询问是否有与患者同样的疾病，有无与遗传有关的疾病。

第三章

问诊的方法与技巧

第一节　问诊的基本方法与技巧

1. 应主动创造一种宽松和谐的环境以解除患者的不安心情。注意保护患者的隐私。

2. 尽可能让患者充分地陈述和强调他认为重要的情况和感受。

3. 追溯首发症状开始的确切时间,直至目前的演变过程。

4. 在问诊的两个项目之间使用过渡语言。

5. 根据不同的情况采用不同类型的提问。

6. 在提问时要注意系统性和目的性。

7. 每一部分结束时进行归纳小结,以唤起医生自己的记忆和理顺思路、让患者知道医生如何理解他的病史、提供机会核实患者所述病情。

8. 避免医学术语。

9. 必要时引证核实患者提供的信息。

10. 礼仪和友善的举止,有助于获得患者的信任,使患者讲出原想隐瞒的敏感事情。

11. 恰当地运用一些评价、赞扬与鼓励语言。

12. 关心并提供来自家庭、工作单位及社会的经济和精神支持。

13. 应明白患者的期望、了解患者就诊的确切目的和要求。

14. 巧妙而仔细地用各种方法检查患者的理解程度。

15. 对患者问到的一些问题不清楚或不懂时,不能随便应付、解释。

16. 问诊结束时表示谢意,说明下一步的要求、方案、下次就诊时间或随访计划。

第二节　重点问诊的方法

1. 重点的病史采集:是指针对就诊的最主要或"单个"问题(现病史)来问诊,并收集除现病史外的其他病史部分中与该问题密切相关的资料。

2. 需要做这种重点病史采集的临床情况:主要是急诊和门诊。

3. 仍必须获得主要的以下资料:全面的时间演变和发生发展情况;即发生、发展、性质、强度、频度、加重和缓解因素及相关症状等。

4. 阴性症状是指缺少能提示该器官系统受累的症状和其他病史资料。

5. 系统回顾所收集的资料会对先提出的诊断假设进行支持或修改。

6. 药物(包括处方和非处方)和过敏史对每个患者都应询问。

7. 对育龄期妇女,应询问有无妊娠的可能性。

8. 是否询问家族史、个人史,根据诊断假设而定。

9. 建立诊断假设并不是要在问诊中先入为主,而是从实际过程来看,问诊本身就是收集客观资料与医生的主观分析不断相互作用的过程。

10. 建立假设、检验假设和修正假设都需要询问者高度的脑力活动,绝不仅仅是问话和收集资料的简单行为。

11. 较好地完成重点的病史采集以后,医生就有条件选择重点的体格检查内容和项目,体格检查结果将支持、修订或否定病史中建立的诊断假设。

第三节　特殊情况的问诊技巧

1. 患者缄默与忧伤

（1）应注意观察患者的表情、目光和躯体姿势,为可能的诊断提供线索。

（2）要以尊重的态度,耐心地向患者表明医师理解其痛苦并通过言语和恰当的躯体语言给患者以信任感,鼓励其客观地叙述病史。

（3）必要时应予安抚、理解并适当等待,减慢问诊速度,使患者镇定后继续叙述病史。

2. 患者焦虑与抑郁

（1）鼓励焦虑患者讲出其感受,注意其语言的和非语言的异常线索,确定问题性质。

（2）给予宽慰和保证时应注意分寸。

3. 患者多话与唠叨

（1）提问应限定在主要问题上。

（2）根据初步判断,在患者提供不相关的内容时,巧妙地打断。

（3）让患者稍休息,同时仔细观察有无思维奔逸或混乱的情况,如有,应按精神科要求采集病史和做精神检查。

（4）分次进行问诊、告诉患者问诊的内容及时间限制等。

4. 患者愤怒与敌意

（1）医生一定不能发怒,也勿认为自己受到侮辱而耿耿于怀。

（2）应采取坦然、理解、不卑不亢的态度。

（3）尽量发现患者发怒的原因并予以说明。

（4）注意切勿使其迁怒他人或医院其他部门。

（5）提问应该缓慢而清晰,内容主要限于现病史为好。

（6）十分谨慎地或分次询问个人史、家族史或其他敏感问题。

5. 患者多种症状并存

（1）应注意在其描述的大量症状中抓住关键、把握实质。

（2）在注意排除器质性疾病的同时,也应考虑其可能由精神因素引起。

6. 患者说谎和对医生不信任

（1）应判断和理解这些情况,避免记录下不可靠不准确的病史资料。

（2）恐惧会改变人的行为,一些患者对过去信任的环境也变得不信任。

（3）有时医生能感觉到患者对医生的不信任和说谎,医生不必强行纠正,但若根据观察、询问了解有说谎可能时,应认识到它,待患者情绪稳定后再询问病史资料。

7. 患者文化程度低下和语言障碍

（1）对医生的尊重及环境生疏,使患者通常表现得过分顺从,有时对问题回答"是"不过是一种礼貌和理解的表示,实际上,可能并不理解,也不一定是同意或肯定的回答,对此应特别注意。

（2）语言不通者,最好是找到翻译,并请如实翻译,勿带倾向性,更不应只是解释或总结。

（3）有时体语、手势加上不熟练的语言交流也可抓住主要问题。

（4）反复地核实很重要。

8. 危重和晚期患者

（1）要有耐心，不要催促，先初步处理，病情稳定后再详细询问。

（2）对情绪不稳定者要特别关心，引导其作出反应。

（3）对诊断、预后的回答要恰当、中肯、一致，避免造成伤害。

（4）多给予安慰和鼓励，有利于获取准确而全面的信息。

9. 残疾患者

（1）对听力损害或聋哑人，使用手势或其他体语，声音洪亮、态度和蔼，请人解释或书面交流。

（2）对盲人，应多安慰，搀扶就座、解释环境，仔细聆听、及时作答。

10. 老年人

（1）先用简单清楚、通俗易懂的一般性问题提问。

（2）减慢问诊进度，使之有足够时间思索、回忆，必要时做适当的重复。

（3）注意其反应，判断其是否听懂，有无思维障碍、精神失常，必要时向家属和朋友收集补充病史。

（4）仔细询问过去史及用药史，个人史中重点询问个人嗜好、生活习惯改变。

（5）注意精神状态、外貌言行、与家庭及子女的关系等。

11. 患者为儿童

（1）小儿多不能自述病史，需由家长或保育人员代述。

（2）所提供的病史材料是否可靠，与他们观察小儿的能力、接触小儿的密切程度有关，对此应予注意并在病历记录中说明。

（3）问病史时应注意态度和蔼，体谅家长因子女患病而引起的焦急心情，认真地对待家长所提供的每个症状。

（4）5~6岁以上的小儿，可让他补充叙述一些有关病情的细节。

（5）有些患儿由于惧怕住院、打针等而不肯实说病情，交谈时仔细观察并全面分析。

12. 精神疾病患者

（1）要区分患者是否有自知力（对自我心理、生理状态的认知能力），对缺乏自知力的患者，要从其家属或相关人员中获得病史。

（2）对他人提供的大量、杂乱无章的资料，要结合医学知识综合分析、归纳整理后记录。

============ 试 题 精 选 ============

一、名词解释

1. 问诊（inquiry）

2. 主诉（chief complaint）

3. 现病史（history of present illness）

4. 既往史（history of past illness）

二、填空题

1. 一般项目中，记录年龄时应填写_____年龄，不可用_____或_____代替。

2. 对转诊来的患者资料只作为_____，决不能_____问诊。

3. 问诊的内容一般应包括：_____、_____、_____、_____、_____、

_____、_____、_____、_____、_____。

4. 主诉应用一、两句话进行概括,并同时注明自_____到_____的时间。

5. 现病史中主要症状的特点,包括主要症状出现的_____、_____

_____、_____。

三、选择题

【A1 型题】

1. 下列对"主诉"的描述,正确的是

　　A. 患冠心病后两年,加重 3d

　　B. 活动后心慌气促 5 年,加重 2 个月

　　C. 拉肚子、气短、头晕、出汗咳嗽

　　D. 拉肚子 3d,烧心、反酸半年

　　E. 咳嗽、周身不适 20d,加重伴脚痛、脚肿 3d

2. 主诉的含义是

　　A. 指患者的主要症状或体征及其就诊时间

　　B. 指患者的主要症状或体征及其严重程度

　　C. 指患者的主要症状或体征及其持续发作频率

　　D. 指患者的主要症状或体征及其持续时间

　　E. 指患者的主要症状及其时间

3. 病史的核心是

　　A. 既往史　　　　　　　　B. 主诉　　　　　　　　C. 现病史

　　D. 家族史　　　　　　　　E. 系统回顾

4. 现病史的核心是

　　A. 疾病的原因和诱因　　　　　　　　B. 疾病的发生、发展和演变

　　C. 患者就诊的主要原因　　　　　　　D. 疾病的诊治过程

　　E. 主要症状的特点

5. 下列哪些**不属于**既往史

　　A. 传染病史　　　　　　　B. 外伤史　　　　　　　C. 过敏史

　　D. 手术史　　　　　　　　E. 血吸虫及疫水接触史

6. 现病史中**不包括**

　　A. 饮食习惯与嗜好　　　　B. 起病情况　　　　　　C. 主要症状的特点

　　D. 病情的演变　　　　　　E. 诊治经过

7. 下列哪项**不属于**个人史

　　A. 出生地　　　　　　　　B. 居留地　　　　　　　C. 工作条件

　　D. 子女数目　　　　　　　E. 业余爱好

8. 婚姻史包括

　　A. 妊娠与生育次数　　　　　　　　　B. 人工或自然流产次数

　　D. 月经周期与经期天数　　　　　　　C. 未婚或已婚年龄

　　E. 计划生育情况

9. 下列哪一项与消化系统疾病问诊**无关**

　　A. 有无食物、药物中毒史　　　　　　B. 有无腹痛、食欲及大便改变

　　C. 有无体重、体力改变及其改变速度　　D. 有无饮酒嗜好及摄入量的多少

　　E. 工作环境和居住条件

10. 下列哪项主诉正确
    A. 咳嗽 3d,咯血 1h　　　B. 发热两天,头痛两天　　　C. 肺结核 2 个月
    D. 肝大半年、咳嗽两天　　E. 发热伴头痛数日

11. 诊断疾病的基本方法是
    A. 心电图检查　　　　　　B. X 线检查　　　　　　　C. 实验室检查
    D. 超声检查　　　　　　　E. 体格检查

12. 个人史**不应**询问
    A. 药物过敏史　　　　　　B. 社会经历　　　　　　　C. 职业与工种
    D. 冶游史　　　　　　　　E. 吸毒史

13. 关于问诊内容**不确切**的是
    A. 首先从一般项目问起
    B. 主诉是描述主要症状、体征加时间
    C. 现病史不是描述病情演变全过程
    D. 既往史是指过去所患疾病
    E. 诊治经过可以忽略

14. 问诊时遇有多话与唠叨的患者应
    A. 打断患者说话　　　　　B. 中间插话　　　　　　　C. 让患者一旁休息
    D. 适当启发和引导　　　　E. 限制患者说话时间

15. 门诊病历的问诊应是
    A. 先住院后问诊　　　　　　　　B. 先做辅助检查后问诊
    C. 找了解情况的人询问病史　　　D. 详细询问病史
    E. 以上均不是

16. 哪些疾病与家族史中的遗传有关
    A. 白血病　　　　　　　　B. 白化症　　　　　　　　C. 心肌梗死
    D. 慢性支气管炎　　　　　E. 慢性肾炎

17. 危重患者问诊应该是
    A. 详细询问病史　　　　　B. 问诊要简明扼要　　　　C. 避免用医学术语
    D. 避免诱导和暗示　　　　E. 先抢救后问诊

18. 对晚期患者**不正确**的问诊是
    A. 对诊断、预后的回答要中肯　　　B. 不要与其他医生的回答发生矛盾
    C. 可适当作出许诺　　　　　　　　D. 问诊时脚不停地拍击地板
    E. 表示愿在床旁多待些时间

19. 对精神患者问诊应是
    A. 问诊简明扼要　　　　　　　　B. 和患者亲切交谈后询问
    C. 边询问边观察　　　　　　　　D. 从患者本人获得资料
    E. 从家属或相关人员中获得资料

20. 患者,男性,42 岁。主诉:咳嗽、咳脓性臭痰 2 个月,咯血 8d,通过患者主诉进行分析,是哪个系统的疾病
    A. 内分泌　　　　　　　　B. 循环　　　　　　　　　C. 呼吸
    D. 消化　　　　　　　　　E. 血液

21. 患者,男性,45 岁。溃疡病反复发作 6 年,4 年前曾做过胃次全切手术,1 个月前溃疡又活动复发,2d 前发现柏油样便,当天突然晕倒,急诊入院。该患者的现病史应记录哪段时间

A. 从 4 年前开始记录

B. 从 1 个月前开始记录

C. 从 6 年前开始记录

D. 从 2d 前开始记录

E. 从当天开始记录、其他时间均为既往史

【B1 型题】

（1~2 题共用备选答案）

A. 从出生起到这次发病为止的健康状况

B. 社会经历、职业及习惯嗜好

C. 未婚或已婚年龄

D. 月经初潮年龄及周期

E. 婚姻及配偶情况

1. 既往史是指

2. 个人史是指

（3~7 题共用备选答案）

A. 主要症状、体征加时间

B. 医生通过询问患者获取第一手资料

C. 简单扼要询问病史，后作详细补充问诊

D. 问姓名、性别、年龄、民族、婚姻、籍贯、出生地等

E. 问双亲与兄弟、姐妹及子女的健康情况

3. 危重患者应该是

4. 一般项目问诊是指

5. 家族史问诊是指

6. 主诉的定义是

7. 问诊的目的是

（8~12 题共用备选答案）

A. 咳嗽、咳痰、咯血、胸痛、呼吸困难

B. 食欲缺乏、苍白、黄染、腹胀、便秘、腹泻

C. 尿急、尿痛、尿频、尿量、尿颜色、腹痛、水肿

D. 心悸、气短、头晕、头痛、苍白、黄染、水肿

E. 呼吸困难、咳嗽、咳痰、咯血、心悸、水肿

8. 属于泌尿系统问诊内容的为

9. 属于循环系统问诊内容的为

10. 属于呼吸系统问诊内容的为

11. 属于血液系统问诊内容的为

12. 属于消化系统问诊内容的为

四、简答题

1. 现病史包括哪些内容？

2. 既往史、个人史分别包括哪些内容？

3. 问诊的内容包括哪些？

==================== 参　考　答　案 ====================

一、名词解释(参见复习纲要)

二、填空题

    1. 实足　成年　儿童
    2. 参考　代替医生亲自
    3. 一般项目　主诉　现病史　既往史　系统回顾　个人史　婚姻史　生育史　月经
史　家族史
    4. 发生　就诊
    5. 部位　性质　持续时间和程度　缓解或加重的因素

三、选择题

    【A1 型题】1. B　2. D　3. C　4. B　5. E　6. A　7. D　8. C　9. E　10. A　11. E
        12. A　13. C　14. D　15. E　16. B　17. E　18. D　19. E　20. C
        21. C
    【B1 型题】1. A　2. B　3. C　4. D　5. E　6. A　7. B　8. C　9. E　10. A　11. D
        12. B

四、简答题(参见复习纲要)

(王　东　张　杰)

第三篇

体格检查

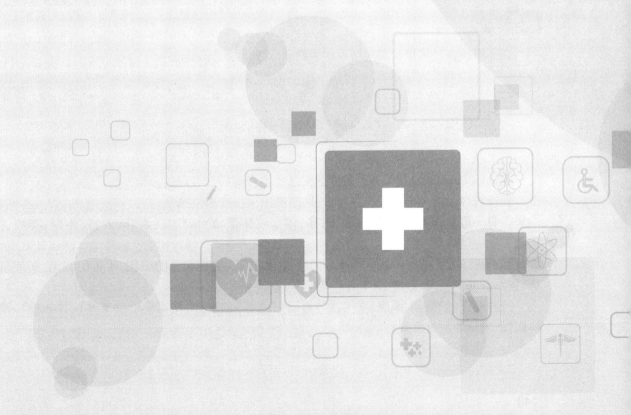

第一章

基 本 方 法

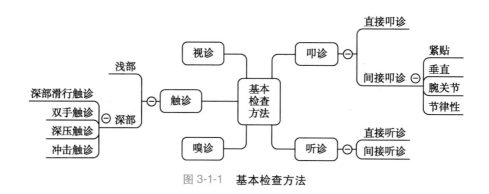

图 3-1-1　**基本检查方法**

能力目标

熟悉视诊,触诊、叩诊、听诊的检查方法的初步运用。

素质目标

在体格检查初步接触期间培养学生的临床思维及爱伤观念。

复 习 纲 要

第一节 视 诊

视诊(inspection)是医师用眼睛观察患者全身或局部表现的诊断方法。

视诊内容包括全身一般状态视诊、局部视诊和特殊部位视诊。

全身一般状态视诊包括发育、营养、体型或体质、意识状态、面容、表情、体位、姿势、步态等。

局部视诊可了解患者机体各部分的改变,如皮肤、黏膜颜色的变化,舌苔的有无,头颈、胸廓、腹形、四肢、肌肉、骨骼、关节外形等。

特殊部位(如鼓膜、眼底、支气管与胃肠黏膜等)的视诊,则需要借助某些仪器如检耳镜、检眼镜、内镜等进行检查。

第二节 触 诊

触诊（palpation）是医师通过手接触被检查部位时的感觉来进行判断的一种诊断方法。触诊应用的范围很广，遍及身体各部，其中以腹部的触诊尤为重要。

一、触诊方法

1. **浅部触诊法**（light palpation） 将一手放于被检查的部位，利用掌指关节和腕关节的协调动作以旋转或滑动方式轻压触摸，可触及的深度约为 1cm。

浅部触诊适用于体表浅在病变（关节、软组织、浅部的动脉、静脉、神经、阴囊、精索等）的检查和评估。

浅部触诊于腹部检查时更为有用，一般不引起患者痛苦或痛苦较轻，也多不引起肌肉紧张，因此有利于检查腹部有无压痛、抵抗感、搏动、包块和某些肿大脏器等。也常作为深部触诊的过渡。

2. **深部触诊法**（deep palpation） 以一手或两手重叠，由浅入深，逐渐加压以达深部。主要用于检查和评估腹腔病变和脏器情况。根据检查目的和手法不同可分为以下四种方法：

（1）深部滑行触诊法：以右手并拢的二、三、四指平放在腹壁上，以手指末端逐渐触向腹腔的脏器或包块，并在其上作上下左右滑动触摸，如为肠管或索条状包块，则需作与包块长轴相垂直方向的滑动触诊。该触诊法常用于腹腔深部包块和胃肠病变的检查。

（2）双手触诊法：将左手掌置于被检查脏器或包块的背后部，右手中间三指并拢平置于腹壁被检查部位，左手掌将被检查部位或脏器向右手方向托起，使被检查的脏器或包块位于双手之间，并更接近体表，有助于右手触诊检查。用于肝、脾、肾和腹腔肿物的检查。

（3）深压触诊法：用一个或两个并拢的手指逐渐深压腹壁被检查部位，用于探测腹腔深在病变的部位或确定腹腔压痛点，如阑尾压痛点、胆囊压痛点等。检查反跳痛时，在手指深压的基础上迅速将手抬起，并询问患者是否瞬时感觉疼痛加重或察看面部是否出现痛苦表情。

（4）冲击触诊法：又称浮沉触诊法。右手中间三个并拢的手指取 70°～90°角，置于腹壁拟检查的相应部位，做数次急速而较有力的冲击动作，此时指端会有腹腔脏器或包块浮沉的感觉。这种方法一般只用于大量腹水时肝、脾及腹腔包块难以触及者。

二、触诊注意事项

1. 检查前医师要向患者讲清触诊的目的，消除患者的紧张情绪，取得患者的密切配合。

2. 医师手应温暖，操作应轻柔，以免引起肌肉紧张，影响检查效果。在检查过程中，应随时观察患者表情。

3. 患者应采取适当体位，才能获得满意检查效果。腹部触诊时通常取仰卧位，双手置于体侧，双腿稍屈，腹肌尽可能放松。检查肝、脾、肾时也可嘱患者取侧卧位。

4. 触诊下腹部时，应嘱患者排尿，以免将充盈的膀胱误认为腹腔包块，有时也须排便后检查。

5. 触诊时医师应手脑并用，边检查边思索。应注意病变的部位、特点、毗邻关系，以明确病变的性质和来源。

第三节 叩 诊

叩诊（percussion）是用手指叩击身体某部表面，使之振动而产生音响，根据振动和音响的特点来判断被检查部位的脏器状态有无异常的一种方法。

一、叩诊方法

1. **直接叩诊法**（direct percussion）　医师右手中间三手指并拢,用其掌面或指端直接拍击或叩击被检查部位,借拍击或叩击所产生的反响和指下的振动感来判断病变情况的方法称为直接叩诊法。适用于胸部和腹部范围较广泛的病变,如大量胸腔积液或腹水及气胸等。

2. **间接叩诊法**（indirect percussion）　检查者以左手中指第二指节紧贴于叩诊部位,其他手指稍微抬起,勿与体表接触;右手指自然弯曲,用中指指端叩击左手中指末端指关节或第二节指骨的远端;叩击方向应与叩诊部位的体表垂直;叩诊时应以腕关节与掌指关节的活动为主,避免肘关节及肩关节参与运动;叩击动作要灵活、短促、富有弹性;叩击后右手中指应立即抬起,以免影响对叩诊音的判断;每个叩诊部位每次只连续叩击 2~3 下,避免不间断地快速叩击;叩诊力量的轻重应视不同的检查部位,病变组织的性质、范围大小及位置深浅等具体情况而定。

间接叩诊法为应用最多的叩诊方法。

二、叩诊音

叩诊时被叩击部位产生的反响称为叩诊音（percussion sound）。

1. **清音**（resonance）　是正常肺部叩诊音,提示肺组织的弹性、含气量、致密度正常。

2. **浊音**（dullness）　正常情况下,当叩击被少量含气组织覆盖的实质脏器时可获得浊音,如心脏或肝脏的相对浊音区。病理情况下常见于肺炎、肺不张等,因肺组织含气量减少,叩诊时常表现为浊音。

3. **鼓音**（tympany）　叩击含有大量气体的空腔脏器时出现。正常情况下见于左侧前下胸部的胃泡区及腹部叩诊时。病理情况下常见于肺内巨大空洞、气胸、气腹等。

4. **实音**（flatness）　正常情况下见于叩击实质脏器所产生的音响,如无肺组织覆盖区域的心脏或肝脏。病理情况下见于大量胸腔积液、肺实变等。

5. **过清音**（hyperresonance）　提示肺组织含气量增多、弹性减弱,主要见于肺气肿。

第四节　听　诊

听诊（auscultation）是医师根据患者身体各部分活动时发出的声音判断正常与否的一种诊断方法。在心、肺检查中尤为重要。

一、听诊方法

1. **直接听诊法**（direct auscultation）　耳直接贴附于体壁进行听诊。

2. **间接听诊法**（indirect auscultation）　利用听诊器听诊的一种检查方法。应用范围广,除用于心、肺、腹的听诊外,还可以听取身体其他部位发出的声音,如血管音、皮下气肿音、肌束颤动音、关节活动音、骨折面摩擦音等。

二、听诊注意事项

1. 环境要安静、温暖、避风。

2. 听诊器体件应直接接触皮肤听诊,切忌隔着衣服。

3. 应根据病情和听诊的需要,嘱患者采取适当的体位。

4. 要正确使用听诊器。听诊前应注意检查耳件方向是否正确,硬管和软管管腔是否通畅,并根据病情性质选择适宜的体件。

5. 听诊时注意力要集中,听肺部时要摒除心音的干扰,听心音时要摒除呼吸音的干扰。

第五节　嗅　诊

嗅诊(olfactory examination)是通过嗅觉来判断发自患者的异常气味与疾病之间关系的一种方法。

这些异常气味大多来自患者皮肤、黏膜和呼吸道的分泌物,胃肠道的呕吐物和排泄物,以及脓液与血液等。

如:呼出气具有浓烈的酒味见于大量饮酒后或醉酒者;带刺激性蒜味常见于有机磷中毒;烂苹果味为糖尿病酮症酸中毒患者的特征;氨味见于尿毒症患者;腥臭味则见于肝性昏迷等。

========= 试 题 精 选 =========

一、名词解释

1. 体格检查(physical examination)
2. 检体诊断(physical diagnosis)
3. 视诊(inspection)
4. 触诊(palpation)
5. 冲击触诊法(ballottement)
6. 叩诊(percussion)
7. 直接叩诊法(direct percussion)
8. 间接叩诊法(indirect percussion)
9. 听诊(auscultation)
10. 嗅诊(olfactory examination)

二、填空题

1. 体格检查的基本方法有五种:即_____、_____、_____、_____和_____。
2. 触诊时,由于目的不同而施加的压力有轻有重,因而可分为_____和_____两种方法。
3. 浅部触诊法可触及的深度约为_____;深部触诊法触及的深度常常在_____以上。
4. 深部触诊法根据检查目的和手法不同可分为_____、_____、_____及_____。
5. 大量腹水在作冲击触诊时指端会有腹腔脏器或包块_____的感觉。
6. 根据叩诊的目的和手法不同叩诊分为_____和_____。
7. 直接叩诊法适用于胸部和腹部范围较_____的病变,如胸膜粘连或增厚、大量胸腔积液或腹水及气胸等。
8. 在临床上叩诊音分为以下五种_____、_____、_____、_____、_____。
9. 正常肺部的叩诊音是_____。
10. 鼓音正常情况下可见于_____和_____,病理情况下可见于_____、_____、_____等。
11. 过清音常见于肺组织含气量增多、弹性减弱时,如_____。

12. 叩击心或肝被肺段边缘所覆盖的部分产生_____。

13. 大叶性肺炎叩击时产生_____。

14. 叩击心和肝等实质脏器所产生的音响为_____。

15. 大量胸腔积液或肺实变叩诊呈_____。

16. 听诊器(stethoscope)通常由_____、_____和_____三部分组成,其长度应与医师_____长度相适应。

17. 听诊器钟型体件适用于听取_____声音,如二尖瓣狭窄的隆隆样舒张期杂音。膜型体件适用于听取_____声音,如主动脉瓣关闭不全的杂音及呼吸音、肠鸣音等。

18. 酸性汗液见于_____和长期服用_____药物的患者。

19. 正常痰液无特殊气味,若呈恶臭味,提示_____。

20. 呕吐物出现_____可见于长期剧烈呕吐或肠梗阻患者。

21. 尿呈_____味见于膀胱炎。

22. 呼吸呈_____味见于有机磷杀虫药中毒;_____味见于糖尿病酮症酸中毒者;_____味见于尿毒症;_____味见于肝性脑病者。

三、选择题

【A1 型题】

1. 下列哪项属局部视诊内容
   - A. 发育、营养
   - B. 面容、表情
   - C. 胸、腹外形
   - D. 意识状态
   - E. 体位、步态

2. 触诊对全身哪个部位的检查尤为重要
   - A. 胸部
   - B. 腹部
   - C. 皮肤
   - D. 颈部
   - E. 关节

3. 浅部触诊法适用于下列哪项检查
   - A. 关节、阴囊、精索
   - B. 阑尾压痛点
   - C. 腹部反跳痛
   - D. 肾脏
   - E. 大量腹水时

4. 肝硬化伴大量腹水,触诊肝脏时主要采用哪种触诊法
   - A. 深部滑行触诊法
   - B. 深压触诊法
   - C. 双手触诊法
   - D. 浮沉触诊法
   - E. 浅部触诊法

5. 叩击被少量含气组织覆盖的实质脏器时产生的叩诊音为
   - A. 实音
   - B. 浊音
   - C. 清音
   - D. 鼓音
   - E. 过清音

6. 肺内巨大空洞、气胸、气腹叩诊音为
   - A. 实音
   - B. 过清音
   - C. 清音
   - D. 鼓音
   - E. 过清音

7. 肺脏叩诊呈过清音常见于
   - A. 气胸
   - B. 肺脓肿
   - C. 肺淤血
   - D. 肺气肿
   - E. 肺结核

8. 关于间接叩诊法的叙述,下列哪项是**错误**的
   - A. 左手中指第二指节紧贴于叩诊部位,其他手指稍微抬起
   - B. 右手指自然弯曲,以中指指端垂直叩诊左手中指第二指骨的远端
   - C. 叩诊时应以肘关节的活动为主
   - D. 叩击后右手应立即抬起

E. 叩击动作要灵活、短促、富有弹性

9. 关于听诊法,下列**错误**的是

    A. 听诊环境要求安静、温暖、避风

    B. 钟型体件适用于听取低调声音

    C. 应根据病情和听诊需要,嘱患者采取适当的体位

    D. 听诊器体件要直接接触皮肤,不可隔着衣服听诊

    E. 听诊心脏时,要嘱患者屏住呼吸配合听诊

10. 呼吸有烂苹果味最常见于

    A. 肝昏迷　　　　　　　B. 有机磷农药中毒　　　　C. 尿毒症

    D. 糖尿病酮症酸中毒　　E. 大量饮酒后

【B1 型题】

(1~5 题共用备选答案)

    A. 浅部触诊法　　　　　B. 深部滑行触诊法　　　　C. 双手触诊法

    D. 深压触诊法　　　　　E. 冲击触诊法

1. 用于探查腹腔深在病变的部位或确定腹腔压痛点

2. 常用于腹腔深部包块和胃肠病变的检查

3. 用于肝、脾、肾和腹腔肿物的检查

4. 一般只用于大量腹水时肝、脾及腹腔包块难以触及者

5. 适用于体表浅在病变的检查和评估

(6~10 题共用备选答案)

    A. 清音　　　　　　　　B. 浊音　　　　　　　　　C. 鼓音

    D. 实音　　　　　　　　E. 过清音

6. 正常成人**不会**出现的叩诊音

7. 叩击实质性脏器所产生的音响

8. 正常肺部的叩诊音

9. 叩击被少量含气组织覆盖的实质脏器时产生的音响

10. 叩击含有大量气体的空腔脏器时产生的音响

(11~15 题共用备选答案)

    A. 清音　　　　　　　　B. 浊音　　　　　　　　　C. 鼓音

    D. 实音　　　　　　　　E. 过清音

11. 大叶性肺炎多呈

12. 大量胸腔积液

13. 肺气肿

14. 气胸

15. 提示肺组织的弹性、含气量、致密度正常

四、问答题

1. 视诊的内容有哪些?

2. 触诊应注意哪些事项?

3. 试述浅部触诊的方法及临床应用。

4. 试述深部触诊的方法及临床应用。

5. 临床上应用最多的叩诊方法是哪一种? 如何操作?

6. 试述叩诊音的分类及临床意义。

7. 简述间接听诊法注意事项及临床应用。

━━━━━━━━━━━━ 参 考 答 案 ━━━━━━━━━━━━

一、名词解释(见复习纲要)

二、填空题

1. 视诊　触诊　叩诊　听诊　嗅诊
2. 浅部触诊法　深部触诊法
3. 1cm　2cm
4. 深部滑行触诊法　双手触诊法　深压触诊法　冲击触诊法
5. 浮沉
6. 直接叩诊法　间接叩诊法
7. 广泛
8. 清音　鼓音　过清音　浊音　实音
9. 清音
10. 胃泡区　腹部　肺内空洞　气胸　气腹
11. 肺气肿
12. 浊音
13. 浊音
14. 实音
15. 实音
16. 耳件　体件　软管　手臂
17. 低调　高调
18. 风湿热　水杨酸、阿司匹林等解热镇痛
19. 厌氧菌感染
20. 粪便味
21. 浓烈氨
22. 刺激性蒜　烂苹果　氨　肝腥

三、选择题

【A1 型题】1. C　2. B　3. A　4. D　5. B　6. D　7. D　8. C　9. E　10. D
【B1 型题】1. D　2. B　3. C　4. E　5. A　6. E　7. D　8. A　9. B　10. C　11. B
　　　　　12. D　13. E　14. C　15. A

四、问答题(见复习纲要)

(真晓雯)

第二章

一 般 检 查

知识框架

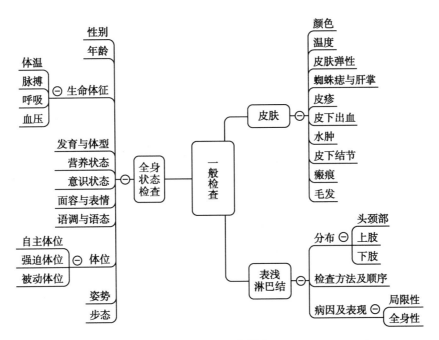

图 3-2-1　一般检查

能力目标

运用一般检查的顺序与方法,识别正常状态和异常改变的临床意义。

素质目标

在一般状态检查期间培养学生的临床思维及爱伤观念。

复 习 纲 要

第一节　全身状态检查

一、性别(sex)

二、年龄(age)

准确的年龄可以通过问诊获得。在某些特殊情况下对年龄需要评估,其方法是通过观察皮肤弹性与光泽、毛发的颜色和分布、肌肉的状态,面与颈部皮肤的皱纹、牙齿的状态等进行粗略判断。

年龄与疾病的发生及预后有密切的关系。

三、生命体征

生命体征(vital sign)是评价生命活动存在与否及其质量的指标,包括体温、脉搏、呼吸和血压,为体格检查时必须检查的项目之一。

1. 体温

口测法:36.3～37.2℃。该法结果较为准确,但不能用于婴幼儿及神志不清者。

肛测法:36.5～37.7℃。该法测值稳定,多用于婴幼儿及神志不清者。

腋测法:36～37℃。该法简便、安全,且不易发生交叉感染,最常用。

2. 呼吸、脉搏、血压

四、发育与体型

1. 发育(development)　包括体格、智能及性征等发育。发育状态应通过患者年龄、智力和体格成长状态之间的关系进行综合评价。机体的发育受种族遗传、内分泌、营养代谢、生活条件及体育锻炼等多种因素的影响。

2. 体型(habitus)　是身体各部发育的外观表现,包括骨骼、肌肉的生长与脂肪分布的状态等。成年人的体型可分为无力型、正力型和超力型三种。

(1)无力型:亦称瘦长型,表现为体高肌瘦、颈细长、肩窄下垂、胸廓扁平、腹上角小于90°。

(2)正力型:亦称均称型,表现为身体各个部分结构匀称适中,腹上角90°左右,见于多数正常成人。

(3)超力型:亦矮胖型,表现为体格粗壮、颈粗短、面红、肩宽平、胸围大、腹上角大于90°。

五、营养状态

营养状态(state of nutrition)　较易评价,通常根据皮肤、毛发、皮下脂肪、肌肉的发育情况进行综合判断。临床上通常用良好、中等、不良三个等级对营养状态进行描述。

临床上常见的营养状态异常包括营养不良和营养过度两个方面。当体重减轻低于标准体重的10%时称为消瘦,极度消瘦者称为恶病质。体内中性脂肪积聚过多,主要表现为体重增加,当体重超过标准体重的20%以上时称为肥胖。亦可计算体重质量指数[体重(kg)/身高的平方(㎡)],男性大于27,女性大于25即为肥胖症。

六、意识状态

意识状态(state of consciousness)是大脑功能活动的综合表现,即对环境的知觉状态。凡能影响大脑功能活动的疾病均可引起程度不等的意识改变,称为意识障碍。根据意识障碍程度分为嗜睡、意识模糊、谵妄、昏睡及昏迷。

七、语调与语态

1. **语调**(tone)　指言语过程中的音调。语音障碍可分为失音、失语和口吃。
2. **语态**(voice)　指言语过程中的节奏。

八、面容与表情

面容(facial features)是指面部呈现的状态。表情(expression)是在面部或姿态上思想感情的表现。

常见的典型面容改变有:急性病容、慢性病容、贫血面容、肝病面容、肾病面容、甲状腺功能亢进面容、黏液性水肿面容、二尖瓣面容、肢端肥大症面容、伤寒面容、苦笑面容、满月面容及面具面容。

九、体位

指患者身体所处的状态。常见的体位(position)有以下几种:

1. **自主体位**(active position)　身体活动自如,不受限制。
2. **被动体位**(passive position)　患者自己不能调整或变换身体的位置。见于极度衰弱或意识丧失者。
3. **强迫体位**(compulsive position)　患者为减轻痛苦,被迫采取某种特殊的体位。临床上常见的强迫体位可分为以下几种。

(1) 强迫仰卧位:常伴有双腿屈曲,以减轻腹部肌肉紧张,见于急性腹膜炎。

(2) 强迫俯卧位:可减轻脊背肌肉的紧张程度,见于脊柱疾病。

(3) 强迫侧卧位:胸膜疾病的患者多采取患侧卧位,可限制患侧胸廓活动而减轻疼痛和有利于健侧代偿呼吸。见于一侧胸膜炎和大量胸腔积液的患者。

(4) 强迫坐位:亦称端坐呼吸,患者坐在床沿,两手撑在膝部或床边,常见于心肺功能不全的患者。

(5) 强迫蹲位:患者在走路或其他活动过程中,为了缓解呼吸困难和心悸而采取的蹲踞体位或膝胸位,见于发绀型先天性心脏病。

(6) 强迫停立位:在活动时,由于心前区疼痛突然发作,患者立即原位停立,并常用手按抚心前部位,待缓解、好转后,才离开原位,见于心绞痛。

(7) 辗转体位:腹痛发作时,患者坐卧不安,辗转反侧,见于胆石症、胆道蛔虫症、肠绞痛等。

(8) 角弓反张位:由于颈及脊背肌肉强直,致使患者头向后仰、背过伸、胸腹前凸,躯干呈弓形,见于破伤风、脑炎及小儿脑膜炎等。

十、姿势

姿势(posture)指举止的状态。

十一、步态

步态(gait)指走动时所表现的姿态。常见的典型异常步态有:蹒跚步态、醉酒步态、共济失调步态、慌张步态、跨阈步态、剪刀步态、间歇性跛行。

第二节　皮　　肤

一、颜色

皮肤的颜色(skin color)与毛细血管的分布、血液的充盈度、色素量的多少、皮下脂肪的厚薄有关。常见的皮肤颜色改变有苍白、发红、发绀、黄染、色素沉着、色素脱失等。

二、湿度

皮肤的湿度(moisture)与汗腺分泌功能有关,出汗多者皮肤比较湿润,出汗少者比较干燥。风湿病、结核病、布鲁氏菌病、甲状腺功能亢进症、佝偻病时出汗较多。盗汗多见于结核病。无汗可见于维生素 A 缺乏症、黏液性水肿、硬皮病、尿毒症和脱水等。

三、弹性

皮肤弹性(elasticity)与年龄、营养状态、皮下脂肪及组织间隙所含液体量有关。

四、皮疹

发现皮疹(skin eruption)时应注意其出现与消失的时间、发展顺序、分布部位、形态大小、颜色、压之是否退色、平坦或隆起、有无瘙痒及脱屑等。临床上常见的皮疹有斑疹、玫瑰疹、丘疹、斑丘疹、荨麻疹等

五、脱屑

六、皮下出血

皮下出血(subcutaneous hemorrhage)根据其直径大小及伴随情况分为以下几种:小于 2mm 称为瘀点(petechia),3~5mm 称为紫癜(purpura),大于 5mm 称为瘀斑(ecchymosis);片状出血并伴有皮肤显著隆起称为血肿(hematoma)。

七、蜘蛛痣与肝掌

皮肤小动脉末端分支性扩张所形成的血管痣,形似蜘蛛,称为蜘蛛痣(spider angioma)。多出现于上腔静脉分布的区域。

慢性肝病患者手掌大、小鱼际处常发红,加压后退色,称为肝掌(liver palms)。

一般认为两者发生机制与肝脏对雌激素的灭活作用减弱有关。常见于急、慢性肝炎或肝硬化。

八、水肿

皮下组织的细胞内及组织间隙内液体积聚过多称为水肿(edema)。根据水肿局部受压后是否出现凹陷,分为凹陷性水肿和非凹陷性水肿。根据水肿的轻重,可分为轻、中、重三度。

九、皮下结节

十、瘢痕

十一、毛发

注意检查毛发(hair)的分布、多少和颜色等。

第三节 淋 巴 结

正常淋巴结较小,直径多在 0.2~0.5cm 之间,质地柔软,表面光滑,与毗邻组织无粘连,不易触及,无压痛。

触诊淋巴结方法:检查者将示、中、环三指并拢,其指腹平放于被检查部位的皮肤上进行滑动触诊。

触诊表浅淋巴结时,一般顺序为:耳前、耳后、枕后、颌下、颏下、颈前、颈后、锁骨上、腋窝、滑车上、腹股沟、腘窝等。

发现淋巴结肿大应注意其部位、大小、数目、硬度、压痛、活动度、有无粘连,局部皮肤有无红肿、瘢痕、瘘管等。同时注意寻找引起淋巴结肿大的原发病灶。

淋巴结肿大按其分布可分为局限性和全身性淋巴结肿大。

一、局限性淋巴结肿大

1. 非特异性淋巴结炎 由引流区域的急、慢性炎症所引起。如急性化脓性扁桃体炎、牙龈炎可引起的颈部淋巴结肿大;胸壁、乳腺等部位的炎症引起的腋窝淋巴结肿大;会阴、臀部、小腿等部位感染引起的腹股沟淋巴结肿大。急性炎症初始,肿大的淋巴结质软,有压痛,表面光滑、无粘连,肿大至一定程度即停止。慢性炎症时,淋巴结较硬,最终淋巴结可缩小或消退。

2. 淋巴结结核 肿大的淋巴结常发生于颈部血管周围,多发性,大小不等,质地稍硬,可互相粘连或与周围组织粘连,如发生干酪样坏死,可触及波动感。晚期可溃破,不易愈合而形成瘘道,愈合后可形成不规则瘢痕。

3. 恶性肿瘤淋巴结转移 恶性肿瘤转移所致的淋巴结肿大,质地坚硬,有时呈橡皮样感,表面可光滑或突起,与周围组织粘连,不易推动,一般无压痛。胸部肿瘤如肺癌可向右侧锁骨上窝或腋窝淋巴结转移;若左侧锁骨上窝出现大而坚硬无压痛的淋巴结,应考虑胃癌或食管癌的转移所致,此处为胸导管进入颈静脉的入口,这种肿大的淋巴结称为 Virchow 淋巴结,为胃癌、食管癌转移的标志。

二、全身性淋巴结肿大

可见于感染性疾病、结缔组织病及造血系统疾病,如传染性单核细胞增多症,系统性红斑性狼疮,急、慢性白血病及淋巴瘤等。

==================== 试 题 精 选 ====================

一、名词解释

1. 生命体征(vital sign)

2. 体型（habitus）

3. 肥胖（obesity）

4. 二尖瓣面容（mitral facies）

5. 满月面容（moon facies）

6. 被动体位（passive position）

7. 强迫体位（compulsive position）

8. 黄疸（jaundice）

9. 斑丘疹（maculopapulae）

10. 玫瑰疹（roseola）

11. 荨麻疹（urticaria）

12. 瘀点（petechia）

13. 紫癜（purpura）

14. 瘀斑（ecchymosis）

15. 蜘蛛痣（spider angioma）

16. 肝掌（liver palms）

17. Virchow 淋巴结（Virchow lymph node）

二、填空题

1. 某些疾病的发生率与性别有关,如甲状腺疾病和系统性红斑狼疮多发生于_____;甲型血友病多见于_____,偶发于_____。

2. 年龄与疾病的发生和预后密切相关,如佝偻病、麻疹、白喉等多见于_____;结核病、风湿热多见于_____;动脉硬化与冠状动脉疾患多见于_____。

3. 生命体征包括:_____、_____、_____、_____。

4. 体温腋测法正常范围是_____;肛测法温度一般较口测法高_____。

5. 肝病面容表现为面色晦暗,额部、鼻背、双颊可有_____沉着,有时可见蜘蛛痣。见于慢性肝脏疾病。

6. 满月面容见于_____;苦笑面容见于_____。

7. 临床上通常用_____、_____、_____三个等级对营养状态进行描述。

8. 黄疸引起皮肤黏膜黄染的特点是:①黄疸首先出现于_____、_____,随着血中胆红素浓度的继续增高黏膜黄染更明显时,才会出现_____黄染;②巩膜黄染是连续的,近角膜缘处黄染_____,远角膜缘处黄染_____。

9. 胡萝卜素增高引起皮肤黄染的特点是:①黄染首先出现于_____、前额及鼻部皮肤;②一般_____出现巩膜和口腔黏膜黄染;③血中胆红素浓度_____;④停止食用富含胡萝卜素的蔬菜或果汁后,皮肤黄染逐渐消退。

10. 长期服用含有黄色素的药物,如米帕林、呋喃类等药物引起皮肤黄染的特点是:①黄染首先出现于_____,严重者也可出现于巩膜;②巩膜黄染的特点是角膜缘处黄染_____,离角膜缘越远,黄染越_____,是与黄疸的重要鉴别点。

11. 常见的色素脱失有_____、_____和_____。

12. 夜间睡后出汗为_____,见于结核病;大汗淋漓伴皮肤四肢发凉为_____。

13. 蜘蛛痣多出现在_____区域内,如面、颈、手背、上臂、前臂、前胸和肩部等处。检查时用竹签或火柴杆压迫蜘蛛痣的_____,其辐射状小血管网即退色或消失。

14. 检查皮肤弹性时,常选择的检查部位是_____或_____。

15. 正常情况下,表浅淋巴结很小,直径多为_____,质地_____表面_____无压痛,与毗邻组织无粘连,常呈链状与组群分布,通常_____触及。

三、选择题

【A1 型题】

1. 一般检查内容**不包括**
   A. 面容表情   B. 神经反射   C. 意识状态
   D. 生命体征   E. 皮肤黏膜

2. 某些疾病的发生与性别有关,多发于女性的疾病是
   A. 胃癌   B. 食管癌   C. 系统性红斑狼疮
   D. 血友病   E. 肝癌

3. 在某些特殊情况下对年龄需要评估,下列哪项内容**不作为**判断年龄的依据
   A. 皮肤弹性与光泽   B. 毛发的颜色和分布
   C. 肌肉的状态   D. 牙齿的状态
   E. 身高与体重

4. 生命体征是评价生命活动存在与否及其质量的指标,**不包括**
   A. 意识状态   B. 体温   C. 脉搏
   D. 呼吸   E. 血压

5. 体温测量中常见误差的原因**不包括**
   A. 腋测法患者未将体温计夹紧   B. 腋测时用干毛巾擦干了腋窝汗液
   C. 口测前用温水漱口   D. 测量时体温计附近有热源
   E. 测量前体温计汞柱未甩到 36℃ 以下

6. 下列关于体温变化的叙述**不正确**的是
   A. 妇女月经期或妊娠期体温略低   B. 老年人体温略低
   C. 进餐后体温略高   D. 剧烈运动体温可以略高
   E. 下午略高,24h 内波动幅度一般不超过 1℃

7. 对正常人体温生理波动认识**错误**的是
   A. 老年人略低
   B. 早晨略低、下午略高
   C. 妇女在月经期前或妊娠中略高
   D. 24h 体温波动一般不超过 2℃
   E. 运动或进食后略高

8. 正常人静息状态下,呼吸频率是
   A. 11~16 次/min   B. 12~20 次/min   C. 11~20 次/min
   D. 11~18 次/min   E. 12~24 次/min

9. 引起呼吸过缓的原因是
   A. 发热   B. 贫血   C. 甲状腺功能亢进
   D. 心功能不全   E. 颅内压增高

10. 临床上一般体温升高 1℃,呼吸大约增加
    A. 5 次/min   B. 4 次/min   C. 10 次/min
    D. 6 次/min   E. 2 次/min

11. 检查脉搏一般检查

A. 颞动脉搏动下   B. 肱动脉搏动   C. 桡动脉搏动

D. 面动脉搏动   E. 股动脉搏动

12. 正常成人的脉率是

    A. 60~100 次/min   B. 60~80 次/min   C. 60~72 次/min

    D. 72~100 次/min   E. 80~90 次/min

13. 脉搏增快一般**不出现于**

    A. 甲状腺功能减退   B. 休克   C. 发热

    D. 贫血   E. 心力衰竭

14. 关于奇脉叙述正确的是

    A. 指节律正常而强弱交替出现的脉率

    B. 指平静吸气时脉搏明显减弱甚至消失的现象

    C. 指脉搏骤起骤落

    D. 见于急性心肌梗死

    E. 见于甲状腺功能亢进

15. 关于血压叙述正确的是

    A. 测量时被测上肢裸露,肘部高于心脏水平

    B. 测量时听到第一声响时的汞柱数值为收缩压

    C. 测量时声音突然变小而低沉为舒张压

    D. 正常人两上肢血压略有差异,可相差 12~20mmHg

    E. 正常人下肢血压较上肢高

16. 男,22 岁,淋雨后出现寒战、高热、右胸痛,咳铁锈色泡沫痰;面色潮红,兴奋不安,鼻翼扇动,口唇疱疹,表情痛苦。该患者的面容是

    A. 急性面容   B. 慢性面容   C. 甲亢面容

    D. 二尖瓣面容   E. 伤寒面容

17. 甲状腺功能亢进面容是

    A. 面色苍白,颜面水肿

    B. 面容惊愕,睑裂增宽,目光闪亮

    C. 面色苍白,表情疲惫

    D. 面色灰褐,额部有褐色色素沉着

    E. 面容憔悴,目光暗淡

18. 下列哪些项目**不符合**甲亢面容表现

    A. 眼球突出   B. 睑裂增大   C. 面容惊愕

    D. 瞬目减少   E. 目光无神

19. 甲状腺功能减退的面容是

    A. 面色苍白,表情疲惫   B. 面色苍黄,颜面水肿,目光呆滞

    C. 面色灰褐,额部有褐色色素沉着   D. 面容惊愕,目光闪亮

    E. 表情淡漠,反应迟钝,瞬目减少

20. 风湿性心脏病二尖瓣狭窄的典型面容是

    A. 面色灰暗,双颊发红,口唇发绀   B. 面色苍白,表情疲惫

    C. 面色灰褐,额部有褐色色素沉着   D. 面容惊愕,目光闪亮

    E. 表情淡漠,反应迟钝

21. 强迫体位**不见于**下列哪种情况

    A. 急性腹膜炎   B. 急性左心衰竭   C. 大量胸腔积液

D. 胆道蛔虫症　　　　　　　　E. 意识丧失者

22. 脊柱疾病患者为减轻疼痛采取的强迫体位是
    A. 仰卧位　　　　　　　B. 俯卧位　　　　　　　C. 前倾位
    D. 膝胸位　　　　　　　E. 蹲位

23. 急性腹膜炎患者多采用
    A. 自主体位　　　　　　B. 被动体位　　　　　　C. 强迫仰卧位
    D. 强迫俯卧位　　　　　E. 强迫坐位

24. 胆道蛔虫症急性发作时的体位是
    A. 强迫蹲位　　　　　　B. 强迫停立位　　　　　C. 辗转体位
    D. 强迫仰卧位　　　　　E. 坐位

25. 急性左心功能不全的体位是
    A. 自主体位　　　　　　B. 强迫仰卧位　　　　　C. 强迫坐位
    D. 强迫蹲位　　　　　　E. 辗转体位

26. 胸膜疾患的患者常采用的体位是
    A. 强迫仰卧位　　　　　B. 强迫俯卧位　　　　　C. 强迫侧卧位
    D. 强迫坐位　　　　　　E. 自动体位

27. 下列哪项**不属于**意识障碍
    A. 嗜睡　　　　　　　　B. 意识模糊　　　　　　C. 精神萎靡
    D. 昏迷　　　　　　　　E. 谵妄

28. 临床上检查意识状态的方法一般多用
    A. 嗅诊　　　　　　　　B. 问诊　　　　　　　　C. 触诊
    D. 叩诊　　　　　　　　E. 听诊

29. 下列哪项**不是**判断身体发育状况的指标
    A. 身高　　　　　　　　B. 年龄　　　　　　　　C. 第二性征
    D. 肌肉发育情况　　　　E. 体重

30. 最简便又快速判断人体营养状态的方法是查看
    A. 前臂的屈侧或上臂背侧下 1/3 皮下脂肪的充盈程度
    B. 身高
    C. 体重
    D. 面部脂肪分布情况
    E. 腹部脂肪分布情况

31. 下列哪项**不是**判断营养状况的指标
    A. 皮肤　　　　　　　　B. 皮下脂肪　　　　　　C. 体重
    D. 毛发　　　　　　　　E. 肌肉发育情况

32. 肥胖是指体重超过标准体重的
    A. 5%　　　　　　　　　B. 10%　　　　　　　　 C. 15%
    D. 20%　　　　　　　　 E. 25%

33. 原发性肥胖的特点,下列哪项**不正确**
    A. 摄入热量过多所致　　　　　　　B. 全身脂肪分布不均匀
    C. 有遗传倾向　　　　　　　　　　D. 青少年患者可有外生殖器发育迟缓
    E. 无内分泌疾病

34. 单纯性肥胖的叙述正确的是
    A. 多由某些内分泌疾病引起　　　　B. 表现为向心性肥胖

  C. 常有一定的遗传倾向   D. 全身脂肪分布不均

  E. 青少年期没有生殖器发育迟缓

35. 帕金森病患者走动时的步态是的

  A. 慌张步态   B. 跨阈步态   C. 醉酒步态

  D. 剪刀步态   E. 蹒跚步态

36. 某男童,双下肢皮肤出现散在的红色改变,直径在 3~5mm 不等,压之不退色,不高起皮面。该改变最有可能是

  A. 斑疹   B. 小红痣   C. 玫瑰疹

  D. 紫癜   E. 荨麻疹

37. 玫瑰疹是下列哪种疾病的特征性皮疹

  A. 猩红热   B. 麻疹   C. 湿疹

  D. 风湿热   E. 伤寒和副伤寒

38. 皮下出血面积的直径多大时称为瘀斑

  A. <2mm   B. 2~3mm   C. 3~5mm

  D. >5mm   E. >10mm

39. 关于蜘蛛痣的描述下列哪项**不正确**

  A. 皮肤小动脉末端分支性扩张所致 B. 大多出现在上腔静脉分布的区域

  C. 常见于肝病患者   D. 肝掌的发生机制与蜘蛛痣相同

  E. 出现均属病理性

40. 关于皮疹的描述,下列哪项**错误**

  A. 玫瑰疹见于斑疹伤寒   B. 斑疹常见于风湿热

  C. 丘疹常见于药物疹   D. 荨麻疹常见于皮肤变态反应

  E. 斑丘疹常见于猩红热

41. 关于皮疹的描述,下列哪项正确

  A. 斑疹-麻疹   B. 丘疹-丹毒   C. 玫瑰疹-猩红热

  D. 斑丘疹-药物疹   E. 荨麻疹-风湿热

42. 玫瑰疹多出现在

  A. 胸腹部   B. 面部   C. 四肢

  D. 背部   E. 生殖器

43. 玫瑰疹对下列哪种疾病有诊断意义

  A. 伤寒   B. 麻疹   C. 猩红热

  D. 丹毒   E. 风湿热

44. 伤寒或副伤寒的特征性皮疹是

  A. 斑疹   B. 玫瑰疹   C. 荨麻疹

  D. 斑丘疹   E. 丘疹

45. 蜘蛛痣最常见的部位是

  A. 颈面部   B. 腰部   C. 下胸部

  D. 四肢   E. 背部

46. 贫血患者出现皮肤及黏膜苍白,较为可靠的检查部位是

  A. 面颊、皮肤、上腭黏膜   B. 手背皮肤及口腔黏膜

  C. 耳郭皮肤   D. 颈部皮肤、舌面

  E. 睑结膜

47. 发绀不常出现的部位是

A. 舌　　　　　　　　　　B. 唇　　　　　　　　　　C. 耳郭

D. 肢端　　　　　　　　　E. 腹部

48. 黄疸早期或轻微出现时常见的部位是

A. 躯干　　　　　　　　　B. 巩膜、软腭黏膜　　　　C. 手掌、脚掌

D. 耳郭　　　　　　　　　E. 四肢肢端

49. 体格检查时,鉴别是否为黄疸,下列判断正确的是

A. 皮肤有黄染肯定是黄疸　　　　　B. 巩膜有黄染肯定为黄疸

C. 巩膜连续黄染,远角膜缘黄染重　　D. 皮肤黄染仅在手掌、足底

E. 巩膜黄染仅出现在角膜缘周围

50. 过多食用含有胡萝卜素的食物可使皮肤黄染,但一般不发生于

A. 足底　　　　　　　　　B. 前额　　　　　　　　　C. 手掌

D. 巩膜和口腔黏膜　　　　E. 鼻部及双颊部

51. 检查皮肤弹性常取的部位是

A. 手背或上臂内侧　　　　B. 躯干　　　　　　　　　C. 眼睑部

D. 腹部　　　　　　　　　E. 胫前

52. 女,10岁,低热、游走性关节痛20余天。检查发现左肘关节伸侧肱骨骨骺端可扪及一黄豆大小之结节,圆形、质硬、无压痛,与皮肤无粘连。该结节最有可能是

A. 淋巴结　　　　　　　　B. 风湿小结　　　　　　　C. Osler 小结

D. 脂肪瘤　　　　　　　　E. 恶性肿瘤皮下转移

53. 左锁骨上淋巴结肿大质硬首先考虑

A. 淋巴瘤　　　　　　　　B. 肺癌转移　　　　　　　C. 胃癌转移

D. 慢性淋巴结炎　　　　　E. 淋巴结结核

54. 人体表浅淋巴结通常直径多在

A. 0.2~0.5cm　　　　　　B. 1.0~1.5cm　　　　　　C. 0.2~0.3cm

D. 0.5~10cm　　　　　　 E. 0.1~0.5cm

55. 腹股沟淋巴结收集的部位是

A. 下肢及会阴　　　　　　B. 躯干下部　　　　　　　C. 乳腺

D. 胸壁　　　　　　　　　E. 腹壁

56. 局限性淋巴结肿大见于

A. 系统性红斑狼疮　　　　B. 淋巴瘤　　　　　　　　C. 丝虫病

D. 恶性肿瘤淋巴结转移　　E. 白血病

57. 肺癌最易向下列哪组淋巴结转移

A. 左侧锁骨上窝淋巴结　　　　　　B. 右侧锁骨上窝淋巴结

C. 颈部淋巴　　　　　　　　　　　D. 腹股沟淋巴结

E. 下颌下淋巴结

【A2 型题】

1. 女,45岁,长期用药治疗,检查面部饱满,皮肤发红,伴痤疮,该患者属何种面容

A. 肾病面容　　　　　　　B. 满月面容　　　　　　　C. 甲亢面容

D. 急性病容　　　　　　　E. 二尖瓣面容

2. 男,64岁,近日有呼吸困难、咳嗽、下肢水肿。查体:呼吸急促,不能平卧,精神焦虑,该患者的体位可能是

A. 强迫俯卧位　　　　　　B. 强迫侧卧位　　　　　　C. 辗转体位

D. 强迫坐位　　　　　　　E. 强迫蹲位

3. 男,65 岁,咳嗽、咳痰 18 年,气促 4 年,下肢水肿半个月,诊断为慢性支气管炎,阻塞性肺气肿、肺心病、心功能Ⅲ级,该患者多采取何种体位

    A. 端坐呼吸　　　　　　　B. 被动体位　　　　　　　C. 自动体位

    D. 强迫仰卧位　　　　　　E. 强迫侧卧位

4. 女,56 岁,气促,诊断为右侧大量胸腔积液。该患者多采用何种体位

    A. 自主体位　　　　　　　B. 被动体位　　　　　　　C. 强迫坐位

    D. 右侧卧位　　　　　　　E. 左侧卧位

5. 男,70 岁,既往高血压病史。自诉近 1 个月出现突发的下肢酸痛乏力,于步行中出现,稍事休息后能继续行走。患者可能出现的步态是

    A. 慌张步态　　　　　　　B. 共济失调步态　　　　　C. 跨阈步态

    D. 蹒跚步态　　　　　　　E. 间歇性跛行

6. 女,27 岁,过多食用胡萝卜使血中胡萝卜素含量增加,发黄多出现的部位是

    A. 手掌、足底、前额　　　B. 巩膜　　　　　　　　　C. 口腔黏膜

    D. 躯干　　　　　　　　　E. 耳郭

7. 男,30 岁,左颈部淋巴结无痛性肿大 1 个月,体温 36℃,左颈后可触及 3cm×3cm 无痛性肿大淋巴结,检查方法叙述**错误**的是

    A. 可站在被检查者背后,手指紧贴检查部位

    B. 由浅入深滑动触诊

    C. 触诊时让被检查者头部稍高,或偏向检查侧的对侧

    D. 检查时注意淋巴结的部位、大小、硬度、压痛、活动度等

    E. 颈部检查完后,还要检查其他部位

8. 男,58 岁,上腹隐痛 10 年,体重减轻,半年间有黑便。体检发现左锁骨上窝 2cm×2cm 淋巴结 2 个。检查患者左锁骨上淋巴结正确手法是

    A. 头向前屈,右手触诊左锁骨上由浅触摸至锁骨后深部

    B. 头向前屈,左手触诊左锁骨上由浅触摸至锁骨后深部

    C. 头稍向右偏屈,右手触诊方法同 B

    D. 头稍向左偏屈,左手触诊方法同 A

    E. 头向后伸,右手触诊手法同 B

9. 男,55 岁,上腹部无规律性疼痛、消瘦 1 年入院,胃镜示胃小弯处有一个 2cm×2cm 大小溃疡边缘不整齐,有坏死,少量渗血。查体表淋巴结对诊断意义最大的是

    A. 颈前、颈后　　　　　　B. 锁骨上窝　　　　　　　C. 枕后

    D. 腋下　　　　　　　　　E. 腹股沟

10. 女,53 岁,因咳嗽、痰中带血 1 个月。入院无发热胸片示右肺门密度增高影,血常规正常,血沉 150mm/h。该患者若出现浅表淋巴结肿大,最先肿大组群可能为

    A. 右颏下淋巴结　　　　　　　　B. 左颈前淋巴结群

    C. 右颈后淋巴结群　　　　　　　D. 左锁骨上窝淋巴结群

    E. 右锁骨上窝淋巴结群

11. 女,20 岁,干咳、痰中带血、低热半个月余。体检发现:右上肺闻及湿啰音,PPD(+++)。该患者如果出现浅表淋巴结肿大,最先肿大的组群可能是

    A. 耳后淋巴结　　　　　　B. 颈部淋巴结　　　　　　C. 枕部淋巴结

    D. 颏下淋巴结　　　　　　E. 颌下淋巴结

12. 男,21 岁,左颈部有 3 个肿大的淋巴结,质地稍硬,其中一个坏死、破溃,形成瘘管,该

患者下列哪种疾病可能性较大

    A. 急性淋巴结炎　　　　　B. 慢性淋巴结炎　　　　　C. 淋巴结结核

    D. 淋巴瘤　　　　　　　　E. 恶性肿瘤淋巴结转移

【B1 型题】

（1~5 题共用备选答案）

    A. 巨人症　　　　　　　　B. 侏儒症　　　　　　　　C. 呆小病

    D. 佝偻病　　　　　　　　E. "阉人"征

1. 若性激素分泌受损,可导致第二性征的改变,男性患者可出现

2. 在发育成熟前,如出现垂体前叶功能亢进可致

3. 在发育成熟前,如出现垂体前叶功能减退可致

4. 在发育成熟前,如出现甲状腺功能减退可致

5. 婴幼儿时期维生素 D 缺乏可致

（6~10 题共用备选答案）

    A. 伤寒面容　　　　　　　B. 黏液性水肿面容　　　　C. 肝病面容

    D. 甲亢面容　　　　　　　E. 二尖瓣面容

6. 面色苍黄,颜面水肿,睑厚面宽,目光呆滞,反应迟钝,眉毛、头发稀疏,舌色淡、肥大

7. 表情淡漠,反应迟钝呈无欲状态

8. 面色晦暗,双颊紫红,口唇轻度发绀

9. 表情惊愕,睑裂增大,眼球突出,目光闪烁,烦躁不安,兴奋易怒

10. 面色晦暗,额部、鼻背、双颊有褐色色素沉着

（11~14 题共用备选答案）

    A. 伤寒面容　　　　　　　B. 黏液性水肿面容　　　　C. 肢端肥大症面容

    D. 面具面容　　　　　　　E. 苦笑面容

11. 见于甲状腺功能减退症

12. 见于破伤风

13. 见于帕金森病

14. 见于成年人垂体前叶功能亢进患者

（15~19 题共用备选答案）

    A. 被动体位　　　　　　　B. 辗转体位　　　　　　　C. 角弓反张位

    D. 强迫蹲位　　　　　　　E. 强迫停立位

15. 心绞痛

16. 胆道蛔虫症

17. 破伤风

18. 昏迷

19. 法洛四联症

（20~24 题共用备选答案）

    A. 强迫仰卧位　　　　　　B. 强迫俯卧位　　　　　　C. 强迫右侧卧位

    D. 强迫左侧卧位　　　　　E. 强迫坐位

20. 心、肺功能不全

21. 急性腹膜炎

22. 右侧大量胸腔积液

23. 左侧气胸

24. 脊柱疾病

（25~29 题共用备选答案）

A. 蹒跚步态　　　　　　B. 醉酒步态　　　　　　C. 共济失调步态

D. 慌张步态　　　　　　E. 间歇性跛行

25. 起步后小步急速趋行,身体前倾,有难以止步之势

26. 患者行走过程中,因下肢突发性酸痛乏力,而被迫停止行进,需小憩后方能继续行进

27. 走路时身体左右摇摆如同鸭步

28. 行走时躯干重心不稳,步态紊乱不准确如醉酒状

29. 起步时一脚高抬,骤然垂落,且双目向下注视,两脚间距很宽,以防身体倾斜,闭目时不能保持平衡

（30~34 题共用备选答案）

A. 蹒跚步态　　　　　　B. 跨阈步态　　　　　　C. 共济失调步态

D. 慌张步态　　　　　　E. 剪刀步态

30. 腓总神经麻痹

31. 进行性肌营养不良

32. 脑性瘫痪

33. 帕金森病

34. 脊髓痨

（35~39 题共用备选答案）

A. 斑疹　　　　　　　　B. 丘疹　　　　　　　　C. 斑丘疹

D. 玫瑰疹　　　　　　　E. 荨麻疹

35. 表现为局部皮肤发红,一般不凸出皮肤表面

36. 是一种鲜红色圆形斑疹,直径 2~3mm,因病灶周围血管扩张所致。检查时拉紧附近皮肤或以手指按压可使疹消退,松开时又复出现,多出现于胸腹部

37. 在丘疹周围有皮肤发红的底盘

38. 为稍隆起皮肤表面的苍白色或红色的局限性水肿,是皮肤速发型变态反应所致

39. 除皮肤局部颜色发红外,病灶凸出皮肤表面

四、问答题

1. 一般检查包括哪些项目?

2. 判断年龄的依据有哪些?

3. 成人体型分哪几型? 简述其特点。

4. 简述常见强迫体位的表现及其临床意义。

5. 简述浅表淋巴结的检查顺序。

6. 局限性淋巴结肿大有哪些常见的原因并说明其特点?

参考答案

一、名词解释（见复习纲要）

二、填空题

1. 女性　男性　女性
2. 幼儿与儿童　少年与青年　老年
3. 体温　脉搏　呼吸　血压
4. 36~37℃　0.2~0.5℃
5. 褐色色素
6. 库欣综合征　破伤风
7. 良好　中等　不良
8. 巩膜　硬腭后部及软腭黏膜上　皮肤　轻　重
9. 手掌、足底　不　不高
10. 皮肤　重　轻
11. 白癜　白斑　白化病
12. 盗汗　冷汗
13. 上腔静脉分布的　中心（即中央小动脉干部）
14. 手背　上臂内侧
15. 0.2~0.5cm　柔软　光滑　不易

三、选择题

【A1型题】 1. B　2. C　3. E　4. A　5. B　6. A　7. D　8. B　9. E　10. B　11. C
12. A　13. A　14. B　15. B　16. A　17. B　18. E　19. B　20. A
21. E　22. B　23. C　24. C　25. C　26. C　27. C　28. B　29. D
30. A　31. C　32. D　33. B　34. C　35. A　36. D　37. E　38. D
39. E　40. A　41. D　42. A　43. A　44. B　45. A　46. E　47. E
48. B　49. C　50. D　51. A　52. B　53. C　54. A　55. A　56. D
57. B

【A2型题】 1. B　2. D　3. A　4. D　5. E　6. A　7. C　8. A　9. B　10. E　11. B
12. C

【B1型题】 1. E　2. A　3. B　4. C　5. D　6. B　7. A　8. E　9. D　10. C　11. B
12. E　13. D　14. C　15. E　16. B　17. C　18. A　19. D　20. E
21. A　22. C　23. C　24. B　25. D　26. E　27. A　28. B　29. C
30. B　31. A　32. E　33. D　34. C　35. A　36. D　37. C　38. E
39. B

四、问答题（见复习纲要）

（真晓雯）

第三章

头　部

知识框架

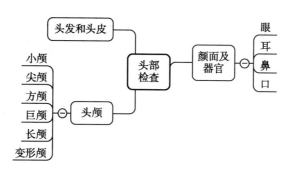

图 3-3-1　头部检查

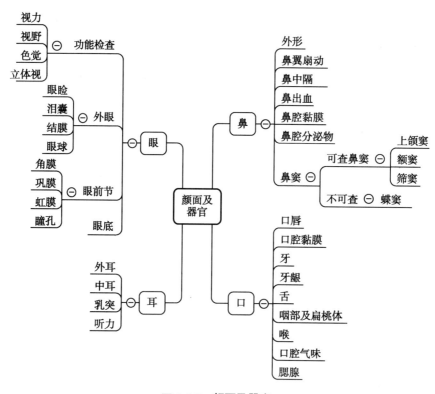

图 3-3-2　颜面及器官

能力目标

运用头部检查顺序与方法,识别正常状态和异常改变的临床意义。

素质目标

在头部检查期间培养临床思维及爱伤观念。

复 习 纲 要

第一节　头发和头皮

头发要注意颜色、疏密度、脱发的类型与特点。脱发可由疾病及物理或化学因素引起。头皮检查需分开头发观察头皮颜色、头皮屑,有无头癣、疖痈、外伤、血肿及瘢痕等。

第二节　头　颅

头颅视诊应注意大小、外形变化和有无异常活动。触诊了解其外形,有无压痛和异常隆起。头颅的大小以头围来衡量,测量时以软尺自眉弓间绕到颅后通过枕骨粗隆。头颅的大小异常或畸形常见如下:

一、形状异常

1. **小颅**　小儿囟门过早闭合形成,多伴智力发育障碍。
2. **尖颅**　矢状缝与冠状缝过早闭合,见于先天性疾患尖颅并指(趾)畸形,即 Apert 综合征。
3. **方颅**　见于小儿佝偻病或先天性梅毒。
4. **巨颅**　脑积水引起额、顶、颞及枕部突出膨大呈圆形,颅内压增高,压迫眼球,形成双目下视,巩膜外露的特殊表情,称落日现象(setting sun phenomenon)。
5. **长颅**　见于 Manfan 综合征及肢端肥大症。
6. **变形颅**　见于变形性骨炎(Paget 病)。

二、运动异常

活动受限,见于颈椎疾病;不随意地颤动,见于帕金森病;与颈动脉搏动一致的点头运动,称 Musset 征,见于严重主动脉瓣关闭不全。

第三节　颜面及其器官

一、眼

眼的检查包括四部分:视功能、外眼、眼前节和内眼。
1. **视功能的检查**
(1) 视力:分为远视力和近视力。通用国际标准视力表进行。
(2) 视野:采用对比检查法可粗略测定。
(3) 色觉:常可分为色弱和色盲。

（4）立体视

2. **外眼检查**

（1）眼睑：①睑内翻见于沙眼。②上睑下垂，双侧睑下垂见于先天性上睑下垂、重症肌无力；单侧上睑下垂见于蛛网膜下腔出血、白喉、脑脓肿、脑炎、外伤等引起的动眼神经麻痹。③眼睑闭合障碍，双侧眼睑闭合障碍可见于甲状腺功能亢进症，单侧闭合障碍见于面神经麻痹。④眼睑水肿：眼睑皮下组织疏松，轻度或初发水肿常在眼睑表现出来。常见原因为肾炎、慢性肝病、营养不良、贫血、血管神经性水肿等。

（2）泪囊：挤压以观察有无分泌物。

（3）结膜：翻转上睑结膜：示指和拇指捏住上睑中部边缘，嘱被检查者向下看，向前下方牵拉，示指向下压迫睑板上缘，与拇指配合将睑缘向上捻转即可。

结膜充血时见于结膜炎、角膜炎；颗粒与滤泡见于沙眼；苍白见于贫血；黄染见于黄疸；散在的出血点见于亚急性感染性心内膜炎；伴充血、分泌物，见于急性结膜炎；大片结膜下出血，可见于高血压、动脉硬化。

（4）眼球外形与运动

1）眼球突出：双侧眼球突出见于甲状腺功能亢进。患者除突眼外还有以下眼征：①Stellwag 征：瞬目减少；②Graefe 征：眼球下转时上睑不能相应下垂；③Mobius 征：表现为集合运动减弱；④Joffroy 征：上视时无额纹出现。单侧眼球突出，多由于局部炎症或眶内占位性病变。

2）眼球下陷：双侧下陷见于严重脱水、部分老年人；单侧下陷，见于 Horner 综合征和眶尖骨折。

3）眼球运动：固定头位，按左——左上——左下，右——右上——右下 6 个方向的顺序进行。双侧眼球发生一系列有规律的快速往返运动，称为眼球震颤（nystagmus）。运动的速度起始时缓慢，称为慢相；复原时迅速，称为快相。运动方向以水平方向为常见，垂直和旋转方向较少见。检查方法是嘱患者眼球随医师手指所示方向（水平和垂直）运动数次，观察是否出现震颤。自发的眼球震颤见于耳源性眩晕、小脑疾患和视力严重低下等。

4）眼内压：减低见于眼球萎缩或脱水；增高见于青光眼。

3. **眼前节检查**

（1）角膜：注意有无云翳、白斑、软化、溃疡、新生血管等。角膜软化见于幼儿营养不良、维生素 A 缺乏；角膜边缘若出现黄色或棕褐色的色素环，环的外缘较清晰，内缘较模糊，称为 Kayser-Fleischer 环，见于肝豆状核变性（Wilson 病），是铜代谢障碍的结果，角膜边缘及周围出现灰白色混浊环，多见于老年人，故称为老年环。

（2）巩膜：不透明，瓷白色。黄染且远角膜缘更黄见于黄疸。

（3）虹膜：纹理模糊或消失见于虹膜炎症、水肿或萎缩。形态异常或有裂孔，见于虹膜后粘连、外伤、先天性虹膜缺损等。

（4）瞳孔：正常直径 3~4mm，缩小由动眼神经的副交感神经纤维支配，扩大由交感神经支配。应注意瞳孔的形状、大小、位置、双侧是否等圆、等大，对光及集合反射。

1）形状：青光眼、眼内肿瘤时可呈椭圆形；瞳孔缩小见于炎症、中毒、药物反应等；瞳孔扩大见于外伤、颈交感神经刺激、青光眼绝对期、药物影响等。一侧眼交感神经麻痹，出现瞳孔缩小，眼睑下垂和眼球凹陷，同侧结膜充血及面部无汗，称 Honer 综合征。

2）瞳孔大小不等：常提示有颅内病变。

3）对光反射：是检查瞳孔功能活动的测验，直接对光反射通常用手电筒直接照射瞳孔并观察其动态反应。正常人当眼受到光线刺激后瞳孔立即缩小，移开光源后瞳孔迅速复原。间接对光反射是指光线照射一眼时，另一眼瞳孔立即缩小，移开光线，瞳孔扩大。瞳孔直接和间接对光反射迟钝或消失，见于昏迷患者。

4）集合反射:嘱患者注视 1m 以外的目标,然后将目标移近眼球,出现双眼内聚,瞳孔缩小,称为集合反射(convergence reflex),动眼神经功能损害时,睫状肌和双眼内直肌麻痹,集合反射消失。

二、耳

1. **外耳**
（1）耳郭:注意外形、大小、位置和对称性,有否结节等。
（2）外耳道:注意皮肤是否正常,有无溢液。
2. **中耳**　鼓膜是否穿孔,溢脓。
3. **乳突**　有无红、肿、压痛,瘘管或瘢痕。
4. **听力**　经粗测发现被检查者有听力减退则应进行专科检查。

三、鼻

1. **鼻的外形**　皮肤颜色和鼻外形的改变。黑褐色见于黑热病、慢性肝病等。红色病损向两侧面颊部扩展,见于系统性红斑狼疮;鼻腔完全堵塞、外鼻变形、鼻梁宽平如蛙状,蛙状鼻见于肥大的鼻息肉患者。鞍鼻见于鼻骨折、鼻骨发育不良、先天性梅毒和麻风病。

2. **鼻翼扇动**　见于伴有呼吸困难的高热性疾病(如大叶性肺炎)、支气管哮喘和心源性哮喘发作时。

3. **鼻中隔**　居中,穿孔多为鼻腔慢性炎症、外伤等引起。

4. **鼻出血**　单侧见于外伤、鼻腔感染、局部血管损伤、鼻咽癌、鼻中隔偏曲等。双侧出血则多由全身性疾病引起。

5. **鼻腔黏膜**　急性鼻黏膜肿胀多为炎症充血所致,伴有鼻塞和流涕,见于急性鼻炎。

6. **鼻腔分泌物**　观察有无异常分泌物。

7. **鼻窦**　共四对:上颌窦、额窦、筛窦、蝶窦。鼻窦炎时出现鼻塞、流涕、头痛和鼻窦压痛。

四、口

1. **口唇**　正常红润光泽。异常改变包括发绀、苍白、干燥、皲裂、疱疹、口角糜烂、肥厚等。

2. **口腔黏膜**　正常光洁呈粉红色。蓝黑色色素沉着斑片多为肾上腺皮质功能减退症;第二磨牙的颊黏膜处出现帽针头大小白色斑点,称为麻疹黏膜斑(Koplik 斑),雪口病(鹅口疮)为白念珠菌感染。

3. **牙齿**　有无龋齿、残根、缺牙和义齿等。

4. **牙龈**　有无出血、溢脓、水肿等。齿龈游离缘出现蓝灰色点线,称为铅线,是铅中毒的特征。

5. **舌**　干燥舌见于严重脱水;地图舌见于核黄素缺乏;草莓舌见于猩红热或长期发热;牛肉舌见于糙皮病;镜面舌见于缺铁性贫血、恶性贫血及慢性萎缩性胃炎;毛舌见于久病衰弱或长期使用广谱抗生素(引起真菌生长)的患者。

6. **咽部及扁桃体**　咽部检查方法:被检查者头略后仰,口张大并发“啊”音,用压舌板在舌的前 2/3 与后 1/3 交界处迅速下压,检查软腭、腭垂、软腭弓、扁桃体、咽后壁等。扁桃体增大分三度:不超过咽腭弓者为Ⅰ度;超过咽腭弓者Ⅱ度;达到或超过咽后壁中线者为Ⅲ度。

7. **喉**　急性嘶哑或失声常见于急性炎症,慢性失声要考虑喉癌。

8. **口腔的气味**　糖尿病酮症酸中毒患者可发出烂苹果味;尿毒症患者可发出尿味;肝坏死患者口腔中有肝臭味;肝脓肿患者呼吸时可发出组织坏死的臭味;有机磷中毒有大蒜味。

五、腮腺

正常腮腺体薄而软,不易触及。腮腺肿大见于急性流行性腮腺炎、急性化脓性腮腺炎、腮腺肿瘤。

试 题 精 选

一、名词解释

1. 蛙状鼻
2. 牙龈铅线
3. Horner 综合征
4. Musset 征
5. Stellwag 征
6. Graefe 征
7. Mobius 征
8. Joffroy 征
9. Kayser-Fleischer 环
10. 集合反射(convergence reflex)
11. 麻疹黏膜斑(Koplik 斑)
12. 眼球震颤(nystagmus)
13. 落日现象(setting sun phenomenon)

二、填空题

1. 小颅多见于_____,方颅见于_____,巨颅见于_____。
2. 单侧上睑下垂,可见于_____、_____、_____、_____、_____等引起的动眼神经麻痹。
3. 干燥舌见于_____;地图舌见于_____;草莓舌见于_____;牛肉舌见于_____;镜面舌见于_____;毛舌见于_____。
4. 在体表可进行检查的鼻窦有:_____;_____;_____。
5. 结膜充血时见于_____;颗粒与滤泡见于_____;苍白见于_____。
6. 巩膜黄染且远角膜缘更黄,见于_____。
7. 鞍鼻见于_____;_____;_____;_____。

三、选择题

【A1 型题】

1. 尖颅主要是下列哪种原因引起
   A. 囟门过早闭合 　　　　　　B. 矢状缝与冠状缝过早闭合
   C. 缺钙所致 　　　　　　　　D. 脑积水
   E. 以上都不是
2. 瞳孔正常直径为
   A. 2~5mm 　　　　　B. 1~2mm 　　　　　C. 3~4mm
   D. 5~6mm 　　　　　E. 3~5mm
3. 蝶窦的物理检查方法

A. 紧压双眼内眦处   B. 压按两眉之间

C. 深压眼眶上缘内侧   D. 拇指置于左右颞部向后按压

E. 以上都不是

4. Kop1ik 斑见于

  A. 麻疹早期   B. 乙脑早期   C. 猩红热早期

  D. Addison 病   E. 维生素 C 缺乏

5. 下列口腔异味的描述,**不正确**的是

  A. 酮症酸中毒时烂苹果味   B. 尿味提示慢性膀胱炎

  C. 肝昏迷时出现肝臭味   D. 大蒜味提示有机磷农药中毒

  E. 厌氧菌感染可有恶臭味

6. 检查巩膜是否黄染时,适宜的光线应该为

  A. 日光灯   B. 自然光线   C. 强光

  D. 白炽灯   E. 电筒光

7. 黏液性水肿面容最常见于

  A. 二尖瓣狭窄   B. Addison 病   C. 肾病

  D. 甲状腺功能亢进症   E. 甲状腺功能减退症

8. 长期服用糖皮质激素的患者常见的面容为

  A. 满月面容   B. 二尖瓣面容   C. 贫血面容

  D. 病危面容   E. 黏液性水肿面容

9. 眼底镜检查可见视网膜动脉变细,僵硬呈铜丝状,并有动静脉交叉压迫现象,最常考虑的疾病是

  A. 妊娠中毒症   B. 慢性肾小球肾炎   C. 白血病

  D. 高血压动脉硬化   E. 糖尿病

10. 引起气管偏移可能性最大的疾病是

  A. 慢性支气管炎   B. 一侧肺不张   C. 气管异物

  D. 支气管扩张症   E. 肺气肿

11. 当外伤后发现有血液或脑脊液自外耳道流出时,最可能的是

  A. 急性中耳炎   B. 外耳道炎   C. 骨膜穿孔

  D. 慢性中耳炎   E. 颅底骨折

12. 鼻腔分泌物减少,鼻镜发现鼻黏膜萎缩,鼻腔宽大,鼻甲缩小,嗅觉减退或丧失,见于

  A. 鼻甲肥大   B. 急慢性鼻炎   C. 过敏性鼻炎

  D. 睡眠呼吸暂停综合征   E. 慢性萎缩性鼻炎

13. 查体时如果发现患者存在浅表淋巴结肿大,对治疗最有帮助的是要搞清楚

  A. 原发病灶   B. 质地   C. 有无压痛

  D. 大小和数量   E. 活动度

14. 检查扁桃体发现已超过咽腭弓,但未超过中线,应判断为

  A. 0 度   B. Ⅰ 度   C. Ⅱ 度

  D. Ⅲ 度   E. 不确定

15. 毛舌(黑舌)表现为舌面覆有黑色或黄褐色毛,见于

  A. 严重脱水者   B. 免疫系统疾病患者

  C. 黏液性水肿患者   D. 休克患者

  E. 久病并长期使用广谱抗生素者

16. 该符号「4 代表第几颗牙

A. 右下第一前牙   B. 左下第一前磨牙   C. 左下第一磨牙

D. 右下第一尖牙   E. 左下第一尖牙

17. 小儿囟门闭合的时间大多是

     A. 6~16 个月   B. 12~16 个月   C. 12~20 个月

     D. 12~18 个月   E. 18~24 个月

18. 生育期女性患者如发生周期性鼻出血,则应考虑

     A. 原发性高血压   B. 子宫内膜异位症   C. 白血病

     D. 维生素 K 缺乏   E. 再生障碍性贫血

19. 泪囊检查挤压的正确位置是

     A. 眼的内上方   B. 眼内眦内侧   C. 眼的外上方

     D. 眼睑下方   E. 眼内眦下方

20. 镜面否(光滑舌)表现为舌头萎缩、舌体较小,舌面光滑呈粉红色或红色,见于

     A. 黏液性水肿   B. 缺铁性贫血、恶性贫血

     C. 甲状腺功能减退症   D. 维生素 B_2 缺乏

     E. 甲状腺功能亢进症

21. 老人角膜边缘及周圆出现老年环的原因是

     A. 低钙血症   B. 铜代谢障碍   C. 铁代谢障碍

     D. 类脂质沉着   E. 维生素 A 缺乏

22. 单侧上睑下垂见于

     A. 重症肌无力   B. 动眼神经麻痹   C. 先天性上睑下垂

     D. 面神经麻痹   E. 视神经萎缩

23. 舌乳头肿胀、发红类似草莓称草莓舌,较常见的疾病是

     A. 猩红热或长期发热   B. 维生素 B_{12} 缺乏   C. 慢性缩性胃炎

     D. 真菌感染   E. 烟酸缺乏

24. 鼻梁部皮肤出现发红,病损处高起皮面并向两侧面颊部扩展,形似蝴蝶,可见于

     A. 酒渣鼻   B. 系统性红狼疮   C. 肝脏疾病

     D. 二尖瓣面容   E. 黑热病

【B 型题】

(1~3 题共用备选答案)

     A. 舌乳突肿胀,发红   B. 舌乳头萎缩,舌面光滑,舌体较小

     C. 舌体比常人增大   D. 舌面上出现横向裂纹

     E. 舌面绛红,如牛肉状

1. 草莓舌可见于猩红热

2. 镜面舌见于慢性萎缩性胃炎

3. 黏液性水肿

(4~7 题共用备选答案)

     A. 单侧眼球突出   B. 双侧眼球突出   C. 一侧眼球下陷

     D. 双侧眼球下陷   E. 眼球集合运动减弱

4. 眼眶内占位性病变

5. 甲状腺功能亢进症

6. Horner 综合征

7. Mobius 征

(8~12题共用备选答案)

　　A. 双眼球突出　　　　　　　B. Stellwag 征　　　　　　C. Mobius 征

　　D. Graefe 征　　　　　　　E. Joffroy 征

8. 甲状腺功能亢进患者,眼球下转时上睑不能相应下垂,称为

9. 甲状腺功能亢进患者,由远处逐渐移近眼球时,两侧眼球不能适度内聚,称为

10. 甲状腺功能亢进患者,瞬目减少,称为

11. 甲状腺功能亢进患者,上视时无额纹出现,称为

12. 甲状腺功能亢进患者最常有的表现

【X型题】

1. 下列哪些是双上眼睑下垂的原因

　　A. 重症肌无力　　　　　　　B. 先天性　　　　　　　　C. 脑积水

　　D. 脑炎　　　　　　　　　　E. 脑肿瘤

2. 下列有关瞳孔的描述,正确的是

　　A. 直径 3~4mm　　　　　　　　　　B. 有机磷中毒是双侧缩小

　　C. 虹膜炎症瞳孔增大　　　　　　　D. 视神经萎缩时瞳孔扩大

　　E. 脑疝时双侧瞳孔不等大

3. 关于巩膜的叙述,正确的是

　　A. 巩膜不透明,并且血管极少,故呈瓷白色

　　B. 巩膜是检查黄疸的重要部位

　　C. 血液中胆红素增多时巩膜黄染出现在近角膜处

　　D. 巩膜内部脂肪沉着的斑块分布不均匀

　　E. 中年后在内眦部可出现黄色斑块,为脂肪沉着所致

4. 关于口唇的病变,正确的是

　　A. 口唇苍白可见于贫血　　　　　　B. 口唇深红见于细菌感染性疾病

　　C. 口唇干燥并有裂见于营养不良　　D. 口唇疱疹可见于大叶性肺炎

　　E. 口唇发绀可见于呼吸衰竭

5. 甲亢面容的特点,正确的是

　　A. 颜面水肿　　　　　　　　B. 眼球突出　　　　　　　C. 睑裂增大

　　D. 面容惊愕　　　　　　　　E. 目光炯炯有神

6. 满月面容特点,正确的是

　　A. 汗毛增多并伴有小胡须　　B. 皮肤发黑　　　　　　　C. 面圆如满月

　　D. 面部有痤疮　　　　　　　E. 皮肤发红

7. 关于左上睑结膜翻转的要领,正确的是

　　A. 用示指和拇指捏住左上睑中部的边缘

　　B. 嘱被检查者向右下看

　　C. 此时示指与拇指轻轻向前下方牵拉

　　D. 然后示指向下压迫睑板上缘

　　E. 同时与拇指配合将睑缘向上捻转即可将上眼睑翻开

8. 下列关于瞳孔的叙述,正确的是

　　A. 正常的瞳孔双侧等大等圆　　　　B. 青光眼患者瞳孔可呈椭圆形

　　C. 虹膜粘连时形状可不规则　　　　D. 婴幼儿瞳孔较大

　　E. 老年人瞳孔较大

9. 关于头颅的叙述,正确的是

  A. 头颅的检查应注意大小、外形变化和运动时的异常

  B. 测其周径时用软尺自前额中点绕到颅后通过枕骨粗隆

  C. 头围的发育与年龄有关

  D. 矢状缝和其他颅缝大多在出生后 6 个月内骨化

  E. 颅缝骨化过早会影响脑的发育

四、问答题

  1. 头面部检查包括哪些内容？

  2. 简述检查对光反射的方法及意义。

  3. 简述扁桃体肿大的分度。

  4. 简述眼球突出的临床意义。

  5. 简述上睑结膜检查方法。

  6. 简述瞳孔放大和缩小的临床意义。

———————————— 参 考 答 案 ————————————

一、名词解释（见复习纲要）

二、填空题

  1. 囟门过早闭合　小儿佝偻病　脑积水

  2. 蛛网膜下腔出血　白喉　脑脓肿　脑炎　外伤

  3. 严重脱水　核黄素缺乏　猩红热或长期发热　糙皮病　缺铁性贫血、恶性贫血及慢性萎缩性胃炎　久病或长期使用广谱抗生素（引起真菌生长）的患者。

  4. 上颌窦　额窦　筛窦

  5. 结膜炎、角膜炎　沙眼　贫血

  6. 黄疸

  7. 鼻骨折　鼻骨发育不良　先天性梅毒　麻风病

三、选择题

  【A1 型题】1. B　2. C　3. E　4. A　5. B　6. B　7. E　8. A　9. D　10. B　11. E　12. E　13. A　14. C　15. E　16. B　17. D　18. B　19. E　20. B　21. D　22. B　23. A　24. B

  【B 型题】1. A　2. B　3. C　4. A　5. B　6. C　7. E　8. D　9. C　10. B　11. E　12. A

  【X 型题】1. AB　2. ABDE　3. ABDE　4. ABDE　5. BCDE　6. ACDE　7. ABCDE　8. ABCD　9. ACDE

四、问答题（见复习纲要）

（马莲环）

第四章

颈　部

知识框架

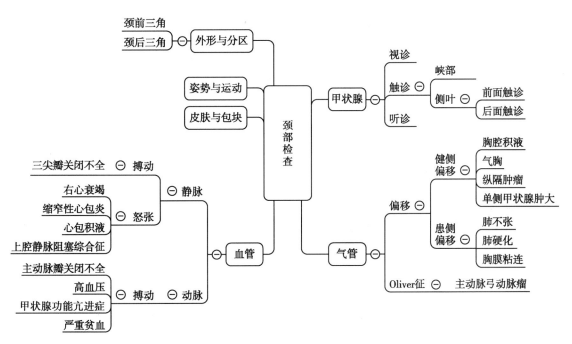

图 3-4-1　颈部检查

能力目标

运用颈部的检查顺序与方法，识别正常状态和异常改变的临床意义。

素质目标

在颈部检查期间培养临床思维及爱伤观念。

复 习 纲 要

一、颈部的外形与分区

1. **颈前三角**　胸锁乳突肌内缘、下颌骨下缘与前正中线之间的区域。
2. **颈后三角**　胸锁乳突肌的后缘、锁骨上缘与斜方肌前缘之间区域。

二、颈部的姿势与运动

颈部运动受限并伴有疼痛,可见于软组织炎症、颈肌扭伤、肥大性脊椎炎、颈椎结核或肿瘤等。颈部强直为脑膜受刺激的特征,见于各种脑膜炎、蛛网膜下腔出血等。

三、颈部的皮肤与包块

1. **颈部皮肤**　有无蜘蛛痣、感染、瘢痕、瘘管等。

2. **颈部包块**　颈部包块原因很多,应根据部位、大小、质地、活动性、发生和增长的特点以及全身的情况来判断。如为淋巴结肿大,质地不硬、有轻度压痛时,可能为非特异性淋巴结炎;如质地较硬、且伴有纵隔、胸腔或腹腔病变的症状或体征,则应考虑到恶性肿瘤的淋巴结转移;如为全身性、无痛性淋巴结肿大,则多见于血液系统疾病。如包块圆形、表面光滑、有囊样感、压迫能使缩小,则可能为囊状瘤。

四、颈部血管

1. **颈静脉**　半卧位时静脉充盈度超过正常水平,称为颈静脉怒张,见于右心衰竭、缩窄性心包炎、心包积液或上腔静脉阻塞综合征。

2. **颈动脉**　颈动脉的明显搏动,见于主动脉瓣关闭不全、高血压、甲状腺功能亢进及严重贫血患者。

3. **杂音**　在颈部大血管区若听到血管性杂音,应考虑颈动脉或椎动脉狭窄。

五、甲状腺

（一）视诊

观察甲状腺的大小和对称性。

（二）触诊

明确甲状腺的轮廓及病变的性质。

1. **甲状腺峡部触诊**　配合吞咽动作。

2. **甲状腺侧叶**　包括前面和后面触诊法。

（1）前面触诊:一手拇指施压于一侧甲状软骨,将气管推向对侧。另一手示、中指在对侧胸锁乳突肌后缘向前推挤甲状腺侧叶,拇指在胸锁乳突肌前缘触诊,配合吞咽动作,重复检查,可触及被推挤的甲状腺。

（2）后面触诊:类似前面触诊。一手示、中指施压于一侧甲状软骨,将气管推向对侧,另一手拇指在对侧胸锁乳突肌后缘向前推挤甲状腺,示、中指在其前缘触诊甲状腺。

甲状腺肿大可分三度:不能看出肿大但能触及者为Ⅰ度;能看到肿大又能触及,但在胸锁乳突肌以内者为Ⅱ度;超过胸锁乳突肌外缘者为Ⅲ度。

（三）听诊

肿大时的血管杂音呈低调连续性静脉"嗡鸣"音,对诊断甲状腺功能亢进很有帮助。

引起甲状腺肿大的常见疾病如下:

1. **甲状腺功能亢进**　肿大的甲状腺质地柔软,触诊时可有震颤,或能听到"嗡鸣"样血管杂音,是血管增多、增粗、血流增速的结果。

2. **单纯性甲状腺肿**　腺体肿大很突出,可为弥漫性,也可为结节性,不伴有甲状腺功能亢进体征。

3. **甲状腺癌**　触诊时包块可有结节感,不规则、质硬。因发展较慢,体积有时不大,易与甲状腺腺瘤、颈前淋巴结肿大相混淆。

4. 慢性淋巴性甲状腺炎(桥本甲状腺炎)　呈弥漫性或结节性肿大,由于肿大的炎性腺体可将颈总动脉向后方推移,因而在腺体后缘可以摸到颈总动脉搏动,而甲状腺癌则往往将颈总动脉包绕在癌组织内,触诊时摸不到颈总动脉搏动。

5. 甲状旁腺腺瘤　甲状旁腺位于甲状腺之后,发生腺瘤时可使甲状腺突出,检查时也随吞咽移动,需结合甲状旁腺功能亢进的临床表现加以鉴别。

六、气管

正常人气管位于颈前正中部。大量胸腔积液、积气、纵隔肿瘤以及单侧甲状腺肿大可将气管推向健侧,而肺不张、肺硬化、胸膜粘连可将气管拉向患侧。主动脉弓动脉瘤时,由于心脏收缩时瘤体膨大将气管压向后下,随心脏搏动可以触到气管的向下拽动,称为Oliver 征。

================ 试 题 精 选 ================

一、名词解释

1. 颈前三角
2. Oliver 征
3. 颈静脉怒张

二、填空题

1. 颈动脉搏动在安静下增强,多见于_____、_____、_____、_____。
2. 气管移向患侧见于_____、_____。
3. 颈部强直为_____的特征,见于_____、_____。

三、选择题

【A1 型题】

1. 甲状腺Ⅲ度肿大,是指
   A. 不能看到仅能触及
   B. 能看到又能触及,在胸锁乳突肌以内
   C. 超过胸锁乳突肌
   D. 甲状腺上有结节
   E. 甲状腺肿大有脓性分泌物

2. 气管移位**不见于**以下哪种疾病
   A. 肺不张
   B. 肺纤维化
   C. 胸腔积液
   D. 肺气肿
   E. 气胸

3. 正常人平卧时,颈外静脉充盈的水平在锁骨上缘至下颌角间的
   A. 上 1/3
   B. 下 2/3 以内
   C. 下 1/2 以内
   D. 下 1/3 以内
   E 以上都不对

4. 颈外静脉怒张伴收缩期搏动见于
   A. 三尖瓣关闭不全
   B. 三尖瓣狭窄
   C. 二尖瓣狭窄
   D. 二尖瓣关闭不全
   E. 主动脉瓣关闭不全

5. 患者男,38 岁,3 年前患结核性渗出性心包炎,近 1~2 个月来呼吸困难、腹胀、下肢水肿。查体:颈静脉怒张。X 线示:左、右心缘变直及心包钙化。该患者颈静脉怒张是由于
   A. 上腔静脉阻塞
   B. 下腔静脉阻塞
   C. 右心房压力增高
   D. 右房向右室回流受阻
   E. 静脉向右房回流受阻

6. 女,34岁,"风湿性心脏病二尖瓣狭窄"患者,一周前"感冒"后出现呼吸困难、咳嗽、水肿。查体可见颈静脉怒张,其发生机制是

    A. 上腔静脉阻塞   B. 下腔静脉阻塞   C. 右心房压力增高

    D. 右房向右室回流受阻   E. 左室回心血量增多

7. 男,50岁,查体可见颈动脉搏动明显、水冲脉及毛细血管搏动。该患者可考虑到的诊断是

    A. 严重贫血   B. 甲状腺功能亢进

    C. 主动脉瓣关闭不全   D. A+B

    E. A+B+C

8. 可用于鉴别甲状腺癌和桥本甲状腺炎的是

    A. 是否伴有颈总动脉搏动   B. 甲状腺的质地   C. 甲状腺的大小

    D. 甲状腺是否有血管杂音   E. 甲状腺是否为结节状

【B1 型题】

(1~5 题共用备选答案)

    A. 甲状腺肿大并甲状腺杂音

    B. 甲状腺肿大并有坚硬肿块,边缘不规则

    C. 甲状腺肿大,未闻及血管杂音,症状不明显

    D. 甲状腺明显肿大,无甲状腺功能亢进症状和体征

    E. 青年女性,甲状腺稍大,无症状

    F. 甲状腺呈弥漫性或结节性肿大,可以触到颈总动脉搏动

1. 甲状腺功能亢进

2. 甲状腺癌

3. 单纯甲状腺肿

4. 青春期甲状腺肿大

5. 桥本甲状腺炎

(6~7 题共用备选答案)

    A. 气管移向健侧   B. 气管拉向患侧

    C. 两者都有   D. 两者均无

6. 一侧肺不张

7. 一侧大量胸腔积液

(8~12 题共用备选答案)

    A. 随吞咽移动的颈前区肿物   B. 颈动脉异常搏动

    C. 颈静脉搏动   D. 颈部淋巴结肿大、质中、无压痛

    E. 颌下和颏下红肿

8. 主动脉瓣关闭不全

9. 三尖瓣关闭不全

10. 甲状腺肿大

11. 淋巴结结核

12. 颌下间隙蜂窝织炎

【X 型题】

1. 下列哪些病是引起气管移位的原因

    A. 肺不张   B. 大量胸腔积液   C. 肺广泛纤维化

    D. 肺内巨大肿瘤   E. 大叶性肺炎

2. 颈静脉怒张可见于下列哪些疾病

A. 左心衰竭　　　　　　B. 右心衰竭　　　　　　C. 心包积液

D. 纵隔肿瘤　　　　　　E. 冠心病

3. 关于颈静脉的检查,正确的是

A. 颈静脉怒张可见于心包积液

B. 正常人立位或坐位时外颈静脉常不显露

C. 正常人平卧稍见充盈,充盈水平限于锁骨上缘至下颌角距离的下 2/3 以内

D. 若取 30°~45° 的半卧位时,颈静脉充盈度超过正常水平,称为颈静脉怒张

E. 颈静脉怒张一般不会见于右心衰竭

4. 关于颈部的姿势与运动,正确的是

A. 颈强直为脑膜受刺激的特征

B. 头不能抬起见于严重消耗性疾病晚期

C. 正常人坐位时颈部直立,伸屈、转动自如

D. 先天性斜颈者,患侧胸锁乳突肌粗短

E. 斜颈可见于颈肌外伤

四、问答题

1. 在平静时,颈动脉搏动明显增强应考虑哪些疾病?

2. 甲状腺肿大分几度? 如何判断?

3. 简述甲状腺侧叶的触诊方法。

4. 哪些疾病可使气管向健侧移位?

5. 桥本甲状腺炎与甲状腺癌触诊如何鉴别?

6. 颈静脉怒张常见于哪些疾病?

7. 简述颈部包块的常见类型及其临床意义。

参 考 答 案

一、名词解释(见复习纲要)

二、填空题

1. 主动脉瓣关闭不全　高血压　甲状腺功能亢进　严重贫血

2. 肺不张　广泛肺纤维化

3. 脑膜受刺激各种脑膜炎　蛛网膜下腔出血等。

三、选择题

【A1 型题】1. C　2. D　3. B　4. A　5. E　6. C　7. E　8. A

【B1 型题】1. A　2. B　3. D　4. E　5. F　6. B　7. A　8. B　9. C　10. A　11. D

12. E

【X 型题】1. ABCD　2. BCD　3. ABCD　4. ABCDE

四、问答题(见复习纲要)

(马莲环)

第五章

胸 部 检 查

第一节~第四节

知识框架

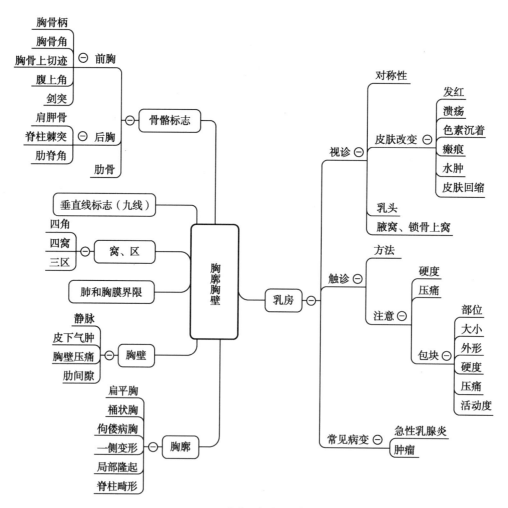

图 3-5-1　胸廓、胸壁、乳房检查

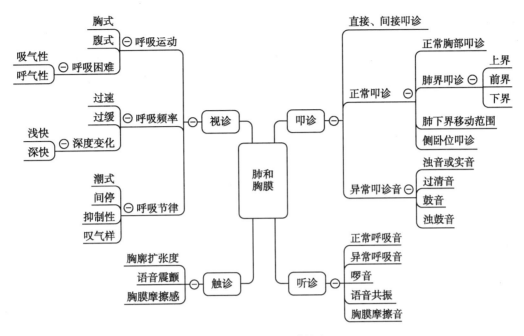

图 3-5-2 肺和胸膜检查

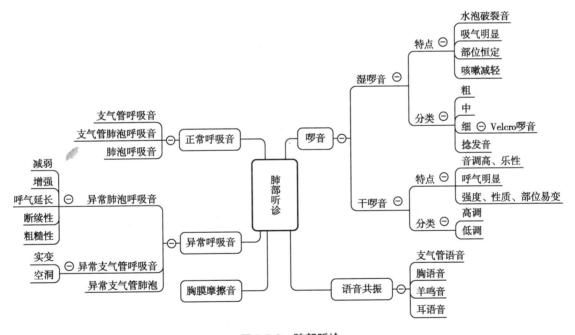

图 3-5-3 肺部听诊

能力目标

视诊、触诊、叩诊、听诊在胸廓及肺部检查中的正确应用。通过相互检查,能获得较为准确的检查结果。

素质目标

在胸、肺部检查中培养临床思维及爱伤观念。

复 习 纲 要

第一节　胸部的体表标志

一、骨骼标志

①胸骨上切迹；②胸骨柄；③胸骨角；④腹上角；⑤剑突；⑥肋骨；⑦肋间隙；⑧肩胛骨；⑨脊椎棘突；⑩肋脊角；⑪肩胛下角。

胸骨角：由胸骨柄与胸骨体的连接处向前突起而成，胸骨角与第 2 肋软骨连接，还标志支气管分叉、心房上线和上下纵隔交界、第 5 胸椎水平。

肋膈沟：下胸部前面的肋骨外翻，沿膈肌附着的部位其胸壁向内凹陷形成的沟状带。

扁平胸：胸廓成扁平状，其前后径不及左右径的一半。

桶状胸：胸廓前后径增加，有时与左右径几乎相等，甚或超过左右径，呈圆桶状。

鸡胸：胸廓前后径略长于左右径，其上下距离较短，胸骨下端前突，胸骨前侧壁肋骨凹陷。

肋脊角：为第 12 肋骨与脊柱构成的夹角。其前为肾脏和输尿管上端所在的区域。肋脊角叩击痛往往代表肾脏、输尿管炎症性疾病，如急性肾盂肾炎、输尿管结石等。

肩胛下角：标志第 7 或 8 肋骨水平、第 8 胸椎水平。

二、垂直线标志

①前正中线；②锁骨中线；③胸骨线；④胸骨旁线；⑤腋前线；⑥腋中线；⑦腋后线；⑧肩胛线；⑨后正中线。

三、自然陷窝和解剖区域

①腋窝；②胸骨上窝；③锁骨上窝；④锁骨下窝；⑤肩胛上区；⑥肩胛下区；⑦肩胛间区。

四、肺和胸膜的界限

①肺尖；②肺上界；③肺外侧界；④肺内侧界；⑤叶间肺界；⑥胸膜；⑦肺下界。

第二节　胸壁、胸廓与乳房

一、胸壁

1. **静脉**　当上腔静脉或下腔静脉血流受阻建立侧支循环时，胸壁静脉充盈或曲张。上腔静脉阻塞时，血流方向自上而下；下腔静脉阻塞则自下而上。

2. **皮下气肿**　即胸部皮下组织有气体积存，触诊有捻发感或捏雪感。多见肺、气管或胸膜损伤，偶见局部产气杆菌感染。

3. **胸壁压痛**　正常无压痛。压痛见于肋间神经炎、肋软骨炎、肋骨骨折者。骨髓异常增生者，常有胸骨压痛和叩击痛。

4. **肋间隙**　吸气时肋间隙回缩提示呼吸道阻塞。肋间隙膨隆见于大量胸腔积液、张力性气胸或严重肺气肿患者用力呼气时。

二、胸廓检查

成人胸廓前后径与左右径比例约为 1∶1.5，小儿、老人胸廓前后径≤左右径，呈圆柱形。

1. **扁平胸**　前后径不及左右径的一半。见于瘦长体型者、慢性消耗性疾病,肺结核等。

2. **桶状胸**　胸廓前后径增加≥左右径,呈圆桶状,见于严重肺气肿。

3. **佝偻病胸**　可见佝偻病串珠、漏斗胸。

4. **胸廓一侧变形**　一侧膨隆见于大量胸腔积液、气胸、严重肺气肿;一侧平坦或下陷见于肺不张、肺纤维化、广泛性胸膜增厚粘连等。

5. **胸廓局部隆起**　见于心脏明显肿大、心包大量积液、主动脉瘤及胸内或胸壁肿瘤等。

三、乳房的检查

1. **视诊**

(1) 对称性:正常双侧对称,乳头无内陷,局部皮肤无回缩,一侧明显增大见于先天畸形、囊肿、炎症或肿瘤,一侧明显缩小则多见发育不全。

(2) 表观情况:乳房有无皮肤发红、溃疡、色素沉着、瘢痕等。发红提示局部炎症(局部肿、热、痛)或乳腺癌累及浅表淋巴管引起的急性淋巴管炎(皮肤呈深红色,不伴热痛)。乳房水肿见于炎症(常伴有皮肤发红)和乳腺癌(为淋巴水肿,呈"橘皮"样)。

(3) 乳头:注意位置、大小,是否对称,有无倒置或内翻。分泌物提示乳腺导管病变,出血见于导管内良性乳突状瘤、乳腺癌;分泌物绿色、紫色或黄色,见于慢性囊性乳腺炎。

(4) 皮肤回缩:见于外伤或炎症,可为早期乳腺癌的征象。

(5) 腋窝和锁骨上窝:有无红肿、包块、溃疡、瘘管和瘢痕等。

2. **触诊**

(1) 方法:触诊时检查者的手指和手掌应平放在乳房上,运用指腹轻施压力,以旋转或来回滑动进行触诊。应先健侧,后患侧,最后乳头。左侧顺时针,右侧逆时针,顺序为外上象限——外下象限——内下象限——内上象限。

(2) 内容:触诊时应注意乳房的硬度、弹性,有无红肿、热痛和包块,乳头有无硬结、弹性消失和分泌物,以及腋窝、锁骨上窝及颈部淋巴结有无肿大。

3. **乳房的常见病变**

(1) 急性乳腺炎:乳房红、肿、热、痛,常局限于一侧乳房某一象限。触诊有硬结包块,伴寒战、发热及出汗等全身中毒症状,常发生于哺乳期妇女。

(2) 乳腺肿瘤:应区别良性(质地较软,界限清楚)或恶性(乳腺癌时,中年以上妇女多见,视诊局部橘皮样皮肤,乳头常回缩,无炎症表现,触诊质地较硬,界限不清,乳头可有血性分泌物流出,晚期可触及同侧腋窝淋巴结肿大)。

第三节　肺 和 胸 膜

一、视诊

1. **呼吸运动**　正常人呼吸运动规则,上呼吸道部分阻塞患者,可引起吸气性呼吸困难,导致胸骨上窝、锁骨上窝及肋间隙向内凹陷,称为"三凹征"。呼气性呼吸困难,常见于支气管哮喘和阻塞性肺气肿。

2. **呼吸频率**　正常16~18次/min,呼吸与脉搏比为1∶4。Kussmaul Breath为深而稍快的呼吸,见于严重代谢性酸中毒,如糖尿病酮症酸中毒、尿毒症酸中毒,是由于体内pH降低,通过肺脏排出CO_2,进行代偿,以调节细胞外酸碱平衡。

3. **呼吸节律**　中枢神经系统疾病如脑炎、脑膜炎、颅内压增高及某些中毒可出现潮式呼吸(Cheyne-Stokes breath,即陈-施呼吸,呼吸由浅慢逐渐变为深快,而后又变浅慢,此期持续30s

至2min,随后经过5~30s呼吸暂停,再重复上述过程的周期样呼吸)和间停呼吸(Biot breath,即比奥呼吸,有规律呼吸几次后,突然停止呼吸,后又周而复始),预后多不良,见于中枢神经系统疾病,为呼吸中枢受抑制的表现;抑制性呼吸见于急性胸膜炎、胸膜恶性肿瘤、肋骨骨折及胸部外伤;叹息样呼吸见于神经衰弱、精神紧张或抑郁症。

二、触诊

1. 胸廓扩张度 两手置于前侧胸部,左右拇指沿两侧肋缘指向剑突,拇指尖在前正中线两侧对称部位,嘱患者作深呼吸运动,观察比较两手的动度是否一致。若一侧胸廓扩张受限,见于大量胸腔积液、气胸、胸膜增厚和肺不张等。

2. 语音震颤 即触觉语颤。将左右手掌尺侧缘放于两侧胸壁的对称部位,嘱被检者用同等的强度重复发"yi"长音,自上至下,从内到外比较两侧相应部位语颤异同,注意有无增强或减弱,主要取决于气管、支气管是否通畅,胸壁传导是否良好而定。

(1)语颤减弱或消失:见于:①肺泡内含气量过多如肺气肿;②支气管阻塞如阻塞性肺不张;③大量胸腔积液或气胸;④胸膜高度增厚粘连;⑤胸壁皮下气肿。

(2)语颤增强:见于:①肺泡内有炎症浸润,因肺组织实变使语颤传导良好,如大叶性肺炎实变期、肺梗死等;②接近胸膜的肺内巨大空腔,声波在空洞内产生共鸣,尤其是当空洞周围有炎性浸润并与胸壁粘连时,则更有利于声波传导,使语音震颤增强,如空洞型肺结核、肺脓肿等。

3. 胸膜摩擦感 双手置于胸廓的下前侧部,嘱患者深呼吸可触及两层胸膜摩擦的感觉。通常于呼、吸两相均可触及,吸气末明显;屏气时消失。

三、叩诊

1. 叩诊方法及顺序 有间接和直接叩诊法两种,顺序从前胸——侧胸——背部,由上至下,由内到外,左右对比。正常叩清音,左侧腋前线下方有胃泡叩鼓音,即Traube鼓音区。

2. 肺界的叩诊

(1)肺上界:即肺尖的上界,自斜方肌前缘中央部起叩诊为清音,向外由清变浊时即为肺上界外侧终点;再由中央转向内侧,由清变浊时即其内侧终点。两点间距即为肺尖宽度,正常5cm,又称Kronig峡(Kronig isthmus)。右侧较左侧稍窄。肺上界变窄或叩浊音,见于肺结核所致的肺尖浸润,纤维性变及萎缩。肺上界变宽,叩诊呈过清音,见于肺气肿。

(2)肺前界:即心脏的绝对浊音界。心脏扩大、心包积液、主动脉瘤,肺门淋巴结肿大可使两肺前界间的浊音区扩大,肺气肿时则变小。

(3)肺下界:平静呼吸在锁骨中线、腋中线、肩胛线分别位于第6、8、10肋间。肺下界降低见于肺气肿、腹腔内脏下垂;上升见于肺不张、腹内压升高如腹水、气腹、肝脾肿大、腹腔内巨大肿瘤及膈肌麻痹等。

(4)肺下界的移动范围:平静呼吸时沿肩胛线叩出肺下界,深吸气后屏气,向下叩由清变浊时为肩胛线上肺下界的最低点。当受检者恢复平静呼吸后,同样先叩出平静呼吸时肺下界,再作深呼气并屏气,然后再由上而下叩诊由清音变为浊音时,即为肩胛线上肺下界的最高点。最高点至最低点的距离即为肺下界的移动范围,正常为6~8cm。双锁骨中线和腋中线同样叩得。减弱见于肺气肿、肺不张、肺纤维化及肺炎、肺水肿;消失见于胸腔大量积液、积气及广泛胸膜增厚粘连、膈神经麻痹。

3. 胸部异常叩诊音 正常肺脏的清音区内出现浊音、实音、过清音或鼓音时则为异常叩诊音,提示肺、胸膜或胸壁病变存在。浊音或实音见于肺部大面积含气量减少如肺炎、肺不张、肺肿瘤、胸腔积液;过清音见于肺气肿;鼓音见于气胸、肺脏内空腔性病变如靠近胸壁的大空腔如空洞型肺结核。

四、听诊

顺序由肺尖起自上而下分别检查前胸部、侧胸部和背部,注意上下、左右对比。内容包括呼吸音、啰音、胸膜摩擦音、语音共振。

1. 正常呼吸音

（1）气管呼吸音:粗糙、响亮且高调,吸气相≈呼气相,胸外气管上可听及。

（2）支气管呼吸音(bronchial breath sound):呼气相>吸气相,强而高调,正常人于喉部、胸骨上窝、背部第6、7颈椎及第1、2胸椎附近均可听到。

（3）支气管肺泡呼吸音(bronchovesicular breath sound):吸气相≈呼气相,性质类似,音调较高,正常人于胸骨两侧第1、2肋间,肩胛间区第3、4胸椎水平及肺尖前后可听及。

（4）肺泡呼吸音(vesicular breath sound):是由于空气在细支气管和肺泡内进出移动的结果。吸气时气流经支气管进入肺泡,冲击肺泡壁,使肺泡由松弛变为紧张,呼气时肺泡由紧张变为松弛,这种肺泡弹性的变化和气流的振动是肺泡呼吸音形成的主要因素。肺泡呼吸音为一种叹息样的或柔和吹风样的"fu-fu"声,呼气相<吸气相,在大部分肺野内均可听及。其音调相对较低。吸气时音响较强,音调较高,时相较长。

2. 异常呼吸音

（1）异常肺泡呼吸音:①肺泡呼吸音减弱或消失见于胸痛、重症肌无力、慢性支气管炎、胸腔积液、腹部疾病等。②肺泡呼吸音增强见于运动、发热、贫血、酸中毒等。一侧肺胸病变引起该侧肺泡呼吸音减弱,健侧肺可代偿性增强。③呼气音延长见于支气管炎、支气管哮喘、慢性阻塞性肺气肿等。④断续性呼吸音见于肺结核和肺炎等。⑤粗糙性呼吸音见于支气管炎或肺炎早期。

（2）异常支气管呼吸音:在正常肺泡呼吸音部位听到支气管呼吸音则为异常支气管呼吸音。见于大叶性肺炎、肺脓肿或空洞型肺结核、压迫性肺不张等。

（3）异常支气管肺泡呼吸音:为在正常肺泡呼吸音的区域内听到支气管肺泡呼吸音,见于支气管肺炎、肺结核、大叶性肺炎初期或胸腔积液上方。

3. 啰音

（1）湿啰音(moist crackles):是呼吸音外的附加音又称水泡音。特点吸气终末较明显,有时呼气早期闻及,部位较恒定,性质不易变,咳嗽后可减轻或消失。按强度分为响亮性和非响亮性;按呼吸道腔径大小和渗出物的多寡分粗、中、细湿啰音和捻发音,见于支气管扩张、肺水肿、支气管炎以及心衰所致的肺淤血。如两肺野满布湿啰音,多见于急性肺水肿和严重支气管肺炎。Velcro啰音(Velcro rales):弥漫性肺间质纤维化患者吸气后期出现的细湿啰音,其音调高,近耳似撕开尼龙扣带时发出的声音,称为Velcro啰音。捻发音(crepitus):是一种极细而均匀一致的湿啰音,多在吸气终末听及,似耳边用手指捻搓一束头发时所发出的声音,常见于细支气管和肺泡炎症或充血,如肺淤血、肺炎早期。

（2）干啰音:特点为乐性、持续较长、音调较高音,吸气及呼气时均可听及,呼气时明显,强度和性质、部位易变。发生于主支气管以上大气道者称喘鸣音。分类①高调干啰音又称哨笛音,多发于小支气管或细支气管;②低调干啰音又称鼾音,多发于气管或主支气管,见于支气管哮喘,慢性支气管炎、心源性哮喘等。局限性干啰音见于支气管内膜结核或肿瘤等。

4. 语音共振　嘱被检者用一般声音强度重复发"yi"长音,由听诊器听及含糊难辨的声音。减弱见于支气管阻塞、胸腔积液、胸膜增厚、胸壁水肿等;增强见于肺实变,如支气管语音、羊鸣音、耳语音、胸语音(pectoriloquy),检查语音共振时,发出一种更强、更响亮和较近耳的支气管语音,言词清晰可辨,容易听及,见于大范围肺实变。

5. **胸膜摩擦音** 特点为呼吸两相均可听到,吸气末或呼气初较明显,屏气时消失。部位前下侧胸壁明显,见于纤维素性胸膜炎、肺梗死、胸膜肿瘤及尿毒症等。

第四节 呼吸系统常见疾病的主要症状和体征

一、大叶性肺炎

是大叶性分布的肺脏炎性病变。病原主要为肺炎链球菌。病理分三期,即充血期、实变期及消散期。

1. **症状** 多为青壮年,受凉、疲劳、酗酒常为诱因,起病急,先寒战,继高热,伴头痛,全身肌肉酸痛,患侧胸痛,咳嗽,咳铁锈色痰。

2. **体征** 肺实变的体征为:视诊:急性病容,颜面潮红,鼻翼扇动,呼吸困难,发绀,常有口唇疱疹,患侧呼吸运动减弱。触诊:局部呼吸动度减弱,患侧语颤稍增强。叩诊:浊音或实音。听诊:可听及支气管呼吸音,累及胸膜则可及胸膜摩擦音,病变消散期后,支气管呼吸音逐渐减弱,代之以湿啰音。

二、慢性支气管炎并发肺气肿

是气管、支气管黏膜及其周围组织的慢性非特异性炎症。起病缓慢,晚期发展为慢性阻塞性肺气肿、肺动脉高压和肺心病。

1. **症状** 主要表现为慢性咳嗽,冬季加剧,持续 3 个月以上,晨间咳嗽加重伴咳白色黏液或浆液泡沫痰,量多,感染时呈脓性。气短,胸闷,活动时明显,逐渐加重。

2. **体征** 早期可无明显体征。急性发作时常可有散在的干、湿啰音,多于肺底听及,咳嗽后可减少或消失。当有阻塞性肺气肿时,视诊:胸廓呈桶状,肋间隙增宽,呼吸动度减弱。触诊:呼吸运动减弱,语颤稍减弱。叩诊:呈过清音,肺下界下降,移动度变小,心浊音界缩小或消失,肝浊音界下移。听诊:肺泡呼吸音减弱,双肺底可听及湿啰音,语音共振减弱。

三、气胸

是指空气进入胸膜腔内。见于慢性阻塞性肺气肿、肺结核或肺大疱破裂形成的自发性气胸以及人工气胸、外伤性气胸。

1. **症状** 持重物、屏气和剧烈运动或咳嗽常为诱因。患者突感一侧胸痛,进行性呼吸困难,不能平卧,或被迫健侧卧位。大量张力性气胸者,除严重呼吸困难外,尚有表情紧张,烦躁不安,大汗淋漓,脉速,虚脱,发绀,甚或呼吸衰竭。

2. **体征** 视诊:患侧胸廓饱满,肋间隙变宽。触诊:呼吸动度减弱,语颤减弱或消失。气管、心脏移向健侧。叩诊:患侧叩鼓音,右侧气胸时肝浊音界下移。听诊:患侧呼吸音减弱或消失。

四、胸腔积液

正常人胸膜腔内有少量液体,在呼吸运动时起润滑作用,胸膜腔内液体自毛细血管的静脉端再吸收,其余的液体由淋巴系统回收至血液,滤过与吸收处于动态平衡。若由于全身或局部病变破坏了此种动态平衡,致使胸膜腔内液体形成过快或吸收过缓,临床产生胸腔积液,见于炎症性、结核性、肿瘤性等原因所致。

1. **症状** 少量胸腔积液气急不明显,有干咳胸痛;胸腔积液量增多,胸痛减轻但呼吸困难加重,端坐呼吸。

2. **体征**　视诊:发绀,胸廓饱满,呼吸运动减弱;触诊:气管移向健侧,语颤减弱;叩诊:浊音或实音;听诊:呼吸音减弱,语音共振减弱,积液上方听到支气管呼吸音,干性胸膜炎阶段,听到胸膜摩擦音。

===== 试 题 精 选 =====

一、名词解释

1. 语音震颤
2. 胸膜摩擦感
3. 异常支气管呼吸音
4. 异常支气管肺泡呼吸音
5. 啰音
6. 陈-施呼吸(Cheyne-Stoke breath)
7. 库斯莫尔呼吸(Kussmaul breath)
8. 比奥呼吸(Biot breath)
9. Kronig 峡
10. 支气管呼吸音(bronchial breath sound)
11. 支气管肺泡呼吸音(bronchovesicular breath sound)
12. 湿啰音(moist crackles)
13. Velcro 啰音(Velcro rales)
14. 捻发音(crepitus)
15. 胸语音(pectoriloquy)

二、填空题

1. 肋脊角为_____构成的夹角,其前为_____所在的区域。
2. 骨髓异常增生者,常有胸骨压痛和叩击痛,见于_____患者。
3. 正常成人胸廓前后径较左右径_____,两者比例约为_____,小儿和老年人胸廓的前后径_____左右径或_____。
4. 佝偻病所致胸廓改变有:_____,_____,_____,_____。
5. 胸廓一侧膨隆多见于_____,_____,_____。
6. 胸廓一侧下陷常见于_____,_____,_____。
7. 深长(大)呼吸又称_____呼吸,见于_____和_____。
8. 正常肺部的叩诊音为_____。
9. 肺上界的正常宽度为_____,又称_____,右侧较左侧_____,肺尖结核时,肺上界变_____,肺气肿时,肺上界_____。
10. 两侧肺下界大致相同,平静呼吸时位于_____、_____、_____。
11. 正常人肺下界移动范围为_____,一般于_____及_____上的移动度最大。
12. 正常肺部可听到三种呼吸音,即_____、_____、_____。
13. 干啰音一般分为_____和_____两种。
14. 按呼吸道腔径大小的不同,湿啰音分为_____、_____、_____和_____。
15. 胸膜摩擦音易在_____听到,在_____时较明显,_____时消失。
16. 男性和儿童以_____式呼吸为主,而女性以_____式呼吸为主。
17. 肺下界上升可见于_____和_____。

18. 干啰音产生的机制系由于气管、支气管、细支气管_____或_____,空气吸入或呼出时发生湍流所产生。

19. 胸膜摩擦音常发生于_____、_____、_____及尿毒症患者。

20. 引起病理性支气管呼吸音的因素有_____、_____、_____。

21. 叩诊胸部:肺气肿出现_____;气胸_____;大叶性肺炎_____;胸腔积液_____。

22. _____标志支气管分叉、心房上缘和上下纵隔交界,其相当于_____水平。

23. 锁骨中线是通过锁骨的_____与_____两者连线的中点所作的与胸骨中线平行的垂直线。

24. 当上腔静脉或下腔静脉受阻建立侧支循环时,胸壁静脉可充盈或曲张,上腔静脉阻塞时,静脉血流方向_____;下腔静脉阻塞时,静脉血流方向_____。

25. 检查左侧乳房由_____象限开始,沿_____方向由浅入深触诊,检查右侧乳房沿_____方向进行,最后触诊_____。

26. 正常人可听到支气管呼吸音的部位_____;_____;_____;_____。

27. 双侧肺泡呼吸音增强的发生原因可有_____;_____;_____;_____。

28. 自发性气胸时气管向_____侧移位,心脏向_____侧移位。

三、选择题

【A1 型题】

1. 胸骨角为计数肋骨和肋间隙顺序的主要标志,并具有其他重要标志作用,**除了**

    A. 支气管分叉   B. 第 5 胸椎水平   C. 心房上缘

    D. 两肺尖水平   E. 上下纵隔交界

2. 关于腹上角以下说法哪个**不正确**

    A. 腹上角又称胸骨下角   B. 正常 120°~150°

    C. 正常为 90° 左右   D. 相当于横膈的穹隆部

    E. 其后为肝脏左叶、胃及胰腺所在区域

3. 青年男性患者,因右侧胸痛来院,在查体中与肋骨骨折最一致的发现是

    A. 肋软骨突起处压痛   B. 右下肺可闻及胸膜摩擦音

    C. 局部肋间隙变窄   D. 可闻及管状呼吸音

    E. 前后挤压胸廓时,胸部出现剧痛

4. 某患者胸廓前后径与横径之比为 1:1,肋骨与脊柱夹角大于 45°,应考虑为

    A. 正常胸廓   B. 桶状胸   C. 漏斗胸

    D. 扁平胸   E. 鸡胸

5. 局限性哮鸣音见于下列哪种疾病

    A. 大叶性肺炎实变期   B. 慢性支气管炎

    C. 肺源性心脏病   D. 胸腔积液

    E. 支气管肿瘤引起支气管狭窄

6. 下述情况哪一项最容易听到胸膜摩擦音

    A. 支气管哮喘   B. 肺间质纤维化   C. 慢性支气管炎

    D. 胸腔积液   E. 干性胸膜炎

7. 气管明显右移可见下列哪种疾病

    A. 支气管哮喘   B. 慢性支气管炎   C. 左侧胸腔积液

    D. 军团菌肺炎   E. 阻塞性肺气肿

8. 病理性管状呼吸音与下列哪种体征具有相同的临床意义
   A. 呼吸音减低　　　　　B. 湿啰音　　　　　C. 干啰音
   D. 哮鸣音　　　　　　　E. 语音震颤增强

9. 下列哪些病变会听到病理性管状呼吸音
   A. 支气管哮喘　　　　　B. 慢性支气管炎　　　C. 阻塞性肺气肿
   D. 大叶性肺炎实变期　　E. 以上均不对

10. 正常人胸部语音震颤,下列哪项**不正确**
    A. 前胸上部较下部为强　　　　　B. 右上胸部较左胸上部为强
    C. 胸骨旁第1~2肋间隙较肺底强　D. 肩胛间区较左肺底部强
    E. 右肺底较肩胛间区强

11. 正常人可听到支气管肺泡呼吸音的部位,下列哪项正确
    A. 第1~2胸椎两侧　　　　　　　B. 胸骨两侧第1~2肋间隙
    C. 前胸部下侧　　　　　　　　　D. 肩胛间区第2~3胸椎水平处
    E. 两侧肺底部

12. 下列哪项物理检查对鉴别肺不张与胸腔积液最有价值
    A. 胸廓呼吸活动度　　　B. 气管位置　　　　C. 语音震颤
    D. 呼吸音　　　　　　　E. 胸膜摩擦音

13. 以下关于胸膜摩擦音的描述哪项是**错误**的
    A. 呼吸两相均可听到　　　　　　B. 屏气时即可消失
    C. 可随体位变动而消失或复现　　D. 硬币叩击征阳性
    E. 在听诊器件上加压时,其强度可增加

14. 检查发现某患者呼吸由浅慢逐渐变为深快,然后由深快转为浅慢,随之出现短时暂停,周而复始,应诊断为哪种呼吸
    A. 间停　　　　　　　　B. 叹息样　　　　　C. 潮式
    D. Kussmaul　　　　　　E. 抑制性

15. 某患者听诊发现肺部呼吸音呈柔和吹风样,吸气较强,音调较高,呼气较吸气持续时间短,应判断为
    A. 正常肺泡呼吸音　　　　　　　B. 正常支气管呼吸音
    C. 支气管肺泡呼吸音　　　　　　D. 肺泡呼吸音,呼气时间延长
    E. 支气管呼吸音,呼吸时间延长

16. 阻塞性肺气肿患者**不可能**出现下列哪种体征
    A. 桶状胸　　　　　　　　　　　B. 语颤减弱
    C. 叩诊过清音,肝下界下移　　　D. 呼吸音减弱
    E. 闻及胸膜摩擦音

17. 自发性气胸与单侧胸腔积液患者体征不同之处为
    A. 患侧呼吸运动减弱　　　　　　B. 气管向健侧偏移
    C. 语颤减弱,语音传导减弱　　　D. 呼吸音减弱或消失
    E. 患侧肺叩诊音改变

18. 下述疾病中哪一种患者会出现听觉语颤增强
    A. 自发性气胸　　　　　B. 阻塞性肺不张　　　C. 胸腔积液
    D. 大叶性肺炎实变期　　E. 阻塞性肺气肿

19. 关于阻塞性肺气肿,下列哪项**不正确**
    A. 桶状胸　　　　　　　B. 触觉语颤减弱　　　C. 叩诊过清音

  D. 呼吸音减弱　　　　　　　　　E. 语音传导增强

20. 女性患者,两周来午后低热,盗汗,乏力,食欲缺乏。一周前左下胸痛,后渐减轻,但气短渐明显,下述哪一项体征可能**有误**

  A. 左侧胸部饱满　　　　　　　　　B. 左下胸部运动减弱

  C. 左下胸部叩诊浊音　　　　　　　D. 左下胸部呼吸音减弱、消失

  E. 左下语音传导增强

21. 大叶性肺炎实变期患者的体征可有

  A. 顽固咳嗽　　　　　　　　　　　B. 持续性痰中带血丝

  C. 患侧呼吸运动增强　　　　　　　D. 局部听到支气管呼吸音

  E. 叩诊呈过清音

22. 支气管哮喘患者呼吸困难的特点为

  A. 间断性吸气性　　　　　　　　　B. 持续性吸气性

  C. 反复发作性呼气性　　　　　　　D. 间歇叹息性

  E. 反复发作性混合性呼吸困难

23. 慢性消耗性疾病患者的胸廓形态为

  A. 扁平胸　　　　　　B. 桶状胸　　　　　　C. 串珠肋

  D. 漏斗胸　　　　　　E. 鸡胸

24. 严重肺气肿患者的胸廓形态为

  A. 扁平胸　　　　　　B. 桶状胸　　　　　　C. 串珠肋

  D. 漏斗胸　　　　　　E. 鸡胸

25. 乳头血性分泌物最常见于

  A. 乳腺癌　　　　　　　　　　　　B. 急性乳腺炎

  C. 乳腺纤维瘤　　　　　　　　　　D. 乳腺小叶增生

  E. 乳腺导管内良性乳突状瘤

26. 触诊乳房应从哪部位开始

  A. 内上象限　　　　　　　　　　　B. 外上象限

  C. 内下象限　　　　　　　　　　　D. 外下象限

  E. 乳头

27. 呼吸过速是指

  A. 呼吸频率>16 次/min　　　　　　B. 呼吸频率>18 次/min

  C. 呼吸频率>20 次/min　　　　　　D. 呼吸频率>22 次/min

  E. 呼吸频率>24 次/min

28. 出现潮式呼吸最主要的原因为

  A. 各种原因所致的呼吸中枢兴奋性降低

  B. 胸部外伤后呼吸受抑制

  C. 胸腔积液时呼吸受抑制

  D. 大量腹水时呼吸受抑制

  E. 严重神经衰弱

29. 成年人呼吸频率低于 12 次/min,称为

  A. 潮式呼吸　　　　　　　　　　　B. 间停呼吸

  C. 深长呼吸　　　　　　　　　　　D. 呼吸过缓

  E. 叹息样呼吸

30. 呼吸频率减慢常见于

A. 贫血   B. 发热   C. 酸中毒

D. 胸膜增厚   E. 颅内压增高

31. 下列哪种疾病触诊时语颤增强

A. 肺气肿   B. 肺实变   C. 胸腔积液

D. 阻塞性肺不张   E. 胸壁皮下气肿

32. 语音震颤减弱或消失主要见于

A. 肺炎   B. 气胸   C. 肺脓肿

D. 肺栓塞   E. 空洞型肺结核

33. 胸膜摩擦感与心包摩擦感的鉴别要点为

A. 有无心脏病史   B. 患者体质状况

C. 屏气时摩擦感是否消失   D. 咳嗽后摩擦感是否消失

E. 变动体位摩擦感是否消失

34. 持续存在的局限性干啰音多见于

A. 支气管哮喘   B. 心源性哮喘   C. 支气管肺炎

D. 支气管扩张   E. 支气管内膜结核或肿瘤

35. Kronig 峡变宽主要见于

A. 胸腔积液   B. 斜方肌发达   C. 肺尖结核

D. 肺气肿   E. 肺水肿

36. 下列哪处肺下界移动范围最大

A. 腋前线及腋中线   B. 腋中线及腋后线

C. 锁骨中线及腋中线   D. 肩胛下角线及腋后线

E. 胸骨旁线及肩胛下角线

37. 胸腔积液在何种情况下可叩出 Damoiseau 曲线

A. 少量积液   B. 中等量积液

C. 中等量积液无胸膜增厚及粘连   D. 大量胸腔积液

E. 大量胸腔积液伴胸膜粘连

38. 异常支气管呼吸音是指在下列哪个部位听到

A. 喉部   B. 胸骨上窝   C. 锁骨上窝

D. 正常肺泡呼吸音部位   E. 背部第6、7颈椎附近

39. 大水泡音主要发生在下列哪一部位

A. 主支气管   B. 细支气管   C. 小支气管

D. 终末支气管   E. 肺泡

40. 吸入的空气在声门、气管形成湍流而产生的声音,称为

A. 捻发音   B. 肺泡呼吸音   C. 支气管呼吸音

D. 断续性呼吸音   E. 支气管肺泡呼吸音

41. 支气管扩张患者肺部听诊常出现

A. 局限性干啰音   B. 局限性湿啰音   C. 两肺底湿啰音

D. 双肺满布湿啰音   E. 双肺满布哮鸣音

42. 两肺底湿啰音常见于

A. 肺淤血   B. 肺气肿   C. 肺水肿

D. 支气管哮喘   E. 慢性支气管炎

43. 下列啰音中哪种可发生于气管或主气管狭窄时

A. 粗湿啰音   B. 中湿啰音   C. 捻发音

  D. 哨笛音   E. 鼾音

44. 下列**不属于**干啰音的是

  A. 哮鸣音   B. 哨笛音   C. 捻发音

  D. 鼾音   E. 喘鸣音

45. 干啰音形成与哪种情况**无关**

  A. 气道痉挛   B. 气道狭窄   C. 肿块压迫气管

  D. 血性分泌物存在   E. 气道部分阻塞

46. 下列哪种**不属于**湿啰音的听诊特点

  A. 为断续而短暂的水泡音   B. 部位恒定,性质不易变

  C. 可多种啰音同时存在   D. 多出现在吸气时,吸气末更清楚

  E. 水泡音的大小与所在管径的大小无关

47. 下列哪种情况**不属于**胸膜摩擦音的特点

  A. 大量胸腔积液的出现   B. 两胸膜腔内纤维蛋白的渗出、粘连

  C. 屏气时消失   D. 常在下胸部易闻及

  E. 多伴有胸痛

48. 下列哪种呼吸节律变化与中枢性呼吸异常**无关**

  A. Kussmaul 呼吸   B. Cheyne-Stokes 呼吸   C. Biot 呼吸

  D. 呼吸停止   E. 临终叹气样呼吸

49. 下列**不会**导致语颤减弱的是

  A. 肺泡内气量增多   B. 胸腔大量积液   C. 胸腔大量积气

  D. 肺内巨大空腔   E. 阻塞性肺气肿

50. 下列**不属于**正常支气管呼吸音特点的是

  A. 呼吸音强而高调   B. 吸气短、呼气长

  C. 背部第6、7颈椎处能闻及   D. 呼气短、吸气长

  E. 越靠近气管区,呼吸音调越强

51. **不属于**气胸体征的是

  A. 患侧饱满   B. 呼吸运动减弱或消失   C. 叩诊清音

  D. 气管心脏移向健侧   E. 肺泡呼吸音减弱或消失

52. **不属于**胸腔积液体征的是

  A. 呼吸音减弱或消失   B. 叩诊为实音

  C. 肺下界活动度减弱   D. 呼吸音增强

  E. 患侧饱满

53. **不属于**大叶性肺炎体征的是

  A. 桶状胸   B. 语颤患侧增强   C. 患侧叩诊呈浊音

  D. 气管不偏移   E. 语音共振患侧增强

54. 关于胸壁静脉的叙述,下列哪项是**错误**的

  A. 正常胸壁静脉不明显

  B. 根据静脉血流的方向,鉴别上、下腔静脉阻塞

  C. 当血流受阻侧支循环建立时,胸壁静脉充盈或曲张

  D. 上腔静脉阻塞时,静脉血流方向自下而上

  E. 下腔静脉阻塞时,静脉血流方向自下而上

【B1 型题】

（1~5 题共用备选答案）

   A. 扁平胸　　　　　　　　　B. 桶状胸　　　　　　　　C. 佝偻病胸

   D. 胸廓局限性隆起　　　　　E. 胸廓一侧饱满

1. 老年性肺气肿患者

2. 儿童缺钙

3. 慢性肺结核

4. 胸腔大量积气或积液

5. 心包积液

（6~10 题共用备选答案）

   A. 胸式呼吸　　　　　　　　B. 腹式呼吸　　　　　　　C. 出现三凹征

   D. 呼吸过速　　　　　　　　E. 呼吸深度变化

6. 气管堵塞时

7. 女性呼吸形式多为

8. 男性和小儿呼吸形式多为

9. 糖尿病酮症酸中毒时出现

10. 发热时出现

（11~15 题共用备选答案）

   A. 胸廓扩张度受限　　　　　B. 语颤增强

   C. 可触及胸膜摩擦感　　　　D. 语颤减弱

   E. 肺下界活动度消失

11. 肺内接近胸膜的巨大空腔

12. 肺不张时

13. 胸壁皮下气肿

14. 急性胸膜炎

15. 膈神经麻痹患者

【C 型题】

（1~2 题共用备选答案）

   A. 间停呼吸　　　　　　　　B. 叹息样呼吸

   C. 两者均有　　　　　　　　D. 两者均无

1. 颅内高压存在

2. 神经衰弱患者

（3~4 题共用备选答案）

   A. 语颤减弱或消失　　　　　B. 胸廓扩张度受限

   C. 两者均有　　　　　　　　D. 两者均无

3. 大叶性肺炎实变期（患侧）

4. 大量胸腔积液或积气时

（5~6 题共用备选答案）

   A. 语颤增强　　　　　　　　B. 语音共振增强

   C. 两者均有　　　　　　　　D. 两者均无

5. 大叶性肺炎实变期

6. 肺结核大空洞存在

（7~8 题共用备选答案）

   A. 肺实变伴有少量胸腔积液的部位听及

   B. 中等量积液的上方肺受压的区域可闻及

C. 两者均有

D. 两者均无

7. 羊鸣音见于

8. 支气管语音

（9~10题共用备选答案）

A. 肺下界下降　　　　　　　　　　　B. 肺下界活动度减弱

C. 两者均有　　　　　　　　　　　　D. 两者均无

9. 肺气肿患者

10. 肺不张时

（11~12题共用备选答案）

A. 肺下界活动度消失　　　　　　　　B. 肺下界上升

C. 两者均有　　　　　　　　　　　　D. 两者均无

11. 膈神经麻痹患者

12. 肝脾肿大

（13~16题共用备选答案）

A. 肺泡呼吸音增强　　　　　　　　　B. 管状呼吸音

C. 两者均有　　　　　　　　　　　　D. 两者均无

13. 贫血患者可见

14. 酸中毒患者

15. 大叶性肺炎

16. 肺脓肿患者

（17~18题共用备选答案）

A. 部位恒定　　　　　　　　　　　　B. 多种同时存在

C. 两者均有　　　　　　　　　　　　D. 两者均无

17. 湿啰音的听诊特点

18. Velcro啰音的听诊特点

（19~20题共用备选答案）

A. 啰音持续时间长,是一种乐性附加音　B. 性质部位易变

C. 两者均有　　　　　　　　　　　　D. 两者均无

19. 干啰音的听诊特点

20. 捻发音的听诊特点

（21~22题共用备选答案）

A. 气体通过狭窄的气道而形成的湍流

B. 气体经过呼吸道内的渗出液、痰液或血痂,形成的水泡破裂所产生的声音

C. 两者均有

D. 两者均无

21. 干啰音形成的因素

22. 湿啰音形成的因素

（23~24题共用备选答案）

A. 呼吸动度变小,语音共振减弱,叩诊呈过清音

B. 肺下界下移,移动度变小,心浊音界缩小

C. 两者均有

D. 两者均无

23. 肺气肿

24. 急性支气管哮喘发作时

(25~26 题共用备选答案)

       A. 语音震颤增强,叩诊呈浊音   B. 语音震颤减弱,叩诊呈浊音

       C. 两者均有   D. 两者均无

25. 大叶性肺炎

26. 胸腔积液

【X 型题】

1. 佝偻病的常见胸廓改变为

    A. 鸡胸   B. 肋膈沟   C. 漏斗胸

    D. 扁平胸   E. 正常胸廓

2. 胸骨角水平与下列哪些部位的水平相一致

    A. 与第 2 肋软骨相连接   B. 气管分叉处   C. 心房上缘

    D. 上下纵隔交界   E. 第 6 胸椎下缘

3. 检查胸壁时,应注意下列哪些项目

    A. 胸壁静脉   B. 皮下气肿   C. 胸壁压痛

    D. 肋间隙   E. 表面皮肤

4. 乳房的常见病变有

    A. 先天性乳房发育异常   B. 急性乳腺炎   C. 乳腺癌

    D. 乳腺纤维瘤   E. 乳腺萎缩

5. 胸廓单侧或局限性凹陷可见于

    A. 肺炎   B. 肺不张   C. 肺纤维化

    D. 肺结核   E. 胸腔积液

6. 导致胸式呼吸减弱,腹式呼吸增强的疾病有

    A. 肺炎   B. 胸膜炎   C. 大量脱水

    D. 肋骨骨折   E. 腹水

7. 安眠药中毒可出现

    A. Kussmaul 呼吸   B. Cheyne-Stokes 呼吸   C. Biot 呼吸

    D. 端坐呼吸   E. 叹息样呼吸

8. 语音震颤减弱或消失主要由于

    A. 肺泡内含气量过多   B. 支气管阻塞   C. 胸壁皮下气肿

    D. 大量胸腔积液或积气   E. 大叶性肺炎实变期

9. 异常支气管肺泡呼吸音可见于

    A. 支气管肺炎   B. 肺结核   C. 大叶性肺炎初期

    D. 大叶性肺炎实变期   E. 气胸

10. 下列语音震颤强弱比较,哪些是正确的

    A. 男性较女性强   B. 儿童较成人强

    C. 肥胖者较消瘦者强   D. 前胸上部较下部强

    E. 前胸上部较下部弱

11. 下列关于正常肺部叩诊音的描述,哪些是正确的

    A. 正常肺部叩诊呈清音   B. 前胸上部较下部稍浊

    C. 右上肺较左上肺稍浊   D. 右腋下部受肝影响,叩诊音稍浊

    E. 前胸部较背部稍浊

12. 肺下界移动度减弱见于
    A. 肺炎
    B. 气胸
    C. 肺不张
    D. 肺气肿
    E. 胸腔积液

13. 肺泡呼吸音减弱或消失见于
    A. 肋骨骨折
    B. 重症肌无力
    C. 肺气肿
    D. 胸腔积液
    E. 气胸

14. 肺气肿时可出现
    A. 肋间隙增宽
    B. 叩诊呈过清音
    C. 听诊语音增强
    D. 呼气延长
    E. 触觉语颤增强

15. 异常支气管呼吸音见于
    A. 大叶性肺炎实变期
    B. 肺内大空腔
    C. 压迫性肺不张
    D. 阻塞性肺不张
    E. 气胸

16. 干啰音的听诊特点是
    A. 吸气时明显
    B. 呼气时明显
    C. 啰音的部位易变换
    D. 啰音部位较固定
    E. 吸气和呼吸均明显

17. 湿啰音的听诊特点是
    A. 吸气时明显
    B. 性质不易变
    C. 部位较恒定
    D. 中小水泡音可同时存在
    E. 可见于肺炎患者

18. 胸膜摩擦音可发生于
    A. 肺炎
    B. 肺梗死
    C. 胸膜肿瘤
    D. 尿毒症
    E. 肺结核

19. 异常支气管呼吸音或称管状呼吸音,可由下列哪些因素引起
    A. 肺组织实变
    B. 肺内大空腔
    C. 弥漫性肺间质纤维化
    D. 压迫性肺不张
    E. 气胸

20. 支气管哮喘发作时可出现以下哪些体征
    A. 呼气性呼吸困难
    B. 发绀
    C. 叩诊呈过清音
    D. 呼吸动度变小
    E. 语音震颤或语音共振减弱

21. 导致胸式呼吸减弱、腹式呼吸增强的疾病有
    A. 胸膜炎
    B. 大量腹水
    C. 肋骨骨折
    D. 妊娠晚期
    E. 肺炎

22. 大量胸腔积液时患侧可出现下述哪些体征
    A. 呼吸运动减弱或消失
    B. 叩诊浊音或实音
    C. 局部呼吸音减低
    D. 闻及胸膜摩擦音
    E. 积液上方可闻及支气管呼吸音

23. 关于周期性呼吸节律变化哪些是正确的
    A. Biot 呼吸是一种周而复始的间停呼吸
    B. Cheyne-Stokes 呼吸是一种由浅慢逐渐变为深快,再由深快转为浅慢,随之出现一段呼吸暂停,而后重复上述变化的周期性呼吸
    C. 周期性呼吸节律变化的机制是由于呼吸中枢兴奋性降低
    D. 周期性呼吸节律变化多发生于中枢神经系统疾病
    E. Biot 呼吸较 Cheyne-Stokes 呼吸病变程度为轻

四、简答题

1. 简述正常人肺泡呼吸音的发生机制及听诊部位。

2. 佝偻病在体格检查时可有哪些异常表现?

3. 写出语音震颤增强或减弱的临床意义。

4. 肺实变患者在胸部视、触、叩、听检查时可有何发现?

5. 肺气肿患者在胸部视、触、叩、听检查时可有何发现?

6. 阻塞性肺不张患者在胸部视、触、叩、听检查时可有何发现?

7. 胸腔积液患者在胸部视、触、叩、听检查可有何发现?

8. 气胸患者在胸部视、触、叩、听检查时可有何发现?

9. 胸膜增厚患者在胸部视、触、叩、听检查时可有何发现?

10. 何谓异常支气管呼吸音? 常见的病因是什么?

11. 何为肋脊角? 有何意义?

12. 乳房的触诊方法及注意事项是什么?

13. 乳腺癌时乳房检查可能有哪些发现?

14. 肺部啰音的分类及特点?

15. 胸腔积液的主要症状和体征?

五、论述题

1. 异常肺泡呼吸音有哪些? 临床意义是什么?

2. 简述湿啰音的发生机制及听诊特点。

3. 简述干啰音的发生机制及听诊特点。

六、病例分析题

1. 某患者,男性,30 岁,工人。自诉突发寒战,高热,伴头痛、乏力,周身酸困,食欲缺乏 1h 入院。追问病史,患者平时体健,昨日冷水浴,当时无特殊不适。

体检:T 40℃,P 115 次/min,R 34 次/min,BP 120/70mmHg,急性病容,面色潮红,呼吸急促,鼻翼扇动,口唇发绀。右上肺叩诊呈浊音,可闻及支气管呼吸音及细湿啰音。心率 115 次/min,心律整齐,心尖部可闻及 2/6 收缩期杂音,较柔和。腹部、四肢无异常。X 线:右上肺部有大片密度增高阴影。

请回答:(1)诊断 (2)诊断依据

2. 患者,男,31 岁,以"发热、咳嗽、胸痛半个月"为主诉入院。半个月前出现发热,T 38.6℃,干咳无痰,伴右胸部刺痛,深呼吸时加重,近 10d 来胸痛稍减轻,自觉胸闷气短,且进行性加重,在当地治疗无效,特来我院。

查体:T 38℃,P 118 次/min,BP 115/70mmHg,神志清楚,坐位,右侧胸廓饱满,右肺呼吸运动时减弱,叩诊中下胸部呈实音,呼吸音明显减弱,未闻及干湿啰音。实验室检查:WBC 8.9×10^9/L,N 78%,L 22%,血沉 49mm/h。X 线:右侧第 2 前肋以下呈大片致密影,上界呈外高内低之斜弧影,心影稍左侧移位。痰集菌(-),PPD 试验(+++)。入院后抽胸腔液呈淡黄色,比重 1.020,蛋白定量 38g/L,Rivalta 试验(+),细胞数 560×10^6/L,以淋巴细胞为主,LAD 270U/L,ADA 120U/L。

请回答:(1)诊断 (2)诊断依据

3. 患者,男性,40 岁,以"左胸痛 3d"为主诉入院。3d 前,负重物后突然出现左侧胸部刺痛,之后出现呼吸困难,在当地医院给予解痉止痛等治疗,呼吸困难越来越重,急来就诊。

查体:T 37℃,P 115 次/min,BP 115/70mmHg,神志清楚,坐位,口唇轻度发绀,左侧胸廓膨隆,肋间隙增宽,左侧呼吸运动减弱,叩诊左肺呈鼓音,呼吸音明显减低,未闻及干湿啰音,心音低,心率 115 次/min,律齐,各瓣膜听诊区未闻及杂音。腹软,肝脾肋下未触及。四肢脊柱无异常,神经系统检查:生理反射存在,病理反射未引出。实验室检查:胸部透视报告左肺中外带透亮度增强,其中肺纹理消失,可见被压缩的肺部边缘,肺组织被压缩约 50%。

请回答:(1)诊断　(2)诊断依据

参 考 答 案

一、名词解释(见复习纲要)

二、填空题

1. 第 12 肋骨与脊柱　肾和输尿管

2. 白血病

3. 短　1:1.5　略小于　几乎相等

4. 佝偻病串珠　肋膈沟　漏斗胸　鸡胸

5. 大量胸腔积液　气胸　一侧严重代偿性肺气肿

6. 肺不张　肺纤维化　广泛性胸膜增厚和粘连

7. Kussmaul　糖尿病酮症酸中毒　尿毒症酸中毒

8. 清音

9. 4~6cm　Kroning 峡　稍窄　窄　变宽

10. 锁骨中线第 6 肋间隙　腋中线第 8 肋间隙　肩胛线第 10 肋间隙

11. 6~8cm　腋中线　腋后线

12. 肺泡呼吸音　支气管呼吸音　支气管肺泡呼吸音

13. 哨笛音　鼾音

14. 粗湿啰音　中湿啰音　细湿啰音　捻发音

15. 前下侧胸壁　吸气末或呼气初　屏气

16. 腹　胸

17. 肺不张　腹内压升高

18. 狭窄　部分阻塞

19. 纤维素性胸膜炎　肺梗死　胸膜肿瘤

20. 大叶性肺炎　肺脓肿或空洞型肺结核　压迫性肺不张

21. 过清音　鼓音　浊音或实音　浊音或实音

22. 胸骨角　第 4 或 5 胸椎

23. 胸骨端　肩峰端

24. 向下　向上

25. 外上　顺时针　逆时针　乳头

26. 喉部　胸骨上窝　背部第 6、7 颈椎　第 1、2 胸椎

27. 运动　发热　贫血　酸中毒

28. 健　健

三、选择题

【A1 型题】 1. D　2. B　3. E　4. B　5. E　6. E　7. C　8. E　9. D　10. E　11. B
12. B　13. C　14. C　15. A　16. E　17. E　18. D　19. E　20. E
21. D　22. C　23. D　24. B　25. E　26. B　27. C　28. A　29. D
30. E　31. B　32. B　33. C　34. E　35. D　36. B　37. C　38. D
39. A　40. C　41. B　42. A　43. E　44. C　45. D　46. E　47. A
48. A　49. D　50. D　51. C　52. D　53. A　54. D

【B1 型题】 1. B　2. C　3. A　4. E　5. D　6. C　7. A　8. B　9. E　10. D　11. B
12. A　13. D　14. C　15. E

【C 型题】 1. A　2. B　3. B　4. C　5. C　6. C　7. A　8. A　9. C　10. B　11. A
12. B　13. A　14. A　15. B　16. B　17. C　18. A　19. C　20. D　21. A
22. B　23. C　24. A　25. A　26. B

【X 型题】 1. ABC　2. ABCD　3. ABCDE　4. BCD　5. BC　6. ABD　7. BC　8. ABCD
9. ABC　10. AD　11. ABCD　12. ABCDE　13. ABCDE　14. ABD
15. ABC　16. BC　17. ABCDE　18. ABCDE　19. ABD　20. ABCDE
21. ACE　22. ABCE　23. ABCD

四、简答题(部分)

2. 佝偻病在体格检查时可有哪些异常表现?

佝偻病患者在头颅检查时可见头颅形态改变,呈方颅;胸廓检查时可见胸廓形态异常,出现佝偻病串珠、肋膈沟、漏斗胸及鸡胸;脊柱检查时可见脊柱后凸及脊柱侧凸;四肢检查时可见膝内翻(O 形腿)及膝外翻(X 形腿)。

6. 阻塞性肺不张患者在胸部视、触、叩、听检查时可有何发现?

阻塞性肺不张的体征为:视诊:患侧胸廓凹陷,呼吸运动减弱。触诊:气管移向患侧,病变区语颤减弱或消失。叩诊:病变区浊音。听诊:病变区呼吸音减弱或消失,听觉语颤减弱或消失。

9. 胸膜增厚患者在胸部视、触、叩、听检查时可有何发现?

胸膜增厚的体征:视诊:患侧胸廓凹陷,呼吸运动减弱。触诊:气管移向患侧,患侧语颤减弱。叩诊:患侧浊音。听诊:患侧呼吸音减弱或消失,听觉语颤减弱或消失。

(其他题答案见复习纲要)

五、论述题(见复习纲要)

六、病例分析题

1.(1) 诊断:大叶性肺炎。
(2) 诊断依据:①有受凉、上呼吸道感染病史;②典型症状:高热、寒战。③伴随症状:食欲缺乏;④典型体征:呼吸急促,鼻翼扇动,口唇发绀,右上肺叩诊呈浊音,听诊可闻及支气管呼吸音及湿啰音;⑤辅助检查:X 线提示右上肺部有大片密度增高影。

2.(1) 诊断:结核性胸膜炎,胸腔积液(右侧)。
(2) 诊断依据:①典型症状:发热、胸闷气短、胸痛呈进行性加重,与呼吸有关,10d 后自觉胸痛有所减轻;②典型体征:右侧胸廓饱满,右肺呼吸运动时减弱,叩诊中下胸部呈实音,呼吸音明显减弱;③辅助检查:右侧第2前肋以下呈大片状致密影,上界呈外高内低之斜弧影,心影稍左侧移位。抽胸腔液呈淡黄色,比重 1.020,蛋白定量 38g/L,Rivalta 试验(+),细胞数 560×10^6/L,以淋巴细胞为主,LAD 270U/L,ADA 120U/L,痰集菌(-),PPD 试验(+++)。

3.(1) 诊断:左侧自发性气胸。

（2） 诊断依据:①典型症状:负重物后突然出现左侧胸部刺痛,之后出现呼吸困难;②典型体征:口唇轻度发绀,左侧胸廓膨隆,肋间隙增宽,左侧呼吸运动减弱,叩诊左肺呈鼓音,呼吸音明显减低,心音低,心率 115 次/min,左侧胸廓饱满,左肺呼吸运动时减弱,叩诊中下胸部呈实音,呼吸音明显减弱;③辅助检查:胸部透视报告左肺中外带透亮度增强,其中肺纹理消失,可见被压缩的肺部边缘,肺组织被压缩约 50%。

（马莲环）

第五节～第七节

知识框架

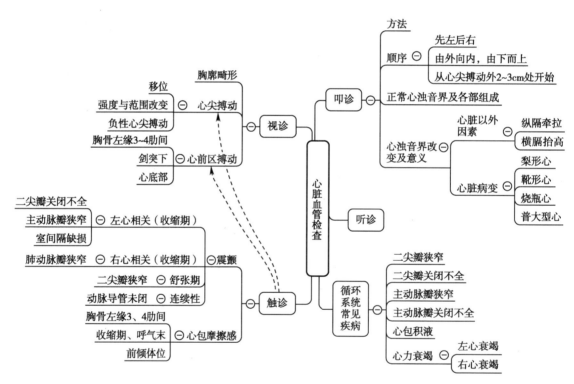

图 3-5-4　心脏检查

能力目标

1. 按照顺序熟练进行心脏体格检查的视、触、叩、听检查。

2. 理解心脏检查视、触、叩、听阳性体征的临床意义。

3. 熟练使用血压计测量血压,理解血压分级、各种脉搏的临床意义。

4. 通过典型案例(二尖瓣狭窄、二尖瓣关闭不全、主动脉瓣狭窄、主动脉瓣关闭不全、心力衰竭、心包积液)分析,培养初步的临床思维。

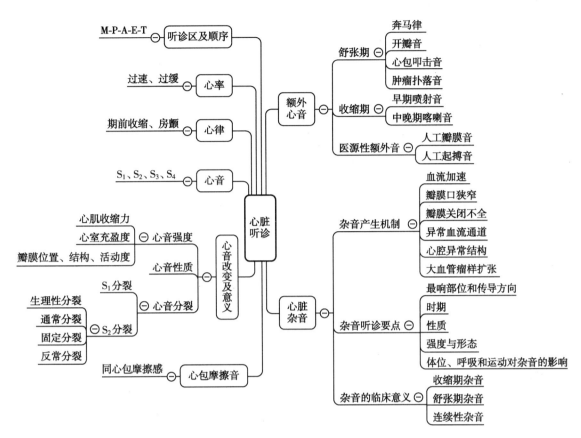

图 3-5-5　心脏听诊

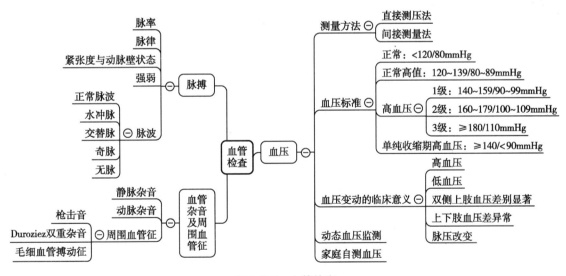

图 3-5-6　血管检查

素质目标

1. **工作态度**　培养严谨求实、一丝不苟的医学工作态度。

2. **临床思维**　心脏听诊内容繁多,按照部位及顺序进行听诊,对于心率、心律、心音、额外心音、杂音、心包摩擦音进行辨别,结合症状及体征综合分析诊断及鉴别诊断。

第五节 心脏检查

复习纲要

心脏检查的注意事项:①环境安静,光线及温度适宜;②一般采用仰卧位,听诊时,可根据病情或需要嘱被检查者采取左侧卧位或坐位前倾;③被检查者应充分坦露胸部,不宜隔着衣服检查;④一般按视诊、触诊、叩诊、听诊顺序依次进行检查。

一、视诊

(一) 胸廓畸形

1. 心前区隆起 常为儿童生长发育完成前,由于某些先天或后天的原因导致心脏增大,尤其是右心室肥厚挤压胸廓所致。常见于先天性心脏病或风湿性心瓣膜病的二尖瓣狭窄。大量心包积液时,心前区外观饱满。

2. 鸡胸、漏斗胸、脊柱畸形

(二) 心尖搏动(apical impulse)

心室收缩时心脏摆动,心尖向前冲击前胸壁相应部位,使肋间软组织向外搏动而形成心尖搏动。正常成人心尖搏动位于第5肋间,左锁骨中线内0.5~1.0cm,搏动范围以直径计算为2.0~2.5cm。

1. 心尖搏动移位 心尖搏动位置的改变可受多种生理性和病理性因素的影响。如体位改变、横膈位置的高低、纵隔位置是否居中、心脏是否移位或增大。其中左心室增大时,心尖搏动向左下移位;右心室增大时,心尖搏动向左移位;左、右心室增大时,心尖搏动向左下移位,常伴有心浊音界向两侧扩大;右位心时,心尖搏动在右侧第5肋间。

2. 心尖搏动强度与范围的改变 病理情况下心肌收缩力增强,如高热、严重贫血、甲状腺功能亢进等,心尖搏动增强,心肌收缩力减弱,心尖搏动减弱,如心肌梗死、扩张型心肌病,其他如心脏与前胸壁距离增加可使其减弱,如心包积液;肺气肿、胸腔积液、气胸也可造成心尖搏动减弱。

3. 负性心尖搏动(inward impulse) 心脏收缩时心尖搏动内陷,称负性心尖搏动。见于粘连性心包炎或心包与周围组织广泛粘连。重度右室肥大致心脏顺钟向转位,可使左心室向后移位引起负性心尖搏动。

(三) 心前区搏动

1. 胸骨左缘第3~4肋间搏动 见于右心室肥大。

2. 剑突下搏动 该搏动可能是右心室收缩期搏动,也可由腹主动脉搏动产生,鉴别方法有两种:其一是患者深吸气后,搏动增强则为右室搏动,减弱则为腹主动脉搏动;其二是用手指平放从剑突下向上压入前胸壁后方,右心室搏动冲击手指末端而腹主动脉搏动则冲击手指掌面。

3. 心底部搏动 胸骨左缘第2肋间收缩期搏动,多见于肺动脉扩张或肺动脉高压。胸骨右缘第2肋间收缩期搏动,多为主动脉弓动脉瘤或升主动脉扩张。

二、触诊

触诊内容:心尖搏动及心前区搏动、震颤和心包摩擦感。

触诊方法:检查者先用右手全手掌开始检查,置于心前区,然后逐渐缩小到用手掌尺侧或示指及中指指腹并拢同时触诊,必要时可用单一示指指腹触诊。

1. **心尖搏动及心前区搏动**　用触诊进一步确定心尖搏动的位置,触诊感知的心尖搏动冲击胸壁的时间即心室收缩的开始,与第一心音同步。心尖区抬举性搏动是指心尖区徐缓、有力、较局限的搏动,可使手指尖端抬起且持续至第二心音开始。与此同时心尖搏动范围也增大,为左心室肥厚的体征。

2. **震颤(thrill)**　震颤又称猫喘,为触诊心脏时手掌感到的一种细小震动感,与在猫喉部摸到的呼吸震颤类似,为心血管器质性病变的体征。震颤的发生机制与杂音相同,系血液经狭窄的口径或循异常的方向流动形成湍流造成瓣膜、血管壁或心腔壁振动传至胸壁所致。发现震颤后应确定部位、来源、处于心动周期中的时相,并分析其临床意义。(表3-5-1)

表3-5-1　心前区震颤的临床意义

部位	时相	常见病变
胸骨右缘第2肋间	收缩期	主动脉瓣狭窄
胸骨左缘第2肋间	收缩期	肺动脉瓣狭窄
胸骨左缘3~4肋间	收缩期	室间隔缺损
胸骨左缘第2肋间	连续性	动脉导管未闭
心尖区	舒张期	二尖瓣狭窄
心尖区	收缩期	重度二尖瓣关闭不全

3. **心包摩擦感**　由于急性心包炎时心包膜纤维素渗出致表面粗糙,心脏收缩时脏层与壁层心包摩擦产生的振动传至胸壁所致。触诊特点:在心前区以胸骨左缘第3、4肋间为主,于心动周期的收缩期和舒张期可触及双相的粗糙摩擦感。以收缩期、前倾体位和呼气末更明显。

三、叩诊

心脏叩诊用以确定心界大小、形状及其在胸腔内的位置。心浊音界包括相对及绝对浊音界。相对浊音界,反映心脏的实际大小。

(一) 叩诊方法与顺序

采用间接叩诊法,板指与肋间垂直(坐位时)或板指与肋间平行(卧位时);通常顺序是先叩左界,后叩右界。左侧在心尖搏动外2~3cm处开始,由外向内,逐个肋间向上,直到第二肋间。右界叩诊先叩出肝上界,然后于其上一肋间由外向内逐个肋间向上,直到第二肋间。对各肋间叩得的浊音界逐一作出标记,并测量其与胸骨中线间的垂直距离。

(二) 正常成人心脏相对浊音界

右界/cm	肋间	左界/cm	右界/cm	肋间	左界/cm
2~3	II	2~3	3~4	IV	5~6
2~3	III	3.5~4.5		V	7~9

注:左锁骨中线距胸骨中线的垂直距离为8~10cm。

(三) 心浊音界改变及其临床意义

1. **心脏以外因素**　如大量胸腔积液或气胸可使心界移向健侧,胸膜粘连增厚与肺不张则使心界移向患侧,肺气肿时心浊音界变小。

2. **心脏本身病变**

(1) 左心室增大:心浊音界向左下增大,心腰加深,心界似靴形,称靴形心,常见于主动脉瓣病变或高血压性心脏病。

(2) 右心室增大:轻度增大时仅使绝对浊音界增大,而相对浊音界无明显改变。显著增大时,叩诊心界向左右两侧增大,以向左增大显著,但虽向左却不向下。常见于肺心病或单纯性二尖瓣狭窄。

（3）左、右心室增大:心浊音界向两侧增大,且左界向左下增大称普大型。常见于扩张型心肌病、克山病等。

（4）左心房合并肺动脉段扩大:胸骨左缘第2、3肋间心浊音界增大,心腰更为丰满或膨出,使心界如梨形,称梨形心;常见于二尖瓣狭窄,故又称二尖瓣型心。

（5）心包积液:心界向两侧增大且随体位改变而改变。

四、听诊

心脏听诊是心脏物理诊断中最重要和较难掌握的方法。

（一）心脏瓣膜听诊区

心脏各瓣膜开放与关闭时所产生的声音传导至体表最易听清的部位称心脏瓣膜听诊区,与其解剖部位不完全一致。传统的听诊区有5个:

1. **二尖瓣区(M)**　在心尖搏动最强点,又称心尖区。

2. **肺动脉瓣区(P)**　在胸骨左缘第2肋间。

3. **主动脉瓣区(A)**　在胸骨右缘第2肋间。

4. **主动脉瓣第二听诊区(E)**　在胸骨左缘第3肋间。

5. **三尖瓣区(T)**　在胸骨左缘第4、5肋间。

（二）听诊顺序

二尖瓣区(M)→肺动脉瓣区(P)→主动脉瓣区(A)→主动脉瓣第二听诊区(E)→三尖瓣区(T)。

（三）听诊内容

1. **心率(heart rate)**　指每分钟心脏搏动的频率。正常成人心率范围为60~100次/min。

2. **心律(cardiac rhythm)**　指心脏搏动的节律。通过听诊能确定的心律失常常见的有心房颤动和期前收缩。心房颤动听诊特点"三个不一致",即①心率快慢节律不一致(心律绝对不齐);②第一心音强弱不一致(第一心音强弱不等);③心率与脉率不一致,脉率少于心率,称脉搏短绌(pulse deficit),原因是部分心缩的搏出量低,不足以引起周围动脉搏动,故脉率可少于心率。

3. **心音(cardiac sound)**　心音共有4个,按其在心动周期中出现的先后,依次命名为第一心音(S_1),第二心音(S_2),第三心音(S_3)和第四心音(S_4)。正常情况下,只能听到S_1、S_2。S_3可在部分青少年中闻及。而S_4一般听不到,听到多属病理情况。

第一心音:标志心室收缩期的开始。S_1主要是由于心室收缩开始时,二尖瓣和三尖瓣快速关闭,瓣叶及其附属结构突然紧张引起振动所产生。听诊特点(与S_2比较):音调较低,强度较响,持续时间较长,在心前区各部均可听到,但心尖部最清楚。

第二心音:标志心室舒张期的开始。S_2主要是由于心室舒张开始时,主动脉瓣和肺动脉瓣突然关闭引起瓣膜及血管壁振动所产生。听诊特点(与S_1比较):音调较高,强度较弱,持续时间较短,在心前区均可听到,但心底部最清楚。

第三心音:出现在心室快速充盈期之末,距第二心音后0.12~0.18s。听诊特点:音调低,似为S_2之回声;强度弱;持续时间短;心尖部及其内上方、仰卧位时听诊较清晰;坐位或立位时减弱至消失。正常情况只在部分儿童和青少年中听到。

第四心音:出现在心室舒张末期,约在第一心音前0.11s(收缩期前)。一般认为S_4的产生与心房收缩使房室瓣及其相关结构突然紧张振动有关。听诊特点:在心尖部及其内侧较明显;低调、沉浊而弱;生理情况下一般听不到。

心脏听诊最基本的技能是判定第一心音和第二心音,由此才能确定杂音或额外心音所处的心动周期时相。两者鉴别要点:①S$_1$音调较低,强度较响,持续时间较长,在心前区各部均可听到,但心尖部最清楚;②S$_2$音调较高,强度较弱,持续时间较短,在心前区均可听到,但心底部最清楚;③S$_1$至S$_2$的距离较S$_2$至下一心搏S$_1$的距离短;心尖或颈动脉的向外搏动与S$_1$同步或几乎同步。

4. 心音的改变及其临床意义　心音改变包括心音强度改变、心音性质改变和心音分裂。

(1) 心音强度改变

1) S$_1$强度的改变:取决于心室收缩开始时房室瓣的位置、心室肌的收缩力、瓣膜的完整性与活动性等因素。

S$_1$增强:常见于二尖瓣狭窄。心动过速及心肌收缩力增强时,如高热、贫血、甲状腺功能亢进等均可使S$_1$增强。完全性房室传导阻滞时房室分离,当心房心室几乎同时收缩时S$_1$增强,称大炮音。

S$_1$减弱:常见于二尖瓣关闭不全。在心电图PR间期延长及心肌收缩力减弱时,如心肌炎、心肌病或心肌梗死、心力衰竭等均可使S$_1$减弱。

S$_1$强弱不等:常见于心房颤动和完全性房室传导阻滞。后者房室分离,当房室几乎同时收缩时S$_1$增强,称"大炮音"。

2) S$_2$强度的改变:主要取决于主动脉和肺动脉内压力、半月瓣的弹性和完整性。S$_2$有两个主要成分即主动脉瓣成分(A$_2$)和肺动脉瓣成分(P$_2$),通常P$_2$在肺动脉瓣区最清楚,A$_2$在主动脉瓣区最清楚。

S$_2$增强:A$_2$增强常由于主动脉内压力增高所致,主要见于高血压、动脉粥样硬化等。P$_2$增强常由于肺动脉内压力增高所致,主要见于肺心病、左向右分流的先天性心脏病、二尖瓣狭窄等。

S$_2$减弱:由于体循环或肺循环阻力降低、血流减少、半月瓣钙化或严重纤维化时均可分别导致第二心音的A$_2$或P$_2$减弱,如低血压、主动脉瓣或肺动脉瓣狭窄等。

(2) 心音性质改变:心肌严重病变时,S$_1$失去原有的低钝性质且明显减弱,S$_2$也减弱,两者极相似,可形成"单音律"。当心率快,心室收缩与舒张时间几乎相等,两个心音强弱相等,间隔均匀,听诊类似钟摆声,故称钟摆律或胎心律。提示心肌病变严重,见于大面积急性心肌梗死、重症心肌炎等。

(3) 心音分裂:S$_1$或S$_2$的两个主要成分之间的间距延长,导致听诊时一个心音分裂为两个声音即称心音分裂。

1) S$_1$分裂:是由于左、右心室收缩明显不同步(>0.03s)所致。常见于心室电活动或机械活动延迟,如完全性右束支传导阻滞、肺动脉高压等。

2) S$_2$分裂:临床较常见。可有下列四种情况:

生理分裂:多数正常人,尤其是青少年,深吸气末可听到S$_2$分裂。

通常分裂:最常见。系由于某些疾病,使右心室排血时间延长,使肺动脉瓣关闭明显延迟(如完全性右束支传导阻滞、肺动脉瓣狭窄、二尖瓣狭窄等)或左室射血时间缩短,主动脉瓣关闭时间提前(如二尖瓣关闭不全、室间隔缺损等)所致。吸气、呼气时均有分裂,但深吸气时更明显。

固定分裂:指S$_2$分裂不受吸气、呼气的影响,S$_2$分裂的两个成分时距较固定。见于房间隔缺损。

反常分裂:又称逆分裂,指主动脉瓣关闭迟于肺动脉瓣关闭,吸气时分裂变窄,呼气时变宽。见于完全性左束支传导阻滞、主动脉瓣狭窄等。

5. 额外心音(extra cardiac sound)　指在S$_1$、S$_2$之外听到的病理性附加心音,与心脏杂音不同。多数为病理性,大部分出现在 S_2 之后即舒张期,与原有的 S_1、S_2 构成三音律;也可出现在 S_1 之后即收缩期。少数可出现两个附加心音,则构成四音律。

(1) 舒张期额外心音:包括奔马律、开瓣音、心包叩击音、肿瘤扑落音。

1) 奔马律(gallop rhythm):系在 S_2 之后出现的响亮额外音,当心率快时与原有的 S_1、S_2 组成类似马奔跑时的蹄声,故称奔马律。按其出现时间的早晚可分三种:

舒张早期奔马律(protodiastolic gallop):最常见,是病理性的 S_3,又称第三心音奔马律。听诊特点:音调低,强度弱,在 S_2 之后;听诊最清晰部位:左室奔马律在心尖部或其内侧,右室奔马律在胸骨下端左缘。舒张早期奔马律的出现,提示有严重器质性心脏病。常见于心力衰竭、急性心肌梗死、重症心肌炎与心肌病等严重心功能不全时。

舒张晚期奔马律(late diastolic gallop):又称收缩期前奔马律或房性奔马律,发生于 S_4 出现的时间,实为增强的 S_4。听诊特点为音调较低,强度较弱,距 S_2 较远,较接近 S_1(在 S_1 前约 0.1s),在心尖部稍内侧听诊最清楚。多见于阻力负荷过重引起心室肥厚的心脏病,如高血压性心脏病、肥厚型心肌病和主动脉瓣狭窄等。

重叠型奔马律(summation gallop):为舒张早期和晚期奔马律重叠出现引起。如两种奔马律同时出现而没有重叠则听诊为 4 个心音,称舒张期四音律,常见于心肌病或心力衰竭。

2) 开瓣音(opening snap):又称二尖瓣开放拍击音。听诊特点为音调高、历时短促而响亮、清脆,呈拍击样。见于二尖瓣狭窄。开瓣音的存在提示二尖瓣瓣叶弹性及活动尚好,可作为二尖瓣分离术适应证的参考条件之一。

3) 心包叩击音(pericardial knock):见于缩窄性心包炎,在 S_2 后 0.09~0.12s 出现的中频、较响而短促的额外心音。为舒张早期心室急速充盈时,由于心包增厚,阻碍心室舒张以致心室在舒张过程中被迫骤然停止导致室壁振动而产生的声音,在心尖部和胸骨下段左缘最易闻及。

4) 肿瘤扑落音(tumor plop):见于心房黏液瘤患者。

(2) 收缩期额外心音:心脏在收缩期也可出现额外心音,可分别发生于收缩早、中或晚期,分别称为收缩早期喷射音,收缩中、晚期喀喇音。

1) 收缩早期喷射音:收缩早期喷射音产生机制是扩大的肺动脉或主动脉在心室射血时动脉壁振动,以及在主、肺动脉阻力增高的情况下瓣叶用力开启产生震动所致。

2) 收缩中、晚期喀喇音:为高调、短促、清脆,如关门落锁的 KaTa 样声音。可由房室瓣(多数为二尖瓣)在心室收缩中、晚期脱入左房,使瓣叶突然紧张或其腱索突然拉紧产生震动所致,这种情况临床上称二尖瓣脱垂。由于二尖瓣脱垂可造成二尖瓣关闭不全,因而部分二尖瓣脱垂患者可同时伴有收缩晚期杂音。收缩中、晚期喀喇音合并收缩晚期杂音称二尖瓣脱垂综合征。

3) 医源性额外心音:由于心血管病治疗技术的发展,人工器材置入心脏,可导致额外心音。常见的主要有二种:人工瓣膜音和人工起搏音。

6. 心脏杂音(cardiac murmurs)　是指在心音与额外心音之外,在心脏收缩或舒张过程中的异常声音。根据杂音的不同特性,对某些心脏病的诊断有重要意义。

(1) 杂音产生的机制:正常血流呈层流状态。当血流加速、异常血流通道或血管管径异常等情况下,可使层流转变为湍流或旋涡而冲击心壁、大血管壁、瓣膜、腱索等使之振动而在相应部位产生杂音。具体机制有:血流加速;瓣膜开放口径或大血管通道狭窄;瓣膜关闭不全;异常血流通道;心腔异物或异常结构;大血管瘤样扩张。

(2) 杂音的特性与听诊要点:杂音的听诊有一定难度,应全神贯注、仔细分辨且分析有序。

1）最响部位和传导方向：杂音最响部位常与病变部位有关。一般认为杂音在某瓣膜听诊区最响则提示该瓣膜有病变。如杂音在心尖部最响，提示二尖瓣病变；在主动脉瓣区或肺动脉瓣区最响，则分别提示为主动脉瓣或肺动脉瓣病变。杂音常沿血流方向传导，故其传导方向常有一定规律，如二尖瓣关闭不全的杂音向左腋下传导，主动脉瓣狭窄的杂音向颈部传导，而二尖瓣狭窄的心尖区隆隆样杂音则较局限。

2）心动周期中的时期：不同时期的杂音反映不同的病变。可分收缩期杂音、舒张期杂音、连续性杂音、双期杂音（收缩期与舒张期均出现但不连续）。还可根据杂音在收缩期或舒张期出现的早、晚而进一步分为早、中、晚期或全期杂音。如二尖瓣狭窄的杂音出现在舒张中、晚期，二尖瓣关闭不全的杂音占据全收缩期。

3）性质：指由于杂音的不同频率而表现出音色与音调的不同。临床上常用于形容杂音音调的词为柔和、粗糙。杂音的音色可形容为吹风样、隆隆样（雷鸣样）、机器样、喷射性、叹气样、乐音样和鸟鸣样等。如心尖区舒张期隆隆样杂音是二尖瓣狭窄的特征；心尖区粗糙的全收缩期杂音，常提示二尖瓣关闭不全。

4）强度与形态：即杂音的响度及其在心动周期中的变化。杂音强度一般采用 Levine 6 级分级法（表 3-5-2）。

表 3-5-2　杂音强度分级

级别	响度	听诊特点	震颤
1	最轻	很弱，须在安静环境下仔细听诊才能听到，易被忽略	无
2	轻度	较易听到，杂音柔和	无
3	中度	明显的杂音	无
4	响亮	杂音响亮	有
5	很响	杂音很强，向周围甚至背部传导，但听诊器离开胸壁即听不到	明显
6	最响	杂音震耳，即使听诊器稍离开胸壁也能听到	强烈

杂音形态是指在心动周期中杂音强度的变化规律，常见的杂音形态有 5 种：递增型杂音；递减型杂音；递增递减型杂音；连续型杂音；一贯型杂音。

5）体位、呼吸和运动对杂音的影响：经体位改变、运动或深吸气、呼气及屏气等动作可使某些杂音增强或减弱，有助于杂音的判别。体位改变：左侧卧位可使二尖瓣狭窄的舒张期隆隆样杂音更明显；前倾坐位时，易于闻及主动脉瓣关闭不全的叹气样杂音。呼吸影响：深吸气时，胸腔负压增加，回心血量增多，从而使与右心相关的杂音增强，如三尖瓣和肺动脉瓣狭窄与关闭不全；如深吸气后紧闭声门并用力作呼气动作（Valsalva 动作）时，胸腔压力增高，回心血量减少，经瓣膜产生的杂音一般都减轻，而肥厚型梗阻性心肌病的杂音增强。运动使心率增快心搏增强，在一定范围内亦使杂音增强。

（3）杂音的临床意义：生理性与器质性杂音的鉴别：生理性杂音须符合以下条件：只限于收缩期、心脏无增大、杂音柔和、吹风样、无震颤。

1）收缩期杂音

二尖瓣区：功能性：常见于运动、发热、贫血、妊娠与甲状腺功能亢进等。杂音性质柔和、吹风样、强度 2/6 级、时限短，较局限。具有心脏病理意义的功能性杂音见于左心增大引起的二尖瓣相对性关闭不全，如高血压性心脏病、冠心病、贫血性心脏病和扩张型心肌病等。器质性：主要见于风湿性二尖瓣关闭不全、二尖瓣脱垂综合征等。杂音性质较粗糙、吹风样、响亮高调，强度在 3/6 级以上，持续时间长，可占全收缩期，甚至遮盖 S_1，并向左腋下传导。（表 3-5-3）

表3-5-3　生理性与器质性收缩期杂音的鉴别要点

鉴别点	生理性	器质性
年龄	儿童、青少年多见	不定
部位	肺动脉瓣区和/或心尖区	不定
性质	柔和、吹风样	粗糙、吹风样、常呈高调
持续时间	短促	较长、常为全收缩期
强度	≤2/6	常≥3/6
震颤	无	3/6级以上伴有震颤
传导	局限	沿血流方向传导较远而广

主动脉瓣区:功能性:见于升主动脉扩张,如高血压和主动脉粥样硬化;杂音柔和,常有A_2亢进。器质性:多见于各种病因的主动脉瓣狭窄。杂音为喷射性,响亮而粗糙,向颈部传导,常伴有震颤,且A_2减弱。

肺动脉瓣区:功能性:其中生理性杂音非常多见,尤其在青少年及儿童中;呈柔和、吹风样,强度在2/6级以下,时限较短。具有心脏病理意义的功能性杂音,为肺淤血或肺动脉高压导致肺动脉扩张产生的肺动脉瓣相对狭窄的杂音,听诊特点与生理性类似,强度较响,P_2亢进;见于二尖瓣狭窄、先天性心脏病房间隔缺损等。器质性:见于肺动脉瓣狭窄,杂音呈喷射性、粗糙、强度在3/6级以上,常伴有震颤且P_2减弱。

三尖瓣区:功能性:多见于右心室扩大的患者,如二尖瓣狭窄伴右心衰竭、肺心病心衰,因右心室扩大导致三尖瓣相对性关闭不全;杂音为吹风样、柔和,吸气时增强,一般在3/6级以下,可随病情好转心腔缩小而消失。器质性:极少见,听诊特点与器质性二尖瓣关闭不全类似,但不传至腋下。可伴颈静脉和肝脏收缩期搏动。

其他部位:常见的有胸骨左缘第3、4肋间响亮而粗糙的收缩期杂音伴震颤,有时呈喷射性,提示室间隔缺损或肥厚型梗阻性心肌病。

2)舒张期杂音

二尖瓣区:相对性:主要见于较重度主动脉瓣关闭不全,导致左室舒张期容量负荷过高,使二尖瓣基本处于半关闭状态,呈现相对狭窄而产生杂音,称Austin Flint杂音。器质性:主要见于风湿性二尖瓣狭窄;听诊特点:心尖S_1亢进,局限于心尖区的舒张中、晚期低调、隆隆样、递增型杂音,常伴震颤。

主动脉瓣区:可见于各种原因的主动脉瓣关闭不全。杂音呈舒张早期开始的递减型柔和叹气样的特点,常向胸骨左缘及心尖传导,于前倾坐位、主动脉瓣第二听诊区最清楚。常见于风湿性或先天性主动脉瓣关闭不全、特发性主动脉瓣脱垂等。

肺动脉瓣区:器质性病变引起者极少,多由于肺动脉扩张导致相对性关闭不全所致的功能性杂音,呈递减型、吹风样、柔和,常合并P_2亢进,称Graham Steell杂音。常见于二尖瓣狭窄伴明显肺动脉高压。

三尖瓣区:局限于胸骨左缘第4、5肋间,低调隆隆样,见于三尖瓣狭窄,极为少见。

连续性杂音:常见于先心病动脉导管未闭。杂音粗糙、响亮似机器转动样,持续于整个收缩期与舒张期,其间不中断,掩盖S_2。在胸骨左缘第2肋间稍外侧闻及,常伴有震颤。

7. 心包摩擦音(pericardial friction sound)　脏层与壁层心包由于生物性或理化因素致纤维蛋白沉积而粗糙,以致在心脏搏动时产生摩擦而出现的声音。音质粗糙、高音调、搔抓样、很近耳,与心搏一致。发生在收缩期与舒张期,常呈来回性,与呼吸无关,屏气时摩擦音仍存在。见于各种感染性或非感染性心包炎。

第六节　血管检查

一、脉搏

（一）脉率

正常成人在安静、清醒状态下为 60~100 次/min。

（二）脉律

正常人脉律规则。有窦性心律不齐者的脉律可随呼吸改变,吸气时增快,呼气时减慢。

（三）紧张度与动脉壁状态

（四）强弱

脉搏的强弱与心搏出量、脉压差和外周血管阻力相关。

（五）脉波

运用触诊或无创性脉搏示波描记,可了解脉波变化。临床常见异常脉波有以下几种：

1. **水冲脉（water hammer pulse）**　脉搏骤起骤落,犹如潮水涨落,故名水冲脉;常见于脉压差增大时,如主动脉瓣关闭不全、甲状腺功能亢进、先天性心脏病动脉导管未闭等。

2. **交替脉（pulsus alternans）**　系节律规则而强弱交替的脉搏;一般认为系左室收缩力强弱交替所致,为左室衰竭的重要体征之一。

3. **奇脉（paradoxical pulse）**　平静吸气时,脉搏明显减弱甚至消失的现象称为奇脉,故又称"吸停脉";常见于心脏压塞或心包缩窄。

4. **无脉（pulseless）**　即脉搏消失,可见于严重休克及多发性大动脉炎。

二、血压

（一）测量方法

有直接测量法和间接测量法两种。

间接法汞柱式血压计测量血压的方法：

1. **检测前**　患者检测前 30min 内禁止吸烟和饮用咖啡并在安静环境下休息 5~10min。医师将血压计汞柱开关打开,汞柱凸面水平应在零位。

2. **患者体位**　可取仰卧位或坐位,仰卧位时肘部和血压计零位应平腋中线,坐位时肘部和血压计零位应平第 4 肋软骨即与心脏同一水平。被测上肢（通常为右上肢）裸露、伸开并外展 45°。

3. **将血压计袖带缚于上臂**　气囊中部应对准肱动脉,袖带松紧以恰能放进一个手指为宜,袖带下缘应距肘窝横纹 2~3cm。

4. **安放听诊器体件**　将听诊器膜型体件置于肘窝部、肱二头肌腱内侧的肱动脉搏动处,轻压之（体件不应塞于袖带与上臂之间）。

5. **袖带气囊充气**　充气时应同时听诊肱动脉搏动音,观察汞柱上升高度。待肱动脉搏动音消失后,再升高 20~30mmHg。

6. **气囊放气**　松开气球上的放气旋钮使气囊缓慢放气,同时医师应水平注视缓慢下降的汞柱凸面水平,下降速度为每秒 2~4mmHg 为宜,心率慢下降速度应慢。

7. **确定血压数值**　按 Korotkoff 分期法,首先听到的响亮拍击声（第 1 期）代表收缩压,随后拍击声有所减弱和带有柔和吹风样杂音为第 2 期,在第 3 期拍击声增强和杂音消失,然后声音突然变小而低沉（第 4 期）,最终声音消失（第 5 期）。声音消失时汞柱所示数值为舒张压。间隔 1~2min 用同样的方法测第二次,取平均值。

8. **关闭血压计** 血压检测完毕,将气囊排气,卷好气袖并平整地放入血压计中。将血压计稍向水银槽方向倾斜,使玻璃管中汞柱完全进入水银槽后,关闭汞柱开关和血压计。

(二) 血压标准

中国高血压防治指南(2010年修订版)规定的标准。

(三) 血压变动的临床意义

1. **高血压** 清醒、安静状态下采用标准测量方法,至少3次非同日收缩压值达到或超过140mmHg和/或舒张压达到90mmHg,即可认为有高血压;如果仅收缩压达到标准则称为单纯收缩期高血压。

2. **低血压** 凡血压低于90/60mmHg时称低血压。

3. **双侧上肢血压差别** 正常双侧上肢血压差别达5~10mmHg,若超过此范围则属异常。

4. **上下肢血压差异常** 正常下肢血压高于上肢血压达20~40mmHg,如下肢血压低于上肢应考虑主动脉缩窄,或胸腔主动脉型大动脉炎等。

5. **脉压改变** 当脉压≥60mmHg,为脉压明显增大,见于甲状腺功能亢进、主动脉瓣关闭不全等。若脉压<30mmHg,则为脉压减小,可见于主动脉瓣狭窄、心包积液及严重衰竭患者。

三、血管杂音及周围血管征

(一) 静脉杂音

(二) 动脉杂音

(三) 周围血管征

脉压差增大时除可触及水冲脉外,还有以下体征:

1. **枪击音(pistol shot sound)** 在外周较大动脉表面,常选择股动脉,轻放听诊器体件时,若闻及与心跳一致短促如射枪的声音,称为枪击音。

2. **Duroziez 双重杂音** 当脉压差增大时,以听诊器体件稍加压力于股动脉可闻及收缩期与舒张期双期吹风样杂音即 Duroziez 双重杂音。

3. **毛细血管搏动征(capillary pulsation)** 用手指轻压患者指甲末端或以玻片轻压患者口唇黏膜,可使局部发白,当心脏收缩时则局部又发红,随心动周期局部发生有规律的红、白交替改变即为毛细血管搏动征。

凡体检时发现上述体征及水冲脉可统称周围血管征阳性,主要见于主动脉瓣关闭不全、甲状腺功能亢进和严重贫血等。

第七节 循环系统常见疾病的主要症状和体征

一、二尖瓣狭窄

是我国很常见的心脏瓣膜病,主要病因为风湿性,极少数为先天性。

(一) 症状

劳力性呼吸困难为最早出现的症状,以后可发展为夜间阵发性呼吸困难甚至肺水肿,急性肺水肿时多有大量粉红色泡沫状痰。平时易咳嗽,伴呼吸道感染。严重肺淤血时还可出现咯血,类似支气管扩张或肺结核咯血。

(二) 体征

1. **视诊** 两颧绀红色呈二尖瓣面容,口唇轻度发绀,由于右心室肥大心尖搏动可向左移位。

2. **触诊** 心尖区可触及舒张期震颤,左侧卧位时较明显。右心室肥大时心尖搏动可向左移位。胸骨左下缘或剑突下可触及右心室收缩期抬举样搏动。

3. **叩诊**　轻度狭窄者,心界正常。中度以上狭窄造成肺动脉段、左房增大,胸骨左缘第2、3肋间心浊音界增大,正常心腰消失,心界可呈梨形。

4. **听诊**

（1）局限于心尖区的舒张中、晚期低调、隆隆样、递增型杂音,左侧卧位更为清晰。

（2）心尖区 S_1 亢进。

（3）部分患者于心尖区内侧可闻及开瓣音,提示瓣叶弹性及活动尚好。

（4） P_2 亢进、分裂。

（5）如肺动脉扩张导致相对性肺动脉瓣关闭不全,肺动脉瓣区可闻及递减型高调叹气样舒张期杂音,称 Graham Steell 杂音。

（6）晚期患者可出现心房颤动:心音强弱不等,心律绝对不规则,有脉搏短绌。

二、二尖瓣关闭不全

可分急性与慢性两种类型。急性常由感染或缺血坏死引起腱索断裂或乳头肌坏死,也可为人工瓣膜置换术后并发急性瓣周漏,病情危急,预后严重。慢性者的病因可有风湿性、二尖瓣脱垂、冠心病乳头肌功能失调等。

（一）症状

慢性二尖瓣关闭不全早期无明显症状。晚期表现为明显左心衰竭。

（二）体征

1. **视诊**　心尖搏动向左下移位,搏动强,发生心力衰竭后减弱。

2. **触诊**　心尖搏动有力,可呈抬举样,重度关闭不全患者可触及收缩期震颤。

3. **叩诊**　心浊音界向左下扩大。晚期可向两侧扩大,提示双室均增大。

4. **听诊**　①心尖区可闻及响亮粗糙 3/6 级以上全收缩期吹风样杂音,向左腋下和左肩胛下区传导;②心尖区 S_1 减弱, P_2 可亢进、分裂。

三、主动脉瓣狭窄

主动脉瓣狭窄使左室射血负荷增加,前向性排血阻力增高,使冠状动脉及脑动脉血流减少并使左心室发生向心性肥厚,最终可导致左心衰竭及心脏性猝死,是严重的心脏病变。主要病因有风湿性、先天性及老年退行性主动脉瓣钙化。

（一）症状

轻度狭窄可无症状。中、重度狭窄者,由于脑缺血、心肌供血不足及左心功能减退,常出现晕厥、心绞痛和呼吸困难,为典型主动脉瓣狭窄三联征。

（二）体征

1. **视诊**　心尖搏动增强,位置可稍移向左下。

2. **触诊**　心尖搏动有力,呈抬举样。胸骨右缘第2肋间可触及收缩期震颤。

3. **叩诊**　心浊音界正常或可稍向左下增大。

4. **听诊**　①胸骨右缘第二肋间可闻及 3/6 级以上收缩期粗糙喷射性杂音,呈递增递减型,向颈部传导。②A_2 减弱,由于左室射血时间延长,可有 S_2 反常分裂。因左心室显著肥厚致舒张功能减退,顺应性下降使心房为增强排血而收缩加强,因此心尖区有时可闻及 S_4。

四、主动脉瓣关闭不全

可由风湿性与非风湿性病因引起。分为急性和慢性两种类型。

（一）症状

出现较晚，可因心搏量增多有心悸、心前区不适、头部搏动感、体位性头晕等症状。存在心肌缺血时可出现心绞痛，后期有劳力性呼吸困难。

（二）体征

1. 视诊　心尖搏动向左下移位，部分重度关闭不全者颈动脉搏动明显，并可有随心搏出现的点头运动。

2. 触诊　心尖搏动移向左下，呈抬举样搏动。有水冲脉及毛细血管搏动等周围血管征。

3. 叩诊　心界向左下增大而心腰不大，因而心浊音界轮廓似靴形。

4. 听诊

（1）主动脉瓣区或主动脉瓣第二听诊区可闻及舒张期柔和叹气样杂音，向胸骨左下方和心尖区传导，以前倾坐位最易听清。

（2）如有相对性二尖瓣狭窄则心尖区可闻及舒张中、晚期隆隆样杂音，柔和、递减型、不伴有震颤，称 Austin Flint 杂音。

（3）周围血管可听到枪击声和 Duroziez 双重杂音。

五、心包积液

心包积液指心包腔内积聚过多液体，可由感染性与非感染性病因引起。大量心包积液或急性心包积液量较大时可以出现急性心脏压塞而危及生命。

（一）症状

出现心前区闷痛、呼吸困难或腹胀，以及原发病的症状，如结核的低热、盗汗，化脓性感染的畏寒高热等。心脏压塞时可出现休克。

（二）体征

1. 视诊　心尖搏动明显减弱甚至消失。

2. 触诊　心尖搏动弱而不易触到，如能明确触及则在心相对浊音界之内侧。

3. 叩诊　心浊音界向两侧扩大，且随体位改变；卧位时心底部浊音界增宽，坐位则心尖部增宽。

4. 听诊　早期积液量少可在心前区闻及心包摩擦音，积液量增多后消失。心率较快，心音弱而远，偶然可闻心包叩击音。大量积液时，由于静脉回流障碍，可出现颈静脉怒张、肝大和肝颈静脉反流征阳性。

=== 试 题 精 选 ===

一、名词解释

1. 负性心尖搏动（inward impulse）
2. 抬举性搏动
3. 猫喘
4. 靴形心
5. 梨形心
6. 脉搏短绌（pulse deficit）
7. 钟摆律
8. 心音分裂（splitting of heart sounds）
9. 固定分裂（fixed splitting）
10. 大炮音（cannon sound）

11. 额外心音（extra cardiac sound）

12. 奔马律（gallop rhythm）

13. 舒张晚期奔马律（late diastolic gallop）

14. 开瓣音（opening snap）

15. 心包叩击音（pericardial knock）

16. 二尖瓣脱垂综合征

17. Graham Steel 杂音（Graham Steel murmurs）

18. Austin Flint 杂音（Austin Flint murmurs）

19. 心包摩擦音（pericardial friction sound）

20. 水冲脉（water hammer pulse）

21. 奇脉（paradoxical pulse）

22. 交替脉（pulsus alternans）

23. 枪击音（pistol shot sound）

24. Duroziez 双重杂音

25. 毛细血管搏动征（capillary pulsation）

二、填空题

1. 正常心尖搏动位于第五肋间左锁骨中线 _____ cm 处,范围以直径计算为 _____ cm。

2. 左心室增大,心尖搏动向 _____ 移位;右心室增大,心尖搏动向 _____ 移位;右位心时,心尖搏动位于 _____。

3. 抬举性心尖搏动是 _____ 的可靠体征。

4. 心尖搏动冲击心前区胸壁,标志着心室 _____ 期的开始。

5. 心脏叩诊用于确定心界, _____ 浊音界反映心脏的实际大小。

6. 心浊音界各部的组成:心左界第 2 肋间处相当于 _____,第 3 肋间处为 _____,第 4、5 肋间为 _____。

7. 主动脉瓣第二听诊区位于胸骨 _____ 缘第 _____ 肋间;肺动脉瓣听诊区位于胸骨 _____ 缘第 _____ 肋间。

8. 心脏听诊顺序依次是 _____、_____、_____、_____、_____。

9. 听诊的内容包括 _____、_____、_____、_____、_____ 和 _____。

10. 第一心音增强可见于 _____、_____、_____、_____。

11. 第三心音出现在心室 _____ 期,第四心音出现在心室 _____ 期。

12. 三度房室传导阻滞时出现房室分离,当心房与心室几乎同时收缩时,可使第一心音极响亮,称之为 _____ 音。

13. 生理情况下,心室收缩时二尖瓣关闭 _____ 于三尖瓣关闭 0.02~0.03s,心室舒张时肺动脉瓣关闭 _____ 于主动脉瓣关闭约 0.03s。

14. 舒张早期奔马律又称为 _____ 奔马律或 _____。

15. 舒张晚期奔马律又称为 _____ 奔马律或 _____ 奔马律,是由于 _____ 增强所致。

16. 肺动脉收缩早期喷射音在 _____ 听诊区最响, _____ 时增强, _____ 减弱或消失。

17. 心脏杂音是指除 _____ 和额外心音之外的异常声音,对某些心脏病的诊断有重要意义。

18. 某些体位使一些杂音容易听到。如_____可使二尖瓣的杂音更清楚,_____可使主动脉瓣的杂音更清楚。

19. 成人理想血压为收缩压<_____,舒张压<_____。

20. 周围血管征阳性者可见颈动脉搏动加强伴点头运动、脉压增大_____、_____、_____和_____。

三、选择题

【A1 型题】

1. 关于心前区隆起下列哪项是**错误**的
   A. 心脏增大或大量心包积液者均有心前区隆起
   B. 视诊时注意双眼视线与心前区呈切线方向
   C. 右心室肥大的患儿可出现心前区隆起
   D. 常见胸骨下段及胸骨左缘 3、4、5 肋间的局部隆起
   E. 心前区隆起伴有鸡胸者提示可能合并先天性心脏病

2. 二尖瓣狭窄后,最先引起下列哪种情况
   A. 右心房增大　　　　　B. 右心室增大　　　　　C. 左心室增大
   D. 左心房增大　　　　　E. 左房左室增大

3. 剑突下异常搏动见于下列哪种情况
   A. 门静脉高压　　　　　B. 左心室肥大　　　　　C. 大量腹水
   D. 右位心　　　　　　　E. 右心室肥大

4. 负性心尖搏动可见于
   A. 左心室肥大　　　　　B. 左侧胸腔积液　　　　C. 严重右心室肥大
   D. 肺气肿　　　　　　　E. 大量心包积液

5. 胸腔积液患者,心尖搏动的位置有何改变
   A. 向上移位　　　　　　B. 向下移位　　　　　　C. 向患侧移位
   D. 向健侧移位　　　　　E. 无移位

6. 侧卧位时心尖搏动无移位,提示为
   A. 右心室肥大　　　　　B. 漏斗胸　　　　　　　C. 肺气肿
   D. 心包纵隔胸膜粘连　　E. 心包积液

7. 主动脉弓动脉瘤患者,在下列部位可见收缩期搏动
   A. 胸骨上窝　　　　　　　　　　B. 胸骨左缘第 2 肋间
   C. 胸骨左缘第 3~4 肋间　　　　　D. 胸骨右缘第 2 肋间
   E. 剑突下

8. 关于心脏触诊,下列叙述哪项正常
   A. 心尖搏动外向运动标志着心室舒张期开始
   B. 触诊心尖搏动的位置、强度、范围不如视诊准确
   C. 视诊看不清的心尖搏动,触诊也触不到
   D. 利用心尖搏动可帮助确定心脏杂音的时期
   E. 触诊不能鉴别剑突下搏动的来源

9. 心脏触及震颤多由于
   A. 心脏瓣膜轻度关闭不全　　B. 心脏瓣膜狭窄　　　C. 心房颤动
   D. 心室颤动　　　　　　　　E. 血流加速

10. 连续性细震颤常见于下列哪种情况

A. 二尖瓣狭窄并关闭不全　　　　　B. 肺动脉瓣狭窄并关闭不全

C. 心包炎　　　　　　　　　　　　D. 主动脉瓣狭窄并关闭不全

E. 动脉导管未闭

11. 关于心包摩擦感哪项是**错误**的

A. 触诊部位在心尖部

B. 收缩期易触及

C. 呼气末明显

D. 摩擦感消失不一定提示病情改善,也可能病情加重

E. 触诊触及摩擦感听诊通常能听到摩擦音

12. 心脏绝对浊音界代表

A. 心脏实际大小　　　　　　　　　B. 心脏不被肺组织遮盖的部分

C. 左心室大小和形状　　　　　　　D. 右心室的大小和形状

E. 左、右心室在胸壁上的投影

13. 心浊音界向两侧扩大,向左侧更显著者为

A. 主动脉瘤　　　　　　　　　　　B. 心包缩窄

C. 左心室显著增大　　　　　　　　D. 右心室显著增大

E. 左心房增大

14. 大量心包积液最具有特征的体征为

A. 心前区隆起　　　　　　　　　　B. 心尖搏动不易触及

C. 心界向两侧增大　　　　　　　　D. 由坐位变为仰卧位时心底部浊音区增宽

E. 心音减弱

15. 在正常人,关于心脏瓣膜听诊区的部位,下列哪项**不确切**

A. 二尖瓣区:在心尖搏动最强点又称心尖区

B. 肺动脉瓣区:在胸骨左缘第 2 肋间

C. 主动脉瓣区:在胸骨右缘第 2 肋间

D. 主动脉瓣第二听诊区:在胸骨左缘第 3 肋间

E. 三尖瓣区:在胸骨右缘第 4、5 肋间

16. 下列哪种情况可出现心律不规整

A. 窦性心动过速　　　　　B. 奔马律　　　　　　C. 心房颤动

D. 听到 S_3　　　　　　　E. S_2 分裂

17. 关于心音的叙述,下列哪项是正确的

A. S_1 标志着心室舒张期的开始　　B. 心尖向外搏动与 S_2 同步

C. S_3 出现在心室舒张晚期　　　　D. 心音有 4 个,通常能听到 S_1、S_2 和 S_3

E. S_4 的产生与心房收缩有关

18. S_1 减弱多见于

A. 二尖瓣狭窄　　　　　B. 二尖瓣关闭不全　　　　　C. 心动过速

D. 心房颤动　　　　　　E. 贫血

19. "大炮音"的产生机制是

A. 心室收缩力增强　　　　　　　　B. 心房收缩力增强

C. 心房心室同时收缩　　　　　　　D. 心房心室几乎同时收缩

E. 瓣膜活动性好

20. 心脏听诊,听到"大炮音"应考虑哪种可能

A. 二尖瓣狭窄　　　　　　　　　　B. P-R 间期延长

C. 完全性房室传导阻滞   D. 甲状腺功能亢进

E. 右束支传导阻滞

21. S_4 的产生与下列那项有关

     A. 房室瓣关闭   B. 心室收缩   C. 心房收缩

     D. 半月瓣开放   E. 半月瓣关闭

22. 心尖部第一心音增强并呈拍击样,主要见于

     A. 高热   B. 甲状腺功能亢进   C. 二尖瓣关闭不全

     D. 二尖瓣狭窄   E. 二尖瓣脱垂

23. S_1、S_2 同时减弱见于

     A. 高热   B. 心房颤动   C. 三尖瓣狭窄

     D. 二尖瓣关闭不全   E. 心包积液

24. 有关 S_2 强度的描述,**错误**的是

     A. 有两个主要部分即 A_2 和 P_2

     B. 低血压 A_2 减弱

     C. 二尖瓣狭窄 P_2 增强

     D. 主动脉压、肺动脉压及半月瓣的完整性和弹性是影响 S_2 强度的主要因素

     E. 一般情况下,青少年 $P_2 < A_2$

25. 关于 S_2 听诊特点中哪一点是**错误**的

     A. 心底部听诊清楚   B. 音调较高   C. 历时较短

     D. 强度较低   E. 与心尖搏动同时出现

26. 高血压患者常可闻及

     A. P_2 亢进   B. P_2 减弱   C. A_2 增强

     D. A_2 低钝   E. A_2、P_2 正常

27. 第一心音分裂常见于

     A. 大多数正常人,尤其是儿童和青少年   B. 右束支传导阻滞

     C. 左束支传导阻滞   D. 房间隔缺损

     E. 室间隔缺损

28. 主动脉瓣狭窄可能出现

     A. S_1 分裂   B. S_2 生理性分裂   C. S_2 通常分裂

     D. S_2 固定分裂   E. S_2 逆分裂

29. 完全性右束支传导阻滞可能出现

     A. S_1 逆分裂   B. S_2 生理性分裂   C. S_2 通常分裂

     D. S_2 固定分裂   E. S_2 逆分裂

30. 室间隔缺损可能出现

     A. S_1 分裂   B. S_2 生理性分裂   C. S_2 通常分裂

     D. S_2 固定分裂   E. S_2 逆分裂

31. 完全性左束支传导阻滞可能出现

     A. S_1 分裂   B. S_2 生理性分裂   C. S_2 通常分裂

     D. S_2 固定分裂   E. S_2 逆分裂

32. 哪项**不是**开瓣音的听诊特点

     A. 音调较高   B. 历时短促   C. 响亮、清脆

     D. 吸气时更明显   E. 心尖部及其内侧较清楚

33. 听到开瓣音常提示

A. 二尖瓣脱垂　　　　　　　　　　　　B. 二尖瓣狭窄伴关闭不全

C. 二尖瓣狭窄、瓣膜钙化　　　　　　　D. 二尖瓣狭窄分离术的禁忌证

E. 二尖瓣瓣叶弹性及活动尚好的间接指标

34. 关于肺动脉收缩早期喷射音的描述**错误**的是

A. 于胸骨左缘第 2 肋间最清楚　　　　B. 见于轻度或中度肺动脉狭窄

C. 见于肺动脉高压　　　　　　　　　　D. 见于原发性肺动脉扩张

E. 吸气增强、呼气减弱

35. 下列哪项体征可出现在正常青少年

A. 收缩早期喷射音　　　　　B. S_2 固定分裂　　　　　C. S_3

D. S_4　　　　　　　　　　E. 心尖区舒张期杂音

36. 出现下列哪项表现可确诊为器质性心脏病

A. 胸骨左缘第 2 肋间收缩期吹风样杂音 2/6 级　　　　B. S_2 分裂

C. S_3　　　　　　　　　　　　　　　　　　　　　　D. 期前收缩

E. 心前区震颤

37. 关于心脏杂音的临床意义,下列描述**错误**的是

A. 杂音的听取对心血管病的诊断与鉴别诊断有重要价值

B. 有杂音不一定有心脏病

C. 生理性杂音只限于收缩期

D. 瓣膜相对性关闭不全或狭窄引起的杂音属器质性杂音

E. 器质性杂音是指杂音产生部位有器质性病变存在

38. 关于器质性二尖瓣狭窄心脏杂音特点的描述,**错误**的是

A. 杂音部位:局限于心尖部　　　　　　B. 杂音出现的时期:舒张中、晚期

C. 杂音性质:隆隆样　　　　　　　　　　D. 杂音形态:递减型

E. 平卧或左侧卧位易闻及

39. 胸骨左缘第 2 肋间听到舒张期杂音提示

A. 主动脉瓣关闭不全　　　　B. 主动脉瓣狭窄　　　　　C. 房间隔缺损

D. 肺动脉瓣关闭不全　　　　E. 肺动脉瓣狭窄

40. 下列哪种情况导致的杂音出现在收缩期,呈递增递减型

A. 二尖瓣关闭不全　　　　　B. 主动脉瓣狭窄　　　　　C. 房间隔缺损

D. 动脉导管未闭　　　　　　E. 肺动脉瓣狭窄

41. 体位、呼吸和运动对杂音的影响,以下**错误**的是

A. 左侧卧位可使二尖瓣狭窄的舒张期杂音更明显

B. 坐位前倾,易于闻及主动脉瓣关闭不全的叹气样杂音

C. 从卧位或下蹲位迅速站立,可使肥厚型梗阻性心肌病的杂音增强

D. 深吸气时,可使肺动脉瓣狭窄与关闭不全的杂音减弱

E. 运动,在一定的心率范围内可使心脏杂音增强

42. 某患者于心尖区闻及舒张中、晚期隆隆样递增型杂音,心率 86 次/min,以下何项体征与本病**不相符合**

A. 二尖瓣面容　　　　　　　B. 心尖区舒张期奔马律　　C. P_2 亢进、分裂

D. 叩诊心浊音界呈梨形　　　E. 闻及 Graham Steell 杂音

43. 主动脉瓣关闭不全的杂音在哪个部位听诊较清晰

A. 胸骨左缘第 2 肋间　　　　　　　　　B. 胸骨右缘第 2 肋间

C. 胸骨左缘第 3 肋间　　　　　　　　　D. 胸骨左缘第 4、5 肋间

E. 心尖区

44. Graham Steell 杂音常见于
    A. 中、重度主动脉瓣关闭不全
    B. 三尖瓣狭窄
    C. 二尖瓣狭窄伴明显肺动脉高压
    D. 二尖瓣关闭不全
    E. 扩张型心肌病

45. 一位中度贫血患者复诊时发现心前区收缩期杂音由 2/6 级变为 1/6 级,提示
    A. 贫血加重
    B. 贫血改善
    C. 病情无变化
    D. 贫血已纠正
    E. 出现新病变

46. 在第 6 肋间左锁骨中线外缘闻及 3/6 级以上全收缩期吹风样杂音,可能的病变是
    A. 二尖瓣狭窄
    B. 二尖瓣关闭不全
    C. 室间隔缺损
    D. 主动脉瓣狭窄
    E. 主动脉瓣关闭不全

47. 胸骨左缘 3、4 肋间闻及粗糙响亮的全收缩期杂音,可能的病变为
    A. 二尖瓣关闭不全
    B. 主动脉瓣关闭不全
    C. 房间隔缺损
    D. 室间隔缺损
    E. 动脉导管未闭

48. 二尖瓣狭窄伴关闭不全可闻及
    A. 收缩期杂音
    B. 舒张期杂音
    C. 双期杂音
    D. 连续性杂音
    E. 收缩中、晚期喀喇音并收缩晚期杂音

49. 彩色多普勒检查发现心脏收缩期有明显的血流左向右分流,但临床上未闻及杂音,最大的可能是
    A. 无器质性心脏病
    B. 听诊技能差
    C. 严重的室间隔缺损
    D. 病变很轻
    E. 上述情况均有可能

50. 立位迅速平卧并抬高下肢,杂音明显减弱的病变可能为
    A. 扩张型心肌病三尖瓣关闭不全
    B. 风湿性心脏病二尖瓣关闭不全
    C. 肥厚型梗阻性心肌病
    D. 亚急性感染性心内膜炎腱索断裂
    E. 老年性心瓣膜病主动脉瓣关闭不全

51. 鉴别心包摩擦音与胸膜摩擦音的主要依据是
    A. 性质
    B. 屏气时是否消失
    C. 音调
    D. 部位
    E. 与体位的关系

52. 急性纤维蛋白性心包炎最具特征的体征是
    A. 心尖搏动减弱
    B. 心包叩击音
    C. 心包摩擦音
    D. 颈静脉怒张
    E. 坐位时心界呈三角形烧瓶样

53. 心房颤动时可发生
    A. 短绌脉
    B. 重搏脉
    C. 交替脉
    D. 水冲脉
    E. 奇脉

54. 听诊射枪音常选择的部位为
    A. 股动脉
    B. 肱动脉
    C. 腘动脉
    D. 足背动脉
    E. 颈动脉

55. 心脏压塞患者血压的特点是
    A. 血压升高
    B. 两上肢血压不对称
    C. 下肢血压与上肢血压相等
    D. 脉压减小
    E. 脉压变大

56. 除二尖瓣狭窄外,在心尖区可闻及舒张期杂音的还有

    A. 主动脉瓣关闭不全　　　　B. 轻度二尖瓣关闭不全　　　　C. 主动脉瓣狭窄

    D. 三尖瓣狭窄　　　　E. 二尖瓣脱垂

57. 关于主动脉瓣第二听诊区呈递减型叹气样舒张期杂音,**错误**的是

    A. 可见于先天性心脏病的主动脉瓣关闭不全

    B. 可见于风湿性心瓣膜病的主动脉瓣关闭不全

    C. 可见于扩张型心肌病

    D. 可见于马方综合征

    E. 可见于特发性主动脉瓣脱垂

58. 单纯性收缩期高血压的诊断标准是

    A. 收缩压≥140～160mmHg

    B. 收缩压≥140mmHg

    C. 收缩压≥140mmHg 和舒张压<90mmHg

    D. 收缩压≥160mmHg 或舒张压≤90mmHg

    E. 收缩压≥160mmHg

59. 关于主动脉瓣关闭不全的周围血管体征,**错误**的是

    A. 颈动脉搏动明显

    B. 体表大动脉可闻及收缩期和舒张期双期杂音

    C. 毛细血管搏动征

    D. 枪击音

    E. 奇脉

60. 根据中国高血压防治指南,高血压的标准是

    A. 血压≥130/85mmHg　　　　B. 血压 150/90mmHg

    C. 血压≥140/90mmHg　　　　D. 血压≥160/95mmHg

    E. 血压≥160/90mmHg

61. 先天性心脏病动脉导管未闭可见

    A. 无脉　　　　B. 水冲脉　　　　C. 交替脉

    D. 脱落脉　　　　E. 奇脉

62. 心包积液时可见

    A. 水冲脉　　　　B. 交替脉　　　　C. 无脉

    D. 脱落脉　　　　E. 奇脉

63. 左心衰竭特征性脉搏是

    A. 二联脉　　　　B. 脱落脉　　　　C. 水冲脉

    D. 交替脉　　　　E. 奇脉

64. 根据中国高血压防治指南的标准,正常血压是指

    A. 血压<120/80mmHg　　　　B. 血压<130/85mmHg

    C. 血压<130/80mmHg　　　　D. 血压<135/85mmHg

    E. 血压<140/90mmHg

65. 符合二尖瓣狭窄合并主动脉瓣关闭不全的体征是

    A. 心尖区收缩期杂音,主动脉瓣区舒张期叹气样杂音

    B. 心尖区舒张期杂音,主动脉区舒张期叹气样杂音

    C. 心尖区开瓣音,主动脉瓣区收缩期杂音

    D. 心尖区 Austin Flint 杂音,主动脉瓣区舒张期叹气样杂音

    E. 心尖区收缩期喀喇音,主动脉瓣区舒张期叹气样杂音

66. 主动脉瓣狭窄最主要的特征
    A. 胸骨左缘第 3、4 肋间有舒张期高调递减型杂音
    B. 心脏向左下扩大极明显
    C. Austin Flint 杂音
    D. 周围血管征
    E. 主动脉瓣区喷射性杂音伴第二心音减弱或消失

67. 鉴别肝源性或心源性腹腔积液的最可靠体征是
    A. 心界叩诊改变　　　　　　B. 下肢水肿　　　　　　C. 肝大
    D. 脾肿大　　　　　　　　　E. 颈静脉怒张

68. 舒张晚期奔马律多见于
    A. 主动脉瓣狭窄　　　　　　B. 动脉导管未闭　　　　　C. 扩张型心肌病
    D. 主动脉瓣关闭不全　　　　E. 急性心肌梗死

69. 3/6 级收缩期杂音是
    A. 杂音轻度　　　　　　　　　　B. 杂音中度、无震颤
    C. 杂音中度伴震颤　　　　　　　D. 杂音响亮伴震颤
    E. 杂音响亮,即使听诊器稍离开胸壁也能听到

70. 单纯 S_1 减弱可见于
    A. 心房颤动　　　　　　　　　　B. 二尖瓣狭窄、瓣叶增厚、僵硬
    C. 甲状腺功能亢进　　　　　　　D. 房室传导阻滞
    E. 贫血

【A2 型题】

1. 男,7 岁,重症病毒性心肌炎,心血管检查**不会**出现哪项体征
    A. 奔马律　　　　　　　　　B. 钟摆律　　　　　　　C. S_1 减弱
    D. 开瓣音　　　　　　　　　E. 交替脉

2. 女,35 岁,心脏听诊在胸骨左缘第 3 肋间闻及重度叹气样、递减型、舒张期杂音,向胸骨左下方和心尖区传导,该患者最大可能是
    A. 风湿性心脏病二尖瓣狭窄　　　　B. 二尖瓣脱垂综合征
    C. 扩张型心肌病　　　　　　　　　D. 风湿性心脏病主动脉瓣狭窄
    E. 重度主动脉瓣关闭不全

3. 男,1 岁,因支气管肺炎入院,心脏听诊:胸骨左缘 3、4 肋间闻及粗糙响亮的全收缩期杂音,向四周广泛传导;P_2 亢进、S_2 分裂深吸气末分裂更明显,该患儿最大可能是
    A. 风湿性心脏病二尖瓣关闭不全　　B. 先天性心脏病主动脉瓣狭窄
    C. 先天性心脏病动脉导管未闭　　　D. 先天性心脏病室间隔缺损
    E. 肥厚型梗阻性心肌病

4. 女,45 岁,无症状,心电图发现有一度房室传导阻滞,心脏彩色多普勒检查正常,心肌酶等检验结果正常,心脏听诊可有哪项改变
    A. 心律不齐　　　　　　　　　B. 钟摆律　　　　　　　C. S_1 减弱
    D. 心动过速　　　　　　　　　E. 短绌脉

5. 女,48 岁,胸骨右缘第 2 间听诊时听到 4/6 级收缩期杂音,向颈部传导,其原因最可能的是
    A. 房间隔缺损　　　　　　　　　B. 动脉导管未闭
    C. 主动脉瓣关闭不全　　　　　　D. 主动脉瓣狭窄
    E. 肺动脉瓣狭窄

6. 男,32岁,体检时发现心尖区舒张期杂音,伴第一心音亢进,在第二心音后有开瓣音,应首先考虑

    A. 三尖瓣狭窄　　　　　　B. 二尖瓣关闭不全　　　　　C. 二尖瓣狭窄

    D. 三尖瓣关闭不全　　　　E. 主动脉瓣关闭不全

7. 女,38岁,早年有风湿性关节炎病史,近2周因心悸、气急、不能平卧而入院,体检心尖区心音减弱,有3/6级全收缩期杂音,向左腋下方向传导,同时有中度舒张期隆隆样杂音伴震颤,舒张期杂音呈递增型,颈静脉怒张,肝肋下2cm,胸片示左房、左室大,其诊断为

    A. 二尖瓣狭窄伴关闭不全　　　　　　B. 二尖瓣狭窄伴主动脉瓣关闭不全

    C. 二尖瓣狭窄伴主动脉瓣狭窄　　　　D. 二尖瓣关闭不全伴三尖瓣狭窄

    E. 二尖瓣狭窄伴三尖瓣关闭不全

8. 女,58岁,慢性支气管炎史20余年,门诊诊断:肺源性心脏病,体检发现的以下体征中可能提示存在右心衰竭的是

    A. 双肺湿啰音和少量哮鸣音　　　　　B. 可触及肝脏肋下1cm

    C. 双下肢水肿　　　　　　　　　　　D. 肺气肿体征

    E. 剑突下搏动

9. 女,45岁,劳力性呼吸困难、心悸3年,近3d来发热、咽痛、咳嗽,1天前睡眠中突然呼吸困难,坐起,咳大量粉红色泡沫痰,查体:口唇发绀,心尖区触及震颤,听诊心尖区闻及舒张期隆隆样杂音,两肺布满哮鸣音和湿啰音,诊断首先考虑为

    A. 二尖瓣关闭不全伴肺部感染　　　　B. 二尖瓣关闭不全伴心力衰竭

    C. 二尖瓣狭窄伴肺部感染　　　　　　D. 二尖瓣狭窄伴急性肺水肿

    E. 二尖瓣狭窄伴右心衰竭

10. 男,28岁,因为晕厥发作来急诊。超声心动图示室间隔明显增厚,流出道部分向左室内突出,考虑肥厚型心肌病,下列体检记录最可能错误的是

    A. 心界轻度增大

    B. 可闻及 S_4

    C. A_2 亢进

    D. 心尖区3/6级收缩期杂音

    E. 胸骨左缘3~4肋间较粗糙的喷射性收缩期杂音

11. 女,8岁,因心悸就诊,体检时发现胸骨左缘第2肋间连续性震颤,诊断应首先考虑

    A. 主动脉瓣狭窄　　　　　　B. 肺动脉瓣狭窄

    C. 动脉导管未闭　　　　　　D. 室间隔缺损

    E. 重度二尖瓣关闭不全

12. 女,65岁,因活动后气促、心悸3年就诊,体检发现心浊音界向左下增大,心腰加深,心界似靴形改变,其原因最可能是

    A. 主动脉瓣关闭不全　　　　B. 肺源性心脏病

    C. 扩张型心肌病　　　　　　D. 单纯二尖瓣狭窄

    E. 三尖瓣关闭不全

13. 女,38岁,心脏超声心动图提示二尖瓣脱垂,可能存在的体征是

    A. 收缩早期喀喇音　　　　　B. 开瓣音

    C. 收缩期前奔马律　　　　　D. 收缩中、晚期喀喇音

    E. 舒张中、晚期喀喇音

14. 女,65岁,高血压病史10年余,近1个月来心悸、气促,活动明显受限,体检时最可能发现的是

    A. 心尖搏动向左移位,略向上   B. 心尖搏动向左下移位

    C. 剑突下搏动   D. 叩诊心界向左右两侧增大

    E. 心界如梨形

15. 女,36 岁,超声心动图为二尖瓣关闭不全,体检时最可能发现的杂音是

    A. 心尖区递增递减型收缩期杂音   B. 心尖区递增型收缩期杂音

    C. 心尖区一贯型收缩期杂音   D. 心尖区递减型收缩期杂音

    E. 心尖区连续型收缩期杂音

16. 男,4 岁,自幼体弱。查体,心前区稍隆起,未触及震颤,胸骨左缘第 2 肋间闻及 3/6 级收缩期杂音,P_2 亢进,固定分裂。应考虑为

    A. 动脉导管未闭   B. 房间隔缺损   C. 室间隔缺

    D. 肺动脉瓣狭窄   E. 生理性杂音

【A3 型题】

(1~3 题共用题干)

女,38 岁,心悸、气促、下肢水肿 4 年。心脏叩诊胸骨左缘第 2、3 肋间心浊音界增大,心腰丰满,听诊局限于心尖区的低调、隆隆样、舒张中晚期递增型杂音。

1. 本例患者尚可能发现的体征有

    A. 叩诊心脏呈靴型增大   B. 剑突下抬举性搏动

    C. 胸骨左缘扪及收缩期震颤   D. 心音遥远

    E. 交替脉

2. 上例最可能的诊断为

    A. 室间隔缺损   B. 二尖瓣狭窄   C. 二尖瓣关闭不全

    D. 动脉导管未闭   E. 扩张型心肌病

3. 心脏听诊时,尚可能发现的重要体征是

    A. 心尖区收缩期杂音   B. S_1 减弱   C. Austin Flint 杂音

    D. 开瓣音   E. P_2 亢进和逆分裂

(4~5 题共用题干)

男,68 岁,劳累性心前区痛病史 2 年,近 2 周来心前区疼痛次数增多,血压增高达 168/95mmHg,并伴有夜间阵发性呼吸困难,目前已不能平卧。

4. 体检最可能的发现是

    A. 颈静脉怒张   B. 以心尖区有收缩期喀喇音   C. 巩膜黄染

    D. 双肺底闻及湿啰音   E. 下肢水肿

5. 最可能的诊断是

    A. 支气管哮喘   B. 肺炎   C. 左心衰竭

    D. 右心衰竭   E. 心肌梗死

(6~7 题共用题干)

女,36 岁,患有风湿性关节炎史,阴天时关节酸痛,无其他不适,未给予治疗。3d 来感冒、发热、咳嗽、咳黄色黏痰。入院前突感呼吸困难,咳嗽加重,咳粉红色泡沫样痰,烦躁不安。检查:血压 102/59mmHg,呼吸 30 次/min,心率 118 次/min,律齐,心尖区隆隆样舒张期杂音、肺动脉瓣区递减型高调叹气样舒张早期杂音,于吸气末增强,双肺散在哮鸣音,肺底湿啰音。

6. 该患者此时的诊断最可能的是

    A. 风湿性心瓣膜病、肺动脉瓣关闭不全、肺栓塞

    B. 风湿性心瓣膜病、二尖瓣狭窄、急性肺水肿

    C. 高血压心脏病、二尖瓣关闭不全、肺部感染

　　D. 风湿性心瓣膜病、二尖瓣关闭不全、支气管哮喘

　　E. 系统性红斑狼疮、主动脉瓣狭窄、急性右心衰

7. 其肺动脉瓣区杂音最可能为

　　A. 肺动脉瓣关闭不全　　　　B. 肺动脉狭窄　　　　C. 风湿活动

　　D. 动脉导管未闭　　　　E. Graham Steel 杂音

(8~11 题共用题干)

　　男,48 岁,心悸、气短、胸闷 2 年。心脏检查心尖区抬举性搏动,同时有颈动脉搏动增强、水冲脉、动脉枪击音等周围血管征。

8. 结合其他体征,抬举性心尖搏动的体征最可能是

　　A. 严重贫血　　　　B. 右心室肥大　　　　C. 室性期前收缩

　　D. 左心室肥大　　　　E. 甲状腺功能亢进

9. 周围血管征产生的原因最可能是

　　A. 主动脉瓣关闭不全　　　　B. 主动脉粥样硬化　　　　C. 高血压病

　　D. 甲状腺功能亢进　　　　E. 严重贫血

10. 根据以上资料,该患者最可能的诊断为

　　A. 主动脉瓣关闭不全　　　　　　B. 甲状腺功能亢进

　　C. 二尖瓣关闭不全　　　　　　D. 严重贫血

　　E. 心包积液

11. 如考虑动脉导管未闭,可能存在的重要体征应该有

　　A. 胸骨左缘第 2 肋间持续性机器样震颤

　　B. 肺动脉瓣区第二心音亢进

　　C. 左心室扩大

　　D. 肺动脉段突出

　　E. 心尖区舒张期隆隆样杂音

(12~14 题共用题干)

　　男,61 岁,因胸闷、心悸半个月,伴呼吸困难和下肢水肿,来院就诊。体检:心率 100 次/min,心律齐,心音遥远,血压 95/59mmHg。胸部 X 线检查:心影向两侧增大,心尖肺野清晰。

12. 此患者最可能出现的其他体征是

　　A. 双侧肺底部细小湿啰音　　　　B. 交替脉

　　C. 心尖区舒张期奔马律　　　　D. 肝颈静脉回流征阳性

　　E. 心尖区 3/6 级收缩期杂音

13. 如体检时发现左肩胛下区语颤增强、叩诊浊音并闻及支气管呼吸音,应考虑是

　　A. Graham Steell 杂音　　　　B. Kussmaul 征　　　　C. Ewart 征

　　D. 法洛四联症　　　　E. De Musset 征

14. 此患者的诊断首先考虑是

　　A. 左心衰竭　　　　B. 右心衰竭　　　　C. 心包积液

　　D. 肺部感染　　　　E. 二尖瓣关闭不全

(15~17 题共用题干)

　　患儿,女,4 岁,曾多次患肺炎,平时无发绀。查体:心前区隆起,心尖搏动弥散,胸骨左缘第 2 肋间闻及 4/6 级粗糙的连续性机器样杂音。

15. 此患儿应注意的体征还有

　　A. 脉压减少　　　　B. 水冲脉　　　　C. 下肢血压低

　　D. 腹部血管杂音　　　　E. 三凹征

16. 可能存在的血流动力学改变是
    A. 体循环血流量增加　　　　　　　B. 右向左分流
    C. 肺循环血流量增加　　　　　　　D. 肺循环血流量减少
    E. 左心室舒张期容量减少

17. 诊断考虑为
    A. 房间隔缺损　　　　　　　　　　B. 主动脉瓣狭窄
    C. 主动脉瓣关闭不全　　　　　　　D. 动脉导管未闭
    E. 肺动脉瓣狭窄

【A4 型题】

(1~4 题共用题干)

女,65 岁,近 2d 头晕、心悸、胸闷,来院就诊。

1. 关于测量血压时的注意事项,以下哪项**有误**
    A. 测量时需仰卧或坐位测血压
    B. 安静环境下休息至少 5min
    C. 被检查者上肢裸露伸直并轻度外展,肘部置于心脏同一水平
    D. 快速向袖带内充气到 200mmHg 以上再缓慢放气
    E. 将气袖均匀紧贴皮肤于上臂,使其下缘在肘窝以上 2~3cm

2. 若非同日 3 次及以上测量血压在(155~170)/(95~105)mmHg 之间,则其血压水平为
    A. 单纯收缩期高血压　　　　B. 2 级高血压　　　　　　　C. 1 级高血压
    D. 3 级高血压　　　　　　　E. 正常高值

3. 如患者是高血压,其最可能出现的心音改变是
    A. A_2 减弱　　　　　　　　B. A_2 增强　　　　　　　C. P_2 减弱
    D. P_2 增强　　　　　　　　E. S_1 分裂

4. 如患者脉压明显增大,应考虑
    A. 心包积液　　　　　　　　B. 主动脉瓣狭窄　　　　　　C. 心力衰竭
    D. 心肌梗死　　　　　　　　E. 主动脉硬化

(5~7 题共用题干)

女,37 岁,劳累性呼吸困难、心悸半年余。体检:心尖区 S_1 亢进并有二尖瓣开放拍击音,舒张中晚期隆隆样杂音,P_2 亢进,心脏超声显示二尖瓣前后叶同向运动,开放受限,瓣口面积为 0.7cm^2

5. 考虑诊断应为
    A. 二尖瓣脱垂伴关闭不全　　　B. 二尖瓣狭窄　　　　　　　C. 二尖瓣脱垂
    D. 左房黏液瘤　　　　　　　　E. 二尖瓣关闭不全

6. 其狭窄程度分度应为
    A. 正常　　　　　　　　　　　B. 中度　　　　　　　　　　C. 轻度
    D. 极重度　　　　　　　　　　E. 重度

7. 如听诊心律不规则,考虑有无心房颤动时,应注意
    A. 第一心音强弱不等和脉率少于心率
    B. 规则心律基础上,突然提前出现一次心跳,其后有较长间歇
    C. 随呼吸改变的心律
    D. 奔马律
    E. 三联律

【B 型题】

(1~6 题共用备选答案)

　　A. 血流加速　　　　　B. 瓣膜口狭窄　　　　　C. 瓣膜关闭不全
　　D. 异常血流通道　　　E. 心内异物

1. 甲状腺功能亢进杂音产生机制为

2. 二尖瓣狭窄

3. 二尖瓣脱垂综合征杂音产生机制为

4. 室间隔缺损杂音产生机制为

5. 乳头肌断裂杂音产生机制为

6. 发热杂音产生机制为

(7~11 题共用备选答案)

　　A. 隆隆样　　　　　　B. 叹气样　　　　　　　C. 吹风样
　　D. 机器样　　　　　　E. 喷射性

7. 动脉导管未闭杂音性质常描述为

8. 器质性二尖瓣狭窄杂音性质常描述为

9. 器质性主动脉瓣狭窄杂音性质常描述为

10. 器质性主动脉瓣关闭不全杂音性质常描述为

11. 相对性二尖瓣关闭不全杂音性质常描述为

(12~15 题共用备选答案)

　　A. 向左腋下传导　　　　　　B. 向胸骨左缘及心尖部传导
　　C. 向颈部传导　　　　　　　D. 向右腋下传导
　　E. 较局限不传导

12. 二尖瓣狭窄杂音传导方向为

13. 二尖瓣关闭不全杂音传导方向为

14. 主动脉瓣关闭不全杂音传导方向为

15. 主动脉瓣狭窄杂音传导方向为

(16~20 题共用备选答案)

　　A. 递增型　　　　　　B. 递减型　　　　　　　C. 递增递减型
　　D. 连续型　　　　　　E. 一贯型

16. 二尖瓣狭窄杂音的形态通常为

17. 二尖瓣关闭不全杂音的形态通常为

18. 主动脉瓣关闭不全杂音的形态通常为

19. 主动脉瓣狭窄杂音的形态通常为

20. 动脉导管未闭杂音的形态通常为

(21~25 题共用备选答案)

　　A. Austin Flint 杂音　　　B. Graham Steel 杂音　　　C. S_2 逆分裂
　　D. S_2 固定分裂　　　　　E. 收缩中、晚期喀喇音

21. 房间隔缺损

22. 二尖瓣狭窄

23. 主动脉瓣狭窄

24. 主动脉瓣关闭不全

25. 二尖瓣脱垂

（26～30题共用备选答案）

  A. 交替脉   B. 水冲脉   C. 吸停脉

  D. 无脉   E. 脉搏短绌

26. 频发期前收缩或房颤

27. 甲状腺功能亢进

28. 严重休克

29. 左心衰竭

30. 大量心包积液

【X型题】

1. 心脏视诊包括哪些内容

  A. 心前区异常搏动   B. 心尖搏动

  C. 心尖抬举性搏动   D. 心前区隆起与凹陷

  E. 心前区震颤

2. 心前区隆起可见于

  A. 冠状动脉粥样硬化性心脏病   B. 先天性心脏病

  C. 心包缩窄   D. 儿童期风湿性二尖瓣狭窄

  E. 成人心肌炎伴左室增大

3. 心尖搏动上移可见于

  A. 超力型体型者   B. 左心室肥大   C. 右位心者

  D. 妊娠晚期   E. 右侧胸腔大量积液

4. 心尖搏动增强可见于

  A. 心肌肥厚   B. 甲状腺功能亢进   C. 消瘦者

  D. 高热患者   E. 剧烈运动时

5. 心前区触及震颤时,可能

  A. 支气管哮喘   B. 可听到杂音   C. 非生理性杂音

  D. 器质性心脏病   E. 均是瓣膜关闭不全

6. 心包摩擦感的触诊特点

  A. 胸骨左缘第3、4肋间最明显   B. 收缩期和舒张期均可扪及

  C. 收缩期更易触及   D. 坐位前倾更明显

  E. 呼气末更清楚

7. 心相对浊音界向两侧扩大见于

  A. 左心室显著增大   B. 右心室显著增大   C. 双心室增大

  D. 大量心包积液   E. 大量腹腔积液

8. 下列病变时,心界叩诊变化正确的是

  A. 左室增大——向左下扩大

  B. 右室增大——同时向两侧扩大,以左为主

  C. 心包积液——立卧位心界叩诊不一致

  D. 左房增大——心腰部突出

  E. 心包积液——相对浊音界扩大,绝对浊音界缩小

9. 房颤时听诊的特点为

  A. 心率<100/min   B. 心律不规整

  C. 第一心音强弱不等   D. 脉率>心率

　　E. 钟摆律

10. 第一心音的听诊特点为

　　A. 音调较低钝　　　　　　B. 历时较长　　　　　　C. 强度较响

　　D. 在心尖部最清晰　　　　E. 在心尖搏动后出现

11. 哪些是第三心音听诊的特点

　　A. 心尖部及其内上方听诊较清晰　　　　B. 卧位较清晰

　　C. 音调高　　　　　　　　　　　　　　D. 坐位或立位可减弱至消失

　　E. 强度弱

12. 第一心音增强可见于

　　A. 二尖瓣狭窄　　　　　　B. 主动脉瓣关闭不全　　　C. P-R 间期延长

　　D. 甲状腺功能亢进　　　　E. 心肌炎

13. 以下哪些情况可闻及第二心音通常分裂

　　A. 肺动脉高压　　　　　　B. 完全性右束支阻滞　　　C. 右位心

　　D. 肺动脉瓣狭窄　　　　　E. 室间隔缺损

14. 闻及二尖瓣开放拍击音提示

　　A. 二尖瓣狭窄　　　　　　　　　　　　B. 瓣膜弹性较好

　　C. 瓣膜活动度较好　　　　　　　　　　D. 二尖瓣狭窄合并三尖瓣狭窄

　　E. 二尖瓣分离术适应证的参考条件

15. 由卧位或下蹲位迅速改为直立位,可使下列病变的杂音减弱

　　A. 二尖瓣关闭不全　　　　　　　　　　B. 三尖瓣关闭不全

　　C. 主动脉瓣关闭不全　　　　　　　　　D. 肺动脉瓣关闭不全

　　E. 肺动脉瓣狭窄

16. 深吸气时杂音可增强

　　A. 二尖瓣关闭不全　　　　　　　　　　B. 三尖瓣关闭不全

　　C. 主动脉瓣关闭不全　　　　　　　　　D. 肺动脉瓣关闭不全

　　E. 肺动脉瓣狭窄

17. 心包摩擦音的特点为

　　A. 性质粗糙

　　B. 屏气时不消失

　　C. 收缩期、舒张期均可闻及

　　D. 以胸骨左缘第 3、4 肋间最响,坐位前倾时更明显

　　E. 摩擦音的消失提示炎症已吸收

18. 引起心率加快的因素有

　　A. 贫血　　　　　　　　　B. 心力衰竭　　　　　　　C. 口服普萘洛尔

　　D. 颅内压增高　　　　　　E. 心肌炎

19. 关于血压间接测量法哪些是**错误**的

　　A. 肘部置于心脏同一水平

　　B. 听诊器对准肱动脉,塞在袖带下

　　C. 按 Korotkoff 分期法,听到第一次声响时的汞柱数值为收缩压

　　D. 缓慢放气听到声音突然变低沉时的汞柱数值为舒张压

　　E. 两上肢血压无差异,因此测右上肢便可代表被检者的血压

20. 下列情况可能出现周围血管征阳性

A. 肾动脉狭窄　　　　　　　　　B. 严重贫血

C. 甲状腺功能亢进　　　　　　　D. 主动脉瓣关闭不全

E. 全动脉缩窄

四、问答题

1. 在上腹部扪及搏动感,如何鉴别是来自肥大的右心室还是由腹主动脉搏动传导而来?

2. 简述心前区扪及震颤的机制及其临床意义。

3. 简述心浊音界叩诊方法。

4. 试比较第一心音与第二心音的听诊特点。

5. 简述第二心音分裂的类型及临床意义。

6. 额外心音有哪些?

7. 第三心音奔马律与第四心音奔马律的临床意义是什么?

8. 试述收缩中、晚期喀喇音的产生机制及其特点。

9. 简述心脏杂音产生的机制。

10. 试述心脏杂音的听诊要点。

11. 临床上如何用呼吸动作帮助判断杂音的性质和来源?其原理是什么?

12. 简述收缩期生理性与器质性杂音的鉴别。

13. 简述汞柱式血压计测量血压的方法。

14. 请试述血压变化的临床意义。

15. 主动脉瓣关闭不全时可出现哪些症状及体征?

16. 二尖瓣狭窄患者心脏体格检查可有哪些体征?

17. 二尖瓣关闭不全患者心脏检查时可有哪些体征?

18. 主动脉瓣狭窄患者心脏检查时可有哪些体征?

19. 女性,25 岁,因活动后气短 1 年伴间断咳嗽、咯血 6 个月来门诊就诊。1 年来上楼或行走稍快便出现胸闷、气短,近来偶尔出现夜间憋醒,坐起后缓解。6 个月以来间断咳嗽,痰中伴血丝。心脏常规片示左房右室大,超声心动图示二尖瓣中度狭窄。心电图示房颤。请问在查体时可能发现哪些阳性体征?

====== 参　考　答　案 ======

一、名词解释(见复习纲要)

二、填空题

1. 内 0.5~1.0　2.0~2.5

2. 左下　左　右侧和正常心尖搏动相对应的位置

3. 左心室肥厚

4. 收缩

5. 相对

6. 肺动脉段　左心耳　左心室

7. 左　第 3　右　第 2

8. 二尖瓣区　肺动脉瓣区　主动脉瓣区　主动脉瓣第二听诊区　三尖瓣区

9. 心率　心律　心音　额外心音　杂音　心包摩擦音

10. 二尖瓣狭窄　发热　贫血　甲状腺功能亢进

11. 舒张早　舒张晚

12. 大炮

13. 早　迟

14. 第三心音　病理性第三心音

15. 收缩期前　房性　心房收缩

16. 肺动脉瓣　呼气时　吸气时

17. 心音

18. 左侧卧位　坐位前倾

19. 120mmHg　80mmHg

20. 水冲脉　枪击音　Duroziez 双重杂音　毛细血管搏动征

三、选择题

【A1 型题】 1. A　2. D　3. E　4. C　5. D　6. D　7. D　8. D　9. B　10. E　11. A
12. B　13. D　14. D　15. E　16. C　17. E　18. B　19. D　20. C
21. C　22. D　23. E　24. C　25. E　26. C　27. B　28. E　29. C
30. C　31. E　32. D　33. E　34. E　35. C　36. E　37. D　38. D
39. D　40. B　41. D　42. C　43. C　44. C　45. E　46. B　47. C
48. C　49. C　50. C　51. B　52. C　53. A　54. A　55. D　56. A
57. C　58. C　59. E　60. C　61. B　62. E　63. D　64. A　65. B
66. E　67. E　68. A　69. B　70. B

【A2 型题】 1. D　2. E　3. D　4. C　5. D　6. C　7. A　8. C　9. D　10. C　11. C
12. A　13. D　14. B　15. C　16. B

【A3 型题】 1. B　2. B　3. D　4. D　5. C　6. B　7. E　8. D　9. A　10. A　11. A
12. D　13. C　14. C　15. D　16. C　17. D

【A4 型题】 1. D　2. B　3. B　4. E　5. B　6. E　7. A

【B 型题】 1. A　2. B　3. C　4. D　5. D　6. D　7. D　8. A　9. E　10. B　11. C
12. E　13. A　14. B　15. C　16. A　17. E　18. B　19. C　20. D　21. D
22. B　23. C　24. A　25. E　26. E　27. B　28. D　29. A　30. C

【X 型题】 1. ABD　2. BD　3. AD　4. ABCDE　5. BCD　6. ABCDE　7. BCD
8. ABCD　9. BC　10. ABCD　11. ABDE　12. AD　13. ABDE　14. ABCE
15. ABCDE　16. BDE　17. ABCD　18. ABE　19. BDE　20. BCD

四、问答题(见复习纲要)

19. 答:分析以上病史及器械检查结果,初步判断该患者最大可能是风湿性心脏病二尖瓣狭窄、心房颤动。查体时可能发现下列阳性体征:

(1) 视诊:可出现双颊暗红,称二尖瓣面容,口唇轻度发绀,由于右心室肥大心尖搏动可向左移位。

(2) 触诊:心尖区可触及舒张期震颤,患者左侧卧位时较明显。心尖搏动可向左移位。胸骨左下缘或剑突下可触及右心室收缩期抬举样搏动。

(3) 叩诊:左房、肺动脉段增宽及右心室增大,心浊音界呈梨形,即心尖稍向左增大,心腰消失,胸骨左缘第三肋间心浊音界增宽。

（4）听诊:第一心音强弱不等,心律绝对不规则,有脉搏短绌。心尖区有局限性舒张中、晚期隆隆样杂音,左侧卧位更为清晰。心尖内侧可闻及开瓣音。肺动脉瓣区第二心音亢进、分裂。

（马莲环）

第六章

腹 部 检 查

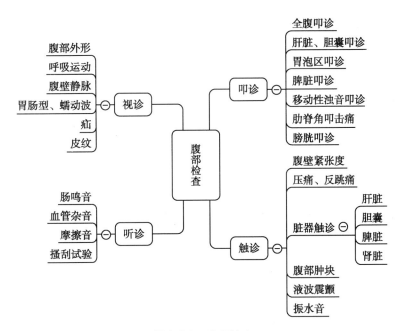

图 3-6-1　腹部检查

能力目标

1. 按照顺序熟练进行腹部体格的视、听、叩、触检查。

2. 配合患者呼吸、体位,熟练运用触诊手法进行肝、脾、胆囊触诊、肝界叩诊、移动性浊音的叩诊。

3. 熟悉常见脏器的压痛点,并运用触诊手法进行脏器压痛、反跳痛的触诊。

4. 通过典型案例(消化性溃疡、急性腹膜炎、肝硬化、急性阑尾炎、肠梗阻、腹部肿块)分析,培养初步的临床思维。

素质目标

1. 工作态度:培养严谨求实、一丝不苟的医学工作态度。

2. 爱伤观念:腹部检查时让患者屈膝仰卧位,听诊器避免过凉,叩诊、触诊的手要温暖,检查手法轻柔,并注意保护患者隐私。

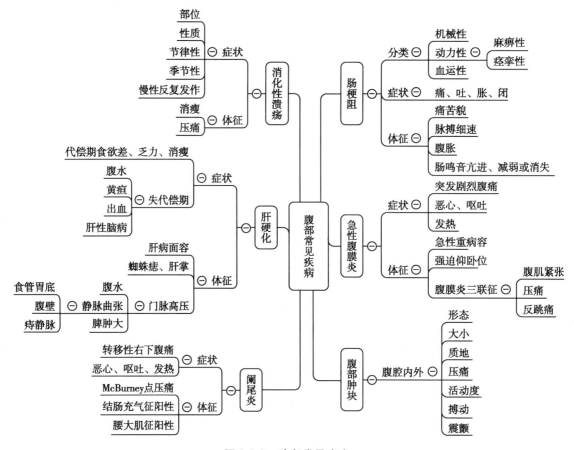

图 3-6-2　腹部常见疾病

第一节　腹部的体表标志及分区

一、体表标志

肋弓下缘、剑突、腹上角、脐、髂前上棘、腹直肌外缘、腹中线、腹股沟韧带、耻骨联合、肋脊角。

二、腹部分区

1. **四区分法**　通过脐划一水平线与一垂直线,两线相交,将腹部分为四区,即右上腹、右下腹、左上腹和左下腹。

2. **九区分法**　两侧肋弓下缘连线及两侧髂前上棘连线划两条水平线,左右髂前上棘至腹中线连线的中点划两条垂直线,四线相交将腹部分为左、右季肋部,左、右侧腹(腰)部,左、右髂部及上腹部、脐部和下腹部 9 个区域。

第二节　视　诊

一、腹部外形

(一) 腹部膨隆

1. 全腹膨隆

(1) 腹腔积液:腹腔内大量积液可呈蛙腹(frog belly),平卧位腹壁松弛,液体下沉于腹腔两侧,致腹部呈扁而宽状。见于肝硬化门脉高压症、心力衰竭、缩窄性心包炎、腹膜癌转移、肾病综合征、胰源性腹水或结核性腹膜炎等。

（2）腹内积气:腹内积气多在胃肠道内,见于肠梗阻或肠麻痹。积气在腹腔内,见于胃肠穿孔或治疗性人工气腹。

（3）腹内巨大肿块:如足月妊娠、巨大卵巢囊肿、畸胎瘤等。

2. **局部膨隆**　腹部的局限性膨隆常因脏器肿大,腹内肿瘤或炎症性包块、胃或肠曲胀气,以及腹壁上的肿物和疝等。应注意部位、外形,是否随呼吸而移位或随体位而改变,有无搏动等。

（二）腹部凹陷

1. **全腹凹陷**　严重时患者仰卧时前腹壁水平明显低下,腹壁凹陷几乎贴近脊柱,肋弓、耻骨联合显露,腹外形如舟状,称舟状腹（scaphoid abdomen）,见于消瘦和脱水者。吸气时出现腹凹陷见于膈肌麻痹和上呼吸道梗阻。

2. **局部凹陷**　多由于手术后腹壁瘢痕收缩所致。

二、呼吸运动

男性及小儿以腹式呼吸为主,成年女性则以胸式呼吸为主。

三、腹壁静脉

门脉高压显著时,于脐部可见曲张静脉向四周放射,如水母头。为辨别腹壁静脉曲张的原因,需要检查其血流方向。

四、胃肠型和蠕动波

胃肠道发生梗阻时,梗阻近端的胃或肠段饱满而隆起,可显出各自的轮廓。称为胃肠型（gastral or intestinal pattern）,伴有该部位的蠕动增强,可以看到蠕动波（peristalsis）。

五、腹壁其他情况

1. **皮疹**

2. **色素**　皮肤皱褶处有褐色素沉着,见于肾上腺皮质功能减退,左腰部皮肤呈蓝色,称Grey-Turner征,见于急性出血性坏死性胰腺炎。脐周围或下腹壁发蓝为腹腔内大出血的征象,称 Cullen 征,见于宫外孕破裂或出血性胰腺炎。

3. **腹纹**　多分布于下腹部,紫纹是皮质醇增多症的常见征象。

4. **瘢痕**　腹部瘢痕多为外伤、手术或皮肤感染的遗迹。

5. **疝**　脐疝多见于婴幼儿,成人可见白线疝、切口疝、股疝、腹股沟疝、斜疝。

6. **脐部**　注意脐部有无凸出或凹陷及分泌物。

7. **腹部体毛**

8. **上腹部搏动**　拇指指腹贴于剑突下部,于吸气时指尖部感到搏动为右心室增大,如于呼气时指腹感到搏动明显,则为腹主动脉搏动。

第三节　听　诊

一、肠鸣音

肠蠕动时,肠管内气体和液体随之而流动,产生一种断断续续的咕噜声（或气过水声）称为肠鸣音(bowel sound)正常情况下,肠鸣音大约每分钟4~5次;每分钟10次以上为肠蠕动增强,称肠鸣音活跃;见于急性胃肠炎、服泻药后或胃肠道大出血时;如次数多且肠鸣音响亮、高亢,称肠鸣音亢进,见于机械性肠梗阻。持续听诊3~5min未听到肠鸣音称为肠鸣音消失,见于急性腹膜炎或麻痹性肠梗阻。

二、血管杂音

腹中部的收缩期血管杂音提示腹主动脉瘤或腹主动脉狭窄,左右上腹部提示肾动脉狭窄,下腹两侧提示髂动脉狭窄。静脉性杂音为连续的嗡鸣声无收缩期及舒张期性质,常出现于脐周或上腹部,提示门静脉高压时侧支循环形成,称克-鲍综合征(Cruveilhier-Baumgarten syndrome)。

三、摩擦音

在脾梗死、脾周围炎、肝周围炎或胆囊炎累及局部腹膜等情况下,于深呼吸时,于各相应部位听到摩擦音,严重时有摩擦感。

四、搔弹音

在腹部听诊搔弹音可协助测定肝下缘和微量腹水,肝下缘触诊不清楚时,可用搔弹法协助定界,用叩听法检查可鉴定出少至120ml的游离腹水。

第四节　叩　诊

一、腹部叩诊音

正常情况下,腹部叩诊大部分区域均为鼓音。只有肝、脾所在部位,增大的膀胱和子宫占据的部位以及两侧腹部近腰肌处叩诊为浊音。

二、肝及胆囊叩诊

用叩诊法确定肝上界时,一般都是沿右锁骨中线、右腋中线和右肩胛线,由肺区向下叩向腹部。当由清音转为浊音时,即为肝上界。确定肝下界时,由腹部鼓音区沿右锁骨中线或正中线向上叩,由鼓音转为浊音处即是。胆囊位于深处,且被肝脏遮盖,临床上不能用叩诊检查其大小,仅能检查胆囊区有无叩击痛,胆囊区叩击痛为胆囊炎的重要体征。

三、胃泡鼓音区及脾叩诊

胃泡鼓音区约呈半圆形,其上界为横膈及肺下缘,下界为肋弓,左界为脾,右界为肝左缘。明显缩小或消失可见于脾肿大、左侧胸腔积液、心包积液、肝左叶肿大,也见于急性胃扩张或溺水患者。

脾叩诊采用轻叩法,在左腋中线上进行。脾浊音区扩大见于各种原因所致之脾肿大。脾浊音区缩小见于左侧气胸、胃扩张、鼓肠等。

四、移动性浊音

当腹腔内游离腹水在1 000ml以上时,检查者自腹中部脐水平面开始向患者左侧叩诊,发现浊音时,扳指固定不动,嘱患者右侧卧,再度叩诊,如呈鼓音,表明浊音移动,即移动性浊音(shifting dullness)。

腹水鉴别：

1. 肠管内有大量液体潴留 可因患者体位的移动,出现移动性浊音,但其常伴有肠梗阻征象。

2. 巨大的卵巢囊肿

（1）浊音于仰卧时常在腹中部,鼓音区则在腹部两侧。

（2）浊音不呈移动性。

（3）尺压试验(ruler pressing test)患者仰卧,用一硬尺横置于腹壁上,检查者两手将尺下压。以鉴别卵巢囊肿和腹水,如为卵巢囊肿,则腹主动脉的搏动可经囊肿传到硬尺,使尺发生节奏性跳动;如为腹水,则硬尺无此种跳动。

五、肋脊角叩痛

肾炎、肾盂肾炎、肾结石、肾结核及肾周围炎时,肾区有不同程度的叩击痛。

六、膀胱叩诊

在耻骨联合上方叩诊,膀胱空虚时呈鼓音,有尿液充盈时呈圆形浊音区。

第五节 触　诊

浅部触诊用于检查腹壁紧张度、抵抗感、表浅的压痛、包块、搏动和腹壁上的肿物;深部触诊压痛、反跳痛、腹内肿物及脏器触诊等。在腹部触诊时,各种触诊手法都能用到。

一、腹壁紧张度

1. 腹壁紧张度增加 急性胃肠穿孔或脏器破裂所致急性弥漫性腹膜炎,腹膜刺激而引起腹肌痉挛,腹壁常有明显紧张,甚至强直硬如木板,称板状腹(board-like rigidity)。结核性炎症发展较慢,对腹膜刺激缓和,且有腹膜增厚和肠管、肠系膜的粘连,故形成腹壁柔韧而具抵抗力,不易压陷,称揉面感(dough kneading sensation)此征亦可见于癌性腹膜炎。

2. 腹壁紧张度减低 多因腹肌张力降低或消失所致。表现按压时腹壁松软无力,失去弹性,全腹紧张度减低,见于慢性消耗性疾病或大量放腹水后,亦见于经产妇或老年体弱、脱水之患者。脊髓损伤所致腹肌瘫痪和重症肌无力可使腹壁张力消失。

二、压痛及反跳痛

压痛来自腹壁或腹腔内的病变,当医师用手触诊腹部出现压痛后手指可于原处稍停片刻,使压痛感觉趋于稳定,然后迅速将手抬起,如此时患者感觉腹痛骤然加重,并常伴有痛苦表情或呻吟,称为反跳痛(rebound tenderness),说明腹膜壁层已受炎症累及。腹膜炎患者常有腹肌紧张,压痛及反跳痛,称腹膜刺激征(peritoneal irritation sign),亦称腹膜炎三联征。

三、脏器触诊

（一）肝脏触诊
主要用于了解肝脏下缘的位置和肝脏的质地、表面、边缘及搏动等。

1. 单手触诊法 检查者将右手四指并拢,掌指关节伸直,与肋缘大致平行地放在右上腹部(或脐右侧)估计肝下缘的下方。配合呼吸逐渐向肋缘移动,直到触到肝缘。

2. 双手触诊法 检查者右手位置同单手法,而用左手托住被检查者右腰部,可提高触诊的效果。

3. **钩指触诊法** 适用于儿童和腹壁薄软者。

触诊内容:

1. **大小** 正常成人肝下缘肋弓下 1cm 以内,剑突下 3cm 以内。

2. **质地** 一般将肝脏质地分为三级:质软如口唇、质韧如鼻尖(中等硬度)和质硬如前额。

3. **表面状态和边缘** 触及肝脏时应注意肝脏的表面是否光滑、有无结节。

4. **压痛** 肝包膜有炎性反应或因肝肿大受到牵拉,则肝有压痛。当右心衰竭引起肝淤血肿大时.用手压迫肝脏可使颈静脉怒张更明显,称为肝-颈静脉回流征阳性(hepatojugular reflux sign)。

5. **搏动** 单向性常为传导性搏动,系腹主动脉的搏动,扩张性搏动为肝脏本身的搏动,见于三尖瓣关闭不全。

6. **肝区摩擦感** 说明肝表面和邻近的腹膜有纤维素性渗出物,用听诊器听到时称肝区摩擦音。

7. **肝震颤** 检查时需用浮沉触诊法。当手指掌面稍用力按压片刻肝囊肿表面时,如感到一种微细的震动感,称为肝震颤(liver thrill),可见于肝包虫病。由于包囊中的多数子囊浮动,撞击囊壁而形成震颤。

(二) 脾脏触诊

脾脏明显肿大而位置又较表浅时,用右手单手触诊稍用力即可查到。如果肿大的脾位置较深,应用双手触诊法。

脾肿大的测量法:

1. **第 Ⅰ 线** 指左锁骨中线与左肋缘交点至脾下缘的距离。

2. **第 Ⅱ 线** 左锁骨中线与左肋缘交点至脾脏最远点的距离。

3. **第 Ⅲ 线** 指脾右缘与前正中线的距离。如脾脏高度增大向右越过正中线,则测量脾右缘至正中线的最大距离,以"+"表示;未超过正中线则测量脾右缘与正中线的最短距离,以"-"表示。

脾轻度肿大常见于急慢性肝炎、伤寒、粟粒型结核、急性疟疾、感染性心内膜炎及败血症等,一般质地柔软;中度肿大常见于肝硬化、疟疾后遗症、慢性淋巴细胞白血病、慢性溶血性黄疸、淋巴瘤、系统性红斑性狼疮等,质地一般较硬;高度肿大,表面光滑者见于慢性粒细胞白血病、黑热病、慢性疟疾和骨髓纤维化等,表面不平滑而有结节者见于淋巴肉瘤和恶性组织细胞病。

(三) 胆囊触诊

可用单手滑行触诊法或钩指触诊法进行。肿大胆囊呈囊性感,并有明显压痛,常见于急性胆囊炎。医师以左手掌平放于患者右胸下部,以拇指指腹勾压于右肋下胆囊点处,然后嘱患者缓慢深吸气,在吸气过程中发炎的胆囊下移时碰到用力按压的拇指,即可引起疼痛,此为胆囊触痛,如因剧烈疼痛而致吸气终止称 MurPhy 征阳性。由于胰头癌压迫胆总管导致胆道阻塞、黄疸进行性加深,胆囊也显著肿大,但无压痛,称为 Courvoisier 征阳性。

(四) 肾触诊

双手触诊法,可采取平卧位或立位。正常人肾一般不易触及,有时可触到右肾下极。身材瘦长者,肾下垂、游走肾或肾脏代偿性增大时易触到。在深吸气时能触到 1/2 以上的肾即为肾下垂。肾和尿路压痛点:①季肋点;②上输尿管点;③中输尿管点;④肋脊点;⑤肋腰点。

(五) 膀胱触诊

一般采用单手滑行法,当膀胱积尿,充盈胀大时,超出耻骨联合上缘在下腹中部触到。膀胱胀大最多见于尿道梗阻、脊髓病、昏迷患者、腰椎或骶椎麻醉后、手术后局部疼痛患者。

（六）胰腺触诊

当胰腺有病变时,上腹部出现体征。在上腹中部或左上腹有横行带状压痛及肌紧张,并涉及左腰部者,提示急性胰腺炎,如同时有左腰部皮下淤血而发蓝,则提示出血性胰腺炎。该部如触到质硬而无移动性的肿物时,如为横行索条状,应考虑为慢性胰腺炎;如有坚硬块状,表面不光滑似有结节,则可能为胰腺癌。

四、腹部包块

（一）正常腹部可触到的包块

1. **腹直肌肌腹及腱划**
2. **腰椎椎体及骶骨岬**
3. **乙状结肠粪块**
4. **横结肠**
5. **盲肠**

（二）异常包块

需注意下列各点:

1. **部位**　某些位置的包块常来源于该部的脏器。
2. **大小**　应测量其上下、左右和前后径。也可以用公认大小的实物作比喻。
3. **形态**　轮廓、边缘及表面是否光滑,有否切迹等。
4. **质地**　实质性的,其质地可能柔韧、中等硬或坚硬,见于肿瘤、炎性或结核浸润块,如胃癌、肝癌、回盲部结核等。包块若为囊性,质地柔软,见于囊肿、脓肿．如卵巢囊肿、多囊肾等。
5. **压痛**　炎性包块有明显压痛,与脏器有关的肿瘤压痛反而轻微或不明显。
6. **搏动**　腹中线附近触到明显的膨胀性搏动,应考虑腹主动脉或其分支的动脉瘤。
7. **移动度**　如果包块随呼吸而上下移动,多为肝、脾、胃、肾或其肿物,移动度大的多为带蒂的肿物或游走的脏器。局部炎性包块或脓肿及腹腔后壁的肿瘤一般不能移动。

五、液波震颤

腹腔内有大量游离液体时,如用手指叩击腹部,可感到液波震颤(fluid thrill),医师以一手掌面贴于患者一侧腹壁,另一手四指并拢屈曲,用指端叩击对侧腹壁(指端冲击式触诊),如有大量液体存在,则贴于腹壁的手掌有被液体波动冲击的感觉,即波动感,说明有 3 000~4 000ml 以上液体。

六、振水音

检查时患者仰卧,医生以一耳凑近上腹部,同时以冲击触诊法振动胃部,即可听到气、液撞击的声音,即振水音(succussion splash)。在清晨空腹或餐后 6~8h 以上仍有此音,则提示幽门梗阻或胃扩张。

第六节　腹部常见病变的主要症状和体征

一、胃、十二指肠溃疡

【症状】

1. 上腹痛的特点

（1）部位:胃溃疡的疼痛多在上腹部正中或偏左,十二指肠溃疡则位于上腹部偏右或脐周,常放射至腰背部。

（2）性质:疼痛的性质不一,常为持续性钝痛如胀痛、灼痛、饥饿样不适等。

（3）节律性:消化性溃疡的疼痛与进餐有一定关系。胃溃疡的疼痛为进餐—疼痛—缓解。十二指肠溃疡的疼痛为疼痛—进餐—缓解,故又称空腹痛,也可出现夜间痛。

（4）季节性:溃疡的好发季节为秋末冬初或冬春之交,与寒冷有明显关系。此外过度紧张、劳累、焦虑、忧郁、生冷饮食及烟酒等均可诱致疼痛发作。

（5）慢性反复发作:溃疡愈合后甚易复发,可每年定期发作,因此上腹痛常表现屡愈屡发,延续数年至数十年,每次发作时间数周至数月不等。

2. **其他伴随症状**　常有餐后腹胀、返酸、嗳气、流涎、恶心、呕吐、食欲缺乏、便秘或体重下降等。

【体征】患者多数体形瘦长、腹上角锐。溃疡活动期时,上腹部常有压痛点,与疼痛部位一致。后壁溃疡穿孔,可有明显背部压痛。出血时可见皮肤及结膜苍白。

【并发症】出血、穿孔、幽门梗阻、癌变。

二、急性腹膜炎

当腹膜受到细菌感染或化学物质如胃液、肠液、胰液、胆汁等的刺激时,即可发生急性炎症,称为急性腹膜炎。

【症状】急性弥漫性腹膜炎常见于消化性溃疡穿孔和外伤性胃肠穿孔。主要表现为突然发生的持续性剧烈腹痛,在深呼吸、咳嗽和变换体位时疼痛可加重。恶心与呕吐常早期出现,全身表现为发热等毒血症症状,严重者可出现休克。

【体征】急性弥漫性腹膜炎患者多呈急性危重病面容。冷汗,表情痛苦。因咳嗽、呼吸、转动身体均可使疼痛加剧,故患者被迫采取仰卧位。腹部检查可发现典型的腹膜炎三联征——腹壁肌紧张、压痛和反跳痛。

三、肝硬化

【症状】代偿期肝硬化症状不明显,可有食欲缺乏、消化不良、腹胀、恶心、大便不规则等消化系统症状及乏力、头晕、消瘦等全身症状。这些均非特异性。失代偿期时上述症状加重,并可出现水肿、腹水、黄疸、皮肤黏膜出血、发热、肝性脑病、少尿、无尿等症状。

【体征】肝硬化患者面色灰暗,缺少光泽,皮肤、巩膜黄疸,于面部、颈部、上胸部可见毛细血管扩张或蜘蛛痣,手掌大小鱼际及指端发红称为肝掌,男性患者乳房发育、压痛。肝脏由肿大而缩小,质地变硬,表面不光滑。脾脏轻度至中度肿大,下肢可出现水肿。

失代偿期均可出现门静脉高压表现:

（一）腹水

是肝硬化最突出的临床表现,患者直立时下腹部饱满,仰卧时腰部膨隆呈蛙腹状。

（二）静脉侧支循环的建立与开放

1. 食管和胃底静脉曲张。

2. 腹壁静脉曲张。

3. 痔静脉曲张。

（三）脾肿大

门静脉压力增高时,脾脏由于淤血而肿大,继而发生纤维增生,故可中、高度肿大,约为正常的 2～3 倍,脾大时出现脾功能亢进,全血细胞减少。

四、急性阑尾炎

是指阑尾的急性细菌性感染,为急腹症中最常见的疾病。

【症状】腹痛是主要症状,早期为中上腹痛或脐周围痛(内脏神经痛),数小时后,炎症累及浆膜和壁层腹膜而出现定位清楚的右下腹痛(躯体神经痛)。在病程早期,常伴有恶心、呕吐、便秘、腹泻及轻度发热。

【体征】早期在上腹部或脐周围有位置不定的压痛。起病数小时后右下腹 McBurney 点(阑尾点)有显著而固定的压痛和反跳痛。右手加压于左下腹降结肠区,再用左手反复按压前上端,患者诉右下腹疼痛,称为结肠充气征(Rovsing sign)阳性,由于结肠内气体倒流刺激发炎阑尾所致。左侧卧位,两腿伸直,当右下肢被动向后过伸时发生右下腹痛,称为腰大肌征阳性,提示炎症阑尾位于盲肠后位。低位或盆腔内阑尾炎症时,可有直肠右前壁触痛或触及肿块。体温多低于38℃,但可随病情发展而升高。阑尾炎进展至坏死、穿孔后,右下腹压痛和反跳痛更为明显,伴有局部腹壁紧张。形成阑尾周围脓肿时,可触及压痛明显的肿块。

五、肠梗阻

是肠内容物在肠道通过受阻所产生的一种常见急腹症。分为:

1. 机械性肠梗阻　临床上最常见。由于各种原因引起肠腔狭小,影响肠内容物顺利通过,如肠粘连、肠扭转、肠套叠、绞窄性疝、蛔虫团或粪块堵塞肠腔等所致。

2. 动力性肠梗阻　肠腔本身并不狭窄,而是由于肠壁肌肉运动的紊乱,使肠内容物不能通过。动力性肠梗阻又分为麻痹性肠梗阻和痉挛性肠梗阻。前者较常见,如腹部大手术后、急性弥漫性腹膜炎、腹膜后的出血和感染时均可发生。

3. 血运性肠梗阻　由于肠系膜血管内有栓塞或血栓形成致肠管缺血,继而肠壁平滑肌发生麻痹,肠内容物运行停滞。

【症状】临床表现为腹痛、呕吐、排便排气停止和腹胀。

【体征】呈重症病容,痛苦表情,脱水貌,呼吸急促,脉搏细数,血压下降甚至休克。腹部膨胀,腹肌紧张伴有压痛。绞窄性肠梗阻有反跳痛。机械性肠梗阻时可见肠型及蠕动波,听诊肠鸣音明显亢进,呈金属音调。麻痹性肠梗阻时肠鸣音减弱或消失。

六、腹部肿块

腹部肿块是一种常见体征。可由很多病因引起,如炎症、肿瘤、寄生虫、梗阻、先天发育异常引起的脏器肿大和脏器移位等。

【症状】肿块伴低热多为炎性,良性肿块生长慢,恶性生长快,并伴有消瘦、贫血,肿块伴有黄疸者多为肝胆胰病变,伴呕吐和腹部绞痛多为胃肠道梗阻,伴消化道出血多考虑胃肠道病变,伴尿路症状提示肾、膀胱病变,伴月经周期紊乱,多提示卵巢、子宫病变,胆囊无痛性肿大伴进行性黄疸多提示胰头癌,胆囊肿大伴发热,并右上腹及右肩背部疼痛,多为胆石症。

【体征】

1. 全身检查　应注意一般状况及其他部位有无相似肿块。

2. 明确肿块所在的位置　应鉴别肿块是在腹壁、腹腔内或腹膜后。

3. 肿块特点　肿块的形态、大小、质地、压痛、活动度、搏动、震颤和数目,尤其注意肿块与脏器的关系(多数肿块与脏器有关)。

==================== 试 题 精 选 ====================

一、名词解释

1. 蛙腹(frog belly)

2. 舟状腹(scaphoid abdomen)

3. 胃型或肠型（gastral or intestinal pattern）

4. 揉面感（dough kneading sensation）

5. 反跳痛（rebound tenderness）

6. 肝-颈静脉回流征阳性（hepatojugular reflux sign）

7. Murphy 征（Murphy sign）

8. 移动性浊音（shifting dullness）

9. 尺压试验（ruler pressing test）

10. 肠鸣音（bowel sound）

11. 格雷特纳（Grey-Turner）征

12. 库伦（Cullen）征

13. 板状腹（board-like rigidity）

14. 腹膜刺激征（peritoneal irritation sign）

15. 肝震颤（liver thrill）

16. 库瓦西耶（Courvoisier）征

17. 液波震颤（fluid thrill）

18. 振水音（succussion splash）

19. 克-鲍综合征（Cruveilhier-Baumgarten syndrome）

20. 结肠充气征（Rovsing sign）

二、填空题

1. 腹部视诊的主要内容有：_____，_____，_____，_____，_____。

2. 腹部听诊搔弹音的改变可协助测定：_____，_____。

3. 正常肠鸣音大约_____次/min，肠鸣音活跃时达_____次/min 以上。

4. 正常脾脏叩诊在_____上进行，其长度约为_____cm。

5. 腹部触到异常包块时，需描述：_____，_____，_____，_____，_____，_____，_____，_____。

6. 脾轻度肿大是指_____，中度肿大是指_____，重度肿大是指_____。

7. 肝脏的触诊方法有：_____，_____，_____。

8. 右下腹常见的病理性包块有：_____，_____，_____。

9. 正常肝下缘触诊在锁骨中线肋缘下小于_____cm，剑突下小于_____cm。正常肝脏叩诊浊音区在锁骨中线为_____cm。

10. 腹壁静脉曲张见于：_____，_____。

11. 病理情况下，上腹部搏动见于：_____，_____，_____。

12. 腹式呼吸消失见于：_____，_____。

13. 腹部深触诊法包括：_____，_____，_____，_____。

14. 腹膜刺激三联征是指：_____，_____，_____。

三、选择题

【A1 型题】

1. 腹部检查中哪种最重要

　　A. 视诊　　　　　　　B. 触诊　　　　　　　C. 叩诊

　　D. 听诊　　　　　　　E. 嗅诊

2. 腹部检查的正确顺序为

A. 视诊、触诊、叩诊、听诊

B. 视诊、听诊、叩诊、触诊

C. 叩诊、视诊、触诊、听诊

D. 听诊、视诊、触诊、叩诊

E. 听诊、触诊、视诊、叩诊

3. 以下**不是**全腹膨隆原因的是

A. 腹腔积液　　　　　　B. 腹内积气　　　　　　C. 腹内巨大肿块

D. 肥胖　　　　　　　　E. 斜疝

4. 腹围正确的测量方法为

A. 患者排尿后平卧,用软尺经脐绕腹一周,测得的周长为腹围

B. 患者排尿后平卧,用软尺绕腹一周,测得的周长为腹围

C. 患者排尿后平卧,用软尺经两髂前上棘绕腹一周,测得的周长为腹围

D. 患者排尿后平卧,用软尺经两侧肋弓下缘绕腹一周,测得的周长为腹围

E. 患者排尿后平卧,用软尺经上腹部绕腹一周,测得的周长为腹围

5. 蛙腹见于下列哪种情况

A. 腹膜有炎症或肿瘤浸润　　B. 腹腔大量积液　　　　C. 腹腔大量积气

D. 腹腔巨大肿瘤　　　　　　E. 腹壁上的肿物

6. 球状腹见于下列哪种情况

A. 腹腔大量积气　　　　　　　　　　B. 腹腔大量积液

C. 腹膜有炎症或肿瘤浸润　　　　　　D. 腹腔巨大肿瘤

E. 腹壁上的肿物

7. 门脉高压时,腹壁浅静脉的血流方向为

A. 脐以上血流方向由下至上,脐以下血流由上至下

B. 脐以上血流方向由上至下,脐以下血流由下至上

C. 脐上脐下血流都向上

D. 脐以上血流方向由上至下,脐以下血流由上至下

E. 以上都不对

8. 患者张某,腹部查体见腹壁两侧静脉曲张,脐以上血流方向由下至上,脐以下血流由下至上,该患者可能是下列哪种情况

A. 上腔静脉阻塞　　　　　　B. 下腔静脉阻塞　　　　　　C. 门脉高压

D. 髂内静脉阻塞　　　　　　E. 髂外静脉阻塞

9. 下列关于腹式呼吸的描述哪一个是正确的

A. 男性以腹式呼吸为主　　　　　　B. 小儿以胸式呼吸为主

C. 成年女性以腹式呼吸为主　　　　D. 腹水时患者腹式呼吸增强

E. 膈肌麻痹时腹式呼吸增强

10. 上腹部出现明显自左上向右下的蠕动波,常见于下列哪种疾病

A. 急性胃炎　　　　　　B. 胃黏膜脱垂　　　　　　C. 胃癌

D. 胃溃疡　　　　　　　E. 幽门梗阻

11. 某患者因上腹部胀痛不适,清晨未进食来院就诊,检查发现上腹部有振水音。该患者最大可能是

A. 正常情况　　　　　　　　　　B. 胃内大量液体潴留

C. 腹腔内有大量液体　　　　　　D. 胃内有大量气体

E. 腹腔内有气体

12. 腹部揉面感见于
    A. 胃穿孔　　　　　　　　　　B. 腹腔内出血
    C. 急性弥漫性腹膜炎　　　　　D. 结核性腹膜炎
    E. 急性阑尾炎

13. 局限性肝肿大见于
    A. Budd-Chiari 综合征　　　B. 肝肿瘤　　　　　　　C. 白血病
    D. 血吸虫病　　　　　　　　E. 华支睾吸虫病

14. 弥漫性肝肿大在临床上最常见于下列哪种疾病
    A. 肝肿瘤　　　　　　　　　B. 肝脓肿　　　　　　　C. 病毒性肝炎
    D. 胆石症　　　　　　　　　E. 肝囊肿

15. 下列哪种病变可使肝浊音界下移?
    A. 肺不张　　　　　　　　　B. 肺气肿　　　　　　　C. 大叶性肺炎
    D. 肝硬化　　　　　　　　　E. 肝脓肿

16. 感到液波震颤时,游离腹水量至少需达
    A. 1 000ml　　　　　　　　B. 2 000ml　　　　　　C. 1 500ml
    D. 2 500ml　　　　　　　　E. 3 000~4 000ml

17. 关于肾下垂的概念,下列哪项是正确的?
    A. 在深吸气时能触到肾下极
    B. 在深吸气时能触到 1/2 以上的肾
    C. 在深呼气时能触到 1/2 以上的肾
    D. 在深吸气时能触到 2/3 以上的肾
    E. 在深吸气时能触到 1/4 以上的肾

18. 男,12 岁,持续高热 4d。体查:心前区隆起,可见心脏搏动,胸骨左缘第 3、4 肋间可触及收缩期震颤,肝未扪及,脾左肋下 2cm,质软,无压痛。该患者脾肿大最可能的病因是
    A. 伤寒　　　　　　　　　　B. 淋巴瘤
    C. 亚急性感染性心内膜炎　　D. 慢性粒细胞白血病
    E. 系统性红斑狼疮

19. 男,40 岁,畏寒、发热 6d,肝区疼痛 1d。腹部查体:肝右肋下 2cm,质软,触痛,边缘整齐,肝右侧肋间隙局限性压痛,并有叩击痛。该患者最可能的诊断是
    A. 肝癌　　　　　　　　　　B. 肝炎　　　　　　　　C. 肝脓肿
    D. 多囊肝　　　　　　　　　E. 肝包虫病

20. 男,55 岁,腹部查体:肝剑突下 5cm,边缘不整,坚硬,有压痛,表面有结节感,可闻及血管杂音。该患者最可能拟诊为
    A. 肝左叶癌　　　　　　　　B. 肝血管瘤　　　　　　C. 肝血吸虫病
    D. 腹主动脉瘤　　　　　　　E. 胰腺囊肿

21. 肝逐渐肿大,质地坚硬如石,有结节,最常见于
    A. 肝淤血　　　　　　　　　B. 慢性肝炎　　　　　　C. 肝癌
    D. 脂肪肝　　　　　　　　　E. 急性肝炎

22. 触诊正常脾脏,下列叙述哪项正确?
    A. 坐位可触及　　　　　　　　　B. 左侧卧位可触及
    C. 右侧卧位可触及　　　　　　　D. 仰卧位可触及
    E. 正常情况下脾不能触及

23. 肝触诊较为常用的方法是

A. 双手触诊法   B. 钩指触诊法   C. 滑行触诊法

D. 冲击触诊法   E. 浅部触诊法

24. 腹部移动性浊音阳性,游离腹水量至少达

A. 300ml   B. 500ml   C. 800ml

D. 1 000ml   E. 1 500ml

25. 关于腹部叩诊,下列叙述哪项正确?

A. 正常腹部叩诊大部分区域均为鼓音

B. 正常腹部叩诊除肝脾所在部位,余为鼓音

C. 胃肠穿孔时,肝绝对浊音区扩大

D. 腹部叩诊音包括鼓音、浊音、过清音

E. 肺气肿时肝浊音界上移

26. 下列哪种情况出现肝浊音界消失?

A. 气胸   B. 暴发性肝衰竭   C. 急性胃肠穿孔

D. 肝癌   E. 肺气肿

27. 肠鸣音消失常见于

A. 大量腹水   B. 机械性肠梗阻   C. 巨大卵巢囊肿

D. 肠麻痹   E. 急性胆囊炎

28. 上腹部听到连续的嗡鸣声,常提示

A. 腹主动脉瘤   B. 肾动脉狭窄   C. 肝癌

D. 门静脉高压侧支循环形成   E. 腹主动脉狭窄

29. 男,26 岁,腹部剧烈阵发性绞痛 3h,伴呕吐,腹部检查发现肠鸣音 8 次/min,伴金属音。该患者最有可能的诊断为

A. 血管性肠梗阻   B. 机械性肠梗阻   C. 急性胃肠炎

D. 急性胃肠出血   E. 麻痹性肠梗阻

30. 男,35 岁,上腹部反复发作性疼痛 10 年,近 1d 来上腹疼痛-缓解的规律消失,且出现持续的剧烈上腹痛及腰背痛,背部明显压痛。该患者最可能的诊断是

A. 胃溃疡活动期   B. 胃黏膜脱垂

C. 十二指肠溃疡活动期   D. 胃癌

E. 穿透性溃疡

31. 腹腔积液和腹腔积气鉴别,下列哪项最有价值

A. 腹部外形   B. 腹壁张力

C. 移动体位时其形态有无改变   D. 肝浊音界改变

E. 移动性浊音

32. 呕血最常见的原因是

A. 胃癌   B. 急性胃黏膜病变

C. 食管或胃底静脉曲张破裂   D. 消化性溃疡

E. 肝癌

33. 下列哪种疾病可以出现慢性腹痛

A. 急性肠炎   B. 急性胰腺炎   C. 消化性溃疡

D. 胃肠穿孔   E. 肠套叠

34. 下列哪项**不是**躯体性腹痛的特点

A. 定位准确   B. 程度剧烈而持续

C. 可有局部腹肌强直   D. 疼痛部位不确切

E. 腹痛可因咳嗽、体位改变而加重

35. 呕吐大量酸臭宿食可见于
    A. 急性胰腺炎　　　　　　B. 肠梗阻　　　　　　　　C. 急性胃炎
    D. 幽门梗阻　　　　　　　E. 急性胆囊炎

36. 隐性黄疸是指血清胆红素
    A. <17.1μmol/L　　　　　B. 17.1~34.2μmol/L　　　C. >34.2μmol/L
    D. >44.2μmol/L　　　　　E. 1.71~3.42μmol/L

37. 关于呕血,下列叙述哪项**不正确**
    A. 病因最多为消化性溃疡
    B. 出血前有上腹部不适、恶心、呕吐等
    C. 出血方式为呕出
    D. 出血前喉部痒感、咳嗽等
    E. 血中混有食物残渣和胃液

38. 下列哪一疾病引起溶血性贫血
    A. Gilbert 综合征
    B. Dubin-Johnson 综合征
    C. 遗传性球形红细胞增多症
    D. Rotor 综合征
    E. Crigler-Najjar 综合征

39. 脾高度肿大常见于
    A. 慢性粒细胞白血病　　　　　　B. 肝硬化
    C. 慢性溶血性黄疸　　　　　　　D. 急性肝炎
    E. 慢性肝炎

40. 匀称体型者的正常肝脏(在右锁骨中线上)上界在第几肋间
    A. 第 7 肋间　　　　　　　B. 第 5 肋间　　　　　　C. 第 6 肋间
    D. 第 8 肋间　　　　　　　E. 第 9 肋间

41. 关于脾肿大的测量法,下列哪项是**错误**的?
    A. 第Ⅰ线测量指左肋缘至脾下缘的距离
    B. 第Ⅱ线测量指左锁骨中线与左肋缘交点至脾最远点的距离
    C. 第Ⅲ线测量指脾右缘与前正中线距离
    D. 脾轻度肿大只作第Ⅰ线测量
    E. 脾明显肿大时,应加作第Ⅱ线测量和第Ⅲ线测量

42. 关于脾肿大分度及测量法,下列哪项是**错误**的?
    A. 深吸气时,脾缘不超过肋下 3cm 为轻度
    B. 超过前正中线亦为高度肿大
    C. 超 2cm 至脐水平线以上为中度肿大
    D. 超脐水平线为高度肿大
    E. 脾高度肿大向右越过正中线,则测量脾右缘至正中线的最大距离

43. 脾轻度肿大见于下列各项,**除外**
    A. 急、慢性肝炎　　　　　　B. 伤寒　　　　　　　　C. 粟粒结核
    D. 骨髓纤维化　　　　　　　E. 急性疟疾

44. 关于腹部检查的叙述,下列哪项是**错误**的
    A. 正常可扪及腹主动脉搏动

B. 扪及肝脏说明肝大

C. 脾脏正常人不能扪及

D. 振水音可见于幽门梗阻

E. 肠鸣音消失可见于肠麻痹

45. 肝浊音界向上移位**可除外**

A. 右肺纤维化   B. 右下肺不张   C. 气腹

D. 鼓肠   E. 右侧张力性气胸

46. 关于胃泡鼓音区的叙述,下列哪项是**错误**的?

A. 位于左前胸下部肋缘以上   B. 呈半圆形

C. 上界为膈及肺下缘   D. 下界为肋弓

E. 左界为脾,右界为胰

47. 肝浊音界缩小或消失**可除外**

A. 急性重型肝炎   B. 急性胃肠穿孔

C. 脂肪肝   D. 肝坏死

E. 胃肠胀气

【B1 型题】

(1~2 题共用备选答案)

A. 腹水   B. 肥胖   C. 胃溃疡

D. 股疝   E. 腹膜炎

1. 腹膨隆,脐内陷

2. 腹膨隆,脐膨出

(3~6 题共用备选答案)

A. 脐疝   B. 股疝   C. 腹股沟斜疝

D. 切口疝   E. 白线疝

3. 位于腹股沟韧带中部,多见于女性

4. 门静脉高压大量腹水者

5. 手术瘢痕愈合不良处

6. 先天性两侧腹直肌闭合不良

(7~10 题共用备选答案)

A. 扁圆形膨隆   B. 蛙形膨隆   C. 球形膨隆

D. 局部膨隆   E. 尖凸型膨隆

7. 肝硬化腹水

8. 胃肠穿孔

9. 腹内脏器肿大,腹内肿瘤

10. 腹膜有炎症或肿瘤浸润

(11~14 题共用备选答案)

A. 肝轻度肿大,表面光滑,边缘钝,质稍韧,有压痛

B. 肝明显肿大,表面光滑,边缘圆钝,质韧,有压痛,肝-颈静脉回流阳性

C. 早期肝肿大,晚期缩小,质较硬,表面可触到小结节,无压痛

D. 肝逐渐增大,质地坚硬,表面高低不平,有大小不等结节,边缘不整

E. 肝肿大,表面光滑,质软或稍韧,无压痛

11. 肝淤血

12. 肝硬化

13. 肝癌

14. 急性肝炎

(15~16题共用备选答案)

  A. 脾表面不平滑而结节 B. 脾表面有囊性感   C. 脾表面光滑

  D. 脾压痛   E. 脾触诊时有摩擦感

15. 脾囊肿

16. 脾周围炎

(17~20题共用备选答案)

  A. 肿大胆囊呈囊性感,并有明显压痛

  B. 胆囊肿大呈囊性感,无压痛

  C. 胆囊肿大,有实性感

  D. 右上腹压痛,Murphy征(−)

  E. 胆囊显著肿大,黄疸渐进加深,但无压痛

17. 胰头癌

18. 急性胆囊炎

19. 胆囊结石

20. 急性肝炎

(21~24题共用备选答案)

  A. McBurney点   B. 肋脊点   C. 肋腰点

  D. 上输尿管点   E. 中输尿管点

21. 脐与右髂前上棘连线中、外1/3交界处

22. 脐水平线上腹直肌外缘处

23. 背部第12肋与脊柱的夹角的顶点

24. 背部第12肋与腰肌外缘的夹角顶点

(25~28题共用备选答案)

  A. 肝浊音界缩小   B. 肝浊音界消失   C. 肝浊音界上移

  D. 肝浊音界下移   E. 肝浊音界扩大

25. 急性重型肝炎

26. 右侧张力性气胸

27. 右肺纤维化

28. 慢性肝炎

(29~32题共用备选答案)

  A. 中腹部触到搏动的包块,伴收缩期血管杂音

  B. 中腹部触到包块,伴下肢血压低于上肢

  C. 左上腹部收缩期血管杂音

  D. 左叶肝区听到吹风样血管杂音

  E. 脐周听到连续性的嗡鸣音

29. 肝硬化

30. 左叶肝癌

31. 腹主动脉瘤

32. 左肾动脉狭窄

(33~36题共用备选答案)

  A. 深吸气时能触到1/2以上的肾

B. 肾下垂明显并能在腹腔各个方向移动

C. 肾质地柔软而富有弹性,有波动感

D. 肋脊点压痛

E. 肾不规则形增大,有囊性感

33. 游走肾

34. 肾盂积水

35. 肾盂肾炎

36. 多囊肾

(37~39 题共用备选答案)

A. 深部滑行触诊法　　　B. 深压触诊法　　　C. 冲击触诊法

D. 钩指触诊法　　　E. 双手触诊法

37. 成人肝脏的检查常用

38. 小儿肝脏的检查常用

39. 腹水患者的肝脏的检查

(40~42 题共用备选答案)

A. 肝界上移　　　B. 肝界下移　　　C. 肝浊音区消失

D. 脾浊音区消失　　　E. 胃泡鼓音区消失

40. 肺气肿

41. 急性胃穿孔

42. 胃潴留

【C 型题】

(1~2 题共用备选答案)

A. 压痛　　　B. 反跳痛

C. 两者均有　　　D. 两者均无

1. 腹膜壁层受炎症累及

2. 腹内脏器炎症尚未累及壁层腹膜

(3~4 题共用备选答案)

A. 吸气时上腹搏动明显　　　B. 呼气时上腹搏动明显

C. 两者均有　　　D. 两者均无

3. 腹主动脉瘤

4. 右心室肥大

(5~7 题共用备选答案)

A. McBurney 点压痛　　　B. Murphy 征(+)

C. 两者均有　　　D. 两者均无

5. 阑尾炎

6. 胆囊炎

7. 泌尿系感染

(8~10 题共用备选答案)

A. 脾肿大　　　B. 脾区摩擦感

C. 两者均有　　　D. 两者均无

8. 脾梗死

9. 疟疾后遗症

10. 败血症

（11~13题共用备选答案）

　　A. 上腹中部或左上腹有横行带状压痛　　B. 左腰部皮肤发蓝

　　C. 两者均有　　　　　　　　　　　　　D. 两者均无

11. 急性出血性胰腺炎

12. 胰头癌

13. 慢性胰腺炎

（14~15题共用备选答案）

　　A. 全腹膨隆　　　　　　　　　　　　　B. 移动性浊音

　　C. 两者均有　　　　　　　　　　　　　D. 两者均无

14. 肝硬化门静脉高压腹水

15. 腹腔内巨大包块

（16~17题共用备选答案）

　　A. 腹水　　　　　　　　　　　　　　　B. 脐上可听到静脉嗡鸣音

　　C. 两者均有　　　　　　　　　　　　　D. 两者均无

16. 结核性腹膜炎

17. 肝硬化门静脉高压

【X型题】

1. 病理状况腹部膨隆包括

　　A. 大量腹水　　　　　　B. 腹膜炎　　　　　　　C. 足月妊娠

　　D. 腹腔大量积气　　　　E. 腹内巨大肿物

2. 腹式呼吸增强可见于

　　A. 癔症性呼吸　　　　　B. 膈肌麻痹　　　　　　C. 足月妊娠

　　D. 急性腹痛　　　　　　E. 胸腔积液

3. 弥漫性肝肿大见于

　　A. 肝炎　　　　　　　　B. 肝淤血　　　　　　　C. 脂肪肝

　　D. 肝脓肿　　　　　　　E. 早期肝硬化

4. 急性阑尾炎时可出现下列哪些体征

　　A. 直肠指诊可有明显的局部触痛

　　B. 盲肠后位的阑尾炎,腰大肌征(+)

　　C. 阑尾周围脓肿时,可触及压痛明显的包块

　　D. 肠鸣音减弱

　　E. McBurney 点有显著而固定的压痛及反跳痛

5. 急性弥漫性腹膜炎的体征有

　　A. 腹肌紧张　　　　　　B. 腹部压痛　　　　　　C. 反跳痛

　　D. 腹式呼吸减弱或消失　E. 肠鸣音增多

6. 测量已触及包块大小应包括

　　A. 上下(纵长)　　　　　B. 左右(横宽)　　　　　C. 前后径(深厚)

　　D. 斜径　　　　　　　　E. 也可以实物作比喻

7. 膀胱胀大可见于

　　A. 尿道梗阻　　　　　　B. 脊髓病　　　　　　　C. 昏迷患者

　　D. 腰椎或骶椎麻醉后　　E. 急性膀胱炎

8. 关于 Murphy 征检查方法,下列叙述哪些正确

　　A. 医生以左手掌平放于患者右胸下部

B. 医生以拇指指腹勾压于右肋下胆囊处

C. 在吸气过程中,指压处疼痛,此为胆囊触痛

D. 如因剧烈疼痛而致吸气终止,称 Murphy 征阳性

E. 如因剧烈疼痛而致呼气终止,称 Murphy 征阳性

9. 左肋缘下可能触到的需与脾鉴别的其他包块是

    A. 增大的左肾　　　　　　　B. 肿大的肝左叶　　　　　　C. 胰尾部囊肿

    D. 结肠脾曲肿物　　　　　　E. 降结肠

10. 中度脾肿大常见于

    A. 肝硬化　　　　　　　　　　　　B. 疟疾后遗症

    C. 慢性淋巴细胞白血病　　　　　　D. 淋巴瘤

    E. 慢性溶血性贫血

11. 关于腹部压痛、反跳痛,下列叙述哪些正确

    A. 胃溃疡常剑突下疼痛

    B. 十二指肠溃疡多剑突下偏右疼痛

    C. 急性胆囊炎时,右上腹胆囊点压痛

    D. 阑尾炎时,脐至右髂前上棘连线内 1/3 处压痛

    E. 弥漫性腹膜炎时,可出现全腹压痛、反跳痛

12. 脾脏触诊内容包括

    A. 大小　　　　　　　　　　B. 质地　　　　　　　　　　C. 表面情况

    D. 有无压痛　　　　　　　　E. 有无摩擦感

13. 易误为肝下缘的其他腹腔内容有

    A. 横结肠下缘　　　　　　　B. 十二指肠　　　　　　　　C. 右肾下极

    D. 腹直肌腱划　　　　　　　E. 胰腺

14. 使脾向下移位的因素包括

    A. 内脏下垂　　　　　　　　B. 左侧胸腔积液　　　　　　C. 肺气肿

    D. 阻塞性肺不张　　　　　　E. 左侧肺实变

15. 触及肝时,应详细描述的内容包括

    A. 大小　　　　　　　　　　B. 质地　　　　　　　　　　C. 压痛

    D. 表面状态和边缘　　　　　E. 搏动

16. 腹部振水音可见于

    A. 幽门梗阻　　　　　　　　B. 胃酸分泌过多　　　　　　C. 胃扩张

    D. 正常人餐后 6~8h 以上　　E. 正常人饮进多量液体时

17. 腹部包块的常见原因有

    A. 实质脏器的病理性肿大　　B. 空腔脏器的扩张　　　　　C. 炎症性包块

    D. 肿瘤　　　　　　　　　　E. 肠蛔虫病

18. 肾区叩击痛见于

    A. 肾炎　　　　　　　　　　B. 肾盂肾炎　　　　　　　　C. 肾结石

    D. 肾结核　　　　　　　　　E. 肾周围炎

19. 蛙状腹可见于哪些疾病

    A. 肝硬化　　　　　　　　　B. 结核性腹膜炎　　　　　　C. 肾病综合征

    D. 巨大卵巢囊肿　　　　　　E. 右心衰

20. 腹壁静脉曲张,见于

    A. 门脉高压　　　　　　　　B. 上腔静脉阻塞　　　　　　C. 下腔静脉阻塞

D. 髂内静脉阻塞　　　　　　　　E. 肝静脉阻塞

21. 胃肠穿孔所致弥漫性腹膜炎的体征,有
  A. 腹肌紧张　　　　　　　B. 腹部有广泛压痛　　　　C. 可有反跳痛
  D. 肠鸣音亢进　　　　　　E. 振水音

22. 膀胱充盈可见于
  A. 昏迷患者　　　　　　　B. 急性膀胱炎　　　　　　C. 脊髓损伤
  D. 尿道梗阻　　　　　　　E. 肾盂结石

23. 中度脾肿大常见于
  A. 肝硬化　　　　　　　　B. 慢性疟疾　　　　　　　C. 伤寒
  D. 败血症　　　　　　　　E. 淋巴瘤

24. 引起肾肿大的原因可有
  A. 多囊肾　　　　　　　　B. 肾积水　　　　　　　　C. 慢性肾功衰竭
  D. 肾盂结石　　　　　　　E. 慢性前列腺炎

25. 肠鸣音明显增强见于
  A. 急性腹膜炎　　　　　　B. 肠炎　　　　　　　　　C. 幽门梗阻
  D. 消化性溃疡出血　　　　E. 败血症休克

26. 胃泡鼓音区缩小见于
  A. 慢性血吸虫病　　　　　B. 慢性疟疾　　　　　　　C. 幽门梗阻
  D. 肠麻痹　　　　　　　　E. 左侧胸腔积液

27. 肋脊角出现叩击痛见于
  A. 急性膀胱炎　　　　　　B. 急性肾盂肾炎　　　　　C. 急性肾炎
  D. 肾结核　　　　　　　　E. 输尿管下端结石

28. 胆囊肿大伴黄疸可见于
  A. 胰头癌　　　　　　　　B. 急性肝炎　　　　　　　C. 胆总管结石
  D. 淤胆型肝炎　　　　　　E. 急性胆囊炎

29. 突发、急性弥漫性腹膜炎常见于
  A. 消化性溃疡穿孔　　　　B. 外伤性胃肠穿孔　　　　C. 内脏破裂
  D. 结核性腹膜炎　　　　　E. 肝硬化并原发性腹膜炎

30. 无菌性腹膜炎常见于
  A. 胃、十二指肠急性穿孔初期　　　B. 急性胰腺炎
  C. 尿液漏入腹腔　　　　　　　　　D. 肝硬化并原发性腹膜炎
  E. 脾自发破裂

31. 消化性溃疡主要的并发症有
  A. 穿孔　　　　　　　　　B. 上消化道出血　　　　　C. 恶性贫血
  D. 幽门梗阻　　　　　　　E. 癌变

32. 腹腔积液的体征包括
  A. 蛙腹　　　　　　　　　B. 液波震颤　　　　　　　C. 移动性浊音
  D. 振水音　　　　　　　　E. 脐疝

四、问答题

1. 简述全腹膨隆的常见原因。

2. 简述腹部凹陷的常见原因。

3. 简述肝脏触诊的手法及内容。

4. 如何鉴别腹水与巨大卵巢囊肿?

5. 简述急性腹膜炎的症状及体征。

6. 简述肝硬化的症状及体征。

7. 简述脾肿大的测量方法及其临床意义。

8. 简述腹部常用的触诊法及适应证。

9. 简述腹部触诊的内容。

10. 简述急性胃溃疡的症状及体征。

11. 简述急性十二指肠溃疡的症状及体征。

12. 简述急性阑尾炎的症状及体征。

13. 简述肠梗阻的分类。

14. 简述绞窄性肠梗阻的症状及体征。

15. 简述腹部肿块的诊断步骤。

五、病案分析

1. 某男,38 岁,因反复上腹痛 3 年,呕吐 3d 入院。3 年前出现上腹痛,呈灼痛感,饥饿时加重,进食后可减轻,以冬春季发作频繁。3d 前无原因出现上腹饱胀,反复发作呕吐,呕吐物为酸臭的宿食,呕吐后感到舒适。体查:生命体征平稳,心肺无异常,腹平坦,可见胃型及胃蠕动波,触诊软,剑突下偏右手掌大区域压痛,未扪及包块,肝脾肋下均未扪及,上腹可听到振水音,肠鸣音 4 次/min,未叩出移动性浊音。

问:该患者最可能的诊断及诊断依据?

2. 某男,30 岁,反复上腹痛 10 余年,加重并上腹剧痛 4h,近 10d 每半夜出现上腹痛,昨夜 12 点突发出现持续性上腹剧痛。体查:急性痛苦面容,面色苍白,出冷汗,仰卧位,两下肢屈曲,脉细速,腹壁强直,全腹明显压痛,反跳痛,可叩出移动性浊音,肝浊音界消失,肠鸣音消失。

问:(1) 该患者最可能的诊断及诊断依据?

(2) 明确诊断的最佳检查?

3. 某男,26 岁,腹痛、腹泻、发热、呕吐 20h,患者于入院前,在路边餐馆就餐,半日后,出现阵发性腹痛等上述症状,自服山莨菪碱(654-2)等对症治疗,未见好转,查体:T 38.7℃,P 120 次/min,BP 100/70mmHg,全腹压痛以右下腹麦氏点周围为著,无明显肌紧张,肠鸣音 10~15 次/min。辅助检查:HB 162g/L,WBC 24.6×10^9/L,中性分叶 86%,杆状 8%,大便常规:稀水样便,WBC(3~5)/高倍,RBC(0~2)/高倍,肝功能正常。

问:(1) 该患者最可能的诊断及诊断依据?

(2) 明确诊断的最佳检查?

4. 男性,45 岁,反复黑便 3 周,呕血 1d。3 周前,自觉上腹部不适,偶有嗳气,泛酸,口服"甲氰咪胍"有好转,但发现大便色黑,次数大致同前,1~2 次/d,仍成形,未予注意,1d 前,进食辣椒及烤馒头后,觉上腹不适,伴恶心,并有便意如厕,排出柏油便约 600ml,并呕鲜血约 500ml,查 HB 48g/L,收入院。查体:T 37℃,P 120 次/min,BP 90/70mmHg,重病容,皮肤苍白,无出血点,面颊可见蜘蛛痣 2 个,腹饱满,未见腹壁静脉曲张,全腹无压痛、肌紧张,肝脏未触及,脾肋下 10cm,并过正中线 2cm,质硬,移动性浊音阳性,肠鸣音 3~5 次/min。

问:(1) 该患者最可能的诊断及诊断依据?

(2) 明确诊断的最佳检查?

参 考 答 案

一、名词解释(见复习纲要)

二、填空题

1. 腹部外形　呼吸运动　腹壁静脉　胃肠型及蠕动波　腹部的皮疹、疝、腹纹、瘢痕、上腹部搏动等

2. 肝下缘　微量腹水

3. 4~5　10

4. 左腋中线　4~7

5. 位置　大小　形态　质地　压痛　搏动　移动度　与腹壁和皮肤的关系

6. 脾缘不超过肋下2cm　超过肋下2cm至脐水平线以上　超过脐水平线或前正中线。

7. 单手触诊法　双手触诊法　钩指触诊法

8. 阑尾周围脓肿　增生性肠结核　回盲部的癌肿、类癌及局限性肠炎　右侧卵巢及输卵管包块

9. 1　3　9~11

10. 肝硬化　上下腔静脉梗阻

11. 右心室肥大　腹主动脉瘤　肝血管瘤

12. 急性腹膜炎　膈肌麻痹

13. 单手深部滑行触诊法　双手触诊法　深压触诊法　冲击触诊法　钩指触诊法

14. 腹肌紧张　腹壁压痛　反跳痛

三、选择题

【A1型题】1. B　2. B　3. E　4. A　5. B　6. A　7. A　8. B　9. A　10. E　11. B　12. D　13. B　14. C　15. B　16. E　17. B　18. C　19. C　20. A　21. C　22. E　23. A　24. D　25. A　26. C　27. D　28. D　29. B　30. E　31. E　32. D　33. C　34. D　35. D　36. B　37. D　38. C　39. A　40. B　41. A　42. A　43. D　44. B　45. E　46. E　47. C

【B1型题】1. B　2. A　3. B　4. A　5. D　6. E　7. B　8. C　9. A　10. E　11. B　12. C　13. D　14. A　15. B　16. E　17. E　18. A　19. C　20. D　21. A　22. D　23. A　24. C　25. A　26. A　27. C　28. E　29. E　30. D　31. A　32. C　33. B　34. C　35. D　36. E　37. E　38. D　39. C　40. B　41. C　42. E

【C型题】1. C　2. A　3. B　4. A　5. A　6. B　7. D　8. C　9. A　10. A　11. C　12. D　13. A　14. C　15. A　16. A　17. C

【X型题】1. ABDE　2. AE　3. ABCE　4. ABCE　5. ABCD　6. ABCE　7. ABCD　8. ABCD　9. ABCD　10. ABCDE　11. ABCE　12. ABCDE　13. ACD　14. ABC　15. ABCDE　16. ACE　17. ABCDE　18. ABCDE　19. ABCE　20. ABC　21. ABC　22. ACD　23. ABE　24. ABDE　25. BD　26. CE　27. BCD　28. ACE　29. ABCE　30. ABCE　31. ABDE　32. ABCE

四、问答题(见复习纲要)

五、病案分析

1. 诊断:十二指肠球部溃疡并幽门梗阻

诊断依据:

(1) 症状:上腹痛,呈灼痛感,饥饿时加重,进食后可减轻,以冬春季发作频繁。呕吐物为酸臭的宿食,呕吐后感到舒适。

(2) 体征:可见胃型及胃蠕动波,剑突下偏右手掌大区域压痛,上腹可听到振水音。

2. 诊断:十二指肠球部溃疡并穿孔,继发性腹膜炎

诊断依据:

(1) 症状:年轻男性,反复上腹痛 10 余年,加重并上腹剧痛 4h,伴夜间痛。

(2) 体征:急性痛苦面容,腹壁强直,满腹明显压痛,反跳痛阳性,可叩出移动性浊音,肝浊音界消失,肠鸣音消失。

最佳检查:

(1) 腹部平片:有膈下游离气体;

(2) 腹腔穿刺:有液体。

3. 诊断:急性阑尾炎(化脓性)

诊断依据:转移性右下腹痛;右下腹固定压痛、反跳痛;发热,白细胞增高。

进一步检查:

(1)复查大便常规,血常规。

(2) B 超:回盲区,阑尾形态,高位小肠梗阻。

4. 诊断:上消化道出血:(食管胃底静脉曲张破裂出血可能性大)

肝硬化门静脉高压

腹腔积液

诊断依据:

(1) 有肝硬化体征(蜘蛛痣、脾大、腹水)。

(2) 出血诱因明确,有呕血、柏油样便。

(3) 腹部移动性浊音(+)。

进一步检查:

(1) 肝功能、肝炎标志物、AFP、血常规。

(2) 影像学检查:B 超、CT,缓解时可作食管造影。

(3) 内镜检查。

(马莲环)

第七章

生殖器、肛门、直肠

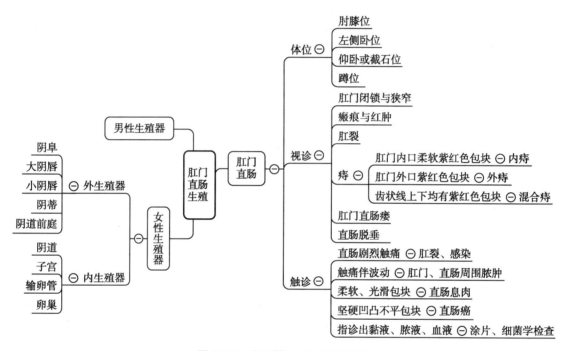

图 3-7-1 生殖器、肛门、直肠检查

能力目标

在取得患者配合的情况下,让患者采取合适的体位,对生殖器、肛门和直肠进行视诊、触诊检查。

素质目标

在生殖器、肛门、直肠检查中树立医学生人文关怀理念,培养学生的临床思维及爱伤观念。

复 习 纲 要

第一节　男性生殖器

男性生殖器包括阴茎、阴囊、前列腺和精囊等。阴囊内有睾丸、附睾及精索等。

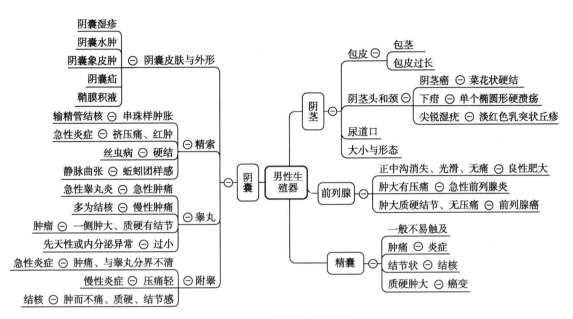

图 3-7-2　**男性生殖器检查**

一、阴茎（penis）

阴茎为前端膨大的圆柱体，分头、体、根三部分，由两个阴茎海绵体和一个尿道海绵体构成。

1. **包皮**　阴茎的皮肤在阴茎颈前向内翻转覆盖于阴茎表面称为包皮。成年人包皮不应掩盖尿道口，翻起后应露出阴茎头，若翻起后仍不能露出尿道外口或阴茎头者称为包茎，多为先天性包皮口狭窄或炎症、外伤后粘连所致。若包皮过长超过阴茎头，但翻起后能露出尿道口或阴茎头，称为包皮过长。

2. **阴茎头与阴茎颈**　阴茎前端膨大部分为阴茎头或龟头。在阴茎头、颈交界部位有一环形浅沟，称为阴茎颈。检查时应尽量将包皮上翻暴露全部阴茎头及阴茎颈，观察其表面色泽，有无充血、水肿、分泌物及结节等。

3. **尿道口**　检查时医师用示指与拇指，轻轻挤压龟头使尿道口张开，观察其有无红肿、分泌物或溃疡等。

4. **阴茎大小与形态**　正常成年人阴茎长 7～10cm 为前端膨大的圆柱体。成人阴茎过小呈婴儿型，见于垂体功能或性腺功能减退；儿童期阴茎过大呈成人型，见于性早熟。

二、阴囊（scrotum）

1. **阴囊皮肤及外形**　正常阴囊皮肤深暗色，多皱褶。注意观察阴囊皮肤有无皮疹、脱屑、肿胀包块等。阴囊常见病变有阴囊湿疹、水肿、象皮肿、疝、鞘膜积液。

2. **精索**　精索在左、右阴囊腔内各有一条，位于附睾上方，正常呈柔软的索条状，无压痛。检查时注意有无红肿、压痛、硬结等。

3. **睾丸**　左、右各一，椭圆形，表面光滑柔韧。检查时应注意大小、形状、硬度及有无触痛等，并作两侧对比。如果睾丸未降入阴囊内而在腹腔、腹股沟管内或阴茎根部、会阴部等处，称为隐睾症。

4. **附睾**　是贮存精子和促进精子成熟的器官。检查时应注意有无红肿、压痛、结节等。

三、前列腺(prostate)

前列腺位于膀胱下方,耻骨联合后约2cm处。形状像前后稍扁的栗子。检查时应注意大小、形状、质地、有无压痛及粘连等。

四、精囊(seminal vesicle)

位于前列腺外上方,为菱锥形囊状非成对的附属性腺。正常精囊柔软、光滑,肛门指诊一般不易触及。

第二节 女性生殖器

一般女性患者不常规进行生殖器检查,如有适应证或疑有妇产科疾病时,由妇产科医师作检查;未婚患者禁作双合诊及窥器检查。男医生对女患者检查时应有其他医护人员在场。

一、外生殖器

外生殖器包括阴阜、大阴唇、小阴唇、阴蒂、前庭。通过视诊,观察阴毛的多少及分布,阴蒂的大小、长短,大小阴唇有无畸形或水肿、炎症、湿疹、白斑、溃疡、赘生物、损伤等;并注意处女膜是否与婚史相符。

二、内生殖器

1. **阴道** 未婚女性一般不作阴道检查,但已婚妇女有指征者不能省略该项检查。
2. **子宫** 居于骨盆腔中央,呈倒梨形。触诊子宫应以双合诊法进行检查。正常未孕子宫长约7.5cm,宽约4cm,厚约2.5cm;触之较韧,光滑无压痛。
3. **输卵管** 长8~14cm。正常输卵管表面光滑、质韧无压痛。
4. **卵巢** 为一对扁椭圆形性腺,成年女子的卵巢约4cm×3cm×1cm大小,表面光滑、质软。

第三节 肛门与直肠

肛门与直肠的检查方法以视、触诊为主,辅以内镜检查。

视诊注意观察肛门有无以下改变:闭锁与狭窄、瘢痕与红肿、肛裂、痔、肛瘘、脱肛等。

触诊检查通常称为肛诊或直肠指诊。先检查肛门及括约肌的紧张度,再检查肛管及直肠的内壁。注意有无触痛及波动感,黏膜是否光滑有无肿块,指诊后指套表面是否带有黏液、脓液或血液等。

══════════ 试 题 精 选 ══════════

一、名词解释

1. 包皮过长(prepuce redundant)
2. 包茎(phimosis)
3. 隐睾症(cryptorchism)
4. 阴囊象皮肿(chyloderma)
5. 直肠脱垂(proctoptosis)

二、填空题

1. 检查肛门与直肠常用体位_____、_____、_____、_____。

2. 直肠全长约_____ cm,下连_____。

3. 正常未孕子宫长约_____ cm,宽约_____ cm,厚约_____ cm。

4. 肘膝位时肛门后正中点为_____点钟位,前正中位为_____点钟位。

三、选择题

【A 型题】

1. 男性生殖器**不包括**
   A. 阴茎　　　　　　　　　B. 睾丸　　　　　　　　　C. 阴阜
   D. 前列腺　　　　　　　　E. 附睾

2. 女性生殖器**不包括**
   A. 阴道　　　　　　　　　B. 前庭　　　　　　　　　C. 卵巢
   D. 输卵管　　　　　　　　E. 前列腺

3. 直肠指诊触及坚硬的包快,应考虑
   A. 直肠癌　　　　　　　　B. 直肠脱垂　　　　　　　C. 直肠息肉
   D. 直肠周围脓肿　　　　　E. 肛裂伴感染

4. 直肠指诊有触痛并伴有波动感,常见于
   A. 直肠癌　　　　　　　　B. 内痔　　　　　　　　　C. 直肠息肉
   D. 肛门、直肠周围脓肿　　E. 肛裂

5. 触诊前列腺发现前列腺肿大,质硬,并可触及坚硬结节者,多为
   A. 前列腺癌　　　　　　　B. 良性前列腺肥大　　　　C. 前列腺结核
   D. 急性前列腺炎　　　　　E. 前列腺囊肿

6. 直肠指诊触及柔软、光滑而有弹性的包块,应考虑为
   A. 直肠癌　　　　　　　　B. 内痔　　　　　　　　　C. 直肠息肉
   D. 直肠周围脓肿　　　　　E. 肛裂

四、问答题

1. 直肠指诊常有哪些异常发现?
2. 简述痔的类型及各自的特点。

========= 参 考 答 案 =========

一、名词解释(其他题答案见复习纲要)

4. 阴囊象皮肿:阴囊皮肤水肿粗糙、增厚如象皮样,称为阴囊象皮肿或阴囊象皮病。常由血丝虫病引起的淋巴管炎或淋巴管阻塞所致。

5. 直肠脱垂:又称脱肛,是指肛管、直肠甚至乙状结肠下端的肠壁部分或全层向外翻而脱出于肛门门外。

二、填空题

1. 肘膝位　左侧卧位　仰卧位或截石位　蹲位

2. 12~15 肛管

3. 7.5 4 2.5

4. 12 6

三、选择题

【A型题】 1. C 2. E 3. A 4. D 5. A 6. C

四、问答题

1. 直肠指诊常有哪些异常发现?

答:直肠指诊常有以下异常发现:①触痛显著,见于肛裂和感染;②触痛伴有波动感,见于肛门、直肠周围脓肿;③触及柔软、光滑而有弹性的包块,多为直肠息肉;④触及坚硬的包块,多为直肠癌;⑤指诊后指套表面带有黏液、脓液或血液,说明有炎症或伴有组织破坏,必要时留取其涂片作镜检或细菌学检查,以助诊断。

2. 简述痔的类型及各自的特点。

答:痔是直肠下端黏膜下或肛管边缘皮下的内痔静脉丛或外痔静脉丛扩大和曲张所致的静脉团。多见于成年人。痔块脱出、嵌顿、水肿、感染时,可有剧烈疼痛。

（1）内痔:是位于肛管齿状线以上的直肠上静脉曲张所致,表面被直肠下段黏膜所覆盖,在肛门口可查到柔软的紫红色包块,排便时突出肛门外,常有大便带血,痔块脱出。

（2）外痔:是位于肛管齿状线以下的直肠下静脉曲张所致,表面被肛管皮肤所覆盖,在肛门外口可见紫红色柔软包块,常感觉疼痛。

（3）混合痔:是位于肛管齿状线上、下的静脉丛扩大、曲张所致,其上部被直肠黏膜所覆盖,下段被肛管皮肤所覆盖,具有内、外痔的特点。

（马莲环）

第八章

脊柱与四肢

知识框架

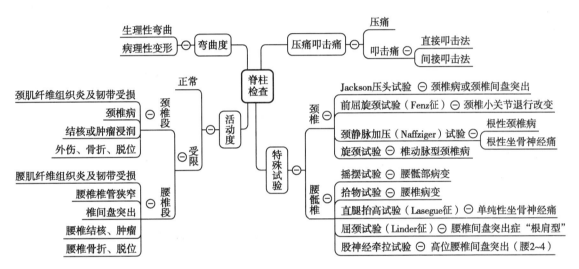

图 3-8-1　脊柱检查

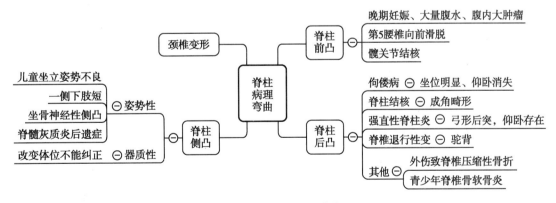

图 3-8-2　脊柱病理弯曲

能力目标

　　让患者采取合适的体位,应用正确手法对脊柱与四肢进行视诊、触诊、叩诊检查,根据异常体征诊断常见疾病。

素质目标

在脊柱、四肢检查中树立医学生人文关怀理念,培养临床思维及爱伤观念。

第一节 脊 柱

一、脊柱弯曲度

1. **生理性弯曲** 正常人直立时,脊柱从侧面观察有四个生理弯曲,观察脊柱有无侧弯。

2. **病理性变形**

(1) 颈椎变形:颈侧偏见于先天性斜颈。

(2) 脊柱后凸:见于佝偻病、结核病、强直性脊柱炎、脊椎退行性变等。

(3) 脊柱前凸:见于晚期妊娠、大量腹水、腹腔巨大肿瘤、髋关节结核及先天性髋关节后脱位等。

(4) 脊柱侧凸:分为姿势性和器质性,后者多由先天性、特发性、慢性胸膜肥厚、胸膜粘连及肩部或胸廓的畸形等。

二、脊柱活动度

颈椎活动受限常见于:①颈部肌纤维组织炎及韧带劳损;②颈椎病;③结核或肿瘤浸润使颈椎骨破坏;④颈椎外伤、骨折或关节脱位。

腰椎段活动受限常见于:①腰部肌纤维组织炎及韧带劳损;②腰椎椎管狭窄;③椎间盘突出,可使腰椎段各方向的运动均受限;④结核或肿瘤使腰椎骨质破坏;⑤腰椎骨折或脱位,多发生于外伤后。

三、脊柱压痛与叩击痛

1. **压痛** 取端坐位前倾。以右手拇指自上而下逐个按压脊椎棘突及椎旁肌肉,压痛部位的脊椎或肌肉可能有病变或损伤。

2. **叩击痛**

(1) 直接叩击法:用于检查胸椎与腰椎。

(2) 间接叩击法:左手掌置于患者头顶部,右手半握拳以小鱼际肌部位叩击左手背,叩击痛的部位多示病变所在。

四、脊柱检查的几种特殊试验

1. **颈椎特殊试验**

(1) Jackson 压头试验:患者取端坐位,检查者双手重叠放于其头顶部,向下加压:如患者出现颈痛或上肢放射痛即为阳性。多见于颈椎病及颈椎间盘突出症。

(2) 前屈旋颈试验(Fenz 征):头颈部前屈并左右旋转,如果颈椎处感觉疼痛,则阳性,多提示颈椎小关节的退行性变。

(3) 颈静脉加压试验:患者仰卧,检查者以双手指按压患者两侧颈静脉,如其颈部及上肢疼痛加重,为根性颈椎病。

(4) 旋颈试验:患者取坐位,头略后仰,并自动向左右作旋颈动作。如患者出现头昏、头痛、视力模糊症状,提示椎动脉型颈椎病。

2. **腰骶椎的特殊试验**

（1）摇摆试验：患者平卧,屈膝、髋,双手抱于膝前。检查者手扶患者双膝,左右摇摆,如腰部疼痛为阳性。多见于腰骶部病变。

（2）拾物试验：如果患者先以一手扶膝蹲下,腰部挺直地用手接近地上的物品,为阳性,多见于腰椎病变如腰椎间盘脱出,腰肌外伤及炎症。

（3）直腿抬高实验（Lasegue 征）：被检者仰卧,双下肢伸直。检查者一手握患者踝部,一手置于大腿伸侧,分别做直腿抬高动作,腰与大腿正常可达 80°～90°,若抬高不足 70°,且伴有下肢后侧的放射性疼痛,则为阳性。见于腰椎间盘突出症,也可见于单纯性坐骨神经痛。

（4）屈颈试验（Linder 征）：检查者一手置于患者胸前,另一手置于枕后,缓慢、用力的上抬其头部,使颈前屈,若出现下肢放射痛,则为阳性。见于腰椎间盘突出症的"根肩型"患者。

（5）股神经牵拉试验：患者俯卧,髋、膝关节完全伸直。检查者将一侧下肢抬起,使髋关节过伸,如大腿前方出现放射痛为阳性。可见于高位腰椎间盘突出症（腰 2～3 或腰 3～4）患者。

第二节 四肢与关节检查

知识框架

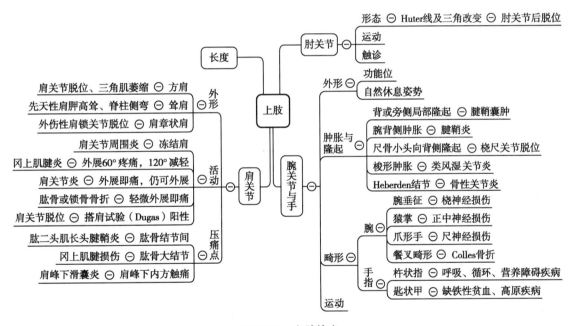

图 3-8-3 上肢检查

一、上肢

1. **长度** 长度不一见于先天性短肢畸形,骨折重叠和关节脱位等。

2. **肩关节**

（1）外形："方肩"见于肩关节脱位或三角肌萎缩。颈短耸肩,见于先天性肩胛高耸症及脊柱侧凸。肩部突出畸形见于外伤性肩锁关节脱位。

（2）运动：各方向均受限见于冻结肩,外展即痛但仍可外展见于肩关节炎,轻微外展即痛

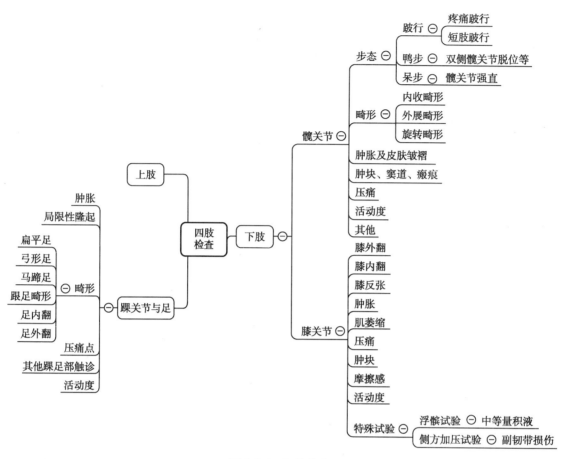

图 3-8-4　四肢检查

为肱骨或锁骨骨折,肩锁关节脱位搭肩试验阳性。

（3）压痛点:肱骨结节间的压痛见于肱二头肌长头腱鞘炎,肱骨大结节压痛见于冈上肌腱损伤,肩峰下内方触痛见于肩峰下滑囊炎。

3. 肘关节

（1）形态:应注意肘关节双侧及肘窝部是否饱满、肿胀。肘关节积液和滑膜增生常出现肿胀。

（2）运动

（3）触诊:注意皮肤温度,有无肿块,肱动脉搏动,滑车淋巴结是否肿大。

4. 腕关节及手

（1）外形:包括手的功能位及休息位。

（2）局部肿胀及隆起:肿胀可因外伤、关节炎、关节结核引起,腕关节局部隆起见于腱鞘囊肿,梭形肿胀见于类风湿关节炎,骨性关节炎有特征性 Heberden 结节。

（3）畸形:腕垂症,桡神经损伤;猿掌,正中神经损伤;爪形手,尺神经损伤;餐叉样畸形,见于 Colles 骨折。

杵状指（趾）:手指或足趾末端增生、肥厚,呈杵状膨大,称为杵状指（趾）。杵状指（趾）发生机制一般认为与肢体末端慢性缺氧、代谢障碍及中毒性损害有关。杵状指（趾）临床常见于:①呼吸系统疾病:如支气管肺癌、支气管扩张、慢性肺脓肿等;②某些心血管病症:如发绀型先天性心脏病、亚急性感染性心内膜炎等;③营养障碍性疾病:如肝硬化等。

匙状甲:又称反甲,其特点为指甲中央凹陷,边缘翘起,指甲变薄,表面粗糙有条纹。常为缺铁或某些氨基酸代谢紊乱所致营养障碍。多见于缺铁性贫血、高原疾病。

二、下肢

1. 髋关节

（1）步态：跛行包括疼痛性及短肢导致；鸭步见于先天性髋关节脱位；呆步见于髋关节强直，化脓性髋关节炎。

（2）畸形：包括内收、外展、旋转畸形。

（3）肿胀及皮肤皱褶：臀部皱褶不对称提示一侧髋关节脱位。

（4）肿块、窦道，瘢痕

（5）压痛：腹股沟韧带中点后下 1cm，再向外 1cm，如此处硬韧饱满为髋关节前脱位，空虚可能为后脱位。

（6）活动度

（7）叩诊：叩击足跟出现髋关节疼痛示炎症或骨折。

听诊：屈伸髋关节出现"咯噔"声示股骨大粗隆摩擦声。

2. 膝关节

（1）膝内、外翻：见于佝偻病和大骨节病。

（2）膝反张：见于小儿麻痹后遗症、膝关节结核。

（3）肿胀：见于积液。

（4）肌萎缩：股四头肌及内侧肌萎缩。

（5）压痛：见于炎症。

（6）肿块：注意大小、硬度、活动度，有无压痛及波动感。

（7）摩擦感：见于炎症及创伤后遗留病变。

（8）活动度

（9）几种特殊试验：包括浮髌试验，拇指指甲滑动试验，侧方加压试验。

3. 踝关节及足

（1）肿胀：匀称性肿胀见于扭伤，结核，化脓性关节炎及类风湿关节炎；局限性肿胀见于局部腱鞘囊肿或炎症。

（2）局限性隆起：见于外伤、骨质增生或先天性异常。

（3）畸形：包括扁平足、弓形足、马蹄足、跟足畸形、足内翻、足外翻等。

触诊：包括压痛点、张力、活动度。

========= 试 题 精 选 =========

一、名词解释

1. 匙状甲（koilonychia）

2. 直腿抬高试验（Lasegue 征）

3. Jackson 压头试验

4. 前屈旋颈试验（Fenz 征）

5. 颈静脉加压试验

6. 旋颈试验

7. 摇摆试验

8. 拾物试验

9. 屈颈试验（Linder 征）

10. 股神经牵拉试验

二、填空题

1. 脊柱后凸常见病因_____、_____、_____、_____。
2. 由髋关节疾患引起的异常步态主要有_____、_____、_____。
3. 拾物试验阳性多见于腰椎病变如_____、_____。

三、选择题

【A1 型题】

1. 关于水肿的描述,下列哪项**不正确**
   A. 全身性水肿时双下肢水肿较上肢明显
   B. 右心衰竭常为凹陷性水肿
   C. 单侧肢体水肿多为静脉血或淋巴液回流受阻
   D. 甲状腺功能低下常出现胫前凹陷性水肿
   E. 淋巴液回流受阻常出现非凹陷性水肿

2. "浮髌试验"阳性见于膝关节
   A. 少量积液　　　　　　　　B. 中等量积液　　　　　　　　C. 大量积液
   D. 滑膜增生　　　　　　　　E. 髌骨骨折

3. 以下说法**不正确**的是
   A. 正常人脊柱无侧弯　　　　　　　　B. 姿势性侧凸无脊柱结构异常
   C. 器质性侧弯改变体位可纠正　　　　D. 从侧面观正常人脊柱有四个生理弯曲
   E. 脊柱结核可见成角畸形

4. 关于"方肩",常提示的疾病是
   A. 锁骨骨折　　　　　　　　B. 肱骨骨折　　　　　　　　C. 颈椎病
   D. 斜方肌萎缩　　　　　　　E. 肩关节脱位

5. 匙状甲常见于
   A. 甲癣　　　　　　　　　　　B. 风湿热
   C. 发绀型先天性心脏病　　　　D. 肝硬化
   E. 缺铁性贫血

6. 腕关节餐叉样畸形见于
   A. 血栓性静脉炎　　　　　　B. 桡神经受损　　　　　　　C. 进行性肌萎缩
   D. 正中神经受损　　　　　　E. Colles 骨折

7. 爪形手见于
   A. 风湿关节炎　　　　　　　B. 类风湿关节炎　　　　　　C. 桡神经损伤
   D. 进行性肌萎缩　　　　　　E. Colles 骨折

8. 双侧近端指间关节增生、肿胀呈梭形改变,对称分布的疾病是
   A. 类风湿关节炎　　　　　　B. 风湿热　　　　　　　　　C. 进行性肌萎缩
   D. 尺神经损伤　　　　　　　E. 腱鞘滑膜炎

9. 脊柱过度向前凸,多发生于
   A. 颈段脊柱　　　　　　　　B. 腰段脊柱　　　　　　　　C. 骶椎
   D. 胸段脊柱　　　　　　　　E. 颈胸段脊柱

【A2 型题】

1. 女,3 岁,出生后每日哭闹后出现嘴唇发紫,并伴呼吸困难,未行诊治,近 1 年来家长发

现患儿指甲末端拱形隆起,手指末节膨大并伴有发绀,引起手指变化的原因最可能是

    A. 小儿营养不良   B. 先天性支气管扩张

    C. 发绀型先天性心脏病   D. 慢性肺脓肿

    E. 先天性肢端肥大症

2. 女性,45岁,双手指关节疼痛8年,8年前无明显诱因出现双手指晨起后活动不灵活,有僵硬感,后逐渐疼痛,服吲哚美辛能止痛,近2年来服原药效果不佳。查体见双手指关节肿胀,呈梭形改变,腕关节肿胀,微发红。该患者的诊断可能为

    A. 骨性骨关节炎   B. 痛风   C. 风湿性关节炎

    D. 类风湿关节炎   E. 反应性关节炎

3. 男,11岁,小学生,2年前近视,1年来家长发现其坐位或行走时胸腰后突,头颈部前倾,去医院就诊,查体及脊柱照片均无异常,该男孩可能为

    A. 佝偻病   B. 脊柱结核   C. 脊柱炎

    D. 先天性脊柱发育不良   E. 姿势性脊柱后凸

4. 男,40岁,搬运工人,腰部疼痛3年,常于冬、春季加重,休息及服止痛片后缓解,近2个月来腰痛加剧,弯腰时为重,查体:脊柱无畸形,无叩痛,弯腰45°时右下肢感牵涉痛,腰椎照片椎体无异常,该患者可能为

    A. 腰椎早期结核   B. 腰肌纤维组织炎   C. 椎间盘突出

    D. 韧带扭伤   E. 腰椎陈旧性骨折

5. 女,50岁,近10d来常因步行过久后出现右小腿以下疼痛,体息后可缓解,最近发现足趾麻木,疼痛,查体见右足第3~5趾末端发绀伴发凉,足背动脉搏动减弱,考虑该患者应为

    A. 血栓形成   B. 下肢动脉栓塞   C. 下肢静脉炎

    D. 雷诺病   E. 血栓闭塞性脉管炎

6. 女,25岁,2周前感咽痛、发热,经抗感染治疗后症状消失,但渐感双下肢水肿,查尿蛋白(+++),定量5.5g/24h,血胆固醇9.3mmol/L,甘油三酯7.5mmol/L,血清白蛋白24g/L,总蛋白54g/L。经补充白蛋白、利尿及皮质激素治疗后,左下肢水肿减轻,但右下肢水肿明显,压之可凹陷,皮肤无发红及发热,非对称性水肿,可能的原因是

    A. 蛋白尿未控制   B. 股静脉血栓形成   C. 白蛋白补充不够

    D. 左下肢蜂窝织炎   E. 利尿药量不足

【B型题】

(1~2题共用备选答案)

    A. 单侧膝关节红、肿痛反复急性发作   B. 血尿酸增高

    C. 两者均有   D. 两者均无

1. 骨关节炎

2. 痛风

(3~9题共用备选答案)

    A. 方肩   B. 搭肩试验阳性   C. 冈上肌腱炎

    D. 冻结肩   E. 耸肩   F. 锁骨骨折

    G. 肩关节炎   H. 肩章肩

3. 肩关节各方向活动均受限

4. 肩肱关节脱位

5. 肩关节脱位

6. 肩关节外展开始疼痛,但仍能外展

7. 上肢轻微外展即感疼痛

8. 肩关节外展 60°~120°时痛,大于 120°时疼痛消失

9. 肩锁关节脱位

(10~17 题共用备选答案)

A. 鸭步　　　　　　　　B. 疼痛性跛行　　　　　　C. 髋关节内收畸形
D. 膝关节间隙疼痛　　　E. 短肢跛行　　　　　　　F. 呆步

10. 髋关节强直

11. 一侧髋关节脱位

12. 髋关节结核

13. 双髋关节脱位

14. 股骨头无菌性坏死

15. 小儿麻痹后遗症

16. 小儿麻痹症肌萎缩

17. 股骨头骨折错位

(18~25 题共用备选答案)

A. 餐叉手　　　　　　　　　　　B. 猿手
C. 肘窝下方向桡侧突出　　　　　D. 腕关节背侧局限隆起
E. Huter 三角关系改变　　　　　F. 肱骨结节间压痛
G. 肘窝上方突出饱满　　　　　　H. 腕垂症

18. 桡神经损伤

19. 正中神经损伤

20. 腱鞘囊肿

21. 肱二头肌腱炎

22. 肱骨髁上骨折

23. Colles 骨折

24. 肘关节向后脱位

25. 桡骨头脱位

【X 型题】

1. 脊柱腰椎段活动受限常见于

A. 腰部肌纤维组织炎及韧带劳损

B. 腰椎椎管狭窄

C. 椎间盘突出

D. 结核或肿瘤浸润腰椎

E. 腰椎骨折

2. 杵状指(趾)可发生在

A. 慢性肺脓肿　　　　　　　　　B. 缺铁性贫血

C. 发绀型先天性心脏病　　　　　D. 高血压

E. 亚急性感染性心内膜炎

3. 患者,女,45 岁,腰背疼痛 1 年,弯腰时明显,伴有乏力、食欲缺乏、午后低热来诊,查体,消瘦体型,前胸凹陷,胸 12 腰 1 后突明显,并伴压痛,可能会出现

A. 脊柱后成角畸形　　　B. 椎体破坏、压缩　　　　C. 合并肺结核
D. 椎旁冷脓肿形成　　　E. 椎体融合

四、问答题

试述杵状指的临床意义。

======================= 参　考　答　案 =======================

一、名词解释(见复习纲要)

二、填空题

1. 佝偻病　结核　强直性脊柱炎　脊柱退行性变
2. 跛行　鸭步　呆步
3. 腰椎间盘脱出　腰肌外伤及炎症

三、选择题

【A1 型题】1. D　2. B　3. C　4. E　5. E　6. E　7. D　8. A　9. B

【A2 型题】1. C　2. D　3. E　4. C　5. E　6. B

【B 型题】1. D　2. C　3. D　4. B　5. A　6. G　7. F　8. C　9. H　10. F　11. C
　　　　　12. B　13. A　14. B　15. E　16. A　17. C　18. H　19. B　20. D　21. F
　　　　　22. G　23. A　24. E　25. C

【X 型题】1. ABCDE　2. ACE　3. ABCD

四、问答题(见复习纲要)

(马莲环)

第九章

神经系统检查

知识框架

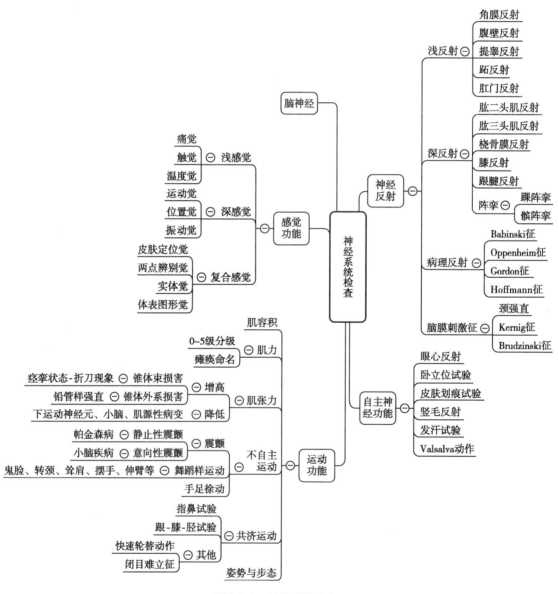

图 3-9-1 神经系统检查

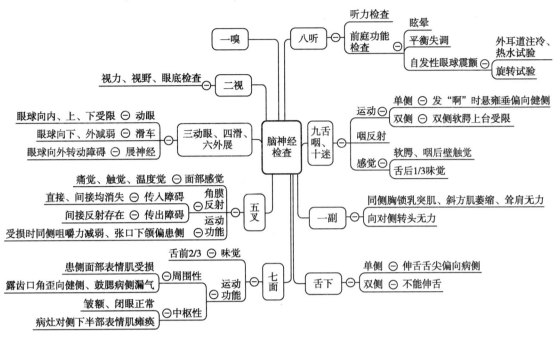

图 3-9-2 脑神经检查

能力目标

根据不同患者进行神经反射检查,熟悉神经反射、脑膜刺激征、病理反射的操作手法及异常临床体征。

素质目标

在神经反射检查中树立医学生人文关怀理念,培养临床思维及爱伤观念。

复 习 纲 要

第一节 脑神经检查

脑神经共 12 对,应按序检查,主要用于颅脑病变的定位诊断。

一、嗅神经

系第 1 对脑神经。让被检者辨别各种气味的无色液体,并双侧对比。一侧或双侧功能障碍提示同侧嗅神经损害如创伤、前颅凹占位和脑膜结核及鼻腔本身疾病。

二、视神经

系第 2 对脑神经。包括:①视力检查;②视野检查;③眼底检查。

三、动眼、滑车、展神经

分别为第 3、4、6 对脑神经,合称眼球运动神经。
1. **外观** ①眼裂(大小);②眼睑(下垂);③眼球(外突或内陷、偏斜)。
2. **眼球运动** ①运动受限;②复视;③眼球震颤。上睑下垂与眼球运动向内、向上及向下活动受限提示动眼神经麻痹;眼球向下及向外运动减弱提示滑车神经损害;向外转动障碍则为展神经受损。

3. **瞳孔** 检查直接、间接对光反射、瞳孔调节反射。异常提示动眼神经或视神经受损。

四、三叉神经

系第 5 对脑神经,为混合性神经。包括:①面部感觉,两侧对比,针刺检查痛觉,棉签检查触觉,为三叉神经感觉支支配;②角膜反射;③咀嚼运动,受三叉神经的运动纤维支配,对比双侧肌力强弱,张口有无偏斜。翼状肌瘫痪时,下颌偏向患侧。

五、面神经

系第 7 对脑神经,司面部表情肌和舌前 2/3 味觉。

1. **视诊** 观察额纹及鼻唇沟是否变浅,睑裂是否增宽,口角是否低垂或歪向一侧。

2. **运动** 嘱患者作皱额、闭眼、露齿、鼓腮或吹哨动作,两侧对比。障碍见于面神经受损(分周围性和中枢性损害,前者表现为患侧额纹减少,睑裂增大,鼻唇沟变浅,不能皱眉、闭眼,口角歪向健侧,鼓腮时病变侧漏气;后者则只出现对侧下半部面部表情肌瘫痪)。

3. **味觉** 面神经损害者则舌前 2/3 味觉丧失。

六、位听神经

系第 8 对脑神经,包括前庭(检查有无眩晕、平衡失调、眼球震颤)及耳蜗神经(听力检查)。

七、舌咽、迷走神经

第 9、10 对脑神经,常同时受损,表现为发音低或带有鼻音,呛咳、吞咽困难及舌后 1/3 味觉减退。当一侧神经受损时,该侧软腭上提减弱,腭垂偏向健侧,咽反射迟钝或消失。

八、副神经

第 11 对脑神经,作耸肩及转颈运动,比较两侧肌力。受损表现为一侧胸锁乳突肌、斜方肌萎缩。

九、舌下神经

第 12 对脑神经。一侧麻痹时伸舌偏向患侧,双侧则不能伸舌。

第二节 运动功能检查

运动包括随意(由锥体束司理)和不随意运动(由锥体外系和小脑司理)。

一、肌力

肌肉运动时的最大收缩力,检查时令患者作肢体伸屈动作,检查者从相反方向测试被查者对阻力的克服力量,并注意两侧对比。记录采用 0~5 级的六级分级法。0 级,完全瘫痪;1 级,肌肉可收缩,但不能产生动作;2 级,肢体在床面上能水平移动,但不能抬离床面;3 级,肢体能抬离床面,但不能抗阻力;4 级,能作抗阻力动作,但较正常差;5 级,正常肌力。临床意义:分为完全性瘫痪和不完全性瘫痪(轻瘫)。不同部位或不同组合瘫痪又可分为:①单瘫:单一肢体瘫痪,多见于脊髓灰质炎;②偏瘫:为一侧肢体(上、下肢)瘫痪,常伴有同侧脑神经损害,多见于颅内病变或脑卒中;③交叉性偏瘫:为一侧偏瘫及对侧脑神经损害;④截瘫:为双侧下肢瘫痪,是脊髓横贯性损伤的结果,见于脊髓外伤、炎症等。

二、肌张力

指静息状态下的肌肉紧张度,其实质是一种牵张反射,即骨骼肌受到外力牵拉时产生的收缩反应。以触摸肌肉的硬度及伸屈其肢体时感知的阻力作判断。

（一）肌张力增高

1. **痉挛性** 折刀现象为在被动伸屈其肢体时,起始阻力大,终末突然阻力减弱,称折刀现象,为锥体束损害现象。

2. **强直性** 铅管样强直,伸屈肢体时始终阻力增加,做被动运动时各个方向的阻力增加是均匀一致的,称铅管样强直,为锥体外系损害现象。

（二）肌张力降低

见于周围神经炎、前角灰质炎和小脑病变等。

三、不随意运动

多数为锥体外系损害的表现。

1. **震颤** 静止性震颤如帕金森病,震颤表现为静止时明显,而在运动时减轻,睡眠时消失,常伴肌张力增高;意向性震颤又称动作性震颤,指震颤在休息时消失,动作时发生,愈近目的物愈明显,见于小脑疾患;老年性震颤发生于老年人,通常肌张力不高。

2. **舞蹈样运动** 为肢体大关节的快速、无目的、不对称的运动,类似舞蹈,睡眠时可减轻或消失。也可发生在面部,犹如作鬼脸,多见于儿童期脑风湿病变。

3. **手足徐动** 见于脑性瘫痪、肝豆状核变性和脑基底节变性。

四、共济运动

机体任一动作的完成均依赖于某组肌群协调一致的运动,称为共济运动。与小脑的协调功能有关。前庭神经、视神经、深感觉及锥体外系均参与作用。

1. **指鼻试验** 嘱被检查者手臂外展伸直,再以示指触自己的鼻尖,由慢到快,先睁眼,后闭眼重复进行。小脑半球病变时同侧指鼻不准;如睁眼时准确,闭眼时障碍则为感觉性共济失调。

2. **跟-膝-胫试验** 被检查者仰卧,上抬一侧下肢,将足跟置于另一下肢膝盖下缘,再沿胫骨前缘向下移动,先睁眼,后闭眼,重复进行。小脑损害时,动作不稳;感觉性共济失调者则闭眼时出现该动作障碍。

3. **其他** ①快速轮替动作:被检查者伸直手掌并以前臂作快速旋前旋后动作,共济失调者动作缓慢,不协调;②闭目难立征:被检查者足跟并拢站立,闭目,双手向前平伸,若出现身体摇晃或倾斜则为阳性,阳性提示小脑病变。如睁眼时能站稳而闭眼时站立不稳,则为感觉性共济失调。

第三节 感觉功能检查

一、浅感觉检查

1. **痛觉** 针刺皮肤检查,两侧对比并记录感觉障碍类型(过敏、减退或消失)与范围。

2. **触觉** 用棉签或软纸片轻触皮肤或黏膜。触觉障碍见于后索病损。

3. **温度觉** 用盛热水(40~50℃)或冷水(5~10℃)试管测试,障碍见于脊髓丘脑侧束损害。

二、深感觉检查

1. **运动觉** 被检者闭目,夹住其手指或足趾两侧,上下移动,令其说出方向。障碍见于后索病损。
2. **位置觉** 被检者闭目,检查者将其肢体放于某一位置,以检测其位置觉。
3. **振动觉** 用振动着的音叉柄置于骨突起处,询问有无振动感觉,判断两侧有无差别。

三、复合感觉检查

包括皮肤定位觉(障碍见于皮质病变)、两点辨别觉(障碍见于额叶病变)、形体觉(障碍为皮质病变)、体表图形觉(识别障碍为丘脑水平以上病变)。

第四节 神经反射检查

一、浅反射

1. **角膜反射** 棉签轻触角膜,眼睑迅速闭合称直接角膜反射,引起对侧眼睑闭合为间接角膜反射。

(1)三叉神经病变(传入障碍):直接与间接反射均消失;深昏迷患者角膜反射消失。

(2)面神经瘫痪(传出障碍):患侧直接反射消失,间接反射存在。

2. **腹壁反射** 被检者仰卧,下肢稍屈曲,腹壁松弛,钝头竹签分别沿肋缘下(胸7~8)、脐平(胸9~10)及腹股沟上(胸11~12)的平行方向,由外向内轻划,正常局部腹肌收缩。上、中或下部反射消失分别见于上述不同平面的胸髓病损。昏迷和急性腹膜炎则双侧上、中、下部反射均消失;锥体束病损同侧上、中、下部反射消失。

3. **提睾反射** 提睾反射的检查方法为被检查者仰卧,竹签由下而上轻划股内侧上方皮肤,可引起同侧提睾肌收缩,睾丸上提。意义:双侧反射消失为腰髓1~2节病损。一侧反射减弱或消失见于锥体束损害。局部病变如腹股沟疝、阴囊水肿等也可影响提睾反射。

4. **跖反射** 用钝头竹签划足底外侧,由后向前至小趾跖关节处转向蹬趾侧,正常反应为足趾屈曲(即 Babinski 征阴性),反射消失为骶髓1~2节病变。

5. **肛门反射** 大头针轻划肛周皮肤引起肛门外括约肌收缩。障碍为骶4~5节、肛尾神经病损。

二、深反射(腱反射)

刺激骨膜、肌腱经深部感受器完成的反射称深反射,又称腱反射。检查时被检者要合作,肢体应放松。检查者叩击力量要均等,两侧要对比。腱反射不对称是神经损害的重要定位体征。程度分为:0:反射消失;+反射存在,相应关节无活动,为反射减弱,可为正常或病理;++肌肉收缩,关节活动,为正常反射;+++反射增强,为正常或病理;++++反射亢进并伴有阵挛,为病理状况。

1. **肱二头肌反射(颈髓5~6节)** 被检者前臂屈曲90°,检查者以左拇指置于被检者肘部肱二头肌腱上,然后右手持叩诊锤叩左拇指,可使肱二头肌收缩,引出屈肘动作。

2. **肱三头肌反射(颈髓6~7节)** 被检者外展上臂,半屈肘关节,检查者托住其上臂,用叩诊锤直接叩击鹰嘴上方的肱三头肌腱,可使肱三头肌收缩,引起前臂伸展。

3. 桡骨膜反射(颈髓5~6节) 检查方法为被检者前臂置于半屈半旋前位,医生以左手托住其腕部,并使腕关节自然下垂,随即以叩诊锤叩桡骨茎突,可引起肱桡肌收缩,发生屈肘和前臂旋前动作。反射中枢在颈髓5~6节。

4. 膝反射(腰髓2~4节) 坐位检查时,被检者小腿完全松弛下垂,卧位则以左手托起其膝关节屈曲约120°,叩击膝盖髌骨下方股四头肌腱,可引起小腿伸展。

5. 踝反射,又称跟腱反射(骶髓1~2节) 患者仰卧,髋及膝关节稍屈曲,下肢取外旋外展位,足部背屈成直角,叩击跟腱,反应为腓肠肌收缩,足向跖面屈曲。

6. 阵挛

(1) 踝阵挛:被检者仰卧,髋与膝关节稍屈,一手持被检者小腿,一手持其足底前端,用力使踝关节过伸。阳性表现踝关节连续性节律性收缩,提示腱反射极度亢进。

(2) 髌阵挛:被检者下肢伸直,医生以拇指与示指控制住其髌骨上缘,用力向远端快速连续推动数次后维持推力。阳性为股四头肌发生节律性收缩使髌骨上下移动,临床意义为深反射亢进。

三、病理反射

指锥体束病损时,大脑失去了对脑干和脊髓的抑制作用而出现的异常反射。1岁半以内的婴幼儿由于神经系统发育未完善,也可出现这种反射,不属于病理性。

1. Babinski 征 用钝头竹签划足底外侧,由后向前至小趾跖关节处转向踇趾侧,阳性反应为踇趾背伸,余趾呈扇形展开,见于锥体束受损。

2. Oppenheim 征 用拇指及示指沿被检者胫骨前缘用力由上向下滑压,阳性反应为踇趾背伸,余趾呈扇形展开,见于锥体束受损。

3. Gordon 征 用手捏压腓肠肌,阳性反应为踇趾背伸,余趾呈扇形展开,见于锥体束受损。

4. Hoffmann 征 为上肢锥体束征。检查者左手持被检者腕部,然后以右手中指与示指夹住被检者中指并稍向上提,使腕部处于轻度过伸位,以拇指迅速弹刮其中指指甲,其余四指轻度掌屈反应则为阳性,多见于颈髓7节至胸髓1节病变。临床意义为深反射亢进的表现。

四、脑膜刺激征

为脑膜受激惹的体征,见于脑膜炎、蛛网膜下腔出血和颅压增高等。

1. 颈强直 被检者仰卧,颈部放松,检查者左手托被检者枕部,右手置于胸前作屈颈动作。阳性为被动屈颈时抵抗力增强,即为颈部阻力增高或颈强直。在除外颈椎或颈部肌肉局部病变后即可认为有脑膜刺激征。

2. Kernig 征 被检者仰卧,一侧髋关节、膝关节屈成直角,膝关节也在近乎直角状态时,检查者将被检者小腿抬高伸膝。正常人膝关节可伸达135°以上。如伸膝受阻且伴疼痛与屈肌痉挛,则为阳性。

3. Brudzinski 征 被检者仰卧,下肢伸直,检查者一手托起被检者枕部,另一手按于其胸前。头部前屈时,双髋与膝关节同时屈曲则为阳性。

第五节 自主神经功能检查

1. 眼心反射 在按压两侧眼球前计数脉率,按压20~30s后再计数1min脉率,正常减少10~12次/min,超过12次/min提示副交感(迷走)神经功能增强,迷走神经麻痹则无反应。如压迫后脉率非但不减慢反而加速,则提示交感神经功能亢进。

2. **卧立位试验**　平卧位计数 1min 脉率,然后起立站直再计数 1min 脉率。如增加超过 10~12 次/min 交感神经兴奋性增强,减慢超过 10~12 次/min 则为迷走神经兴奋性增强。

3. **皮肤划痕试验**　用钝头竹签在皮肤上适度加压划一条线,正常先出现白色划痕、高出皮面,以后变红。如白色划痕持续超过 5min,提示交感神经兴奋性增高。如红色划痕迅速出现且持续时间长,提示副交感神经兴奋性增高或交感神经麻痹。

4. **竖毛反射、发汗试验、握拳试验**　可判断交感神经功能障碍的范围。

5. **Valsalva 动作**　深吸气后,在屏气状态下用力作呼气动作 10~15s。计算此期间最长心搏间期与最短心搏间期的比值,正常大于或等于 1.4,如小于 1.4 则提示压力感受器功能不灵敏或其反射弧的传入或传出纤维损害。

=== 试 题 精 选 ===

一、名词解释

1. 肌力
2. 肌张力
3. 共济运动
4. 深反射
5. 铅管样强直
6. 病理反射
7. 闭目难立征
8. 折刀现象
9. 意向性震颤
10. 阵挛
11. Babinski sign
12. Kernig sign
13. Oppenheim sign
14. Gordon sign
15. Hoffmann sign
16. Brudzinski sign

二、填空题

1. 嘱患者睁眼向内侧注视,以捻成细束的棉絮从患者视野外接近并轻触角膜,正常反应为被刺激侧迅速闭眼,称为_____。如刺激一侧角膜,对侧也出现眼睑闭合反应,称为_____。

2. 运动包括随意运动和不随意运动,随意运动由_____司理,不随意运动由_____和_____司理。

3. 被检查者前臂屈曲,检查者以左拇指置于被检查者肘部肱二头肌上,然后右手持叩诊锤叩击左拇指,可使肱二头肌收缩,前臂快速屈曲。其反射中枢为_____。

4. 踝阵挛阳性表现为_____与_____发生连续性节律性收缩。

5. 髌阵挛阳性反应表现为股四头肌发生_____使髌骨上下移动。

6. 检查 Kernig 征,被检查者仰卧,一侧下肢_____屈曲成直角,检查者将被检查者小腿抬高伸膝,正常人膝关节可伸达_____度以上。

7. 用钝头竹签在皮肤上适度加压划一条线,数秒钟后,皮肤先出现白色划痕,以后变红,属_____反应。如白色划痕持续较久,超过 5min,提示_____神经兴奋性增高。

8. 浅感觉检查包括_____、_____和_____。

9. 运动功能检查包括_____、_____、_____和_____。

10. 眼球运动神经,同司眼球运动,主要由_____、_____和_____支配。

11. 上睑下垂与眼球运动向内、向上及向下活动受限,提示有_____。眼球向下及向外运动减弱,提示_____有损害。眼球向外转动障碍为_____受损。

12. 神经反射检查的内容主要包括_____、_____、_____、和_____。

13. 按压被检查者眼球两侧,如脉率减少超过 12 次/min,提示_____功能增强。如压迫后脉率非但不减慢反而加速,提示_____功能亢进。

14. 温度觉的检查是用盛有_____度热水和_____度冷水的试管交替测试患者皮肤温度觉。

15. 面神经系第 7 对脑神经,主要支配_____和具有_____功能。

16. 嘱被检查者作耸肩及转头运动,发现一侧胸锁乳突肌与斜方肌萎缩,提示一侧_____受损。

三、选择题

【A1 型题】

1. 某患者发病后,出现声音嘶哑、饮水呛咳和吞咽困难,常提示哪对脑神经受损:
   A. 面神经　　　　　　　　B. 三叉神经　　　　　　　C. 舌咽、迷走神经
   D. 动眼、滑车、展神经　　E. 副神经

2. 一侧肢体瘫痪,伴有同侧脑神经损害,见于
   A. 交叉性瘫痪　　　　　　B. 偏瘫　　　　　　　　　C. 单瘫
   D. 截瘫　　　　　　　　　E. 混合性瘫痪

3. 锥体束损害时,可出现
   A. 折刀现象　　　　　　　B. 铅管样强直　　　　　　C. 静止性震颤
   D. 动作性震颤　　　　　　E. 舞蹈样运动

4. 震颤在休息时消失,动作时发生,愈近目的物愈明显,称为
   A. 闭目难立征　　　　　　B. 感觉性共济失调　　　　C. 静止性震颤
   D. 手足徐动　　　　　　　E. 意向性震颤

5. 共济运动检查法中不包括
   A. 克尼格征(Kernig 征)　B. 闭目难立征　　　　　　C. 轮替动作
   D. 指鼻试验　　　　　　　E. 跟-膝-胫试验

6. 皮肤温度觉的检查,多采用盛有热水或冷水的试管测试,使用的冷水温度为
   A. 10°~20°　　　　　　　B. 5°~10°　　　　　　　　C. 3°~5°
   D. 1°~3°　　　　　　　　E. 0°

7. 下列感觉中属于深感觉的是
   A. 体表图形觉　　　　　　B. 两点辨别觉　　　　　　C. 振动觉
   D. 触觉　　　　　　　　　E. 实体觉

8. 下列感觉中,**不属于**复合感觉的是
   A. 体表图形觉　　　　　　B. 两点辨别觉　　　　　　C. 皮肤定位觉
   D. 位置觉　　　　　　　　E. 实体觉

9. 患者浅反射检查中,**不可能**出现阳性的是
   A. 腹壁反射　　　　　　　B. 提睾反射　　　　　　　C. 角膜反射

  D. 肛门反射   E. 桡骨骨膜反射

10. 下列反射中,**不属于**深反射的是

  A. Babinski 征   B. 膝反射   C. 踝反射

  D. 肱三头肌反射   E. 桡骨骨膜反射

11. 下列反射中属于病理反射的是

  A. Kernig 征   B. Oppenheim 征   C. Brudzinski 征

  D. 皮肤划退试验   E. Valsalva 动作

12. 检查者用手以一定力量捏压患者腓肠肌,如出现踇指背伸,其余四趾呈扇形展开,这属于

  A. Babinski 征阳性   B. Hoffmann 征阳性   C. Kernig 征阳性

  D. Gordon 征阳性   E. Oppenheim 征阳性

13. 关于指鼻试验,下列叙述哪项**不正确**

  A. 嘱患者手臂外展伸直,以示指触自己的鼻尖

  B. 由慢到快,先睁眼后闭眼,反复上述动作

  C. 正常人动作准确

  D. 如闭眼时指鼻准确,睁眼时出现障碍为感觉性共济失调

  E. 小脑半球病变时同侧指鼻不准

14. 关于眼心反射,下列叙述哪项**不正确**

  A. 加压 20~30s 后计数 1min 脉率

  B. 加压后正常可减少 10~12 次/min

  C. 如减少超过 12 次/min,提示副交感神经功能增强

  D. 此反射为检查感觉功能的

  E. 如压迫后脉率不减慢,反而加快,提示交感神经功能亢进

15. 关于踝阵挛的叙述中,下列哪项是**不正确**的

  A. 临床意义同 Kernig 征

  B. 患者取仰卧,髋关节与膝关节稍屈

  C. 医生一手持患者小腿,一手持患者足掌前端,用力使踝关节背屈

  D. 阳性表现为腓肠肌与比目鱼肌连续性节律性收缩

  E. 系腱反射极度亢进

16. 下列检查中,**不属于**自主神经功能检查的是

  A. 卧立位试验   B. 指鼻试验   C. 发汗试验

  D. 竖毛反射   E. 皮肤划痕试验

17. 下列哪项是检查神经根受刺激的

  A. Kernig 征   B. Brudzinski 征   C. Lasegue 征

  D. Oppenheim 征   E. Babinski 征

18. 检查三叉神经有无感觉障碍,**不包括**下列哪项

  A. 医生用棉签轻触患者面部   B. 用针尖轻刺三叉神经分布区

  C. 两侧对比   D. 观察患者感觉反应

  E. 双手触按被检查者颞肌、咀嚼肌

19. 下列哪项**不属于**检查椎体束病变的神经反射

  A. Babinski 征   B. Brudzinski 征   C. Gordon 征

  D. Oppenheim 征   E. Hoffmann 征

20. 下列说法正确的是

A. 角膜反射属于深反射　　　　　　　B. Brudzinski 征属于脑膜刺激征

C. Kernig 征提示锥体束受损　　　　　D. 发汗试验反映小脑功能

E. 颈椎病时颈项强直,甚至角弓反张

【A2 型题】

1. 男,6 岁,体检时可见患儿不自主地做鬼脸、转颈、耸肩、手指间断性伸屈、摆手和伸臂等,家属述此症状睡眠时可减轻或消失,此症状是

A. 共济失调　　　　　　　B. 舞蹈样运动　　　　　　　C. 意向性震颤

D. 静止性震颤　　　　　　E. 手足徐动

2. 男,65 岁,因声音嘶哑、鼻音明显就诊。体检:患者张口发"啊"音时腭垂偏向右侧。受损神经提示为

A. 左侧舌咽神经　　　　　　B. 左侧舌咽神经、迷走神经　　　C. 右侧面神经

D. 右侧舌咽神经　　　　　　E. 右侧舌咽神经、迷走神经

3. 男,38 岁,因车祸造成颅底骨折,临床表现为右侧不能闭眼,微笑时口角偏向左侧。受到损伤的脑神经可能为

A. 右侧面神经　　　　　　B. 左侧面神经　　　　　　C. 左侧迷走神经

D. 右侧三叉神经　　　　　E. 左侧三叉神经

4. 女,52 岁,近 1 年来腰部痛,并放射到右足跟,CT 检查提示有 L_5-S_1 椎间盘突出,体检时可能出现的体征为

A. 右提睾反射减弱或消失　　　　　B. 右膝反射减弱或消失

C. 右跟腱反射减弱或消失　　　　　D. 右踝阵挛

E. 右肛门反射减弱或消失

5. 女性,65 岁,近 1 个月来右侧面部麻木,体检:直接与间接角膜反射均消失,左侧面部感觉障碍,下颌偏向左侧,张口时翼状肌瘫痪,涉及的脑神经最可能是

A. 三叉神经　　　　　　B. 迷走神经　　　　　　C. 面神经

D. 舌咽神经　　　　　　E. 副神经

6. 男,32 岁,左侧乳突区疼痛 1d,口角向右歪斜 8h。可定位诊断的最主要体征是

A. 双侧面部痛觉　　　　　　B. 双侧皱额和眼睑闭合情况

C. 伸舌偏斜方向　　　　　　D. 张口时下颌偏斜方向

E. 双侧肢体肌力比较

【B 型题】

(1~2 题共用备选答案)

A. Babinski 征　　　　　　B. Brudzinski 征　　　　　　C. 膝反射

D. 跖反射　　　　　　　　E. 提睾反射

检查下述神经反射时需进行哪种相关检查

1. 脑膜刺激征

2. 病理反射

(3~5 题共用备选答案)

A. 浅感觉检查　　　　　　B. 深感觉检查　　　　　　C. 复合感觉检查

D. 共济运动检查　　　　　E. 不自主运动检查

以下体征可见于哪种神经系统检查?

3. 振动觉

4. 闭目难立征

5. 手足徐动

（6~8 题共用备选答案）

    A. 肝豆状核变性　　　　　B. 脑基底节变性　　　　　C. 帕金森病

    D. 小脑病变　　　　　　　E. 儿童期脑风湿性病变

以下体征见于哪种病变?

6. 舞蹈样运动

7. 静止性震颤

8. 闭目难立征

（9~10 题共用备选答案）

    A. 腹壁反射　　　　　　　B. 提睾反射　　　　　　　C. 肛门反射

    D. 肱二头肌反射　　　　　E. 桡骨骨膜反射

上述各种反射的反射中枢为

9. 反射中枢位于腰髓 1~2 节的浅反射

10. 反射中枢位于颈髓 5~6 节

【X 型题】

1. 下列脑神经中属于单纯运动神经的是

    A. 面神经　　　　　　　　B. 动眼神经　　　　　　　C. 副神经

    D. 视神经　　　　　　　　E. 舌下神经

2. 下列脑神经属混合神经的是

    A. 三叉神经　　　　　　　B. 视神经　　　　　　　　C. 迷走神经

    D. 舌咽神经　　　　　　　E. 舌下神经

3. 根据部位和组合不同,瘫痪可命名为

    A. 单瘫　　　　　　　　　B. 偏瘫　　　　　　　　　C. 交叉瘫

    D. 截瘫　　　　　　　　　E. 完全性瘫痪

4. 下列内容中属于运动功能检查的是

    A. 反射　　　　　　　　　B. 肌力　　　　　　　　　C. 肌张力

    D. 共济运动　　　　　　　E. 不自主运动

5. 锥体束障碍时,可出现

    A. 折刀现象　　　　　　　B. 踝阵挛　　　　　　　　C. 巴宾斯基征

    D. Oppenheim 征　　　　　E. Kernig 征

6. 下列检查属于自主神经检查的是

    A. 皮肤划痕试验　　　　　B. 腹壁反射　　　　　　　C. 提睾反射

    D. 跖反射　　　　　　　　E. 竖毛反射

7. 共济运动与下列哪些因素有关

    A. 小脑　　　　　　　　　B. 运动系统　　　　　　　C. 前庭神经系统

    D. 感觉系统　　　　　　　E. 锥体外系

8. 发生于小脑的病变可出现

    A. 肌张力降低　　　　　　B. 深感觉异常　　　　　　C. 闭目难立征阳性

    D. 指鼻试验阳性　　　　　E. 动作性震颤

9. 下列感觉中**不属于**深感觉的是

    A. 痛觉　　　　　　　　　B. 视觉　　　　　　　　　C. 体表图形觉

    D. 皮肤定位觉　　　　　　E. 运动觉

10. 下列动作中属于面神经支配的是

    A. 闭眼　　　　　　　　　B. 露齿　　　　　　　　　C. 鼓腮

D. 咀嚼　　　　　　　　　E. 皱额

11. 可判断有无小脑共济失调的检查包括

A. 躯干共济运动　　　　B. 跟-膝-胫试验　　　　C. 轮替运动

D. 指鼻试验　　　　　　E. 有无痉挛发作

12. 哪些是锥体束损伤的体征

A. 舞蹈样运动　　　　　　B. Babinski 征阳性

C. 肌张力折刀样增高　　　D. 肢体肌力下降

E. 静止性震颤

四、简答题

1. 试述 Hoffmann 征的检查方法和临床意义。
2. 简述髌阵挛的检查方法及意义。
3. 常用的脑膜刺激征的检查方法有哪几种？如何检查？
4. 常用的病理反射检查方法有哪几种？如何检查？
5. 试描述桡骨骨膜反射的检查方法。
6. 试述提睾反射的检查方法及意义。
7. 试述肌力的分级方法。
8. 叙述临床常用的检查共济运动的方法。

参 考 答 案

一、名词解释(见复习纲要)

二、填空题

1. 直接角膜反射　间接角膜反射
2. 锥体束　锥体外系　小脑
3. 颈髓5~6节
4. 腓肠肌　比目鱼肌
5. 节律性收缩
6. 髋、膝关节　135
7. 正常　交感
8. 痛觉　触觉　温度觉
9. 肌力　肌张力　不随意运动　共济运动
10. 动眼神经　滑车神经　展神经
11. 动眼神经麻痹　滑车神经　展神经
12. 浅反射　深反射　病理反射　脑膜刺激征
13. 副交感神经(迷走神经)　交感神经
14. 40~50　5~10
15. 面部表情肌　味觉
16. 副神经

三、选择题

【A1 型题】1. C　2. B　3. A　4. E　5. A　6. B　7. C　8. D　9. E　10. A　11. B

12. D　13. D　14. D　15. A　16. B　17. C　18. E　19. B　20. B

【A2 型题】1. B　2. B　3. A　4. C　5. A　6. B

【B 型题】1. B　2. A　3. B　4. D　5. E　6. E　7. C　8. D　9. B　10. D

【X 型题】1. BCE　2. ACD　3. ABCD　4. BCDE　5. ABCD　6. AE　7. ABCE

8. ACDE　9. ABCD　10. ABCE　11. ABCD　12. BC

四、简答题(见复习纲要)

(马莲环)

第十章

全身体格检查

知识框架

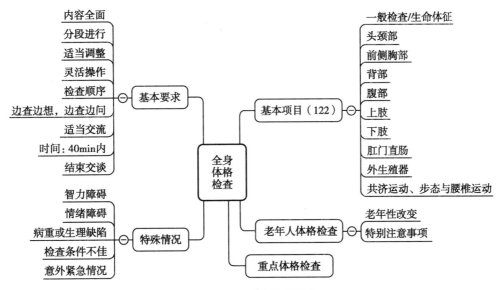

图 3-10-1　全身体格检查

能力目标

在尽量减少患者体位改变的条件下,在规定的时间内正确有序地完成全身体格检查。

素质目标

在全身体格检查中培养学生的临床思维及爱伤观念。

第一节　全身体格检查的基本要求

全身体格检查的基本要求:内容务求全面系统;全身体格检查的顺序应是从头到足进行,强调一种合理、规范的逻辑顺序,不仅可最大限度保证体检的效率和速度,而且也可大大减少患者的不适和不必要的体位更动,同时也方便检查者操作;遵循全身检查内容和顺序的基本原则,经过长期训练,形成自己的体检习惯;体格检查应适应特殊情景的需要,面对具体病例应特别注意原则的灵活性;强调边查边想,正确评价,边问边查,核实补充;掌握检查的进度和时间;检查结束时应与患者简单交谈。

卧位患者的检查顺序：一般情况和生命体征——头颈部——前、侧胸部(心肺)——(取坐位)背部(肺、脊柱、肾区、骶部)——(卧位)腹部——四肢——肛门直肠外生殖器——神经系统(站立位)。

坐位患者的检查顺序：一般情况和生命体征——上肢——头颈部——背部(肺、脊柱、肾区、骶部)——(卧位)前、侧胸部(心、肺)——腹部——下肢——肛门直肠外生殖器——神经系统(站立位)。

第二节 全身体格检查的基本项目

1. 一般检查及生命体征

（1）准备和清点器械

（2）自我介绍

（3）观察发育、营养、面容、表情和意识状态

（4）洗手

（5）测量体温(腋温,10min)

（6）触诊桡动脉至少30s

（7）双手触诊双侧桡动脉,检查其对称性

（8）计数呼吸频率至少30s

（9）测右上肢血压

2. 头颈部

（10）观察头部外形、毛发分布、异常运动

（11）触诊头颅

（12）检查左右眼近视力(用近视力表)

（13）检查上、下睑结膜、球结膜和巩膜,检查泪囊

（14）检查面神经运动功能(皱额、闭目)

（15）检查眼球运动(6个方位)

（16）检查瞳孔直接对光反射、间接对光反射

（17）检查调节与集合反射

（18）观察并触诊双侧外耳及耳后区、触诊下颌关节及其运动

（19）检查双耳听力(摩擦手指)

（20）观察并触诊外鼻

（21）观察鼻前庭、鼻中隔

（22）检查上颌窦、额窦、筛窦(注意有无肿胀、压痛、叩痛等)

（23）观察口唇、牙齿、上腭、舌质、舌苔

（24）借助压舌板检查颊黏膜、牙齿、牙龈、口底、口咽部及扁桃体

（25）检查舌下神经(伸舌)

（26）检查面神经运动功能(露齿、鼓腮或吹口哨)

（27）检查三叉神经运动支(触双侧咀嚼肌,或以手对抗张口动作)

（28）检查三叉神经感觉支(上、中、下三支)

（29）暴露颈部,观察颈部外形和皮肤、颈静脉充盈和颈动脉搏动情况

（30）触诊耳前、耳后、枕后、颌下、颏下、颈前、颈后、锁骨上淋巴结

（31）触诊甲状软骨、甲状腺峡部和侧叶(配合吞咽)

（32）听诊颈部(甲状腺、血管)杂音

（33）触诊气管位置

（34）检查颈椎屈曲、侧弯、旋转活动

（35）检查副神经（耸肩及对抗头部旋转）

3. 前、侧胸部

（36）暴露胸部,观察胸部外形、对称性、皮肤和呼吸运动等

（37）触诊双侧乳房（4个象限、乳晕及乳头）

（38）分别触诊双侧腋窝淋巴结（5组）

（39）触诊胸壁弹性、有无压痛,检查双侧呼吸动度

（40）检查双侧触觉语颤

（41）检查有无胸膜摩擦感

（42）叩诊双侧肺尖、前胸和侧胸

（43）听诊双侧肺尖、前胸和侧胸（自上而下,由外向内,双侧对比）

（44）检查双侧语音共振（上、中、下,双侧对比）

（45）切线方向观察心尖、心前区搏动

（46）触诊心尖搏动（两步法）

（47）触诊心前区

（48）叩诊左、右心脏相对浊音界

（49）使用模型和钟型胸件依次听诊二尖瓣区、肺动脉瓣区、主动脉瓣区、主动脉瓣第二听诊区、三尖瓣区（频率、节律、心音、杂音、心包摩擦音）

4. 背部

（50）请受检者坐起,充分暴露背部,观察脊柱、胸廓外形及呼吸运动

（51）触诊脊柱有无畸形、压痛

（52）叩诊法检查脊柱有无叩击痛

（53）检查双侧肋脊点和肋腰点有无压痛

（54）检查双侧肾区有无叩击痛

（55）检查胸廓活动度及其对称性

（56）检查双侧触觉语颤

（57）请受检者双上肢交叉,对比叩诊双侧后胸部

（58）叩诊双侧肺下界移动度（肩胛线）

（59）听诊双侧后胸部

（60）检查双侧语音共振

5. 腹部

（61）正确暴露腹部,请受检者屈膝、放松腹肌、观察腹部外形、对称性、皮肤、脐及腹式呼吸等

（62）听诊肠鸣音及血管杂音

（63）叩诊全腹

（64）叩诊肝上、下界

（65）检查移动性浊音（经脐平面先左后右）

（66）浅触诊全腹部（自左下腹开始,逆时针）

（67）深触诊全腹部（自左下腹开始,逆时针）

（68）训练患者做加深的腹式呼吸,在右锁骨中线上单手法触诊肝脏

（69）在右锁骨中线上双手法触诊肝脏

（70）在前正中线上双手法触诊肝脏

（71）检查肝颈静脉回流征

（72）检查胆囊点有无压痛

（73）双手法触诊脾脏

（74）如未能触及脾脏，嘱受检者右侧卧位，再触诊脾脏

（75）双手法触诊双侧肾脏

（76）检查腹部触觉（或痛觉），腹壁反射

6. 上肢

（77）正确暴露上肢，观察上肢皮肤、关节等

（78）观察双手及指甲

（79）触诊指间关节和掌指关节

（80）检查指关节运动

（81）检查上肢远端肌力

（82）触诊腕关节并检查腕关节运动

（83）触诊双肘鹰嘴和肱骨髁状突

（84）触诊滑车上淋巴结

（85）检查肘关节运动

（86）检查屈肘、伸肘的肌力

（87）视诊、触诊肩关节及其周围

（88）检查肩关节运动及上肢近端肌力

（89）检查上肢触觉（或痛觉）

（90）检查肱二头肌反射

（91）检查肱三头肌反射

（92）检查桡骨骨膜反射

（93）检查 Hoffmann 征

7. 下肢

（94）正确暴露下肢，观察双下肢外形、皮肤、趾甲等

（95）触诊腹股沟区有无肿块、疝等

（96）触诊腹股沟淋巴结横组、纵组

（97）触诊股动脉搏动，必要时听诊

（98）触诊双足背动脉

（99）检查双下肢有无凹陷性水肿

（100）检查下肢触觉（或痛觉）

（101）检查髋关节屈曲、内旋、外旋运动

（102）检查双下肢近端肌力（屈髋）

（103）触诊膝关节和浮髌试验

（104）检查膝关节屈曲运动

（105）检查膝腱反射和髌阵挛

（106）触诊踝关节及跟腱

（107）检查踝关节背屈、跖屈、内翻、外翻运动

（108）检查双足背屈、跖屈肌力

（109）检查屈趾、伸趾运动

（110）检查跟腱反射与踝阵挛

（111）检查 Babinski 征、Gordon 征、Oppenheim 征

（112）检查 Kernig 征、Brudzinski 征

（113）检查 Lasegue 征

8. 肛门直肠(必要时检查)

（114）嘱受检者左仰卧位,右腿屈曲,观察肛门、肛周、会阴区

（115）戴上手套,示指涂以润滑剂行直肠指检,观察指套有无分泌物

9. 外生殖器(必要时检查)

（116）解释检查必要性,保护隐私,确认膀胱已排空,受检者取仰卧位

男性:

（117）视诊:尿道外口、阴囊,必要时作提睾反射

（118）触诊双侧睾丸、附睾、精索

女性:

（117）视诊尿道口及阴道口

（118）触诊阴阜、大小阴唇、尿道旁腺、巴氏腺

10. 共济运动、步态与腰椎运动

（119）请受检者站立,检查 Romberg 征(闭目难立征)

（120）指鼻试验(睁眼、闭眼)、双手快速轮替运动

（121）观察步态

（122）检查腰椎伸屈、侧弯、旋转运动

====== 试 题 精 选 ======

一、选择题

【A1 型题】

1. 为了避免检查给患者带来的不适或负担,全身体格检查一般要求
   A. 在 10~20min 以内完成　　　　B. 在 20~30min 以内完成
   C. 在 40min 以内完成　　　　　　D. 在 50min 以内完成
   E. 在 50~60min 以内完成

2. 全身体格检查过程中,一般患者体位变动的要求是
   A. 1 次　　　　　　　　　B. 2~3 次　　　　　　　　C. 4 次
   D. 不允许　　　　　　　　E. 不限制

3. 全身体格检查时以下哪项**不正确**
   A. 检查顺序是从头到脚　　　　B. 检查内容务求全面系统
   C. 掌握检查的进度和时间　　　D. 外生殖器仅必要时检查
   E. 肛门直肠必须检查

【X 型题】

1. 全身体格检查的基本项目包括
   A. 一般检查及生命体征　　　　B. 前侧胸部、背部
   C. 腹部　　　　　　　　　　　D. 四肢、共济运动、步态及腰椎运动
   E. 肛门直肠外生殖器

二、简答题

1. 简述全身体格检查的基本要求有哪些。

2. 试介绍坐位体格检查时的顺序。

========== 参 考 答 案 ==========

一、选择题

【A1 型题】1. C　2. B　3. E
【X 型题】1. ABCDE

二、简答题(见复习纲要)

(马莲环)

第四篇

实 验 诊 断

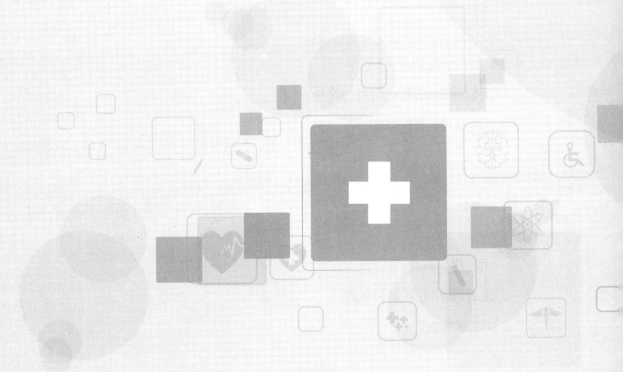

第一章

概　论

复 习 纲 要

一、实验诊断的概念

实验诊断(laboratory diagnosis)是以实验室检查结果或数据为依据,结合其他临床资料,经过综合分析,应用于临床诊断、鉴别诊断、病情观察、疗效监测和预后判断的一种临床诊断方法。

1. 实验诊断的内容

（1）临床血液学检查

（2）临床生物化学检查

（3）临床免疫学检查

（4）临床病原学检查

（5）体液与排泄物检查

（6）其他检查

2. 实验诊断学的应用范围

（1）为临床医疗工作服务

（2）为开展预防工作提供依据

（3）进行社会普查

（4）开展健康咨询

3. 实验诊断学的现状及发展趋势

4. 实验诊断学与检验医学

二、实验诊断的质量体系与影响因素

1. 完善质量保证体系

（1）室内质量控制

（2）室间质量控制

（3）实验室质量体系

2. 影响实验诊断的因素

（1）实验室前因素

（2）实验室因素

（3）实验室后因素

三、患者标本的采集和处理

1. 血液标本

（1）血液标本的种类

1）全血:用于血细胞成分的检查。

2）血清:用于大部分临床生化检查和免疫学检查。

3）血浆:用于凝血因子测定和游离血红蛋白及部分临床生化检查。

（2）采血部位

1）毛细血管采血:主要用于床边项目和急诊项目,其结果代表局部状态。

2）静脉采血:需血量较多时采用。

3）动脉采血:常用于血气分析时。多穿刺股动脉取血,也可用肱动脉或桡动脉。

（3）采血时间

1）空腹采血:指禁食 8h 后空腹采取的标本,一般在晨起早餐前采血,常用于临床生化检查。

2）特定时间采血

3）急诊采血

（4）标本采集后的处理

2. **骨髓标本**

3. **排泄物、体液标本**

四、实验诊断的临床应用和评价

1. **正确选择实验室检查项目**

（1）针对性:选择针对患者不同疾病阶段的最佳检查项目是临床诊疗的基础。

（2）有效性:选择检查项目时应考虑假阴性和假阳性的存在。

（3）经济性:检查项目要合理选择,防止过度医疗。

（4）及时性

2. **常用诊断性实验的评价指标**

（1）诊断灵敏度

（2）诊断特异性

（3）诊断准确度

（4）连续定量数据分析

3. **检验结果解释需与临床结合**

4. **与非特异性检查项目的组合**

五、实验诊断参考值范围、医学决定水平与危急值

1. **参考范围**

2. **医学决定水平**

3. **危急值**（critical values）　指某些检验结果出现异常超过一定界值时,可能危及患者的生命,医生必须紧急处理。

六、学习方法与要求

======= 试 题 精 选 =======

一、名词解释

1. 实验诊断（laboratory diagnosis）

2. 危急值（critical values）

二、填空题

1. 临床检验采用的血液标本有_____、_____和_____。

2. 空腹采血是指在_____后,空腹采取的标本,一般是在_____前采血,常用于检查_____。

3. 动脉采血常用于_____时,多在_____动脉穿刺采血。

三、问答题

1. 简述实验诊断学的主要内容。

2. 诊断性实验项目的常用评价指标有哪些?

━━━━━━━━━━━━━━━━ 参 考 答 案 ━━━━━━━━━━━━━━━━

一、名词解释(见复习纲要)

二、填空题

1. 全血　血浆　血清

2. 禁食8h　晨起早餐　临床生化

3. 血气分析　股

三、问答题(见复习纲要)

(曹景花　乔令艳)

第二章

临床血液学检测

第一节 血液一般检测

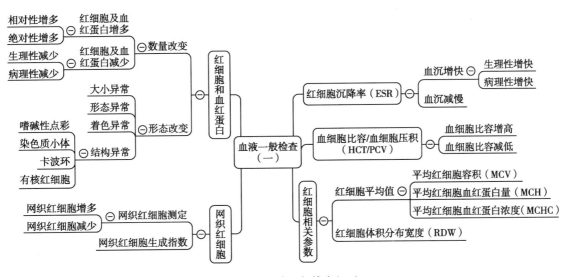

图 4-2-1　血液一般检查(一)

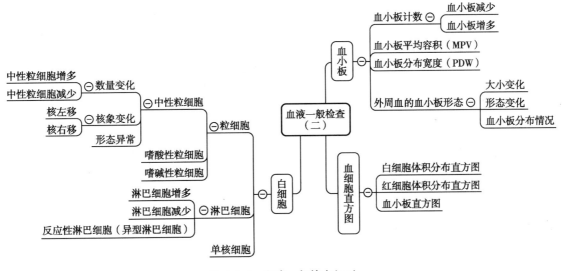

图 4-2-2　血液一般检查(二)

能力目标

1. 理解红细胞计数及血红蛋白测定及其增减的临床意义；白细胞计数及白细胞分类计数及其变化的临床意义；血小板计数及临床意义。
2. 熟练应用血细胞自动分析仪进行外周血细胞计数。
3. 分析血细胞比容及红细胞有关参数，网织红细胞计数及血沉测定方法，贫血的形态学分类。

素质目标

1. **工作态度**　操作中培养无菌操作观念，整理临床操作物品习惯。
2. **临床思维**　通过常见血液病的血液学特征，结合症状、体征及其他实验室检查综合分析，进行诊断及鉴别诊断。

复习纲要

血液一般检测包括血液常规检测、有形成分形态学观察和红细胞沉降率检测。

一、红细胞和血红蛋白检测

1. 正常参考值　见表 4-2-1。

表 4-2-1　血红蛋白和红细胞数参考值

	红细胞数/×10¹²/L	血红蛋白/(g·L⁻¹)
成年男性	4.0~5.5	120~160
成年女性	3.5~5.0	110~150
新生儿	6.0~7.0	170~200

2. 临床意义　红细胞和血红蛋白变化的临床意义见表 4-2-2、表 4-2-3。

表 4-2-2　红细胞和血红蛋白增高的临床意义

病因		常见疾病
相对性增多	血浆容量减少	严重呕吐、腹泻、大面积烧伤、慢性肾上腺皮质功能减退、尿崩症等
绝对性增多	红细胞生成素增多	胎儿、新生儿、高原地区居民
		阻塞性肺气肿、肺源性心脏病、发绀型先天性心脏病等
		肾癌、肝细胞癌、卵巢癌、肾胚胎癌等
	骨髓异常增生	真性红细胞增多症

表 4-2-3　红细胞和血红蛋白减少的临床意义

病因	常见疾病
生理性减少	婴幼儿、15 岁以下儿童；部分老年人、妊娠中晚期妇女
红细胞生成减少	再生障碍性贫血、纯红细胞再生障碍性贫血
	骨髓纤维化、骨髓坏死、髓外肿瘤骨髓转移等
	缺铁性贫血、巨幼细胞贫血
红细胞破坏增多	各种溶血性贫血
红细胞丢失过多	急性失血、慢性失血

3. 红细胞形态学改变

（1）大小改变：红细胞大小改变的特点及临床意义见表4-2-4。

表4-2-4 红细胞大小改变的特点及临床意义

类型	形态特点	临床意义
小红细胞	直径小于6μm	缺铁性贫血
大红细胞	直径大于10μm	溶血性贫血、急性失血性贫血,巨幼细胞贫血
巨红细胞	直径大于15μm	巨幼细胞贫血
红细胞大小不均	直径相差一倍以上	增生性贫血达中度以上及巨幼细胞贫血

（2）形态异常：红细胞形态改变的类型及临床意义见表4-2-5。

表4-2-5 红细胞形态改变的类型及意义

形态异常	临床意义
球形细胞	遗传性球形细胞增多症,部分自身免疫性溶血性贫血
椭圆形细胞	遗传性椭圆形细胞增多症
口形细胞	遗传性口形细胞增多症
靶形细胞	珠蛋白生成障碍性贫血、异常血红蛋白病
镰形细胞	镰状细胞贫血(HbS病)
泪滴形细胞	骨髓纤维化、珠蛋白生成障碍性贫血、溶血性贫血等
棘形细胞/刺突细胞	棘形细胞增多症、脾切除后等
锯齿状细胞	肝病、尿毒症等
裂细胞	红细胞因机械或物理因素所致的破坏
红细胞缗钱状排列	多发性骨髓瘤、淋巴浆细胞淋巴瘤、原发性巨球蛋白血症
红细胞形态不整/异形红细胞增多	伴红细胞形态改变的贫血

（3）着色异常：红细胞着色异常的临床意义见表4-2-6。

表4-2-6 红细胞着色异常的临床意义

着色异常	临床意义
低色素性	缺铁性贫血、珠蛋白生成障碍性贫血、铁粒幼细胞性贫血
高色素性	巨幼细胞贫血
嗜多色性	增生性贫血,尤其溶血性贫血多见

（4）结构的异常：红细胞结构异常的临床意义见表4-2-7。

表4-2-7 红细胞结构异常的临床意义

结构异常	临床意义
嗜碱性点彩	骨髓增生旺盛的贫血,如巨幼细胞贫血;铅中毒
染色质小体	溶血性贫血、巨幼细胞贫血及其他增生性贫血
卡-波环	严重贫血、溶血性贫血、巨幼细胞贫血、铅中毒等
有核红细胞	各种溶血性贫血、白血病,髓外造血(如骨髓纤维化)、骨髓转移癌、脾切除后

二、白细胞的检测

1. 白细胞计数参考值

成人：$(4\sim10)\times10^9/L$。

新生儿：$(15\sim20)\times10^9/L$。

6个月~2岁：$(11\sim12)\times10^9/L$。

2. 白细胞分类计数(表4-2-8)

表4-2-8 5种白细胞正常百分数和绝对值

细胞类型	百分比/%	绝对值/×10⁹/L
中性粒细胞(N)		
杆状核(st)	$0\sim5$	$0.04\sim0.5$
分叶核(sg)	$50\sim70$	$2\sim7$
嗜酸性粒细胞(E)	$0.5\sim5$	$0.05\sim0.5$
嗜碱性粒细胞(B)	$0\sim1$	$0\sim0.1$
单核细胞(M)	$3\sim8$	$0.12\sim0.8$
淋巴细胞(L)	$20\sim40$	$0.8\sim4$

（1）中性粒细胞变异的临床意义

1）中性粒细胞数量改变：临床意义见表4-2-9。

表4-2-9 中性粒细胞数量改变的临床意义

	病因	临床意义
中性粒细胞增多	急性感染	化脓菌感染为最常见原因
	严重的组织损伤及大量血细胞破坏	严重外伤、较大手术后、大面积烧伤、急性心梗、严重的血管内溶血
	急性大出血	急性大出血,尤其是内出血
	急性中毒	代谢性中毒、急性化学物质中毒、生物毒素中毒等
	白血病、骨髓增殖性肿瘤及部分恶性实体瘤	白血病、骨髓纤维化、真性红细胞增多症、恶性肿瘤,尤其是消化道恶性肿瘤
中性粒细胞减少	感染	革兰阴性杆菌感染,部分病毒感染、某些原虫感染
	血液系统性疾病	再生障碍性贫血、部分巨幼细胞贫血、严重缺铁性贫血
	物理、化学因素损伤	γ射线、放射性核素、铅、汞中毒等
	单核-巨噬细胞系统功能亢进	门静脉性肝硬化、部分淋巴瘤等
	自身免疫性疾病	系统性红斑狼疮

2）中性粒细胞核象变化：其意义见表4-2-10。

表4-2-10 中性粒细胞核象变化的临床意义

	特点	临床意义
核左移	外周血中非分叶核粒细胞百分率增高(超过5%)	常见于细菌性感染,特别是急性化脓性感染、急性失血、急性中毒及急性溶血反应等
核右移	外周血中中性粒细胞核出现5叶或更多分叶,百分率超过3%	主要见于巨幼细胞贫血及造血功能衰退

3）中性粒细胞形态异常

a. 中性粒细胞的中毒性改变：细胞大小不均、中毒性颗粒、空泡变性、杜勒小体、核变性等。

b. 巨多分叶核中性粒细胞：多见于巨幼细胞贫血、抗代谢药物治疗后。

c. 其他与遗传有关的形态异常，如 Pelger-Huet 畸形等。

（2）嗜酸性粒细胞变异的临床意义

1）嗜酸性粒细胞增多可见于：过敏性疾病；寄生虫病；皮肤病；血液病；某些恶性肿瘤；某些传染病；其他如风湿性疾病、过敏性间质性肾炎等。

2）嗜酸性粒细胞减少可见于：伤寒及长期应用肾上腺皮质激素后，临床意义不大。

（3）嗜碱性粒细胞变异的临床意义：嗜碱性粒细胞增高可见于过敏性疾病、血液病、恶性肿瘤等。嗜碱性粒细胞减少无临床意义。

（4）淋巴细胞变异的临床意义：见表4-2-11。

表 4-2-11　淋巴细胞变异的临床意义

变化	临床意义
淋巴细胞增多	儿童期淋巴细胞生理性增多,4~6岁后逐渐减低至成年水平
	感染性疾病,主要是病毒感染
	成熟淋巴细胞肿瘤
	急性传染病的恢复期
	移植排斥反应
	淋巴细胞比值相对增高的疾病,如再障、粒细胞减少症和粒细胞缺乏症等
淋巴细胞减少	应用肾上腺皮质激素、烷化剂、抗淋巴细胞球蛋白等的治疗,放射性损伤、T淋巴细胞免疫缺陷病、丙种球蛋白缺乏症等
异型淋巴细胞增多	感染性疾病
	药物过敏
	输血、血液透析或体外循环术后
	其他疾病:如免疫性疾病、粒细胞缺乏症、放射线治疗等

（5）单核细胞变异的临床意义

1）单核细胞增多

a. 生理性增多：正常儿童及婴儿可增多。

b. 病理性增多见于：某些感染：如疟疾、黑热病等；某些血液病：如单核细胞白血病、粒细胞缺乏症恢复期；急性传染病或急性感染的恢复期。

2）单核细胞减少：一般无重要临床意义。

附：类白血病反应

类白血病反应是指机体对某些刺激因素所产生的类似白血病表现的血象反应。外周血中白细胞数大多明显增高，并可有数量不等的幼稚细胞出现。当病因去除后，类白血病反应也逐渐消失。引起类白血病反应的病因很多，以感染及恶性肿瘤最多见，其次还有急性中毒、急性溶血或出血等。

类白血病反应按外周血白细胞总数的多少可分为白细胞增多性和白细胞不增多性两型，以前者为多见；按增多的细胞类型则可分为以下几种类型：①中性粒细胞型最常见；②嗜酸性粒细胞型；③淋巴细胞型；④单核细胞型。

中性粒细胞型类白血病反应与慢性髓系白血病的鉴别见表4-2-12。

表 4-2-12　中性粒细胞型白血病反应与慢性髓系白血病的鉴别诊断

	类白血病反应	慢性髓系白血病
明确的病因	有原发疾病	无
临床表现	症状明显	消瘦、乏力、低热、盗汗、脾明显肿大
白细胞数及分类计数	中度增高,大多<100×10^9/L,以分叶核及杆状核粒细胞为主,原粒细胞少见	显著增高,典型病例常>100×10^9/L,可见各发育阶段粒系细胞,与骨髓相似
嗜碱及嗜酸性粒细胞	不增多	常增多
粒细胞中毒性改变	常明显	不明显
红细胞及血小板	无明显变化	早期病例轻至中度贫血,血小板数可增高,晚期均减少
骨髓象	一般无明显改变	极度增生,粒系细胞常占 90% 以上,以晚幼及中幼较为主,早幼粒+原粒不超过 10%
中性粒细胞碱性磷酸酶	积分显著增高	积分显著减低,甚至为 0
Ph 染色体	阴性	阳性

三、网织红细胞的检测

1. 网织红细胞测定

（1）参考值

百分数:成人 0.005~0.015(0.5%~1.5%,平均 1%)。

绝对值:(24~84)×10^9/L。

（2）临床意义

1）网织红细胞增多:表示骨髓造血功能旺盛,红系增生活跃。常见于增生性贫血,如溶血性贫血、急性失血性贫血、缺铁性贫血及巨幼细胞贫血等。

2）网织红细胞减少:表示骨髓造血功能减低,见于再生障碍性贫血。

2. 网织红细胞生成指数(RPI)

（1）参考值:正常人 RPI 为 2。

（2）临床意义:RPI>3 提示为溶血性贫血或急性失血性贫血;<2 则提示为骨髓增生低下或红细胞系成熟障碍所致的贫血。

四、血小板的检测

1. 血小板计数　参考值(100~300)×10^9/L,血小板数量改变的临床意义见表 4-2-13。

表 4-2-13　血小板数量改变的临床意义

	病因	临床意义
血小板减少(<100×10^9/L)	血小板生成障碍	再生障碍性贫血、放射性损伤、急性白血病、巨幼细胞贫血、骨髓纤维化等
	血小板破坏或消耗增多	ITP、SLE、淋巴瘤、上呼吸道感染、DIC、TTP 等
	血小板分布异常	脾肿大、血液被稀释等
血小板增多(>400×10^9/L)	原发性增多	真性红细胞增多症、原发性血小板增多症、原发性骨髓纤维化早期等
	反应性增多	急性感染、急性溶血、某些癌症等

2. 血小板平均容积和血小板分布宽度测定

（1）参考值：MPV 7～11fl；PDW 15%～17%。

（2）临床意义

1）血小板平均容积（MPV）代表单个血小板的平均容积。

增加见于：血小板破坏增加而骨髓代偿功能良好者；造血功能抑制解除后，MPV 增加是造血功能恢复的首要表现。

减低见于：骨髓造血功能不良，血小板生成减少；有半数白血病患者 MPV 减低；伴随血小板数而持续下降，是骨髓造血功能衰竭的指标之一。

2）血小板分布宽度（PDW）可反映血液内血小板容积大小的离散度，用所测单个血小板容积大小的变异系数加以表示。

3. 外周血血小板形态

（1）大小的变化：血小板明显的大小不均，巨大的血小板主要见于原发性血小板减少性紫癜（ITP）、粒细胞白血病及某些反应性骨髓增生旺盛的疾病。

（2）形态的变化：异常血小板的比值超过 0.10 时才考虑有临床意义。正常幼稚型增多见于急性失血后，病理性幼稚型增多见于特发性和反应性血小板疾病。

（3）血小板分布情况

五、红细胞沉降率测定

红细胞沉降率（ESR）是指红细胞在一定条件下沉降的速率。

1. 参考值

魏氏法：成年男性 0～15mm/1h 末；成年女性 0～20mm/1h 末。

2. 影响血沉的因素

（1）红细胞因素：红细胞大小、形态及数量。

（2）血浆因素：①增快因素：大分子蛋白质，如纤维蛋白原或脂类物质增多等；②减慢因素：血浆清蛋白及卵磷脂等。

3. 临床意义 血沉减慢：一般临床意义较小。血沉增快的临床意义见表 4-2-14。

表 4-2-14 血沉增快的临床意义

类型	临床意义
生理性增快	12 岁以下的儿童、60 岁以上的老人、女性月经期、妊娠 3 个月以上
病理性增快	各种炎症性疾病
	组织损伤及坏死
	恶性肿瘤
	血浆球蛋白相对或绝对增高
	其他：如部分贫血患者、糖尿病、肾病综合征等

六、血细胞比容测定和红细胞有关参数的应用

1. 血细胞比容测定

（1）定义：血细胞比容（HCT），又称血细胞压积（PCV）是指血细胞在血液中所占容积的比值。

（2）参考值

微量法：男（0.467±0.039）L/L；女（0.421±0.054）L/L。

温氏法：男 0.40～0.50L/L（40～50vol%），平均 0.45L/L。

女 0.37~0.48L/L(37~48vol%),平均 0.40L/L。

（3）临床意义

1）血细胞比容增高:常见于各种原因所致的血液浓缩及红细胞增多,如真性红细胞增多症等。

2）血细胞比容减低:见于各种贫血。

2. 红细胞平均值的计算

（1）红细胞平均值的含义及参考值:见表 4-2-15。

表 4-2-15　红细胞平均值的含义及参考值

参数	含义	参考值
平均红细胞容积（MCV）	指每个红细胞的平均体积	手工法:82~92fl 血细胞分析仪法:80~100fl
平均红细胞血红蛋白量（MCH）	每个红细胞内所含血红蛋白的平均量	手工法:27~31pg;血细胞分析仪法:27~34pg
平均红细胞血红蛋白浓度（MCHC）	指每升血液中平均所含血红蛋白浓度	320~360g/L（32%~36%）

（2）根据相关参数可进行贫血的形态学分类,见表 4-2-16。

表 4-2-16　贫血形态学分类

贫血形态学分类	MCV	MCH	MCHC	病因
正常细胞性贫血	80~100	27~34	320~360	再障、急性失血性贫血、多数溶血性贫血、骨髓病性贫血
大细胞性贫血	>100	>34	320~360	巨幼贫及恶性贫血
小细胞低色素性贫血	<80	<27	<320	缺铁性贫血、珠蛋白生成障碍贫血、铁粒幼细胞性贫血
单纯小细胞性贫血	<80	<27	320~360	慢性感染、炎症、肝病、尿毒症、肿瘤、风湿病等所致贫血

3. 红细胞体积分布宽度测定（RDW） 是反映外周血中红细胞体积异质性的参数。反映红细胞体积大小的变异系数。

（1）参考值:RDW-CV 11.5%~14.5%。

（2）临床意义

1）用于贫血的形态学分类:见表 4-2-17。

表 4-2-17　根据 MCV、RDW 的贫血形态学分类

MCV	RDW	贫血类型	常见疾病
增高	正常	大细胞均一性贫血	部分再生障碍性贫血
	增高	大细胞非均一性贫血	巨幼细胞性贫血、MDS
正常	正常	正常细胞均一性贫血	急性失血性贫血
	增高	正常细胞非均一性贫血	再生障碍性贫血、PNH、G6PD 缺乏症等
减低	正常	小细胞均一性贫血	珠蛋白生成障碍性贫血、球形细胞增多症等
	增高	小细胞非均一性贫血	缺铁性贫血

2）用于缺铁性贫血的诊断和鉴别诊断。

七、血细胞直方图

1. 白细胞体积分布直方图
（1）小细胞区：主要是淋巴细胞。

（2）中间细胞区：包括单核细胞、原始细胞及幼稚细胞，以及嗜酸性粒细胞、嗜碱性粒细胞。

（3）大细胞区：包括中性分叶核细胞以及杆状核和晚幼粒细胞。

2. 红细胞体积分布直方图　几种贫血的细胞直方图变化如下：
（1）缺铁性贫血：波峰左移，基底增宽，为小细胞非均一性贫血特征。

（2）轻型 β 珠蛋白生成障碍性贫血：波峰左移，基底变窄，为小细胞均一性贫血特征。

（3）铁粒幼细胞性贫血：波峰左移，峰底增宽的双峰。

（4）巨幼细胞贫血：波峰右移，峰底增宽，呈大细胞非均一性贫血特征。

（5）混合性营养性贫血：营养性巨幼细胞贫血可同时合并缺铁性贫血，其直方图的图形取决于哪种细胞占优势。

3. 血小板直方图

第二节　溶血性贫血的实验室检测

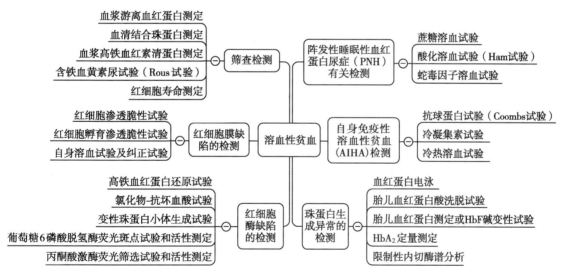

图 4-2-3　溶血性贫血

复习纲要

溶血性贫血是指各种原因导致红细胞生存时间缩短，破坏增多或加速，而骨髓代偿造血功能不足以补偿其损耗时所发生的一类贫血。

一、溶血性贫血的筛查检测（表 4-2-18）

表 4-2-18　常用的溶血性贫血的筛查检测项目及临床意义

项目	参考值	临床意义
血浆游离血红蛋白	<50mg/L	血管内溶血时血浆游离血红蛋白明显增高,血管外溶血时正常,自身免疫性溶血性贫血、珠蛋白生成障碍性贫血可轻度增高
血清结合珠蛋白	0.7~1.5g/L	各种溶血时血清结合珠蛋白均有减低,以血管内溶血减低为显著
血浆高铁血红素清蛋白	阴性	阳性结果表示为严重血管内溶血
含铁血黄素尿试验(Rous 试验)	阴性	慢性血管内溶血可呈阳性,并持续数周,常见于阵发性睡眠性血红蛋白尿。在溶血初期可阴性
红细胞寿命	25~32d	溶血性贫血时常小于 15d,是确定溶血性贫血的可靠方法

二、红细胞膜缺陷的检测（表 4-2-19）

表 4-2-19　常用的红细胞膜缺陷的检测项目及临床意义

检测项目	临床意义
红细胞渗透脆性试验	脆性增加:主要见于遗传性球形细胞增多症、温抗体型自身免疫性溶血性贫血、遗传性椭圆形细胞增多症 脆性减低:常见于海洋性贫血、缺铁性贫血、某些肝硬化及阻塞性黄疸等
红细胞孵育渗透脆性试验	脆性增高:见于遗传性球形细胞增多症、遗传性椭圆形细胞增多症、遗传性非球形细胞溶血性贫血 脆性减低:见于珠蛋白生成障碍性贫血、缺铁性贫血、镰形细胞贫血、脾切除术后
自身溶血试验及纠正试验	遗传性球形细胞增多症时,自身溶血加重,加入葡萄糖及 ATP,溶血均可被明显纠正;Ⅰ型先天性非球形细胞性溶血性贫血时自身溶血加重,加入葡萄糖及 ATP,溶血均可部分纠正;Ⅱ型先天性非球形细胞性溶血性贫血时,自身溶血明显增强,溶血可被 ATP 纠正,不可被葡萄糖纠正

三、红细胞酶缺陷的检测（表 4-2-20）

表 4-2-20　红细胞酶缺陷常用的检查项目的参考值及临床意义

常用检查	参考值	临床意义
高铁血红蛋白还原试验	高铁血红蛋白还原率 >75%;高铁血红蛋白 0.3~1.3g/L	蚕豆病和伯氨喹型药物溶血性贫血患者,高铁血红蛋白还原率明显下降
氰化物-抗坏血酸试验	正常血液 4h 以上变成棕色	纯合子 G6PD 缺乏的血液在 2h 内变成棕色(巧克力色),杂合子 3~4h 变色
变性珠蛋白小体生成试验	<30%	G6PD 缺乏症,不稳定 Hb、HbH 病等常高于 45%

续表

常用检查	参考值	临床意义
葡萄糖 6 磷酸脱氢酶荧光斑点试验和活性测定	正常人有甚强荧光	G6PD 缺陷者荧光很弱或无荧光;杂合子或某些 G6PD 变异体者则可能有轻到中度荧光
丙酮酸激酶荧光筛选试验和活性测定	正常丙酮酸激酶(PK)活性荧光在 20min 内消失	PK 严重缺乏(纯合子)荧光 60min 不消失;杂合子者荧光 25~60min 消失

四、珠蛋白生成异常的检测

1. 血红蛋白电泳

(1) 参考值:正常人的电泳图谱显示 4 条区带,最靠阳极端的为量多的 HbA,其后为量少的 HbA_2,再后为两条量更少的红细胞内的非血红蛋白成分(NH_1 和 NH_2)。

(2) 临床意义

1) HbA_2 增高:是诊断 β-轻型地中海贫血的重要依据。

2) HbA_2 减低:缺铁性贫血及铁粒幼细胞贫血 HbA_2 减低。

2. 胎儿血红蛋白酸洗脱试验

临床意义:脐带血、新生儿、婴儿阳性,成人小于 1%。地中海贫血患者轻型者(杂合子)仅少数红细胞呈阳性,重型者阳性红细胞明显增多。

3. 胎儿血红蛋白测定或 HbF 碱变性试验

(1) 参考值:成人<2%。新生儿 55%~85%,1 岁左右同成人。

(2) 临床意义:增高:β-地中海贫血明显增高,重型者高达 80%~90%。急性白血病、再生障碍性贫血、纯红白血病、淋巴瘤等也可轻度增高。

4. HbA_2 定量测定

(1) 参考值:1%~3.2%。

(2) 临床意义:同血红蛋白电泳。

5. 限制性内切酶谱分析

五、自身免疫性溶血性贫血检测

1. 抗球蛋白试验

(1) 阳性:见于新生儿溶血病、自身免疫性溶血性贫血、系统性红斑狼疮(SLE)、类风湿关节炎、一些淋巴瘤、甲基多巴及青霉素型等药物性溶血反应。

(2) 温抗体与冷抗体:AIHA 大多属于温抗体型(即于 37℃ 条件下作用最强,主要为 IgG),也有少部分冷抗体型(主要为 IgM),故必要时应用于 4℃ 条件下进行试验,排除假阴性反应。

(3) 抗体亚型:AIHA 大多为 IgG 型抗体,还有 IgG+C3 型、C3 型、IgA、IgM 型、极少数 IgG 亚型,故应使用广谱的抗球蛋白血清进行试验,必要时须加用上述各种单价抗血清,以提高检出阳性率。

(4) 间接 Coombs 试验:主要用于 Rh 或 ABO 妊娠免疫性新生儿溶血病、母体血清中不完全抗体的检测。

2. 冷凝集素试验

(1) 参考值:效价<1:40,反应最适温度为 4℃。

(2) 临床意义:某些 AIHA 患者的冷凝集素效价很高,有的可达 64 000 或更高。

3. 冷热溶血试验

阳性见于 PCH(阵发性寒冷性血红蛋白尿症)。

六、阵发性睡眠性血红蛋白尿症(PNH)有关检测(表 4-2-21)

表 4-2-21　PNH 的有关检测项目及评价

检测项目	评　价
蔗糖溶血试验	作为 PNH 的筛选试验,阴性可排除 PNH,阳性再做酸溶血试验以进行确诊
酸化溶血试验(Ham 试验)	灵敏,假阳性较少。阳性主要见于 PNH
蛇毒因子溶血试验	特异性 PNH 试验

第三节　骨髓细胞学检测

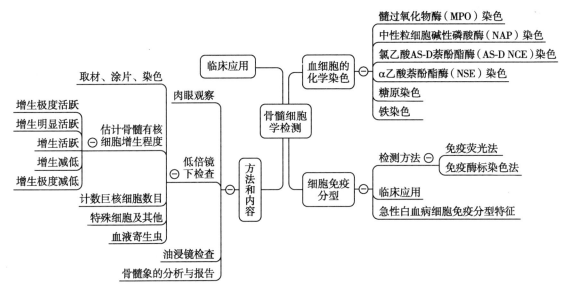

图 4-2-4　骨髓细胞学检测

复 习 纲 要

一、骨髓细胞学检测的临床应用

1. 骨髓细胞学检测的临床应用

(1) 诊断造血系统疾病。

(2) 辅助诊断某些疾病。

(3) 提高某些疾病的诊断率。

2. 检查的适应证与禁忌证

(1) 适应证:①外周血细胞成分及形态异常;②不明原因发热,肝、脾、淋巴结肿大;③骨痛、骨质破坏、肾功异常、黄疸、紫癜、血沉明显增加、血浆蛋白异常、免疫球蛋白定量及构成异常等;④化疗后的疗效观察;⑤需要骨髓做标本的检查,如骨髓活检、造血祖细胞培养、染色体核型分析、微生物及寄生虫学检查(如伤寒、疟疾)等。

（2）禁忌证：由于凝血因子缺陷引起的出血性疾病如血友病；晚期妊娠的孕妇做骨髓穿刺慎重。

二、骨髓细胞学检测的方法和内容

1. 肉眼观察　选择骨髓膜染色正常、厚薄适当、尽可能有骨髓小粒的涂片进行镜下观察。

2. 低倍镜下检查

（1）评价骨髓的取材、涂片、染色效果、细胞分布是否均匀，选理想的染片进行检查。

（2）估计骨髓有核细胞增生程度：用骨髓中成熟红细胞与有核细胞的大致比例来判断骨髓增生程度。骨髓增生程度分五级，见表4-2-22。

表 4-2-22　骨髓有核细胞增生程度分级

增生程度	成熟红细胞：有核细胞	有核细胞均数/ 高倍镜视野	常见病例
增生极度活跃	1：1	>100	急慢性白血病
增生明显活跃	10：1	50~100	急慢性白血病、增生性贫血
增生活跃	20：1	20~50	正常骨髓象、增生性贫血
增生减低	50：1	5~10	再生障碍性贫血
增生极度减低	200：1	>5	再生障碍性贫血

（3）计数巨核细跑数目：在低倍镜下计数全片巨核细胞数目，然后在油镜下（100×）确定其发育阶段。

（4）特殊细胞与其他：注意观察有无体积较大的特殊细胞，如转移到骨髓的癌细胞、大体积淋巴瘤细胞、戈谢细胞、Niemann-Pick 细胞等。

（5）血液寄生虫：对于不明发热患者，注意观察成熟红细胞内的疟原虫病原体、巨噬细胞内黑热病原虫。

3. 油浸镜检查　选择染色良好、细胞分布均匀、形态展示清楚的髓膜体尾交界处观察200~500 个细胞，按细胞的种类、发育阶段分别计数，并计算它们各自的百分率；同时仔细观察各系统的增生程度和各阶段细胞数量和质量的变化。

4. 骨髓象的分析与报告

三、血细胞发育过程中形态演变的一般规律

1. 胞体　由大变小，巨核细胞系相反，早幼粒细胞可比原粒细胞稍大。

2. 胞质

（1）量：由少到多，淋巴细胞变化不大。

（2）颜色：由深蓝变浅染，甚至淡红。

（3）颗粒：由无→嗜天青颗粒→特异性颗粒，红细胞无颗粒。

3. 细胞核

（1）大小：由大变小，由规则变为不规则，甚至分叶。巨核细胞的胞核则由小明显变大。

（2）染色质：由疏松到粗糙、致密或凝集成块。着色由浅变深。

（3）核仁：由有到无。

（4）核膜：由不明显变为明显。

四、血细胞的细胞化学染色

1. **髓过氧化物酶染色（MPO）**　临床意义：主要用于急性白血病类型的鉴别。急性粒细胞白血病时多呈阳性、强阳性反应；急性单核细胞白血病时呈弱阳性或阴性反应；急性淋巴细胞白血病则呈阴性反应。因此，MPO 染色对急性粒细胞白血病与急性淋巴细胞白血病的鉴别最有价值。

2. **中性粒细胞碱性磷酸酶染色（NAP）**

（1）参考值：成人 NAP 阳性率 10%～40%；积分值 40～80 分。

（2）临床意义：

1）感染性疾病：细菌性感染时 NAP 活性明显增高，病毒性感染时其活性正常或略减低。

2）慢性髓系白血病的 NAP 活性明显减低，积分值常为 0。细菌感染引起的类白血病反应的 NAP 活性极度增高，可作为与慢性髓系白血病鉴别的一个重要指标。

3）急性粒细胞白血病时 NAP 积分值减低；急性淋巴细胞白血病的 NAP 积分值多增高；急性单核细胞白血病时一般正常或减低。

4）再生障碍性贫血时 NAP 活性增高，阵发性睡眠性血红蛋白尿时活性减低，因此也可作为两者鉴别的参考。

5）其他血液病：一些成熟淋巴细胞的肿瘤如慢性淋巴细胞白血病、骨髓增殖性肿瘤时 NAP 活性中等度增高。

6）腺垂体或肾上腺皮质功能亢进，应用肾上腺皮质激素、ACTH、雌激素等 NAP 积分值可增高。

3. **氯乙酸 AS-D 萘酚酯酶（AS-D NCE）染色**

（1）结果：此酶主要存在于粒系细胞中，原始粒细胞为阴性反应或弱阳性反应，早幼粒细胞呈强阳性反应，酶活性随细胞的成熟而逐渐减弱。

（2）临床意义：急性粒细胞白血病时 AS-D NCE 染色呈强阳性反应；急性单核细胞白血病及急性淋巴细胞白血病时均呈阴性反应；急性粒、单核细胞白血病时，部分白血病细胞（粒系）呈阳性反应，而有些白血病细胞（单核系）呈阴性反应。

4. **α 乙酸萘酚酯酶（αNAE）染色**

（1）结果：此酶主要存在于单核系细胞中。原单核细胞为阴性或弱阳性反应，幼稚单核细胞和单核细胞呈阳性反应，粒系细胞一般为阴性或弱阳性反应，淋巴细胞一般为阴性反应。

（2）临床意义：急性单核细胞白血病时呈强阳性反应，但单核细胞中的酶活性可被氟化钠（NaF）抑制，故在进行染色时常同时做氟化钠抑制试验。急性粒细胞白血病时，呈阴性反应或弱阳性反应，但阳性反应不被氟化钠抑制。

5. **糖原染色（PAS 反应）**

（1）结果：正常血细胞的 PAS 染色反应：原始粒细胞为阴性反应，自早幼粒细胞至中性分叶核粒细胞均呈阳性反应，并随细胞的成熟，阳性反应程度增强；单核细胞呈弱阳性反应；淋巴细胞大多呈阴性反应，少数可呈弱阳性反应；幼红细胞和红细胞均呈阴性反应；巨核细胞的阳性反应程度随细胞的发育成熟而增强，成熟巨核细胞多呈强阳性反应。

（2）临床意义：

1）纯红白血病时病理性幼红细胞呈强阳性反应，积分值明显增高，有助于与其他红细胞系统疾病的鉴别。

2）急性白血病类型的鉴别：急性粒细胞白血病时，原始粒细胞呈阴性反应或弱阳性反应,阳性反应物质呈细颗粒状或均匀淡红色;急性淋巴细胞白血病时,原始和幼稚淋巴细胞常呈阳性反应,阳性反应物质呈粗颗粒状或块状;急性单核细胞白血病时,原始、幼稚单核细胞大多为阳性反应,呈弥漫均匀红色或细颗粒状,有时在胞质边缘处颗粒较粗大。

3)其他:巨核细胞 PAS 染色呈阳性反应,有助于识别不典型巨核细胞。

几种常见类型急性白血病的细胞化学染色结果见表 4-2-23。

表 4-2-23 几种常见急性白血病的细胞化学染色结果

	急性淋巴细胞白血病	急性粒细胞白血病	急性单核细胞白血病	纯红白血病
MPO	–	+~+++	–~+	–
AS-D NCE	–	++~+++	–~+	–
αNAE		–~++	++~+++	
αNAE+NaF		不被 NaF 抑制	能被 NaF 抑制	–
NAP	增加	减少	正常或增加	–
PAS	+,粗颗粒状或块状	–或+,弥漫性淡红色	–或+,弥漫性淡红色或细颗粒状	+++

6. 铁染色

(1)原理:以铁蛋白和含铁血黄素的形式贮存在骨髓中的单核巨噬细胞的胞质内的铁,称为细胞外铁。正常幼红细胞(主要是晚幼红细胞)中也含有含铁血黄素,称细胞内铁。

(2)参考值:

1)细胞外铁:+~++,大多为++。

2)细胞内铁:20%~90%,平均值为 65%。幼红细胞中含有蓝绿色铁粒在 5 个以上,并环绕细胞核排列 1/2 周以上者,称为环形铁粒幼细胞。

(3)临床意义:

1)缺铁性贫血时,细胞外铁呈"–"。细胞内铁常<15%,甚至为"0"。铁剂治疗后,数天内铁小粒出现在幼红细胞内,但细胞外铁需补铁治疗一段时间之后才会出现。铁染色常用来诊断缺铁性贫血及指导治疗。

2)非缺铁性贫血,如慢性炎症性贫血、珠蛋白生成障碍性贫血、铁粒幼细胞性贫血等,细胞外铁多增加,常>+++~++++。

3)铁粒幼细胞性贫血时,环状铁粒幼细胞占幼红细胞的 15% 以上。

五、细胞免疫分型

1. 检测方法

(1)免疫荧光法(immune of fluorescence technique)

(2)免疫酶标染色法

2. 细胞免疫分型的临床应用

(1)有助于识别不同系列的细胞。

(2)用于检测 T 淋巴细胞亚群。

(3)用于识别不同分化阶段的细胞。

(4)有助于识别不同功能态的细胞。

(5)可用于血液肿瘤的免疫表型分析。

(6)可用于血液肿瘤微小残留病的监测。

3. 急性白血病细胞免疫表型特征。

六、细胞遗传学及基因分析

第四节　血型鉴定与交叉配血试验

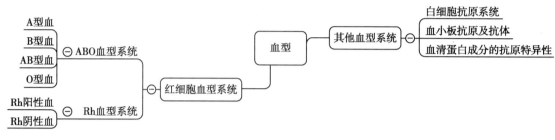

图 4-2-5　血型

复习纲要

血型是人体血液的一种遗传性状,各种血液成分包括红细胞、白细胞、血小板及某些血浆蛋白在个体之间均具有抗原成分的差异,受独立的遗传基因控制。

一、红细胞血型系统

1. ABO 血型系统

（1）ABO 血型系统的抗原和抗体:根据红细胞表面是否具有 A 或 B 抗原（又称 A 或 B 凝集原）,血清中是否存在抗 A 或抗 B 抗体（又称抗 A 或抗 B 凝集素）,ABO 血型系统可分为 A、B、AB、O 四型（表 4-2-24）。

表 4-2-24　ABO 血型系统分型

血型	红细胞表面的抗原	血清中的抗体
A	A	抗 B
B	B	抗 A
AB	AB	无
O	无	抗 A 及抗 B

（2）ABO 血型的亚型:ABO 血型系统中重要的亚型是 A 抗原亚型。

（3）ABO 血型鉴定和交叉配血试验

（4）ABO 血型系统的临床意义

1）在输血上的意义:输血前必须准确鉴定供血者与受血者的血型,选择同型人的血液,并经交叉配血试验,证明完全相配合时才可输用。

2）新生儿同种免疫溶血病:是指母亲与胎儿血型不合引起血型抗原免疫所致的一种溶血性疾病。在我国最多见的是 ABO 血型系统所引起的溶血病,其次为 Rh 系统所引起。

3）ABO 血型与器官移植:已知 ABO 抗原是一种强移植抗原,如供者与受者 ABO 血型不合可加速对移植物的排斥,特别是皮肤和肾移植。

4）其他:ABO 血型检查还可用于亲缘鉴定,可疑血迹、精斑、毛发等的鉴定,以及与某些疾病相关性的调查。

2. Rh 血型系统

（1）Rh 血型系统的抗原和抗体：Rh 抗原主要有 5 种，其抗原性的强弱依次为 D、E、C、c、e，以 D 的抗原性最强，其临床意义更为重要。

（2）Rh 血型系统的临床意义

1）Rh 血型系统所致的溶血性输血反应

2）新生儿 Rh 溶血病

二、其他血型系统

1. **白细胞抗原系统** 白细胞抗原可分为白细胞本身特有的以及与其他血液成分共有的两大类，后者包括 HLA 抗原及某些红细胞血型抗原。

2. **血小板抗原及抗体** 人类血小板表面具有复杂的血小板血型抗原，通常分为血小板非特异性抗原和特异性抗原。

3. **血清蛋白成分的抗原特异性** 由于遗传基因的不同，已发现血清蛋白中的许多成分，如免疫球蛋白、结合珠蛋白、清蛋白、铜蓝蛋白、运铁蛋白、血清酶型以及红细胞酶型等，均有型的差别，具有抗原特异性。

===== 试 题 精 选 =====

一、名词解释

1. 嗜碱性点彩（basophilic stippling）

2. 有核红细胞（nucleated erythrocyte）

3. 网织红细胞（reticulocyte）

4. Howell-Jolly 小体（Howell-Jolly body）

5. Cabot 环（cabot ring）

6. 红细胞沉降率（erythrocyte sedimentation rate，ESR）

7. RDW

8. 类白血病反应（leukemoid reaction）

二、填空题

1. 缺铁性贫血的成熟红细胞形态表现为_____。

2. 溶血按其发生部位分类可分为_____和_____。

3. 血沉参考值在成年男性_____，成年女性_____。病理性增快见于_____、_____、_____、_____及其他，如贫血、高胆固醇血症等。

4. 常见的中性粒细胞的毒性变化包括：_____、_____、_____、_____。

5. 嗜酸性粒细胞增多主要见于_____病；减少常见于_____。

6. 淋巴细胞增多常见于_____、_____和_____；相对增多常见于_____、_____。

7. 外周血中出现有核红细胞常提示骨髓_____；常见于_____、_____、_____和其他，如骨髓转移瘤及严重缺氧。

8. 骨髓增生程度是以骨髓中_____来反映。

9. 粒红比例增加常见于_____、_____、_____。

303

10. 多发性骨髓瘤是_____异常增生的恶性肿瘤。血清或尿蛋白电泳检查出现_____蛋白,尿液检查出现_____蛋白等。

11. PNH 的确诊试验是_____;Coombs 试验阳性常提示_____疾病。

三、选择题

【A1 型题】

1. 血象中粒细胞增多常见于
   - A. 病毒感染
   - B. 化脓性感染
   - C. 系统性红斑狼疮
   - D. 脾功能亢进
   - E. 伤寒

2. 中性粒细胞碱性磷酸酶减低常见于哪种疾病
   - A. 化脓性球菌感染
   - B. 急性粒细胞白血病
   - C. 骨髓纤维化
   - D. 再生障碍性贫血
   - E. 真性红细胞增多症

3. 有关病理性血沉增快的疾病,下列哪项**不正确**
   - A. 急性心肌梗死
   - B. 动脉粥样硬化
   - C. 恶性肿瘤
   - D. 大手术后
   - E. 活动性肺结核

4. Howell-Jolly 小体**不见于**哪种疾病
   - A. 溶血性贫血
   - B. 巨幼细胞贫血
   - C. 脾切除术后
   - D. 铅中毒
   - E. 红白血病

5. 长期应用糖皮质激素,下列哪种细胞减少
   - A. 中性粒细胞
   - B. 嗜酸性粒细胞
   - C. 嗜碱性粒细胞
   - D. 淋巴细胞
   - E. 单核细胞

6. 下列**除哪种情况外**网织红细胞计数均增高
   - A. 再生障碍性贫血
   - B. 急性失血性贫血
   - C. 缺铁性贫血治疗后
   - D. 巨幼细胞贫血治疗后
   - E. 溶血性贫血

7. 下列哪项**不会**引起中性粒细胞发生毒性和退行性变
   - A. 猩红热
   - B. 各种化脓性疾病
   - C. 败血症
   - D. 大面积烧伤
   - E. 急性出血

8. 下列哪种疾病外周血中可见到幼稚粒细胞
   - A. 缺铁性贫血
   - B. 原发性血小板减少性紫癜
   - C. 骨髓增生异常综合征
   - D. 阵发性睡眠性血红蛋白尿
   - E. 白血病

9. 嗜酸性粒细胞增多常见于
   - A. 化脓菌感染
   - B. 寄生虫感染
   - C. 病毒感染
   - D. 放射线损害
   - E. 伤寒

10. 下列哪种疾病淋巴细胞减少
    - A. 放射病
    - B. 伤寒
    - C. 淋巴瘤
    - D. 传染性单核细胞增多症
    - E. 淋巴细胞性白血病

11. 下列哪种疾病常见异型淋巴细胞增多
    - A. 细菌感染
    - B. 贫血
    - C. 病毒感染
    - D. 白血病
    - E. 免疫缺陷病

12. 病理性单核细胞增多见于
    - A. 珠蛋白生成障碍性贫血
    - B. 感染性心内膜炎
    - C. 再生障碍性贫血

    D. 淋巴细胞白血病   E. 传染性单核细胞增多症

13. 核右移常见于
    A. 类白血病反应   B. 急性白血病
    C. 骨髓造血功能减退   D. 败血症
    E. 慢性粒细胞白血病

14. 粒细胞减少症是指外周血中中性粒细胞数目少于
    A. $4.0 \times 10^9/L$ B. $1.5 \times 10^9/L$ C. $0.5 \times 10^9/L$
    D. $1.0 \times 10^9/L$ E. $2.0 \times 10^9/L$

15. 嗜碱性粒细胞增多可见于
    A. 支气管哮喘   B. 伤寒   C. 寄生虫病
    D. 牛皮癣   E. 慢性粒细胞白血病

16. 嗜碱性点彩红细胞常作为哪种疾病的重要诊断指标之一
    A. 海洋性贫血   B. 酒精中毒   C. 铅中毒
    D. 血吸虫病   E. 巨幼细胞性贫血

17. 白细胞总数与中性粒细胞减<u>少见于</u>
    A. 糖尿病酮症酸中毒   B. 心肌梗死   C. 大面积烧伤
    D. 恶性肿瘤和白血病   E. 系统性红斑狼疮

18. 下列哪种细胞在移植物抗宿主反应时可增多
    A. 中性粒细胞   B. 嗜酸性粒细胞   C. 嗜碱性粒细胞
    D. 淋巴细胞   E. 单核细胞

19. 在疾病进展期出现中性粒细胞核右移现象,常提示
    A. 机体抵抗力强   B. 骨髓造血功能旺盛   C. 白细胞总数增高
    D. 预后良好   E. 预后不良

20. 骨髓检查的绝对禁忌证是
    A. 原发性血小板减少性紫癜   B. 继发性血小板减少性紫癜
    C. 白血病伴皮肤黏膜出血   D. 血友病
    E. 单纯性紫癜

21. 骨髓增生明显活跃,粒红比值减低最可能见于
    A. 再生障碍性贫血   B. 化脓性感染   C. 类白血病反应
    D. 急性白血病   E. 溶血性贫血

22. MPO 染色可用于
    A. 急性粒细胞白血病与急性单核细胞白血病鉴别
    B. 急性粒细胞白血病与急性淋巴细胞白血病鉴别
    C. 急性粒细胞白血病与慢性粒细胞白血病鉴别
    D. 急性淋巴细胞白血病与慢性淋巴细胞白血病鉴别
    E. 急性粒细胞白血病与类白血病反应鉴别

23. 碱性磷酸酶活性及积分减低可能的疾病是
    A. 慢性粒细胞白血病   B. 急性淋巴细胞白血病   C. 再生障碍性贫血
    D. 类白血病反应   E. 应用肾上腺皮质激素

24. 原发性血小板减少性紫癜最有意义的实验室检查异常的是
    A. 骨髓巨核细胞增多
    B. 出血时间延长
    C. 血小板寿命缩短及血中抗血小板抗体阳性

D. 巨核细胞减少或缺如

E. 骨髓淋巴细胞系高度增生,以成熟小淋巴细胞为主

25. 急性白血病引起贫血的原因,以下哪项最重要
    A. 红细胞生成障碍   B. 红细胞破坏增多   C. 正常造血受抑
    D. 丢失过多   E. 原位溶血

26. 可用于急性大出血早期诊断的血液学指标为
    A. 白细胞增多   B. 血红蛋白降低   C. 血小板减少
    D. 网织红细胞增多   E. 红细胞增多

27. 急性粒细胞白血病与急性淋巴细胞白血病的鉴别依据是
    A. 骨髓增生明显活跃   B. 原始细胞形态差别显著
    C. 巨核细胞受抑制、血小板减少   D. 非特异性酯酶染色的结果
    E. MPO 染色

28. 诊断慢性粒细胞白血病急性变的最主要的依据是
    A. 不明原因的发热和贫血加重   B. Ph1 染色体转为阴性
    C. 外周血幼稚细胞较以前增多   D. 骨髓中原始细胞>30%
    E. 脾脏迅速增大

29. 骨髓增生低下的疾病是
    A. 正常骨髓象   B. 急性白血病   C. 巨幼细胞性贫血
    D. 溶血性贫血危象   E. 多发性骨髓瘤

30. 下列**除哪项外**,均出现于增生性贫血血象中
    A. Howell-Jolly 小体   B. Cabot 小体   C. 镰形红细胞
    D. 嗜多色性红细胞   E. 点彩红细胞

31. 周围血涂片中出现幼红细胞最可能是
    A. 缺铁性贫血   B. 再生障碍性贫血   C. 淋巴瘤
    D. 脾功能亢进   E. 溶血性贫血

32. 下列哪项与缺铁性贫血的血液学特点**不相符**
    A. 骨髓红系增生明显   B. 骨髓幼稚红细胞百分比常>0.30
    C. 早期表现为小细胞低色素性贫血   D. 幼红细胞体积小,边缘不整齐
    E. 成熟红细胞中心淡染区扩大

33. 从红细胞的形态学特点来分类,缺铁性贫血属于
    A. 大细胞均一性贫血   B. 小细胞均一性贫血
    C. 正常细胞均一性贫血   D. 小细胞非均一性贫血
    E. 大细胞非均一性贫血

34. 急性粒细胞白血病与急性淋巴细胞白血病的鉴别要点是
    A. 前者多无淋巴结肿大   B. 前者白细胞计数较高
    C. 前者外周血淋巴细胞较少   D. 前者骨髓增生多极度活跃
    E. 前者幼稚细胞 MPO 染色强阳性

35. 急性白血病与慢性白血病最主要的区别是
    A. 病程的长短   B. 骨髓白血病细胞所处的阶段
    C. 贫血的程度   D. 出血程度
    E. 外周血白细胞数目的多少

36. 下列哪种疾病抗人球蛋白直接反应阳性
    A. 阵发性睡眠性血红蛋白尿   B. 自身免疫性溶血性贫血

C. 地中海贫血　　　　　　　　　　　D. 遗传性球形细胞增多症

E. G-6-PD 缺乏症

37. 下列哪项与溶血性贫血**不相符**

A. 骨髓红系增生明显,粒红比值可减低或倒置

B. 骨髓红细胞增生明显活跃,以中晚幼红细胞增生为主,其他阶段幼红细胞相应增多

C. 外周血可见大红细胞、嗜多色红细胞及 Howell-Jolly 小体

D. 核分裂象易见

E. 外周血中网织红细胞减少

38. 下列哪种疾病,骨髓中淋巴细胞是相对性增多的

A. 慢性淋巴细胞白血病　　　　　　　B. 传染性单核细胞增多症

C. 急性淋巴细胞白血病　　　　　　　D. 再生障碍性贫血

E. 淋巴细胞型类白血病反应

39. ABO 血型系统中,B 型血是指

A. 血清中有抗 B 抗体　　B. 红细胞表面有 B 抗原　　C. 血清中有 B 抗原

D. 白细胞表面有 B 抗原　　E. 血小板表面有 B 抗原

【A2 型题】

1. 某患者实验室检查示:平均红细胞容积 70fl,平均红细胞血红蛋白含量是 25pg,红细胞平均血红蛋白浓度 0.26g/L,该患者可诊为哪种贫血

A. 巨幼细胞性贫血　　　　B. 再生障碍性贫血　　　　C. 溶血性贫血

D. 缺铁性贫血　　　　　　E. 慢性疾病性贫血

2. 女,32 岁,面黄乏力、发热、皮肤紫癜 20 余日。查体:贫血貌,体温 39℃,心肺无明显异常,胸骨压痛,肝肋下 1.5cm,脾肋下 1cm。血象:Hb 60g/L,WBC 20×10⁹/L,PLT 20×10⁹/L,该患者最可能是什么疾病

A. 再生障碍性贫血　　　　B. 溶血性贫血　　　　C. 急性白血病

D. 血小板减少性紫癜　　　E. 巨幼细胞贫血

3. 女,17 岁,鼻出血 1 周,既往有月经量较多。查体:贫血貌,睑结膜苍白,胸骨无压痛,肝脾肋下未及。血常规示 RBC 2.5×10¹²/L,Hb 80g/L,WBC 9×10⁹/L,PLT 20×10⁹/L,骨髓增生活跃,巨核细胞增加,最可能的诊断是

A. 再生障碍性贫血　　　　　　　　　B. 血小板减少性紫癜伴贫血

C. 慢性粒细胞白血病　　　　　　　　D. 溶血性贫血

E. 红白血病

4. 女,40 岁。头晕、乏力、食欲缺乏 1 年。Hb 80g/L,红细胞体积分布直方图显示为峰底增宽的双峰图形。最可能的原因为

A. 缺铁性贫血治疗无效　　　　　　　B. 缺铁性贫血治疗有效

C. 典型缺铁性贫血　　　　　　　　　D. 巨幼细胞性贫血

E. 轻型 β-珠蛋白生成障碍性贫血

5. 女,55 岁。反复发热 4 月余。骨髓涂片显示有核细胞与成熟红细胞比例约为 1:100。该患者最可能的病因是

A. 慢性白血病　　　　　　B. 缺铁性贫血　　　　　　C. 溶血性贫血

D. 再生障碍性贫血　　　　E. 急性白血病

6. 女,40 岁。月经过多 1 年余,外周血 Hb 80g/L,骨髓检查示骨髓增生明显活跃,红系增生活跃,幼红细胞占 40%,以中幼红及晚幼红为主。骨髓铁染色示细胞外铁(−),铁粒幼红细

胞占 20%。该患者最可能的诊断为

    A. 溶血性贫血   B. 铁粒幼细胞性贫血   C. 缺铁性贫血

    D. 巨幼红细胞性贫血   E. 珠蛋白生成障碍性贫血

【A3/A4 型题】

(1~2 题共用题干)

女,27 岁,长期信奉佛教,近半年出现头晕、乏力,活动后明显,查体:重度贫血貌,肝脾不大。血常规:血红蛋白 66g/L,MCV 110fl,MCH 34pg,MCHC 39g/L。

1. 该患者属于下列哪一种贫血

    A. 再生障碍性贫血   B. 肾性贫血   C. 巨幼细胞贫血

    D. 溶血性贫血   E. 缺铁性贫血

2. 治疗首选

    A. 铁剂   B. 叶酸、维生素 B_{12} C. 维甲酸

    D. 雄激素   E. EPO

(3~6 题共用题干)

男,28 岁,既往 3 年前因"胃溃疡"行"胃大部切除术",近半年来经常头晕、心悸,体力耐力下降,经检查诊断为小细胞低色素性贫血。

3. 该患者首先考虑哪种贫血

    A. 溶血性贫血   B. 再生障碍性贫血   C. 缺铁性贫血

    D. 巨幼细胞性贫血   E. 难治性贫血

4. 该患贫血的原因可能是

    A. 血细胞丢失过多   B. 血细胞生成障碍   C. 造血原料吸收不良

    D. 血细胞破坏过多   E. 造血原料不能利用

5. 下列哪项检查结果对该贫血诊断最有意义

    A. 叶酸、维生素 B_{12} 测定   B. 细胞寿命缩短   C. 骨髓活检

    D. 血清铁蛋白减低   E. 染色体检查

6. 最早提示该患者铁剂治疗有效的实验室指标是

    A. 红细胞计数   B. Hb   C. 网织红细胞计数

    D. 血细胞比容测定   E. 红细胞沉降率

(7~8 题共用题干)

女,19 岁,四肢皮肤散在性出血点 7d。辅助检查:RBC 2.0×10^{12}/L, Hb 75g/L, WBC 3.0×10^9/L, PLT 46×10^9/L, MCV 90fl, MCHC 35pg。

7. 对该患者的实验室检查结果判断正确的是

    A. 大细胞性贫血   B. 单纯小细胞性贫血   C. 小细胞低色素性贫血

    D. 正细胞正色素性贫血   E. 大细胞高色素性贫血

8. 该患者所患疾病最有可能的是

    A. 慢性白血病   B. 再生障碍性贫血   C. 缺铁性贫血

    D. 巨幼细胞性贫血   E. 血小板减少性紫癜

(9~10 题共用题干)

男,40 岁。巩膜黄染、尿色深 20d。实验室检查示 Hb 90g/L,MCV 90fl。血清结合珠蛋白降低,血浆高铁血红素清蛋白阳性。

9. 该患者最可能的病因是

    A. 缺铁性贫血   B. 溶血性贫血   C. 巨幼细胞性贫血

    D. 急性白血病   E. 珠蛋白生成障碍性贫血

10. 如果该患者蔗糖溶血试验阳性,酸化溶血试验阳性,则该患者为
    A. 自身免疫性溶血性贫血　　　　　B. 遗传性球形红细胞增多症
    C. 阵发性睡眠性血红蛋白尿症　　　D. 急性白血病
    E. 珠蛋白生成障碍性贫血

(11~12 题共用题干)

女,40 岁。头晕、乏力、反复发热 1 月余。实验室检查示:Hb 110g/L, WBC 3.5×10⁹/L,
PLT 90×10⁹/L。

11. 为明确诊断,首选
    A. 骨髓检查　　　　　　　　　　　B. 外周血涂片观察细胞形态
    C. 血培养　　　　　　　　　　　　D. 止凝血检查
    E. 网织红细胞计数

12. 若该患者 ESR 70mm/1h 末,外周血涂片红细胞呈缗线状排列,有核红细胞可见。最
可能的诊断为
    A. 纯红白血病　　　　　B. 骨髓增生异常综合征　　　C. 多发性骨髓瘤
    D. 溶血性贫血　　　　　E. 巨幼细胞性贫血

【B 型题】

(1~4 题共用备选答案)
    A. 单核细胞增多　　　　　B. 成熟淋巴细胞增多　　　　C. 嗜酸性粒细胞增多
    D. 单核细胞正常　　　　　E. 异型淋巴细胞增多

1. 慢性粒细胞白血病

2. 感染性心内膜炎

3. 传染性单核细胞增多症

4. 肉芽肿性疾病

(5~8 题共用备选答案)
    A. 外周血靶形红细胞>20%　　　　　B. 外周血涂片成熟红细胞缗钱状排列
    C. 外周血出现球形红细胞大于 20%　　D. 外周血椭圆形红细胞占 20%
    E. 网织红细胞升高

5. 巨幼细胞性贫血

6. 遗传性球形红细胞增多症

7. 海洋性贫血

8. 多发性骨髓瘤

(9~12 题共用备选答案)
    A. MPO 染色强阳性
    B. PAS 染色强阳性
    C. NAP 积分增高
    D. NSE 染色强阳性
    E. 骨髓铁染色细胞内外铁显著增多,易见环形铁粒幼细胞

9. 再生障碍性贫血

10. 急性单核细胞白血病

11. 铁粒幼细胞性贫血

12. 急性早幼粒细胞白血病

(13~16 题共用备选答案)
    A. Coombs 试验阳性　　　　　B. 红细胞渗透脆性试验　　　C. Ham 试验

D. 蔗糖溶血试验   E. 高铁血红素还原试验

13. PNH 的诊断依据

14. 遗传性球形红细胞增多症

15. G-6-PD 缺乏症

16. 自身免疫性溶血性贫血

【C 型题】

(1~4 题共用备选答案)

    A. 正常细胞性贫血   B. 单纯小细胞性贫血

    C. 两者均有   D. 两者均无

1. 地中海贫血

2. 缺铁性贫血

3. 再生障碍性贫血

4. 慢性病性贫血

(5~7 题共用备选答案)

    A. 血涂片中有幼红细胞   B. 骨髓增生活跃

    C. 两者均有   D. 两者均无

5. 急性白血病

6. 再生障碍性贫血

7. 正常骨髓象

(8~10 题共用备选答案)

    A. 白细胞增高   B. 中性粒细胞核左移

    C. 两者均有   D. 两者均无

8. 急性大出血

9. 急性化脓性阑尾炎

10. 伤寒

(11~13 题共用备选答案)

    A. Coombs 试验阳性   B. 血小板数量减少

    C. 两者均有   D. 两者均无

11. 血小板减少性紫癜

12. 自身免疫性溶血性贫血

13. Evans 综合征

(14~15 题共用备选答案)

    A. 过氧化物酶染色   B. 中性粒细胞碱性磷酸酶

    C. 两者均有   D. 两者均无

14. 有助于鉴别急性粒细胞白血病与急性淋巴细胞白血病

15. 有助于鉴别慢性粒细胞白血病与败血症

【X 型题】

1. 外周血中出现中性粒细胞核右移,其临床意义描述恰当的是

    A. 为造血功能旺盛的表现   B. 表示骨髓造血功能减退

    C. 疾病进行期出现往往提示预后不良   D. 炎症恢复期可出现一过性核右移

2. 外周血嗜酸性粒细胞增多常见于下列哪些疾病

    A. 过敏性疾病   B. 伤寒

    C. 急性白血病   D. 慢性粒细胞白血病

3. 男,68岁,乏力伴心悸5月余。血象血红蛋白70g/L,RBC $2.0×10^{12}$/L,WBC $2.6×10^9$/L, PLT $65×10^9$/L。骨髓象增生活跃,以红系为主,成巨幼样变。需考虑下列哪些疾病

  A. 红白血病   B. 巨幼细胞性贫血

  C. 缺铁性贫血   D. 骨髓增生异常综合征

4. 诊断血管内溶血的试验有

  A. 尿含铁血黄素试验   B. 高铁血红素清蛋白测定

  C. 血浆游离血红蛋白测定   D. 尿液中尿胆原含量测定

5. 下列哪种疾病表现为微血管性溶血性贫血

  A. Evans 综合征   B. 弥漫性血管内凝血

  C. 血栓性血小板减少性紫癜   D. 自身免疫性溶血性贫血

6. 巨幼细胞性贫血的血液学特点有

  A. 可有全血细胞减少   B. 成熟粒细胞核分叶过多

  C. 巨核细胞可有巨型变   D. 可见巨多分叶核粒细胞

四、问答题

1. 简述血小板减少的临床意义。

2. 什么是白细胞减少症,粒细胞减少症和粒细胞缺乏症?

3. 何谓红细胞沉降率? 病理性血沉增快的临床意义有哪些?

4. 如何鉴别慢性粒细胞白血病与类白血病反应?

5. 简述溶血性贫血的病因分类。

6. 何谓中性粒细胞核象变化? 其临床意义是什么?

7. 简述粒、红比值变化的临床意义。

8. 简述缺铁性贫血的骨髓象特点。

9. 简述急性再生障碍性贫血的骨髓象特点。

10. 简述急性白血病时血象和骨髓象的共同特点。

11. 简述中性粒细胞增多的临床意义。

五、病例分析题

1. 女,15岁,面黄、乏力3月余。月经不规律,经量较多。3个月前始无明显诱因出现面黄、乏力及双下肢酸困,伴有胸闷、心悸、食欲缺乏,活动后明显;无发热及牙龈出血等。于当地医院按贫血治疗,疗效不佳,特来诊。实验室检查:RBC $3.0×10^{12}$/L,Hb 70g/L,WBC $6.8×10^9$/L,PLT $20×10^9$/L,MCV 69fl,MCH 0.23pg,MCHC 26%,血涂片可见红细胞体积变小,中心淡染区扩大,可见靶形红细胞。

请回答:

(1) 该病可能的诊断。

(2) 诊断依据。

(3) 为明确诊断应进一步做哪些检查。

2. 男,31岁,因"发热、齿龈出血1周"入院;查体示:贫血貌,皮肤见大片青紫色瘀斑,静脉穿刺部位有血疱形成,心肺听诊无异常,肝脾肋下未触及;血象示 Hb 75g/L,RBC $2.4×10^9$/L,WBC $1.2×10^9$/L,PLT $25×10^9$/L;血凝分析示 PT 19s,Fg 0.9g/L,D-二聚体阳性,APTT 正常;骨髓象示增生明显活跃,异常幼稚细胞占92%,胞质布满粗大不等的紫红色颗粒及柴捆状棒状小体,其他细胞系列受抑;细胞化学染色示过氧化物酶染色强阳性。

(1) 本例最可能的诊断是什么?

（2）诊断依据有哪些?

（3）根据血象改变,需与哪些疾病相鉴别?

================ 参 考 答 案 ================

一、名词解释（见复习纲要）

二、填空题

1. 小细胞低色素

2. 血管内溶血　血管外溶血

3. 0~15mm/h　0~20mm/h　炎症性疾病　组织损伤及坏死　恶性肿瘤　各种导致血浆球蛋白增多的因素

4. 细胞大小不均　中毒颗粒　空泡变性　核变性　杜勒小体

5. 过敏性疾病　伤寒

6. 感染性疾病　肿瘤性疾病　急性传染病恢复期　移植排斥反应　再生障碍性贫血　粒细胞减少或缺乏症

7. 造血功能旺盛　各种溶血性贫血　红白血病　髓外造血

8. 有核细胞与成熟红细胞之比

9. 急性或慢性粒细胞性白血病　急性化脓菌感染　中性粒细胞性类白血病反应　纯红细胞性再生障碍性贫血

10. 浆细胞　M　本周氏

11. 酸溶血(Ham)试验　温抗体型自身免疫性溶血性贫血

三、选择题

【A1 型题】1. B　2. B　3. B　4. C　5. D　6. A　7. E　8. E　9. B　10. A
11. C　12. B　13. C　14. B　15. E　16. C　17. E　18. D　19. E
20. D　21. E　22. B　23. A　24. C　25. C　26. A　27. E　28. D
29. D　30. C　31. E　32. C　33. D　34. E　35. B　36. B　37. E
38. D　39. B

【A2 型题】1. D　2. C　3. B　4. B　5. D　6. C

【A3/A4 型题】1. C　2. B　3. C　4. E　5. D　6. C　7. D　8. B　9. B　10. C
11. A　12. C

【B 型题】1. C　2. A　3. E　4. C　5. E　6. C　7. A　8. B　9. C　10. D
11. E　12. A　13. C　14. B　15. E　16. A

【C 型题】1. D　2. D　3. A　4. B　5. D　6. D　7. B　8. C　9. C　10. D
11. B　12. A　13. C　14. A　15. B

【X 型题】1. BCD　2. AD　3. BD　4. ABCD　5. ACD　6. ABCD

四、问答题（见复习纲要）

五、病例分析题

1. （1）诊断倾向于缺铁性贫血。

（2）诊断依据:患者为青年女性,处于青春发育期月经初潮阶段,但月经期及经量等还未完全稳定,这个时期容易发生缺铁性贫血。该患者红细胞及血红蛋白均减少,但以血红蛋白减少明显,红细胞平均指数及形态学上低色素性改变均提示小细胞低色素性改变,支持缺铁性贫血之诊断。

（3）为明确诊断,可进一步行血清铁、血清铁蛋白测定、总铁结合力、转铁蛋白饱和度测定、游离原卟啉及骨髓铁染色观察、骨髓小粒内铁颗粒分布情况及铁粒幼红细胞的比例等检查以明确诊断。

2.（1）该患者诊断倾向于急性早幼粒细胞白血病,且伴有 DIC。

（2）患者为青年男性,起病急,病情重,表现为贫血、出血及发热的症状和相应体征,血常规表现为全血细胞减少,骨髓中幼稚细胞比例超过 30% 以上,同时伴有其他细胞系列受抑。以上均符合急性白血病表现,而 POX 强阳性支持急性粒细胞白血病,且胞质内满布粗大颗粒及棒状小体,首先考虑早幼粒细胞白血病。同时,血凝分析异常结合血小板减少及明显出血倾向,考虑存在 DIC。而急性早幼粒细胞白血病易合并 DIC。

（3）需鉴别的其他全血细胞减少疾病有:再生障碍性贫血、骨髓增生异常综合征、急性造血功能停滞、恶性组织细胞病、肝硬化伴脾功能亢进等。

（乔令艳　曹景花）

第三章

血栓与止血检测

知识框架

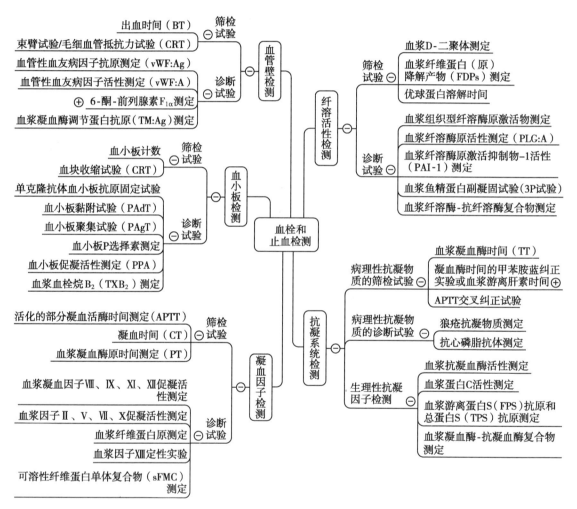

图 4-3-1　血栓和止血检测

复习纲要

　　生理状态下,机体内存在着完善的止凝血与抗凝血机制,这种机制呈动态平衡状态。机体的止血机制包括:①血管壁和血小板的作用;②凝血因子和抗凝因子的作用;③纤维蛋白溶解(纤溶)因子和抗纤溶因子的作用等。病理状态下,止凝血和抗凝血机制的动态平衡失调则可表现为:①止凝血机制亢进(增强)或抗凝血机制减退(减弱)而形成血栓,临床上出现血栓性疾病;

②止凝血机制减退(减弱)或抗凝血机制亢进(增强),而引起出血,临床上出现出血性疾病。

第一节　血管壁的检测

常用于检测血管壁异常所致出血性疾病的项目及临床意义见表4-3-1。

表4-3-1　血管壁异常的检测项目及临床意义

项目		临床意义
筛检试验	出血时间(BT)	BT延长见于:血小板明显减少;血小板功能异常;严重缺乏血浆某些凝血因子;血管异常;药物影响
	束臂试验	阳性见于:血管壁结构和/或功能缺陷;血小板的数量和/或功能异常;血管性血友病(vWD)等
诊断试验	血管性血友病因子抗原(vWF∶Ag)	减低:见于vWD,是诊断vWD及其分型的指标之一;增高:见于血栓前状态和血栓性疾病
	血管性血友病因子活性(vWF∶A)	主要用于vWD的分型诊断
	6-酮-前列腺素$F_{1\alpha}$(6-keto-$PGF_{1\alpha}$)	减低见于血栓性疾病,如急性心肌梗死、心绞痛、脑血管病变等
	血浆凝血酶调节蛋白抗原(TM∶Ag)	TM∶Ag水平增高反映血管内皮细胞的抗凝作用增强,见于血栓性疾病

第二节　血小板的检测

一、筛检试验

1. 血小板计数　(见本篇第二章)

2. 血块收缩试验

临床意义:

(1)减低(<40%):见于特发性血小板减少性紫癜(ITP)、血小板增多症、血小板无力症等。

(2)增高:见于先天性和获得性因子ⅩⅢ缺陷症等。

二、诊断试验

用于血小板检测的诊断试验及临床意义见表4-3-2。

表4-3-2　血小板检测实验诊断及临床意义

诊断试验	临床意义
单克隆抗体血小板抗原固定试验	自身免疫性疾病 诊断ITP依据之一,特异性强 ITP的治疗评估
血小板黏附试验(PAdT)	PAdT增高:见于血栓前状态和血栓性疾病 PAdT减低:见于vWD、巨血小板综合征(BBS)、血小板无力症、MDS等
血小板聚集试验(PAgT)	PAgT增高:见于血栓前状态和血栓性疾病 PAgT减低:见于血小板无力症、尿毒症、原发性血小板减少性紫癜等。

续表

诊断试验	临床意义
血小板 P 选择素测定	血小板表面和血浆中 P 选择素增高,为诊断或观察急性心肌梗死、心绞痛、糖尿病伴血管病变等提供了较为特异的指标
血小板促凝活性测定	减低:见于血小板第 3 因子缺陷症、血小板无力症、巨血小板综合征等 增高:见于血栓性疾病和血栓前状态
血浆血栓烷 B_2(TXB_2)测定	增高:见于血栓前状态和血栓性疾病 减低:见于环氧酶或 TXA_2 合成酶缺乏症,服用抑制环氧酶或 TXA_2 合成酶的药物,如阿司匹林等

第三节　凝血因子的检测

一、筛检试验

1. **活化的部分凝血活酶时间(APTT)测定**　是内源凝血较为灵敏和最为常用的筛选试验。本试验需设正常对照值,测定值较正常对照值延长 10s 以上为异常。其临床意义见表 4-3-3。

2. **凝血时间(CT)**　反映内源性凝血系统的凝血时间。临床意义见表 4-3-3。

3. **血浆凝血酶原时间测定(PT)**　是外源性凝血系统较为灵敏和最为常用的筛选试验。比正常对照值延长 3s 以上为异常。PTR 及 INR 是监测口服抗凝剂的首选指标;INR 维持为 2.0~2.5 为宜,一般不要>3.0。其临床意义见表 4-3-3。

表 4-3-3　凝血因子筛选试验的临床意义

试验	临床意义 延长	缩短
APTT	因子Ⅻ、Ⅺ、Ⅸ、Ⅷ、Ⅹ、Ⅴ、Ⅱ、PK、HMWK 和纤维蛋白原缺乏	血栓性疾病及血栓前状态
CT	血友病 A、B 和因子Ⅺ缺乏症 凝血酶原、因子Ⅹ、Ⅴ等重度减少 纤维蛋白原严重减少 应用肝素、口服抗凝药物时纤溶亢进 循环抗凝物质增加 DIC,尤其是失代偿期	高凝状态
PT	见于先天性凝血因子Ⅰ、Ⅱ、Ⅴ、Ⅶ、Ⅹ缺乏 获得性凝血因子缺乏,如严重肝病、维生素 K 缺乏、DIC 等	血液高凝状态

二、诊断试验

1. **血浆凝血因子Ⅷ、Ⅸ、Ⅺ、Ⅻ促凝活性测定**　临床意义:

(1) 增高:见于血栓前状态和血栓性疾病。

(2) 减低:FⅧ:C 减低见于血友病 A、vWD、血中存在因子Ⅷ抗体、DIC 等;FⅨ:C 减低见于血友病 B、肝脏疾病、维生素 K 缺乏症、DIC、口服抗凝药物等;FⅪ:C 减低见于因子Ⅺ缺乏症、肝脏疾病、DIC 等;FⅫ:C 减低见于先天性因子Ⅻ缺乏症、肝脏疾病、DIC 和某些血栓性疾病等。

2. **血浆因子Ⅱ、Ⅴ、Ⅶ、Ⅹ促凝活性测定**　临床意义:

（1）增高：见于血栓性疾病和血栓前状态,尤其见于静脉系统血栓形成。

（2）减低：分别见于先天性因子Ⅱ、Ⅴ、Ⅶ、Ⅹ缺乏症,获得性因子缺乏见于肝病、DIC、口服抗凝剂、维生素 K 缺乏症等。

3. 血浆纤维蛋白原测定　临床意义：

（1）增高：见于糖尿病、急性心肌梗死、多发性骨髓瘤、妊娠期高血压疾病、急性感染、恶性肿瘤等以及血栓前状态。

（2）减低：见于 DIC、原发性纤溶症、重症肝炎、肝硬化和低(无)纤维蛋白原血症。

4. 血浆因子ⅩⅢ定性实验　临床意义：若纤维蛋白凝块在 24h 内完全溶解,则表示因子ⅩⅢ缺乏。见于先天性因子ⅩⅢ缺乏症和获得性因子ⅩⅢ减低者,如肝病、系统性红斑狼疮、DIC 等。

5. 可溶性纤维蛋白单体复合物(sFMC)测定　临床意义：sFMC 是凝血酶生成敏感和特异的分子标志物,增高见于 DIC、急性白血病、肝硬化失代偿期、恶性肿瘤等。减低无临床意义。

第四节　抗凝系统检测

一、病理性抗凝物质的筛检试验

1. 血浆凝血酶时间(TT)　临床意义：TT 延长见于低(无)纤维蛋白原血症和异常纤维蛋白原血症;血中纤维蛋白(原)降解产物增高;血中有肝素或类肝素物质存在。TT 缩短无临床意义。

2. 凝血酶时间的甲苯胺蓝纠正实验或血浆游离肝素时间　临床意义：血中类肝素物质增多或临床应用肝素时,延长的 TT 可被甲苯胺蓝纠正。

3. APTT 交叉纠正试验　原理：本试验可用于鉴别是否凝血因子缺乏或有无抗凝物质存在。延长的 APTT 若能被 1/2 量的正常新鲜血浆所纠正,表示受检血浆中可能缺乏凝血因子;若不能纠正则表示受检血浆中可能存在抗凝物质。

二、病理性抗凝物质的诊断试验

1. 狼疮抗凝物质测定　临床意义：阳性见于有狼疮抗凝物质存在的患者,如系统性红斑狼疮、自发性流产、某些血栓性疾病等。

2. 抗心磷脂抗体测定　（参见本篇第八章第四节）

三、生理性抗凝因子检测

1. 血浆抗凝血酶活性测定　临床意义：

（1）增高：见于血友病、白血病和再生障碍性贫血等的急性出血期;也见于口服抗凝药治疗中。

（2）减低：见于先天性和获得性 AT 缺陷症,后者见于血栓前状态、血栓性疾病、DIC 和肝脏疾病等。

2. 血浆蛋白 C 活性测定　临床意义：血浆蛋白 C 活性减低见于遗传性和获得性的疾病。遗传性见于遗传性或先天性 PC 缺陷症;获得性见于 DIC、肝病、手术后、口服抗凝剂等。

3. 血浆游离蛋白 S(FPS)抗原和总蛋白 S(TPS)抗原测定　临床意义：FPS 减低见于先天性和获得性 PS 缺陷症,后者见于肝病、口服抗凝剂和 DIC 等。

4. 血浆凝血酶-抗凝血酶复合物测定　临床意义：本试验是反映凝血酶活性的试验。增高见于急性心肌梗死、不稳定型心绞痛、DIC、深静脉血栓、脑梗死、急性白血病等。

第五节　纤溶活性检测

一、筛选试验

1. 血浆 D-二聚体测定　临床意义

（1）正常：可排除深静脉血栓（DVT）和肺血栓栓塞（PE）

（2）增高：见于 DIC、恶性肿瘤、深静脉血栓形成等。临床上也利用其测定值的变化判断溶栓治疗的效果。

2. 血浆纤维蛋白（原）降解产物（FDPs）测定　临床意义：FDPs 阳性或增高见于原发性纤溶和继发性纤溶，后者如 DIC、恶性肿瘤、急性早幼粒细胞白血病、肺栓塞、深静脉血栓形成等。

3. 优球蛋白溶解时间　临床意义：本试验敏感度低，特异性高。

（1）纤维蛋白凝块在 70min 内完全溶解：表明纤溶活性增强，见于原发性和继发性纤溶亢进。

（2）纤维蛋白凝块在 120min 仍不溶解：表明纤溶活性减低，见于血栓前状态、血栓性疾病和应用抗纤溶药等。

二、诊断试验

1. 血浆组织型纤溶酶原激活物测定　临床意义：

（1）增高：表明纤溶活性亢进，见于原发性纤溶和继发性纤溶等。

（2）减低：表明纤溶活性减弱，见于血栓前状态和血栓性疾病。

2. 血浆纤溶酶原（PLG）活性测定　临床意义：

（1）PLG：A 增高：表明纤溶活性减低，见于血栓前状态和血栓性疾病。

（2）PLG：A 减低：表明纤溶活性增高，见于原发性纤溶、继发性纤溶和先天性 PLG 缺乏症。

3. 血浆纤溶酶原激活抑制物-1（PAI-1）活性测定　临床意义：

（1）PAI-1 增高：表明纤溶活性减低，见于血栓前状态和血栓性疾病。

（2）PAI-1 减低：表明纤溶活性增高，见于原发性纤溶、继发性纤溶。

4. 血浆鱼精蛋白副凝固试验（3P test）　临床意义

（1）阳性：见于继发性纤溶（如 DIC 早、中期）。

（2）阴性：见于正常人、原发性纤溶等。DIC 后期由于凝血相关因子耗竭也可呈阴性。

5. 血浆纤溶酶-抗纤溶酶复合物测定　临床意义：本试验是反映纤溶酶活性较好的试验。增高见于血栓前状态和血栓性疾病。

第六节　血液流变学检测

血液流变学是利用血浆及其有形成分在流动过程中产生的流体力学特征和形变规律，分析全血和血浆在切变率下的表现，了解其生理病理意义，目前多作为临床血栓前状态的筛选。

一、原理

1. 全血黏度测定

2. 血浆黏度测定

二、参考值

不同的实验室和不同的仪器,参考值变化大,需建立自身实验室的参考值。

三、临床意义

1. **全血黏度增高** 见于冠心病、心肌梗死、脑血管疾病、静脉血栓形成等。
2. **全血黏度减低** 见于贫血、严重失血和重度纤维蛋白原等凝血因子缺乏症。
3. **血浆黏度增高** 常见于心脑血管疾病、糖尿病、高脂血症等。
4. **全血还原黏度** 其升高和降低的变化主要反映红细胞自身流变特性对血液黏度的影响。
5. **血沉方程 K 值** 可以更准确地反映红细胞聚集性变化。

第七节 检测项目的选择和应用

一、一期止血缺陷筛选试验的选择

一期止血缺陷是指血管壁和血小板缺陷所致出血性疾病。选用血小板计数(PLT)和出血时间(BT)作为筛选试验。筛选试验的结果及意义见表4-3-4。

表 4-3-4 一期止血缺陷筛选试验的结果及意义

筛选试验结果		发病机制	常见疾病
PLT	BT		
N	N	单纯血管壁通透性增加和/或脆性增加	过敏性紫癜、单纯性紫癜、其他血管性紫癜
↓	↑	血小板数量减少	原发性、继发性血小板减少性紫癜
↑	↑	血小板数量增多	原发性和反应性血小板增多
N	↑	血小板功能异常或某些凝血因子严重缺乏	血小板无力症、低(无)纤维蛋白原血症、血管性血友病等

二、二期止血缺陷筛选试验的选择

二期止血缺陷是指凝血因子缺乏所致的出血性疾病。选用 APTT 和 PT 作为筛选试验,筛选试验的结果及意义见表4-3-5。

表 4-3-5 二期止血缺陷筛选试验的结果及意义

筛选试验结果		临床意义
APTT	PT	
N	N	正常人、遗传性和获得性因子ⅩⅢ缺乏症
↑	N	内源性凝血途径缺陷
N	↑	外源性凝血途径缺陷
↑	↑	共同凝血途径缺陷

三、纤溶亢进的选择

纤溶亢进是指纤维蛋白(原)和某些凝血因子被纤溶酶降解从而引起出血。可选用FDPs和D-D作为筛选试验,大致有下列四种情况:

1. **FDPs和D-D均正常** 表示纤溶活性正常,临床的出血症状可能与原发性或继发性纤溶无关。
2. **FDPs升高,D-D正常** 这种情况多数属于FDPs的假阳性。
3. **FDPs正常,D-D升高** 实际上这种情况多属于FDPs假阴性。
4. **FDPs和D-D都升高** 表示纤维蛋白原和纤维蛋白同时被降解。见于继发性纤溶。

四、血栓前状态

血栓前状态或血栓是指血栓形成前、后,血液有形成分和无形成分发生易于形成血栓的病理变化。

1. **筛选试验**
(1) APTT和/或PT可能缩短。
(2) Fg含量可能增高。
(3) 血小板聚集试验的聚集率可能增高。
(4) 血液黏度测定一般增高。

2. **常用试验**
(1) vWF:Ag增高:反映血管内皮细胞损伤。
(2) β-TG增高:反映血小板被激活。
(3) 可溶性纤维蛋白单体复合物(sFMC)增高:反映凝血酶生成增多。
(4) 抗凝血酶活性(AT:A)减低:反映凝血酶活性增强。
(5) 纤维蛋白(原)降解产物(FDPs)和D-二聚体减少:反映纤溶酶活性减低。

3. **特殊试验**
(1) 凝血酶调节蛋白TM和/或内皮素-1(ET-1)增高:反映血管内皮细胞受损。
(2) P-选择素和/或11-去氢血栓素B_2增高:反映血小板被激活。
(3) 凝血酶原片段1+2和/或纤维蛋白肽A增高:反映凝血酶的活性增强。
(4) 凝血酶抗凝血酶复合物(TAT)增高:反映凝血酶的活性增强。
(5) 组织因子(TF)活性增高:反映外源凝血系统的凝血活性增强。
(6) 纤溶酶抗纤溶酶复合物(PAP)减少:反映纤溶酶活性减低。

五、抗血栓和溶血栓治疗的监测

1. **普通肝素(uFH)和低分子量肝素(LMWH)的监测**
(1) uFH:APTT为首选监测指标,使APTT测定值维持在正常对照值的1.5~2.5倍。
(2) LMWH:可选用因子Xa抑制试验,使其维持在0.2~0.4 AFXa IU/ml。
(3) 血小板计数:无论用uFH还是LMWH,均需观察血小板计数,使其维持在参考值内,若低于50×10^9/L需停药。
(4) 血浆AT活性:维持在正常范围80%~120%。

2. **口服抗凝剂的监测** 一般应使INR维持在2.0~2.5之间为宜,一般不超过3.0,<1.5提示抗凝无效。

3. **溶栓治疗的监测** 目前认为维持纤维蛋白原在1.2~1.5g/L,凝血酶时间在正常的1.5~2.5倍,FDPs在300~400mg/L时最为适宜。

4. 抗血小板药治疗的监测

（1）出血时间（BT）：使其结果维持在治疗前的 1~2 倍为宜。

（2）血小板聚集试验（PAgT）：使 PAgT 的最大振幅降至患者基础对照值的 40%~50% 为宜。

5. 降纤药治疗的监测

（1）纤维蛋白原测定：使其维持在 1.0~1.5g/L 为宜。

（2）血小板计数：使其结果维持在（50~60）×10^9/L 为宜。

─────────── 试 题 精 选 ───────────

一、名词解释

血浆凝血酶时间

二、填空题

1. 活化部分凝血活酶时间测定是目前常用的检测_____凝血系统正常与否的较为敏感的试验。血浆凝血酶原时间测定是检查_____凝血系统的筛选试验。

2. 反映继发性纤溶亢进的试验有_____、_____等。

3. 血浆凝血酶原时间缩写为_____、参考值为_____、超过正常对照_____以上为延长。

4. 生理条件下，整个凝血过程分为_____、_____、_____三期。

三、选择题

【A1 型题】

1. 全身多发性、自发性出血倾向，检查血小板减少、血浆凝血酶原时间延长，鱼精蛋白副凝试验阳性，可考虑诊断为

　　A. 血友病　　　　　　　B. DIC　　　　　　　C. 严重肝病

　　D. 维生素 K 缺乏　　　E. 贫血

2. 凝血酶原时间延长**不见于**

　　A. 严重肝病　　　　　　B. 维生素 K 缺乏　　　C. 弥散性血管内凝血

　　D. 口服抗凝剂　　　　　E. 原发性血小板减少性紫癜

3. 内源性凝血途径的始动因子为

　　A. Ⅷ因子　　　　　　　B. X 因子　　　　　　C. Ⅻ因子

　　D. Ⅷ因子　　　　　　　E. Ⅴ因子

4. 血小板在凝血过程中主要起下列哪一种作用

　　A. 作为组织因子，参与外源凝血系统

　　B. 与因子Ⅻ接触，参与内源凝血系统

　　C. 为因子Ⅸa，Ⅹa 提供活化表面

　　D. 稳定纤维蛋白

　　E. 维持血管壁的完整性

5. 肝素治疗过程中，需检测下列哪项指标

　　A. BT　　　　　　　　　B. CT　　　　　　　C. PT

　　D. APTT　　　　　　　　E. FIB

6. 有关血小板减少性紫癜下列哪项正确

　　A. PT 延长　　　　　　B. APTT 延长　　　　C. 血块退缩不良

D. CT 延长　　　　　　　　　　E. FIB 减少

7. 参与凝血共同途径的是下列哪一个凝血因子
   A. Ⅲ　　　　　　　　B. Ⅶ　　　　　　　C. Ⅷ
   D. Ⅹ　　　　　　　　E. Ⅻ

8. 二期止血缺陷时,实验室检查 PT 正常,APTT 延长,常见于
   A. 血友病　　　　　　　　B. 白血病　　　　　C. 血小板减少性紫癜
   D. 口服抗凝剂　　　　　　E. 静脉血栓

9. 下列哪项结果**不见于**血友病
   A. 深部或关节血肿　　　　　　　　　B. 有遗传倾向
   C. 活化的部分凝血活酶时间延长　　　D. 凝血时间延长
   E. 血浆凝血酶原时间缩短

10. 内源性凝血系统最常用的筛选试验是
    A. BT　　　　　　　　B. PT　　　　　　　C. APTT
    D. FIB　　　　　　　 E. CT

11. 血浆纤维蛋白降解产物增高最显著的疾病是
    A. 肝脏疾病　　　　　　B. 恶性肿瘤　　　　C. DIC
    D. 肾脏疾病　　　　　　E. 外伤及手术后

12. PAgT 增高见于
    A. 肝硬化　　　　　　　B. 血小板无力症　　C. 维生素 B$_{12}$ 缺乏
    D. 糖尿病　　　　　　　E. 巨血小板综合征

13. 下列疾病均可导致出血时间延长,**除了**
    A. 遗传性毛细血管扩张症　　B. 血小板无力症　　C. 血小板减少性紫癜
    D. 血管性血友病　　　　　　E. 血友病

14. 下列反映外源性凝血途径的指标是
    A. APTT　　　　　　　B. PT　　　　　　　C. RT
    D. ACT　　　　　　　 E. CT

15. 血小板无力症患者,下列哪种成分有缺陷
    A. GPⅡb/Ⅲa 复合物　　B. 血小板第 3 因子　　C. P-选择素
    D. β-TG 和 PF4　　　　　E. GPⅠb/Ⅸ-Ⅴ 复合物

16. 下列疾病**除哪种外**,均可出现纤维蛋白原含量增高的情况
    A. 多发性骨髓瘤　　　　B. 糖尿病　　　　　C. 原发性纤溶
    D. 急性心肌梗死　　　　E. 急性感染

17. 下列哪种疾病**不会**有出血时间延长
    A. 血小板减少性紫癜　　B. 血管性血友病　　C. 血友病 A
    D. DIC　　　　　　　　 E. 血栓性疾病

18. 下列哪种情况**不会**出现血块收缩不良
    A. 血小板无力症　　　　B. 血小板减少性紫癜　　C. 血栓性疾病
    D. 低纤维蛋白原血症　　E. 血小板增多症

【A2 型题】

1. 女,30 岁,1 周前不慎摔倒后出现右侧下肢持续性肿胀。查体:右膝关节肿胀,疼痛,关节活动受限。下列选项中最有助于明确诊断的检查为
   A. 凝血酶时间和纤维蛋白含量　　B. PT 和 APTT　　C. 血小板计数
   D. FDP 和 D 二聚体　　　　　　E. 血小板黏附试验

2. 女,22 岁,2 天前出现皮肤紫癜,以下肢为重,双侧对称,颜色鲜红,高出皮面,伴关节疼痛、腹痛,既往无出血史,该病的病因可能是

    A. 血清抗凝物质增多

    B. 维生素 K 缺乏

    C. 变态反应所致毛细血管脆性及通透性增加

    D. 凝血因子缺乏

    E. 血小板数量减少

3. 女,18 岁,发热、咽痛 1 周,查体可见双下肢深红色紫癜,紫癜大小不等、对称分布,按之不退色,该患者可能出现异常的实验室检查为

    A. PT 延长　　　　　　　　B. BT 延长　　　　　　　　C. APTT 延长

    D. CT 延长　　　　　　　　E. TT 延长

4. 男,30 岁,确诊为急性粒细胞白血病 M_3 型,突发皮肤、黏膜广泛性出血点,血压持续性下降,该病发病机制最可能为

    A. 血小板数量异常　　　　　B. 血小板功能异常　　　　C. 血管壁异常

    D. 凝血因子消耗性缺乏　　　E. 先天性凝血因子缺乏

5. 女,8 岁。双下肢出血点,伴有关节肿胀。关于该疾病的说法,**错误**的是

    A. 有无出血性疾病家族史　　　B. 观察出血点特征及双侧是否对称

    C. 发病前是否有诱因　　　　　D. 明确诊断后才能开始治疗

    E. 之前有无类似疾病发生

【A3/A4 型题】

(1~3 题共用题干)

男,21 岁,因皮肤紫癜 4d 就诊。8d 前曾患感冒。查体可见皮肤紫癜以下肢为主,双侧对称,颜色鲜红。实验室检查:血小板计数 $120×10^9$/L,BT 正常。

1. 该病的发病机制最可能为

    A. 凝血因子消耗性缺乏　　　　　　　B. 血小板功能障碍

    C. 体内存在血小板抗体　　　　　　　D. 变态反应导致血管壁通透性增加

    E. 血小板生成减少

2. 该病**不可能**出现的症状为

    A. 腹痛　　　　　　　　B. 关节肿胀,关节畸形　　　　C. 血尿

    D. 皮肤水肿　　　　　　E. 荨麻疹

3. 该患者不可能出现的实验室检查结果为

    A. 血小板计数减少　　　　B. PT 正常　　　　　　　　C. 束臂试验阳性

    D. 尿蛋白++　　　　　　E. BT 延长

(4~5 题共用题干)

女,48 岁,头晕、乏力、月经过多 3 年,四肢紫癜 10d,查体可见:面色苍白,肝脾无明显肿大。实验室检查结果示:Hb 100g/L,WBC $7.0×10^9$/L,血小板 $60×10^9$/L,PT 正常,BT 延长。

4. 该患者最可能的诊断为

    A. ITP　　　　　　　　　B. 肝硬化　　　　　　　　C. 过敏性紫癜

    D. DIC　　　　　　　　　E. 慢性粒细胞白血病

5. 该患者骨髓检查可见

    A. 红系及粒、单核系减少　　　　　　B. 巨核细胞体积变大

    C. 急性型骨髓巨核细胞减少　　　　　D. 慢性型骨髓巨核细胞数量正常

    E. 有血小板形成的巨核细胞显著减少

【B 型题】

（1~4 题共用备选答案）

A. 血小板生成障碍　　　　　　　　B. 血小板破坏障碍

C. 血小板消耗过多　　　　　　　　D. 血小板数量正常或增多

E. 血小板形态异常

1. 慢性粒细胞白血病慢性期可表现为

2. 再生障碍性贫血属于

3. DIC 属于

4. 原发性血小板减少性紫癜属于

【C 型题】

（1~4 题共用备选答案）

A. APTT 延长　　　　　　　　　　B. PT 延长

C. 两者均有　　　　　　　　　　　D. 两者均无

1. 血友病时

2. 组织因子缺乏时

3. 严重肝病时

4. 心肌梗死时

【X 型题】

1. 下列哪些疾病可引起出血时间延长

A. 遗传性出血性毛细血管扩张症　　B. 维生素 C 缺乏症

C. ITP　　　　　　　　　　　　　D. 血管性血友病

2. 下列哪些疾病可见凝血酶原时间延长

A. 过敏性紫癜　　　　　　　　　　B. 血友病

C. DIC　　　　　　　　　　　　　D. 严重肝病

3. DIC 的实验室诊断标准有

A. 纤维蛋白原含量　　　　　　　　B. 血浆凝血酶原时间测定

C. 血小板计数减少　　　　　　　　D. 血清凝血酶原时间测定

4. 下列哪些疾病可见血块退缩不良

A. 原发性血小板减少性紫癜　　　　B. 血小板无力症

C. 过敏性紫癜　　　　　　　　　　D. 再生障碍性贫血

四、问答题

1. 简述 APTT 延长的临床意义。

2. 实验室诊断 DIC 的主要依据是什么？

参　考　答　案

一、名词解释（见复习纲要）

二、填空题

1. 内源性　外源性

2. 3P 试验　D-二聚体测定

3. PT　11~13s　3s

4. 凝血活酶形成期　凝血酶形成期　纤维蛋白形成期

三、选择题

【A1 型题】1. B　2. E　3. C　4. C　5. D　6. C　7. D　8. A　9. E　10. C　11. C

　　　　　12. D　13. A　14. B　15. A　16. C　17. E　18. C

【A2 型题】1. B　2. C　3. B　4. D　5. D

【A3/A4 型题】1. D　2. B　3. A　4. A　5. E

【B 型题】1. D　2. A　3. C　4. B

【C 型题】1. A　2. B　3. C　4. D

【X 型题】1. BC　2. CD　3. ABC　4. ABD

四、问答题(见复习纲要)

（乔令艳　曹景花）

第四章

排泄物、分泌物及体液检测

知识框架

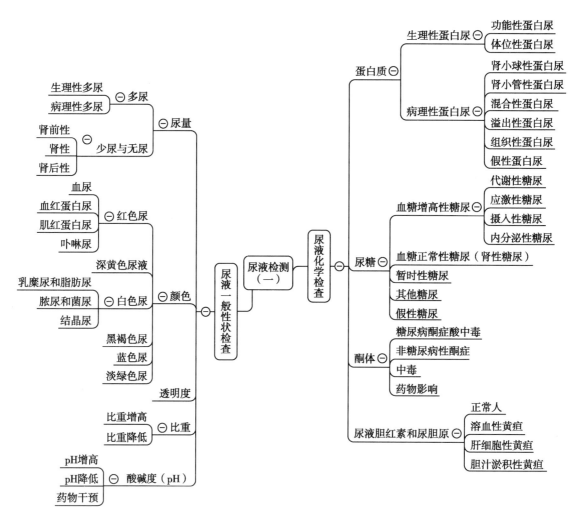

图 4-4-1 尿液检测(一)

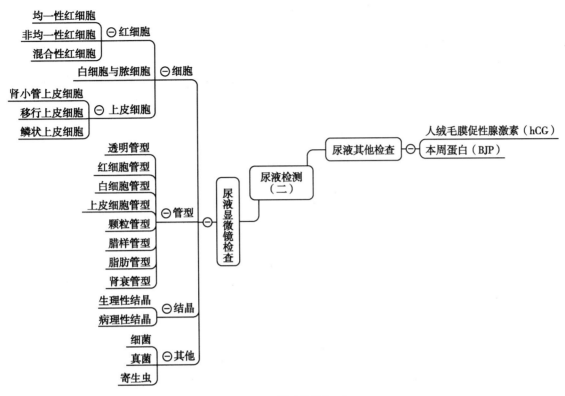

图 4-4-2 **尿液检测(二)**

复 习 纲 要

第一节 尿液检测

一、尿液标本采集

1. 尿液标本采集方法 临床常用尿液标本的种类、特点及用途见表 4-4-1。

表 4-4-1 临床常用尿液标本的种类、特点及用途

种类	特点	用途
晨尿	清晨起床后的第一次尿液,其浓缩、酸化,有形成分、化学成分浓度高	适用于有形成分、化学成分和早孕检查
随机尿	可随时采集的尿液标本。其采集方便,标本易得;但影响因素多	适用于门诊、急诊
3h 尿	采集上午 6~9 时时段内的尿液标本	尿液有形成分排泄率检查,如白细胞排泄率等
12h 尿	晚 8 时排空膀胱并弃去此次尿液,采集至次日晨 8 时最后一次排出的全部尿液	用于 12h 尿有形成分计数,但结果变化较大,较少用
24h 尿	晨 8 时排空膀胱并弃去此次尿液,采集至次日晨 8 时最后一次排出的全部尿液	化学成分定量检查
餐后尿	午餐后 2h 的尿液标本	用于检查病理性尿蛋白、尿糖和尿胆原
清洁中段尿	清洗外阴后,不间断排尿,弃去前、后时段的尿液,无菌容器采集中间时段的尿液	用于微生物培养

2. 尿液标本保存　尿液标本采集后应及时送检,并在 1h 内完成检查(最好 30min 内)。

(1)冷藏:用于不能立即进行常规检测的标本。可将尿液标本置冰箱(2~8℃)保存,但不可超过 6h。

(2)化学防腐:根据不同的检查目的选择适宜的防腐剂。常用尿液化学防腐剂的种类及用途见表 4-4-2。

表 4-4-2　常用尿液化学防腐剂的种类及用途

防腐剂	用途
甲醛	用于管型、细胞检查。不适于尿糖等化学成分检查,过量可干扰显微镜检查
硼酸	用于蛋白质、尿酸、5-羟吲哚乙酸、羟脯氨酸、皮质醇、雌激素、类固醇等,不适于 pH 检查
甲苯	用于尿糖、尿蛋白检查
盐酸	用于钙、磷酸盐、草酸盐、尿 17-OHS、肾上腺素、儿茶酚胺等检查,不用于常规筛查
碳酸钠	用于卟啉、尿胆原检查,不用于常规筛查
麝香草酚	用于有形成分和结核分枝杆菌检查,过量可使尿蛋白呈假阳性,并干扰胆色素检查

二、尿液一般性状检查(表 4-4-3)

表 4-4-3　尿液一般性状检查的指标及参考值

指标	参考值
尿量	成人:1 000~2 000ml/24h。儿童:按体重计算尿量,约为成年人的 3~4 倍
颜色与透明度	新鲜尿液呈淡黄色,清晰透明
比重	成人:1.015~1.025,晨尿最高,一般高于 1.020;婴幼儿尿液比重较低
酸碱度	新鲜尿液多呈弱酸性,随机尿 pH 4.5~8.0,晨尿 pH 约 6.5
气味	挥发性酸的气味

1. 尿量　正常成人 1 000~2 000ml/24h。

(1)多尿:成人 24h 尿量超过 2 500ml,儿童超过 3 000ml,称为多尿。

1)生理性多尿:肾脏功能正常,可见于水摄入过多、应用利尿剂和某些药物等。

2)病理性多尿:可见于内分泌性疾病、肾脏疾病及代谢性疾病等。病理性多尿的原因及发病机制见表 4-4-4。

表 4-4-4　病理性多尿的原因及发病机制

分类	病因	发病机制
内分泌疾病	中枢性尿崩症	ADH 缺乏或分泌减少
	原发性甲状旁腺功能亢进症	高血钙影响肾小管浓缩功能
	原发性醛固酮增多症	大量失钾,肾小管浓缩功能减退
肾脏疾病	肾源性尿崩症	肾小管上皮细胞对 ADH 灵敏度减低
	慢性肾盂肾炎	肾间质受损,影响肾小管重吸收
	慢性肾炎后期	肾小管浓缩功能障碍
	急性肾衰竭	肾小管重吸收及浓缩功能障碍
	高血压性肾损害	肾小管缺血导致其功能障碍
	失钾性肾病	肾小管空泡形成,浓缩功能减退
代谢性疾病	糖尿病	尿液葡萄糖增多导致溶质性利尿

（2）少尿和无尿：成人尿量低于 400ml/24h 或 17ml/h，学龄前儿童尿量少于 300ml/24h，婴幼儿尿量少于 200ml/24h，称为少尿。成人 24h 尿量低于 100ml，小儿少于 30~50ml，称为无尿。少尿和无尿常见的病因和发病机制见表 4-4-5。

表 4-4-5　少尿与无尿常见的原因与发病机制

分类	原因	发病机制
肾前性	休克、严重脱水、电解质紊乱失血过多、大面积烧伤、高热、心力衰竭、肝硬化腹腔积液、严重创伤、感染、肾动脉栓塞及肿瘤压迫等	肾缺血、血液浓缩、血容量降低、ADH 分泌增多
肾性	急性肾小球肾炎、慢性肾炎急性发作、急性肾衰竭少尿期及各种慢性疾病所致的肾衰竭、急性间质性肾炎、急性肾小管坏死、肾移植术后排斥反应等	肾小球滤过率（GFR）降低
肾后性	输尿管结石、损伤、肿瘤、前列腺肥大、膀胱功能障碍等	尿路梗阻

2. 颜色和透明度

（1）红色：血尿最常见。红色尿液的种类、颜色变化及临床意义见表 4-4-6。

表 4-4-6　红色尿液的种类、颜色变化及临床意义

种类	尿液颜色	临床意义
血尿	淡红色云雾状、洗肉水样或混有血凝块	泌尿生殖系统疾病如炎症、结石等；出血性疾病如血小板减少性紫癜等；其他如感染性疾病等
血红蛋白尿	暗红色、棕红色甚至酱油色	蚕豆病、PNH 及血型不合的输血反应等
肌红蛋白尿	粉红色或暗红色	肌肉组织广泛损伤、变性，如 AMI、大面积烧伤、创伤等
卟啉尿	红葡萄酒色	常见于先天性卟啉代谢异常等

（2）深黄色：最常见的是胆红素尿。外观呈深黄色豆油样，胆红素定性检查为阳性。常见于胆汁淤积性黄疸和肝细胞性黄疸。

（3）白色：常见白色尿液的种类及临床意义见表 4-4-7。

表 4-4-7　白色尿液的种类、颜色变化及临床意义

种类	颜色变化	临床意义
乳糜尿和脂肪尿	乳白色、乳状浑浊或脂肪小滴	常见于丝虫病及肾周围淋巴管梗阻；脂肪挤压损伤、骨折和肾病综合征等
脓尿和菌尿	白色浑浊或云雾状	泌尿系统感染，如肾盂肾炎、膀胱炎、尿道炎等
结晶尿	黄白色、灰白色或淡粉红色	尿液中含有高浓度的盐类结晶所致，以磷酸盐和碳酸盐最常见

（4）黑褐色：见于重症血尿、变性血红蛋白尿等。

（5）蓝色：主要见于尿布蓝染综合征。

（6）淡绿色：见于铜绿假单胞菌感染，以及服用某些药物后。

3. 透明度　正常尿液清晰透明。新鲜尿液发生浑浊可有盐类结晶、红细胞、白细胞（脓细胞）、细菌、乳糜等引起。浑浊尿产生的原因及特点见表 4-4-8。

表 4-4-8　浑浊尿的原因及特点

浑浊	原因	特点
灰白色云雾状	盐类结晶(磷酸盐、尿酸盐、碳酸盐结晶)	加酸或加热、加碱,浑浊消失
红色云雾状	红细胞	加乙酸溶解
黄色云雾状	白细胞、脓细胞、细菌、黏液、前列腺液	加乙酸不溶解
膜状	蛋白质、红细胞、上皮细胞	有膜状物出现
白色絮状	脓液、坏死组织、黏液丝等	放置后有沉淀物
乳白色浑浊或凝块	乳糜	外观具有光泽感,乳糜试验阳性

4. 比重

(1) 比重增高:比重大于 1.025 称为高渗尿或高比重尿。常见于血容量不足引起的肾前性少尿、糖尿病、急性肾小球肾炎、肾病综合征等。

(2) 比重减低:比重小于 1.015 称为低渗尿或低比重尿。常见于大量饮水、慢性肾小球肾炎、肾小管间质性疾病、慢性肾衰竭、尿崩症等。比重固定于 1.010±0.003,提示肾脏浓缩稀释功能丧失。

5. 酸碱度(pH)　受食物、药物和多种疾病的影响。尿液酸碱度的变化及临床意义见表 4-4-9。

表 4-4-9　尿液酸碱度的变化与临床意义

酸碱度变化	临床意义
pH 降低	进食肉类及混合性食物等,口服氯化铵、维生素 C 等酸性药物,酸中毒、高热、痛风、糖尿病。低钾性代谢性碱中毒患者排酸性尿为其特征之一
pH 增高	进食蔬菜、水果,服用噻嗪类利尿剂、碳酸氢钠等碱性药物,碱中毒、尿潴留、膀胱炎、应用利尿剂、肾小管性酸中毒等。尿液放置过久因尿素分解释放氨,可使尿液呈碱性
药物干预	尿液 pH 可作为用药的一个指标,用氯化铵酸化尿液,可促使碱性药物中毒时从尿中排出;用碳酸氢钠碱化尿液,可促使酸性药物中毒时从尿中排出

三、尿液化学检查

1. 尿蛋白　正常情况下,尿蛋白定性实验为阴性,定量 0~80mg/24h。当尿蛋白浓度大于 100mg/L 或 150mg/24h 尿液,蛋白定性检查呈阳性时,称为蛋白尿。

(1) 生理性蛋白尿:①功能性蛋白尿:因剧烈运动、劳累、受寒、发热、精神紧张等导致的暂时性蛋白尿,多见于青少年,定性不超过(+),定量不超过 500mg/24h;②体位性蛋白尿:又称直立性蛋白尿,卧位休息后蛋白尿即消失,多发生于瘦高体型的青少年。

(2) 病理性蛋白尿:多为持续性蛋白尿。(表 4-4-10)

表 4-4-10　病理性蛋白尿的分类和临床意义

分类	标志性蛋白	临床意义
肾小球性蛋白尿	清蛋白或抗凝血酶、转铁蛋白、前清蛋白、IgG、IgA、IgM 和补体 C3 等	急性肾炎、肾缺血和糖尿病肾病
肾小管性蛋白尿	α_1-MG、β_2-MG、视黄醇结合蛋白、胱抑素 C、β-NAG	肾盂肾炎、间质性肾炎、重金属中毒、药物损害及肾移植术后等

分类	标志性蛋白	临床意义
混合性蛋白尿	清蛋白、α_1-MG、总蛋白	糖尿病、系统性红斑狼疮等
溢出性蛋白尿	血红蛋白、肌红蛋白、本-周蛋白	溶血性贫血、挤压综合征、多发性骨髓瘤、浆细胞病、轻链病等
组织性蛋白尿	Tamm-Horsfall 蛋白	肾小管受炎症或药物刺激等
假性蛋白尿	血液、脓液、黏液等	肾脏以下的泌尿系疾病，如膀胱炎、尿道炎、尿道出血及尿液内混有阴道分泌物等

2. 尿糖

（1）血糖升高性糖尿：血糖超过肾糖阈为主要原因。血糖升高性糖尿的种类及临床意义见表 4-4-11。

表 4-4-11　血糖升高性糖尿的种类及临床意义

种类	临床意义
代谢性糖尿	由于糖代谢紊乱引起高血糖所致，典型的是糖尿病
应激性糖尿	在颅脑外伤、脑血管意外、情绪激动等情况下，延髓血糖中枢受刺激，导致肾上腺素、胰高血糖素大量释放，出现暂时性高血糖和糖尿
摄入性糖尿	短时间内摄入大量糖类或输注高渗葡萄糖溶液，引起血糖暂时性增高而产生的糖尿
内分泌性糖尿	生长激素、肾上腺素、糖皮质激素等分泌过多，都可使血糖浓度增高

（2）血糖正常性糖尿：血糖浓度正常，由于肾小管病变导致肾糖阈下降而出现的糖尿。常见于慢性肾炎、间质性肾炎、肾病综合征、家族性糖尿病等。

（3）暂时性糖尿：可见于饮食性糖尿、精神性糖尿、妊娠期糖尿、应激性糖尿、新生儿糖尿和药物性糖尿等。

（4）其他糖尿：进食过多乳糖、半乳糖、果糖、甘露糖及一些戊糖等，可出现相应糖尿。

（5）假性糖尿：尿液中含有某些还原性物质，如维生素 C、尿酸等，以及一些随尿液排出的药物，如异烟肼、链霉素、水杨酸等，可使尿糖定性检查出现假阳性。

3. 酮体　酮体是体内脂肪代谢的中间产物，是 β-羟丁酸、乙酰乙酸和丙酮的总称。

（1）糖尿病酮症酸中毒

（2）非糖尿病性酮症：感染性疾病、严重呕吐、剧烈运动、腹泻、长期饥饿等均可出现酮尿。

（3）中毒：氯仿、乙醚麻醉后和磷中毒等，均可出现酮尿。

（4）药物影响：服用降糖药的患者，由于药物有抑制细胞呼吸的作用，也可出现尿酮体阳性。

4. 尿胆红素和尿胆原　主要用于黄疸的鉴别。不同类型黄疸患者尿胆原和尿液胆红素的变化特点见表 4-4-12。

表 4-4-12　不同类型黄疸患者尿胆原和尿液胆红素的变化特点

指标	健康人	溶血性黄疸	肝细胞性黄疸	胆汁淤积性黄疸
尿液颜色	浅黄	深黄	深黄	深黄
尿胆原	弱阳性/阴性	强阳性	阳性	阴性
尿胆素	阴性	阳性	阳性	阴性
尿液胆红素	阴性	阴性	阳性	阳性

四、尿液显微镜检查

1. 细胞

（1）红细胞：离心尿中红细胞超过 3 个/HPF，且尿液外观无血色的尿液称为镜下血尿。根据尿液中红细胞的形态可将红细胞分为 3 种，其特点和临床意义见表 4-4-13。

表 4-4-13　尿液异常红细胞的类型及特点与临床意义

类型	特点与临床意义
均一性红细胞	肾小球以外部位的泌尿系统的出血，如尿路结石、损伤、出血性膀胱炎、血友病、剧烈活动等
非均一性红细胞	见于肾小球肾炎、肾盂肾炎、肾结核、肾病综合征，此时多伴有蛋白尿和管型
混合性红细胞	以上 2 种红细胞混合存在

（2）白细胞和脓细胞：主要用于泌尿系统感染的诊断。若尿液中白细胞超过 5 个/HPF，称为镜下脓尿。主要见于肾盂肾炎、膀胱炎、肾移植排斥反应等。

（3）上皮细胞：尿液上皮细胞检查对泌尿系统疾病有定位诊断的价值。①肾小管上皮细胞数量增多提示肾小管有病变，如急性肾小球肾炎、急进性肾炎、肾小管坏死性患者；②移行上皮细胞数量增多见于膀胱炎、肾盂肾炎等，且伴有白细胞增多；③鳞状上皮细胞增多主要见于尿道炎患者，并伴有白细胞或脓细胞数量增多。

2. 管型

管型是蛋白质、细胞及其崩解产物在肾小管、集合管内凝固而成的圆柱形蛋白聚体，是尿沉渣中最有诊断价值的成分。管型的形成条件及临床意义见表 4-4-14、表 4-4-15。

表 4-4-14　管型的形成条件与评价

条件	评价
原尿中有清蛋白、T-H 蛋白	构成管型的基质
肾小管有浓缩和酸化尿液的能力	使形成管型的蛋白质浓缩、变性凝聚
尿流缓慢，有局部性尿液淤积	有足够的停留时间使各种成分凝聚
具有可供交替使用的肾单位	有利于管型的形成与排泄

表 4-4-15　常见管型的组成成分及意义

管型	组成成分	临床意义
透明管型	T-H 蛋白、清蛋白、少量氯化物	健康人偶见，增多见于肾实质性病变
红细胞管型	管型基质+红细胞	急性肾小球病变、肾小球出血
白细胞管型	管型基质+白细胞	肾脏感染性病变或免疫性反应
上皮细胞管型	管型基质+肾小管上皮细胞	肾小管坏死
颗粒管型	管型基质+变性细胞分解产物	肾实质性病变伴有肾单位淤滞
蜡样管型	细颗粒管型衍化而来	肾单位长期阻塞、肾小管有严重病变、预后差
脂肪管型	管型基质+脂肪滴	肾小管损伤、肾小管上皮细胞脂肪变性
肾衰管型	颗粒管型、蜡样管型演变而来	急性肾衰竭多尿期，出现于慢性肾衰竭提示预后不良

3. 结晶

（1）生理性结晶：多来自于食物及人体正常的代谢,如草酸钙结晶、磷酸盐结晶等,一般无临床意义。

（2）病理性结晶：由疾病因素或药物代谢异常所致,如胆红素结晶、胱氨酸结晶、亮氨酸结晶等。

4. 其他　尿液中还可见到细菌、真菌、寄生虫、精子等。

五、尿液其他检查

1. 人绒毛膜促性腺激素(hCG)　临床意义：①诊断早孕；②监测孕早期反应(异位妊娠、流产)；③监测滋养层肿瘤；④作为 Down 综合征三联试验的诊断指标之一。

2. 本周蛋白(BJP)又称凝溶蛋白　轻链型、IgD 型多发性骨髓瘤(MM)患者,尿液异常可以是首发甚至是唯一的临床表现,60%~80%MM 患者尿液中 BJP 呈阳性。肾盂肾炎、慢性肾炎、肾癌、肾病综合征等患者尿液中偶可检出 BJP。

========================== 试 题 精 选 ==========================

一、名词解释

1. 蛋白尿(proteinuria)

2. 溢出性蛋白尿(overflow proteinuria)

3. 组织性蛋白尿(histic proteinuria)

4. 混合性蛋白尿(mixed proteinuria)

5. 本-周氏蛋白(Bence-Jones protein)

6. 生理性蛋白尿(physiological proteinuria)

7. 肾小管性蛋白尿(tubular proteinuria)

8. 肾小球性蛋白尿(glomerular proteinuria)

9. 肉眼血尿(macroscopic hematuria)

10. 血尿(hematuria)

11. 镜下血尿(microscopic hematuria)

12. 管型(cast)

二、选择题

【A1 型题】

1. 关于尿量的定义,哪一项是**错误**的描述
    A. 24h 尿量超过 2 500ml,称为多尿
    B. 成人尿量低于 400ml/24h,称为少尿
    C. 低于 200ml/24h,称为无尿
    D. 成人尿量低于 17ml/h,称为少尿
    E. 成人尿量低于 100ml/24h,称为无尿

2. 蛋白尿是指 24h 尿液中蛋白含量
    A. 超过 100mg
    B. 超过 150mg
    C. 超过 200mg
    D. 超过 250mg
    E. 超过 500mg

3. 关于肾性糖尿,哪一项为正确的描述
    A. 血糖浓度正常,肾阈值下降产生的糖尿

  B. 血糖浓度正常,肾阈值上升产生的糖尿

  C. 血糖浓度超过正常水平,肾阈值正常产生的糖尿

  D. 血糖浓度超过正常水平,肾阈值升高产生的糖尿

  E. 血糖浓度超过正常水平,肾阈值下降产生的糖尿

4. 镜下血尿是指尿沉渣镜检时,每高倍镜视野红细胞

  A. ≥1 个　　　　　　　B. ≥2 个　　　　　　　C. ≥3 个

  D. ≥4 个　　　　　　　E. ≥5 个

5. 镜下脓尿是指尿沉渣镜检时,每高倍镜视野白(脓)细胞

  A. ≥1 个　　　　　　　B. ≥2 个　　　　　　　C. ≥3 个

  D. ≥4 个　　　　　　　E. ≥5 个

6. 正常情况下,哪一种成分可通过肾小球滤过膜

  A. IgA　　　　　　　　B. IgG　　　　　　　　C. IgM

  D. C3　　　　　　　　 E. β_2-MG

7. 肾小管对钠的重吸收主要在那一段肾小管

  A. 远曲小管　　　　　　B. 髓袢降支　　　　　　C. 髓袢升支

  D. 近曲小管　　　　　　E. 集合管

8. 属于肾性蛋白尿的是

  A. 假性蛋白尿　　　　　B. 体位性蛋白尿　　　　C. 混合性蛋白尿

  D. 溢出性蛋白尿　　　　E. 组织性蛋白尿

9. 哪一项**不是**导致多尿的原因

  A. 抗利尿激素(ADH)不足或肾小管对 ADH 反应性降低

  B. 慢性肾盂肾炎、慢性肾间质肾炎

  C. 糖尿病

  D. 高血压肾病

  E. 休克

10. 哪一项**不是**导致少尿的常见原因

  A. 心衰　　　　　　　　B. 休克　　　　　　　　C. 尿路梗阻

  D. 糖尿病　　　　　　　E. 急性肾炎

11. 关于尿比重,哪一项描述是**错误**的

  A. 受尿中可溶性物质的量及尿量的影响

  B. 晨尿最高,一般大于 1.020

  C. 可粗略地判断肾小管的浓缩和稀释功能

  D. 尿比重可粗略代表尿的渗透压

  E. 糖尿病患者尿比重下降

12. 关于 β_2-微球蛋白,哪一项描述**错误**

  A. 尿 β_2-MG 增多较敏感地反映近端肾小管重吸收功能受损

  B. 尿 β_2-MG 升高就能反映肾小管损伤

  C. 肾小管重吸收 β_2-MG 的阈值为 5mg/L

  D. 正常人 β_2-MG 生成量较恒定

  E. β_2-MG 是体内有核细胞包括淋巴细胞、血小板、多形核白细胞产生的一种小分子球蛋白

13. 尿液中移行上皮细胞的来源,哪一项是**错误**的

  A. 肾小管　　　　　　　B. 肾盂　　　　　　　　C. 输尿管

  D. 膀胱　　　　　　　　E. 尿道近膀胱段

14. 常用于细菌培养的尿液标本为
    A. 随机尿   B. 晨尿   C. 3h 尿
    D. 中段尿   E. 清洁中段尿

15. 尿量的影响因素很多,但主要取决于
    A. 饮水量   B. 环境温度   C. 活动量
    D. 肾功能   E. 精神因素

16. 下列情况属于渗透性利尿的是
    A. 中枢性尿崩症   B. 原发性醛固酮增多症   C. 急性肾衰竭
    D. 糖尿病   E. 慢性肾盂肾炎

17. 下列哪种情况**不属于**肾性少尿
    A. 慢性肾小球肾炎   B. 慢性肾炎急性发作   C. 肾衰竭
    D. 急性间质性肾炎   E. 肾动脉栓塞

18. 尿液外观呈深黄色豆油样改变,振荡后泡沫不消失见于
    A. 血友病   B. 重症血尿   C. 尿布蓝染综合征
    D. 厌氧菌感染   E. 胆汁淤积性黄疸

19. 下列哪种情况**不会**出现溢出性蛋白尿
    A. 多发性骨髓瘤   B. 挤压综合征   C. 溶血性贫血
    D. 糖尿病肾病   E. 浆细胞病

20. 有关肉眼血尿,**不正确**的是
    A. 每升尿液中超过 1ml 血液   B. 尿液外观淡红色   C. 尿液可呈洗肉水样
    D. 尿液外观无明显改变   E. 尿液可呈淡红色云雾状

21. 下列哪种情况**不会**出现尿比重降低
    A. 慢性肾小管肾炎   B. 间质性肾病   C. 肾衰竭
    D. 肾病综合征   E. 尿崩症

22. 血尿的常见病因**不包含**
    A. 肾结石   B. 输尿管结石   C. 肾动脉狭窄
    D. 肾结核   E. 尿道炎

23. 下列哪种情况**不属于**肾前性少尿
    A. 休克   B. 尿毒症   C. 剧烈腹泻
    D. 血容量不足   E. 心力衰竭

24. 尿液中尿胆原强阳性见于
    A. 溶血性黄疸   B. 肝细胞性黄疸   C. 胆汁淤积性黄疸
    D. 巨幼细胞性贫血   E. 难治性贫血

25. 尿糖通常是指尿液中的
    A. 葡萄糖   B. 乳糖   C. 半乳糖
    D. 果糖   E. 戊糖

26. 尿液中非均一性红细胞的原因,**不包括**
    A. 肾小球肾炎   B. 肾盂肾炎   C. 肾结石
    D. 肾结核   E. 尿路感染

27. 偶见于健康人晨尿的管型为
    A. 颗粒管型   B. 红细胞管型   C. 透明管型
    D. 蜡样管型   E. 脂肪管型

28. hCG 检查的目的不包括

    A. 诊断早孕　　　　　　B. 监测葡萄胎　　　　　　C. 诊断异位妊娠

    D. 流产的诊断和监测　　E. 诊断胰腺炎

【B 型题】

（1~4 题共用备选答案）

    A. 白细胞　　　　　　　B. 红细胞管型　　　　　　C. 乳糜尿

    D. 血红蛋白尿　　　　　E. 胆红素尿

1. 血管内溶血时,尿中可见

2. 肾小球肾炎时,尿中可见

3. 肾盂肾炎时,尿中可见

4. 尿中含有淋巴液,尿样外观呈牛奶状时,称

（5~8 题共用备选答案）

    A. 清蛋白　　　　　　　B. Bence-Jones 蛋白　　　C. β_2-MG

    D. 酮体　　　　　　　　E. 胆红素尿

5. 急性肾炎时,尿中可见

6. 多发性骨髓瘤时,尿中可检出

7. 一患者恶心、呕吐 1d,未进食,尿检可出现

8. 急性间质性肾炎损伤肾小管时,尿中可见

【C 型题】

（1~2 题共用备选答案）

    A. 血尿　　　　　　　　　　　B. 尿钠增加

    C. 两者均有　　　　　　　　　D. 两者均无

1. 急性肾炎时

2. 急性肾小管坏死时

【X 型题】

1. 可以出现尿糖阳性者为

    A. 库欣综合征　　　　　　　　B. 甲状腺功能亢进

    C. 体内胰岛素缺乏　　　　　　D. 药物中毒,损伤近端肾小管

2. 下列哪项可以产生管型

    A. 休克患者纠正后　　　　　　B. 慢性肾炎

    C. 慢性肾盂肾炎　　　　　　　D. 急性膀胱炎

3. 对于尿路感染有诊断意义的有

    A. 血尿　　　　　　　　　　　B. 脓尿

    C. 白细胞管型　　　　　　　　D. 红细胞管型

4. 属于酮体的是

    A. β-羟丁酸　　　　　　　　B. 乙酰乙酸

    C. 丙酮　　　　　　　　　　　D. 乙酸

5. 引起肾性血尿红细胞形态变化的原因包括

    A. 各段肾小管渗透压的变化　　B. 各段肾小管酸碱度的变化

    C. 通过肾小球基底膜的挤压　　D. 尿酸代谢产物的影响

三、问答题

1. 简述管型形成的基本条件。
2. 简述血尿的临床意义。
3. 简述镜检出现管型的临床意义。
4. 简述蛋白尿的分类。
5. 导致血糖增高性糖尿的原因有哪些?
6. 少尿可见于哪些病理情况?
7. 导致暂时性糖尿的原因有哪些?

参 考 答 案

一、名词解释(见复习纲要)

二、选择题

【A1 型题】1. C　2. B　3. A　4. C　5. E　6. E　7. D　8. C　9. E　10. D　11. E

12. B　13. A　14. E　15. D　16. D　17. E　18. E　19. D　20. D　21. D

22. C　23. B　24. A　25. A　26. E　27. C　28. E

【B 型题】1. D　2. B　3. A　4. C　5. A　6. B　7. F　8. C

【C 型题】1. A　2. C

【X 型题】1. ABCD　2. ABC　3. BC　4. ABC　5. ABC

三、问答题(见复习纲要)

第二节　粪便检测

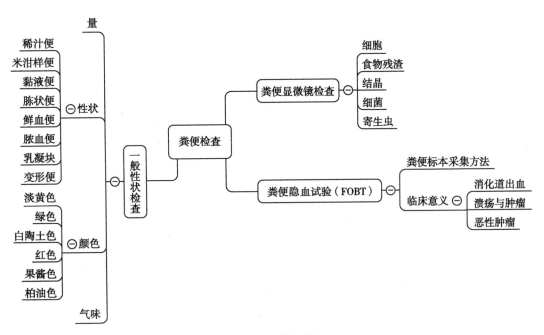

图 4-4-3　粪便检查

复 习 纲 要

一、标本采集

标本采集的质量可直接影响检查结果的准确性和可靠程度。常见标本的采集方法和要求见表 4-4-16。

表 4-4-16　常见粪便标本的采集方法和要求

标本	采集方法	要求
常规检查标本	新鲜,选取异常部分,无异常时可多部位采集	无污染,及时送检
寄生虫检查标本		
血吸虫毛蚴	采集脓液、血液或黏液处	不小于30g或全部标本送检
蛲虫卵	透明薄膜拭子于晚12时或清晨排便前自肛门皱襞处拭取	立即送检
阿米巴滋养体	脓血和稀软部分	立即送检,寒冷季节注意保温
虫体检查及虫卵计数	24h粪便	检查虫体时应仔细寻找或筛查,检查虫卵时应混匀标本后检查,坚持"三送三检"
FOBT(化学法)标本	新鲜	检查前3d禁食肉类及动物血,并禁服铁剂、铋剂、维生素C。检查前3d禁食大量生鲜蔬菜、水果等
粪胆原定量标本	3d的粪便标本	每天混匀后称取20g送检
脂肪定量标本	脂肪膳食6d,从第3d起采集72h内标本	将采集的标本混合称量,取60g送检
无粪便标本	可经直肠指诊或采便管拭取标本	确需检查时

二、粪便一般性状检查

1. **量**　正常人每日排便 1 次,为 100～300g,随食物种类、进食量及消化器官功能状态而异。

2. **形状**　常见粪便性状改变及临床意义见表 4-4-17。

表 4-4-17　粪便性状改变及临床意义

粪便	特点	临床意义
稀汁便	脓样,含有膜状物	假膜性肠炎
	洗肉水样	副溶血性弧菌食物中毒
	红豆汤样	出血性小肠炎
	稀水样	艾滋病伴肠道隐孢子虫感染
米泔样便	白色淘米水样,含有黏液片块	霍乱、副霍乱
黏液便	小肠病变的黏液混于粪便中;大肠病变的黏液附着在粪便表面	肠道炎症或受刺激、肿瘤或便秘、某些细菌性痢疾

粪便	特点	临床意义
胨状便	黏胨状、膜状或纽带状物	过敏性肠炎、慢性细菌性痢疾
鲜血便	鲜红色,滴落于排便之后或附在粪便表面	直肠癌、直肠息肉、肛裂或痔疮
脓血便	脓样、脓血样、黏液血样、黏液脓血样	细菌性痢疾、阿米巴痢疾、结肠癌、肠结核、溃疡性结肠炎
乳凝块	黄白色乳凝块或蛋花样	婴儿消化不良、婴儿腹泻
变形便	球形硬便	习惯性便秘、老年人排便无力
	细条、扁片状	肠痉挛、直肠或肛门狭窄
	细铅笔状	肠痉挛、肛裂、痔疮、直肠癌

3. **颜色**　粪便颜色变化及意义见表 4-4-18。

表 4-4-18　粪便颜色变化及意义

颜色	生理性	病理性
淡黄色	婴儿	服用大黄、山道年、番泻叶等
绿色	食用大量绿色蔬菜	服用甘汞等
白陶土色	食用大量脂肪	胆汁淤积性黄疸、服用硫酸钡、金霉素
红色	食用大量番茄、红辣椒、西瓜等	直肠癌、痔疮、肛裂等,服用利福平
果酱色	食用大量咖啡、可可、樱桃、桑葚、巧克力等	阿米巴痢疾、肠套叠等
柏油色	食用动物血和肝脏等	上消化道出血、服用铁剂、活性炭等

4. **气味**　粪便的气味与进食的种类、疾病等有关。粪便气味的临床意义见表 4-4-19。

表 4-4-19　粪便气味的临床意义

气味	临床意义
恶臭	慢性肠炎、胰腺疾病、消化道大出血、结肠或直肠癌溃烂时,未消化的蛋白质发生腐败等
腥臭	阿米巴肠炎
酸臭	由脂肪、糖类消化不良或吸收不良,脂肪酸分解或糖的发酵所致

5. **寄生虫和结石**

（1）寄生虫:肠道寄生虫感染时粪便中可出现寄生虫,服用驱虫剂后应常规检查有无寄生虫。

（2）结石:粪便中出现胆石多见于服用排石药物或碎石术后。

三、粪便隐血试验（FOBT）

FOBT 是粪便检查最常用的筛查项目,可作为消化道恶性肿瘤普查的一个筛查指标,其连续检查对早期发现结肠癌、胃癌等恶性肿瘤有重要的价值（表 4-4-20）。

表 4-4-20　FOBT 的临床意义和评价

临床意义	评　价
诊断消化道出血	凡能引起消化道出血的疾病或损伤都可使 FOBT 阳性
鉴别溃疡与肿瘤	FOBT 对消化性溃疡诊断的阳性率为 40%～70%，且呈间断性阳性；FOBT 对消化道恶性肿瘤诊断的阳性率达 95%，且呈持续性阳性
恶性肿瘤筛查	FOBT 常作为消化道恶性肿瘤的筛查试验 对 50 岁以上的无症状的中老年人，每年做 1 次 FOBT FOBT 作为消化道恶性肿瘤的筛查试验，其特异度不可能达到 100%，因此必须与临床其他资料结合分析，进行诊断与鉴别诊断

四、粪便显微镜检查

1. 细胞和食物残渣　粪便中细胞增多的临床意义见表 4-4-21。

表 4-4-21　粪便中的细胞增多的临床意义

细胞	临床意义
红细胞	肠道下段的病变；阿米巴痢疾可见大量堆积、变性的红细胞，且数量多于白细胞；细菌性痢疾红细胞形态多正常，数量少于白细胞，且分散存在
白细胞	以中性粒细胞为主。肠炎患者白细胞小于 15 个/HPF，常分散存在；细菌性痢疾、溃疡性结肠炎患者白细胞大量增多，可见成堆的脓细胞；肠易激综合征、寄生虫感染患者可见大量嗜酸性粒细胞
巨噬细胞	见于急性细菌性痢疾、出血性肠炎、溃疡性结肠炎患者。巨噬细胞是诊断急性细菌性痢疾的主要依据之一
上皮细胞	大量增多或成片出现见于结肠炎、假膜性肠炎患者
肿瘤细胞	结肠癌、直肠癌患者

2. 结晶

3. 细菌

4. 寄生虫和虫卵

五、粪便检测项目的选择和应用

1. **肠道感染性疾病**　粪便检测是急、慢性腹泻患者必做的实验室检测项目，诸如肠炎、细菌性痢疾、阿米巴痢疾、霍乱、假膜性肠炎、肠伤寒等，除一般性状观察外，粪便涂片及培养有确定诊断及鉴别诊断价值。

2. **肠道寄生虫病**　如蛔虫病、钩虫病、鞭虫病、蛲虫病、姜片虫病、绦虫病、血吸虫病等，可根据粪便涂片找到相应虫卵而确定诊断。

3. **消化吸收功能过筛试验**　慢性腹泻患者常规的粪便镜检，若有较多淀粉颗粒、脂肪小滴或肌肉纤维等，常提示为慢性胰腺炎等胰腺外分泌功能不全，可进一步做相关检查。

4. **黄疸的鉴别诊断**　胆汁淤积性黄疸患者粪便为白陶土色，粪胆原定性试验阴性，定量检测粪胆原减低；溶血性黄疸患者，粪便深黄色，粪胆原定性试验阳性，定量检测粪胆原增多。

5. **消化道肿瘤过筛试验**　粪便隐血持续阳性常提示为胃肠道的恶性肿瘤；间歇阳性，提示为其他原因的消化道出血。可进一步作内镜检查或胃肠 X 线钡餐摄片。粪便涂片找到癌细胞可确诊为结肠、直肠癌。

━━━━━━━━━━ 试 题 精 选 ━━━━━━━━━━

一、名词解释

1. 柏油样便
2. 隐血

二、选择题

【A 型题】

1. 粪便隐血试验间歇性阳性常见于
   A. 消化性溃疡　　　　　　B. 溶血性贫血　　　　　C. 胃癌
   D. 直肠癌　　　　　　　　E. 急性胃炎

2. 粪便隐血试验持续性阳性常见于
   A. 消化性溃疡　　　　　　B. 出血热　　　　　　　C. 结肠癌
   D. 慢性胰腺炎　　　　　　E. 钩虫病

3. 排便后鲜血滴出常见于
   A. 直肠息肉　　　　　　　B. 直肠癌　　　　　　　C. 痔疮
   D. 结肠癌　　　　　　　　E. 溃疡性结肠炎

4. 黄绿色稀汁样便，量大于 3 000ml 并含有膜状物见于
   A. 霍乱　　　　　　　　　B. 消化不良　　　　　　C. 假膜性肠炎
   D. 菌痢　　　　　　　　　E. 慢性胰腺炎

5. 细菌性菌痢粪便
   A. 鲜血便　　　　　　　　B. 米泔样便　　　　　　C. 柏油样便
   D. 脓血便　　　　　　　　E. 红豆汤样便

6. 粪便中最常见的结石为
   A. 胆石　　　　　　　　　B. 胰石　　　　　　　　C. 胃石
   D. 肠石　　　　　　　　　E. 肾结石

7. 粪便中有大量结缔组织见于
   A. 急性胃炎　　　　　　　B. 胃蛋白酶缺乏症　　　C. 慢性胰腺炎
   D. 慢性肠炎　　　　　　　E. 结肠癌

8. 粪便中出现较多嗜酸性粒细胞提示
   A. 肠结核　　　　　　　　B. 结肠癌　　　　　　　C. 肠易激综合征
   D. 假膜性肠炎　　　　　　E. 过敏性肠炎

9. 正常粪便**不应该有**
   A. 肠黏膜上皮细胞　　　　B. 白细胞　　　　　　　C. 植物纤维
   D. 淀粉颗粒　　　　　　　E. 脂肪小滴

10. 假膜性肠炎时**不正确**的有
    A. 革兰氏阴性杆菌减少　　B. 葡萄球菌增多　　　　C. 念珠菌增多
    D. 难辨芽孢菌增多　　　　E. 溶血性弧菌增多

【B 型题】

（1~5 题共用备选答案）
   A. 脓血便　　　　　　　　B. 柏油样便　　　　　　C. 白陶土便
   D. 稀糊便　　　　　　　　E. 细条样便

1. 食管胃底静脉曲张破裂出血
2. 阻塞性黄疸
3. 急性肠炎
4. 直肠癌
5. 细菌性痢疾

（6~10题共用备选答案）

 A. 脓血便   B. 果酱样稀便   C. 红豆汤样便
 D. 洗肉水样便   E. 深黄色粪便

6. 副溶血性弧菌食物中毒
7. 出血坏死性肠炎
8. 溶血性黄疸
9. 阿米巴痢疾
10. 溃疡性结肠炎

【C 型题】

（1~2题共用备选答案）

 A. 粪便中大量红细胞   B. 粪便中大量脓细胞
 C. 两者均有   D. 两者均无

1. 细菌性痢疾
2. 阿米巴痢疾

（3~5题共用备选答案）

 A. 粪便中有巨噬细胞   B. 粪便中有肠黏膜上皮细胞
 C. 两者均有   D. 两者均无

3. 溃疡性结肠炎
4. 过敏性肠炎
5. 细菌性痢疾

【X 型题】

1. 粪便检查的临床意义
 A. 肠道感染性疾病诊断 B. 肠道寄生虫病诊断
 C. 消化吸收功能的过筛试验 D. 消化道肿瘤的过筛试验

2. 恶臭的粪便应考虑
 A. 慢性肠炎   B. 胰腺疾病
 C. 功能性胃肠病   D. 结肠癌溃烂

3. 隐血试验阳性见于
 A. 食用动物内脏   B. 口服铁剂
 C. 服用活性炭、铋剂   D. 消化性溃疡

三、问答题

1. 简述粪便隐血试验阳性的临床意义。
2. 简述胆色素与粪便颜色的关系。
3. 简述病理情况下粪便颜色和性状有何改变和临床意义。
4. 简述粪便检查临床应用。
5. 简述粪便镜检可见的各种细胞成分及主要临床意义。

================ 参 考 答 案 ================

一、名词解释(见复习纲要)

二、选择题

【A型题】 1. A　2. C　3. C　4. C　5. D　6. A　7. B　8. E　9. A　10. E

【B型题】 1. B　2. C　3. D　4. E　5. A　6. D　7. C　8. E　9. B　10. A

【C型题】 1. C　2. C　3. C　4. D　5. C

【X型题】 1. ABCD　2. ABD　3. ABD

三、问答题(见复习纲要)

第三节　痰液检测

复习纲要

一、标本采集

痰液标本的质量直接影响痰液一般性状检查结果。因此,要特别注意标本的采集与处理(表4-4-22)。

表 4-4-22　痰液标本采集与处理的注意事项

项目	注意事项
采集方法	采集合适的痰液标本。先清水漱口,然后用力咳出气管深部痰液,注意勿混入鼻咽部分泌物 最好有医务人员在场,指导患者正确咳痰
送检时间	及时送检,若不能及时送检,可暂时冷藏保存,但不能超过24h
标本容器	采用专用容器采集痰液
采集时间	
一般性状检查	以清晨第一口痰标本最适宜 检查24h痰液量或观察分层情况时,容器内可加少量苯酚防腐
细胞学检查	以上午9~10时采集深咳的痰液最好
病原生物学检查	采集12~24h的痰液,用于漂浮或浓集抗酸杆菌检查 无菌采集标本用于细菌培养 经气管穿刺吸取法和经支气管镜抽取法采集标本,用于厌氧菌培养

二、痰液一般性状检查

1. **痰液量**　痰量增多,见于慢性支气管炎、支气管扩张、肺脓肿、肺水肿、肺结核等。

2. **颜色**　病理情况下,痰液颜色可发生改变,但缺乏特异度。痰液颜色改变的常见原因及临床意义见表4-4-23。

表 4-4-23　痰液颜色改变的常见原因和临床意义

颜色	常见原因	临床意义
黄色、黄绿色	脓细胞增多	肺炎、慢性支气管炎、支气管扩张、肺脓肿、肺结核
红色、棕红色	出血	肺癌、肺结核、支气管扩张
铁锈色	血红蛋白变性	急性肺水肿、大叶性肺炎、肺梗死
粉红色泡沫样	肺淤血、肺水肿	左心衰竭
烂桃样灰黄色	肺组织坏死	肺吸虫病
棕褐色	红细胞破坏	阿米巴肺脓肿、肺吸虫病
灰色、灰黑色	吸入粉尘、烟雾	矿工、锅炉工、长期吸烟者
无色（大量）	支气管黏液溢出	肺泡细胞癌

3. **性状**　痰液性状改变及临床意义见表 4-4-24。

表 4-4-24　痰液性状改变及临床意义

性状	特点	临床意义
黏液性	黏稠、无色透明或灰色、白色、牵拉成丝	急性支气管炎、支气管哮喘、早期肺炎;白念珠菌感染
浆液性	稀薄、泡沫	肺水肿、肺淤血、棘球蚴病
脓性	脓性、浑浊、黄绿色或绿色、有臭味	支气管扩张、肺脓肿、脓胸向肺内破溃、活动性肺结核等
黏液脓性	黏液、脓细胞、淡黄白色	慢性支气管炎发作期、支气管扩张、肺结核等
浆液脓性	痰液静置后分 4 层,上层为泡沫和黏液,中层为浆液,下层为脓细胞,底层为坏死组织	肺脓肿、肺组织坏死、支气管扩张
血性	痰液中带鲜红血丝、血性泡沫样痰、黑色血痰	肺结核、支气管扩张、肺水肿、肺癌、肺梗死、出血性疾病等

4. **异物**　痰液中常见异物的特点及临床意义见表 4-4-25。

表 4-4-25　痰液常见异物的特点及临床意义

异物	特点	临床意义
支气管型	纤维蛋白、黏液、白细胞等在支气管内凝集。呈灰白或棕红,刚咳出即卷曲成团	慢性支气管炎、纤维蛋白性支气管炎、大叶性肺炎
干酪样小块	肺组织坏死的崩解产物。呈豆腐渣或干酪样	肺结核、肺坏疽
硫磺样颗粒	放线菌和菌丝团形成。呈淡黄、黄色或灰白,形似硫磺颗粒	肺放线菌病
肺结石	碳酸钙或磷酸钙结石。呈淡黄或白色小石块,表面不规则	肺结核、异物吸入肺内钙化
库什曼螺旋体	小支气管分泌的黏液凝固。呈淡黄色、灰白色富有弹性的丝状物	支气管哮喘、喘息性支气管炎
寄生虫	肺吸虫卵、蛔虫蚴、阿米巴滋养体、卡氏肺孢子虫等	肺吸虫病、肺蛔虫病、阿米巴肺脓肿、卡氏肺孢子虫感染

5. **气味** 血腥气味,见于各种原因所致的呼吸道出血;粪臭味见于膈下脓肿与肺相通时、肠梗阻、腹膜炎等;特殊臭味见于肺脓肿、晚期肺癌、化脓性支气管炎或支气管扩张等;大蒜味见于砷中毒、有机磷中毒等。

三、痰液显微镜检查

痰液显微镜检查是诊断病原微生物感染和肿瘤的直接方法。痰液中常见有形成分及临床意义见表4-4-26。

表 4-4-26 痰液中常见有形成分及临床意义

有形成分	临床意义
红细胞	支气管扩张、肺癌、肺结核
白细胞	中性粒细胞增多见于化脓性感染;嗜酸性粒细胞增多见于支气管哮喘、过敏性支气管炎、肺吸虫病;淋巴细胞增多见于肺结核
上皮细胞	可见鳞状上皮、柱状上皮细胞、肺上皮细胞,无临床意义。增多见于呼吸系统炎症
肺泡巨噬细胞	肺炎、肺淤血、肺梗死、肺出血
癌细胞	肺癌
寄生虫和虫卵	寄生虫病
结核分枝杆菌	肺结核
放线菌	放线菌病
夏科-雷登结晶	支气管哮喘、肺吸虫病
弹性纤维	肺脓肿、肺癌
胆固醇结晶	慢性肺脓肿、脓胸、慢性肺结核、肺肿瘤
胆红素结晶	肺脓肿

四、痰液检测项目的选择与应用

1. 肺部感染性疾病的病原学诊断
2. 开放性肺结核的诊断
3. 肺癌的诊断
4. 肺部寄生虫病的诊断

================ 试 题 精 选 ================

一、选择题

【A 型题】

1. 烂桃样灰黄色痰见于
   A. 肺结核　　　　　　　B. 慢性支气管炎　　　　　C. 肺癌
   D. 肺吸虫病　　　　　　E. 支气管扩张

2. 粉红色泡沫样痰见于
   A. 肺脓肿　　　　　　　B. 急性肺水肿　　　　　　C. 支气管扩张
   D. 肺吸虫病　　　　　　E. 早期肺结核

3. 大量脓痰静置,分为三层,上中下三层分别为
    A. 泡沫和黏液,浆液,脓细胞及坏死组织
    B. 浆液,泡沫和黏液,脓细胞及坏死组织
    C. 泡沫和黏液,脓细胞及坏死组织,浆液
    D. 脓细胞及坏死组织,浆液,泡沫和黏液
    E. 脓细胞及坏死组织,泡沫和黏液,浆液

4. 痰液浓集检查结核分枝杆菌采用
    A. Wright 染色   B. 抗酸染色   C. Gram 染色
    D. H-E 染色   E. 巴氏染色

5. Charcot-Leyden 结晶最常见于
    A. 肺结核   B. 肺水肿   C. 支气管扩张
    D. 肺癌   E. 支气管哮喘

6. 痰中大量嗜酸性粒细胞,最好**不考虑**
    A. 支气管哮喘   B. 肺水肿   C. 过敏性支气管炎
    D. 肺吸虫病   E. 肺嗜酸性粒细胞浸润

7. 哪一种疾病一般**无**痰中带血
    A. 肺癌   B. 急性肺水肿   C. 支气管扩张
    D. 肺结核   E. 支气管哮喘

【B 型题】

(1~5 题共用备选答案)
    A. 黄绿色痰   B. 血性痰   C. 黑色痰
    D. 铁锈色痰   E. 棕褐色痰

1. 肺结核

2. 肺栓塞

3. 铜绿假单胞菌感染

4. 阿米巴肺脓肿

5. 长期吸烟者

【C 型题】

(1~2 题共用备选答案)
    A. 嗜酸性粒细胞   B. Charcot-Leyden 结晶
    C. 两者均有   D. 两者均无

1. 支气管哮喘

2. 肺脓肿

【X 型题】

1. 痰中嗜酸性细胞增多见于
    A. 支气管扩张   B. 支气管哮喘
    C. 肺脓肿   D. 过敏性支气管炎

2. 铁锈色痰见于
    A. 肺吸虫病   B. 肺结核
    C. 大叶性肺炎   D. 肺梗死

3. 痰镜检查到含铁血黄素细胞见于

A. 肺出血　　　　　　　　　　B. 慢性心衰肺淤血

C. 肺癌　　　　　　　　　　　D. 肺梗死

二、问答题

1. 痰液的一般性状检查包括哪些?

2. 痰染色涂片有哪些方法?

3. 简述痰液颜色变化及临床意义。

4. 支气管扩张痰液有何特点?

5. 肺癌痰液检查有何特点?

=======================参 考 答 案=======================

一、选择题

【A 型题】 1. D　2. B　3. A　4. B　5. E　6. B　7. E

【B 型题】 1. B　2. D　3. A　4. E　5. C

【C 型题】 1. C　2. D

【X 型题】 1. BD　2. CD　3. ABD

二、问答题(见复习纲要)

第四节　脑脊液检测

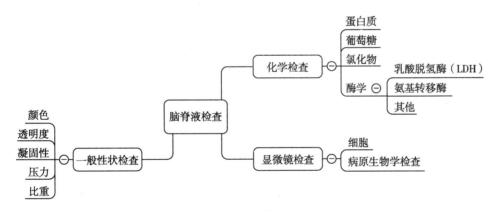

图 4-4-4　脑脊液检查

复 习 纲 要

一、标本采集(略)

二、脑脊液一般性状检查

1. **颜色**　正常脑脊液为无色透明液体。不同颜色常反映一定的疾病。但是脑脊液颜色正常不能排除神经系统疾病。脑脊液常见颜色变化的原因及临床意义见表4-4-27。

表 4-4-27　脑脊液常见颜色变化的原因及临床意义

颜色	原因	临床意义
无色		正常脑脊液、病毒性脑炎、轻型结核性脑膜炎、脊髓灰质炎、神经梅毒
红色	出血	穿刺损伤出血、蛛网膜下腔或脑室出血
黄色	黄变症	出血、黄疸、淤滞和梗阻等
白色	白细胞增多	脑膜炎球菌、肺炎球菌、溶血性链球菌引起的化脓性脑膜炎
绿色	脓性分泌物增多	铜绿假单胞菌性脑膜炎、急性肺炎双球菌性脑膜炎
褐色	色素增多	脑膜黑色素肉瘤、黑色素瘤

2. **透明度**　正常脑脊液清晰透明；病毒性脑膜炎、流行性乙型脑膜炎、中枢神经系统梅毒等由于脑脊液中细胞数仅轻度增加，脑脊液仍清晰透明或微浊；结核性脑膜炎时细胞数中度增加，呈毛玻璃样混浊；化脓性脑膜炎时，脑脊液中细胞数极度增加，呈乳白色混浊。

3. **凝固性**　急性化脓性脑膜炎时，脑脊液静置 1~2h 即可出现凝块或沉淀物。结核性脑膜炎患者的脑脊液静置 12~24h 后，可见液面有纤细的薄膜形成。有炎症渗出时，因纤维蛋白原及细胞数增加，可使脑脊液形成薄膜及凝块。神经梅毒的患者脑脊液可有小絮状凝块。蛛网膜下腔阻塞时，脑脊液呈黄色胶胨状。

4. **压力**　脑脊液压力增高，常见于化脓性脑膜炎、结核性脑膜炎等颅内各种炎症性病变。脑肿瘤、脑出血、脑积水等颅内非炎症性病变。高血压、动脉硬化等颅外因素。咳嗽、哭泣、静脉注射低渗溶液等。脑脊液压力降低主要见于脑脊液循环受阻、脑脊液流失过多、脑脊液分泌减少等因素。

5. **比重**　比重增高常见于各种颅内炎症、肿瘤、出血性脑病、尿毒症和糖尿病患者。比重减低见于脑脊液分泌增多。

三、脑脊液化学检查

1. **蛋白质**　脑脊液中蛋白质浓度增高的临床意义见表 4-4-28。

表 4-4-28　脑脊液蛋白质浓度增高的临床意义

病变	临床意义
脑组织炎性病变	脑组织感染时脑膜和脉络丛毛细血管通透性增高，先有清蛋白增高，随后球蛋白和纤维蛋白原也增高。蛋白质增高的程度依次是化脓性脑膜炎、结核性脑膜炎、病毒性和真菌性脑炎
神经根病变	如梗阻性脑积水、吉兰-巴雷综合征（Guillain Barré syndrome），常有蛋白-细胞分离现象
椎管内梗阻	脑与蛛网膜下隙互不相通，血浆蛋白质由脊髓静脉渗出，脑脊液蛋白质浓度显著增高（有时达 30~50g/L），如脊髓肿瘤、转移癌、粘连性蛛网膜炎等
其他	早产儿脑脊液蛋白质浓度可达 2g/L，新生儿为 0.8~1.0g/L，出生 2 个月后逐渐降至正常

2. **葡萄糖**　脑脊液葡萄糖浓度的变化及临床意义见表 4-4-29。

表 4-4-29　脑脊液葡萄糖浓度的变化及临床意义

变化	临床意义
降低	急性化脓性脑膜炎、结核性脑膜炎、真菌性脑膜炎
	脑肿瘤,尤其恶性肿瘤
	神经梅毒
	低血糖
	脑寄生虫病:如脑囊虫病、血吸虫病、肺吸虫病、弓形虫病等
增高	早产儿或新生儿
	饱餐或静脉注射葡萄糖后
	影响到脑干的急性外伤或中毒
	脑出血
	糖尿病等

3. 氯化物

(1) 氯化物降低:①细菌或真菌感染,特别是化脓性、结核性和隐球菌性脑膜炎的急性期、慢性感染的急性发作期,氯化物与葡萄糖同时降低,其中以结核性脑膜炎脑脊液氯化物降低最明显;②在细菌性脑膜炎的后期,由于脑膜有明显的炎症浸润或粘连,局部有氯化物附着,使脑脊液氯化物降低,并伴有蛋白质明显增高;③呕吐、肾上腺皮质功能减退症患者,由于血氯降低,其脑脊液氯化物浓度亦降低。

(2) 氯化物增高:主要见于尿毒症、肾炎、心力衰竭、病毒性脑膜炎或脑炎患者。

4. 酶学

(1) 乳酸脱氢酶:脑脊液乳酸脱氢酶(LDH)活性增高主要见于:①感染,特别是细菌性脑膜炎,而病毒性脑膜炎脑脊液 LDH 多正常或轻度增高,因此,LDH 可作为鉴别细菌性和病毒性脑膜炎的重要指标。细菌性脑膜炎以 LDH_4、LDH_5 增高为主,而病毒性脑膜炎以 LDH_1,LDH_2、LDH_3 增高为主。②脑梗死、脑出血、蛛网膜下隙出血的急性期。③脑肿瘤的进展期 LDH 明显增高,缓解期或经过治疗后疗效较好者 LDH 明显降低,或恢复正常。④脱髓鞘病,特别是多发性硬化症的急性期或病情加重期。

(2) 氨基转移酶:氨基转移酶最主要的是天门冬氨酸氨基转移酶(AST)和丙氨酸氨基转移酶(ALT)。脑脊液氨基转移酶活性增高主要见于:①中枢神经系统器质性病变,尤其是脑出血或蛛网膜下隙出血等。以 AST 增高为主,且 AST 活性增高与脑组织损伤坏死的程度有关。②中枢神经系统感染,如细菌性脑膜炎、脑炎、脊髓灰质炎等,氨基转移酶增高与血-脑脊液屏障通透性增高有关。③中枢神经系统转移癌、缺氧性脑病和脑萎缩等。

(3) 其他:脑脊液中除了 LDH、AST、ALT 外,还有肌酸激酶(CK)、溶菌酶(Lys)等,其检查结果也有一定的临床意义。

四、脑脊液显微镜检查

1. 脑脊液细胞数量增多　见于中枢神经系统病变,其增高的程度及细胞种类与病变的性质及转归有关(表 4-4-30)。

表 4-4-30　脑脊液血细胞增高的临床意义

增高程度	细胞	临床意义
显著	中性粒细胞	化脓性脑膜炎
	红细胞	蛛网膜下腔出血或脑出血、穿刺损伤

增高程度	细胞	临床意义
轻度或中度	早期中性粒细胞,后期淋巴细胞	结核性脑膜炎,且有中性粒细胞、淋巴细胞、浆细胞同时存在的现象
	嗜酸性粒细胞	寄生虫感染
正常或轻度	淋巴细胞	浆液性脑膜炎、病毒性脑膜炎、脑水肿

2. 病原生物学检查　常规脑脊液直接涂片,Wright 染色、Gram 染色及抗酸染色后寻找有关致病菌或寄生虫,结合临床特征,作出诊断。必要时可进行细菌培养和药物敏感试验,协助临床诊断和治疗。

五、脑脊液检测项目的选择和应用

1. 中枢神经系统感染性疾病的诊断与鉴别诊断
2. 脑血管疾病的诊断与鉴别诊断
3. 脑肿瘤的辅助诊断
4. 中枢神经系统疾病的治疗和疗效观察

常见脑或脑膜疾病的脑脊液检查结果见表 4-4-31。

表 4-4-31　常见脑或脑膜疾病的脑脊液检查结果

疾病	压力	外观	凝固	蛋白	葡萄糖	氯化物	细胞增高	细菌
化脓性脑膜炎	↑↑↑	浑浊	凝块	↑↑	↓↓↓	↓	显著,多核细胞	化脓菌
结核性脑膜炎	↑↑	浑浊	薄膜	↑	↓↓	↓↓	中性粒细胞、淋巴细胞	结核菌
病毒性脑膜炎	↑	透明或微浑	无	↑	正常	正常	淋巴细胞	无
隐球菌性脑膜炎	↑	透明或微浑	可有	↑↑	↓	↓	淋巴细胞	隐球菌
流行性乙脑	↑	透明或微浑	无	↑	正常或↑	正常	中性粒细胞、淋巴细胞	无
脑出血	↑	血性	可有	↑↑	↑	正常	红细胞	无
蛛网膜下隙出血	↑	血性	可有	↑↑	↑	正常	红细胞	无
脑肿瘤	↑	透明	无	↑	正常	正常	淋巴细胞	无
神经梅毒	↑	透明	无	正常	正常	↓	淋巴细胞	无

═══════ 试 题 精 选 ═══════

一、选择题

【A 型题】

1. 正常脑脊液为
　　A. 淡红色水样液体　　　　　B. 淡黄色水样液体　　　　C. 无色水样液体
　　D. 乳白色水样液体　　　　　E. 微绿色水样液体
2. 正常人脑脊液蛋白含量为
　　A. 0.2~0.4g/L　　　　　　　B. 0.15~0.45g/L　　　　　C. 0.2~0.45g/L

D. 0.25~0.3g/L E. 0.25~0.55g/L

3. 哪种疾病脑脊液增加以中性粒细胞为主
    A. 结核性脑膜炎   B. 化脓性脑膜炎   C. 病毒性脑膜炎
    D. 真菌性脑膜炎   E. 蛛网膜下腔出血

4. 脑脊液外观乳白色,静置1~2h出现凝块,见于
    A. 脊髓肿瘤   B. 蛛网膜下腔出血   C. 化脓性脑膜炎
    D. 结核性脑膜炎   E. 铜绿假单胞菌所致脑膜炎

5. 患者脑脊液检查结果:蛋白定性+++,定量 10g/L,氯化物为 100mmol/L,Gs 为 2.0mmol/L,可能的诊断为
    A. 流行性乙型脑炎   B. 化脓性脑膜炎   C. 病毒性脑膜炎
    D. 结核性脑膜炎   E. 脑膜白血病

6. 穿刺抽取脑脊液,最初数滴为血性,随后逐渐转清,离心后上清液无色透明,为
    A. 脑出血所致   B. 蛛网膜下腔出血所致
    C. 穿刺时损伤出血所致   D. 蛛网膜下腔粘连梗阻
    E. 脑陈旧性出血所致

7. 脑脊液静置12~24h后,在液面形成纤细的膜,见于
    A. 化脓性脑膜炎   B. 结核性脑膜炎   C. 病毒性脑膜炎
    D. 流行性乙型脑炎   E. 脑膜白血病

8. 脑脊液中溶菌酶活性显著增高达正常30倍,最可能为
    A. 化脓性脑膜炎   B. 脑肿瘤   C. 病毒性脑膜炎
    D. 脑出血   E. 结核性脑膜炎

9. 有助于流脑早期诊断的检测是
    A. 细胞计数与分类   B. 脑膜炎球菌抗原检测
    C. 免疫球蛋白检测   D. 天门冬氨酸氨基转移酶活性检测
    E. LDH 活性检测

10. 脑脊液中蛋白质显著增加的疾病是
    A. 脑肿瘤   B. 病毒性脑膜炎   C. 脑出血
    D. 化脓性脑膜炎   E. 流行性乙型脑炎

11. 下列关于脑脊液检查适应证中应**除外**的是
    A. 怀疑有颅内出血   B. 脑膜刺激征   C. 疑有脑膜白血病
    D. 颅内压显著增高   E. 剧烈头疼症状而原因不明者

12. 脑脊液氯化物正常**不见于**
    A. 脑肿瘤   B. 病毒性脑膜炎   C. 蛛网膜下腔出血
    D. 化脓性脑膜炎   E. 流行性乙型脑炎

13. 脑脊液中葡萄糖正常或稍高**不见于**
    A. 脑肿瘤   B. 结核性脑膜炎   C. 蛛网膜下腔出血
    D. 病毒性脑膜炎   E. 流行性乙型脑炎

【B 型题】

(1~5 题共用备选答案)
    A. 均匀血性,离心后上清液呈淡红色   B. 呈毛玻璃样浑浊
    C. 氯化物为125mmol/L   D. 蛋白量增加
    E. 中性粒细胞显著增加

1. 椎管梗阻

2. 脑出血

3. 结核性脑膜炎

4. 病毒性脑膜炎

5. 化脓性脑膜炎

（6~10 题共用备选答案）

    A. 呈乳白色浑浊,静置可出现凝块　　　B. 溶菌酶明显升高

    C. 墨汁染色　　　　　　　　　　　　D. 骨髓鞘碱性蛋白增加

    E. 嗜酸性粒细胞增加

6. 脑寄生虫病

7. 结核性脑膜炎

8. 化脓性脑膜炎

9. 脑实质损伤

10. 隐球菌脑膜炎

【X 型题】

1. 脑脊液 IgM 蛋白增加可见于

    A. 急性化脓性脑膜炎　　　　　　　　B. 脑肿瘤

    C. 急性病毒性脑膜炎　　　　　　　　D. 脑血管疾病

2. 采集脑脊液标本**不正确**的是

    A. 第一管做细胞计数　　　　　　　　B. 第二管做化学检查

    C. 第三管做细菌学检查　　　　　　　D. 每瓶收集 1~2ml 即可

3. 脑脊液中氯化物降低见于

    A. 化脓性脑膜炎急性期　　　　　　　B. 肾上腺皮质功能减退

    C. 尿毒症　　　　　　　　　　　　　D. 心力衰竭

4. 脑脊液中 α1、α2 球蛋白增加见于

    A. 结核性脑膜炎急性期　　　　　　　B. 脑转移癌

    C. 急性化脓性脑膜炎　　　　　　　　D. 脊髓灰质炎

5. 哪些疾病引起脑脊液外观呈微绿色

    A. 结核性脑膜炎　　　　　　　　　　B. 病毒性脑膜炎

    C. 甲型链球菌所致脑膜炎　　　　　　D. 肺炎双球菌所致脑膜炎

6. 穿刺抽出黄色脑脊液可能的原因是

    A. 化脓性脑膜炎　　　　　　　　　　B. 陈旧性蛛网膜下腔出血

    C. 蛛网膜下腔粘连梗阻　　　　　　　D. 脊髓肿瘤

7. 腰穿的适应证是

    A. 脑膜刺激征　　　　　　　　　　　B. 怀疑有颅内出血

    C. 怀疑有脑膜白血病　　　　　　　　D. 颅内压显著增高

8. 脑脊液葡萄糖减少见于

    A. 病毒性脑膜炎　　　　　　　　　　B. 化脓性脑膜炎

    C. 脑脓肿　　　　　　　　　　　　　D. 结核性脑膜炎

9. 不宜做脑脊液检查的有

    A. 脑肿瘤　　　　　　　　　　　　　B. 原因不明抽搐

    C. 视神经盘水肿　　　　　　　　　　D. 颅内压显著增高

10. 脑脊液中 LDH 活性增高见于

    A. 细菌性脑膜炎　　　　　　　　　　B. 脑梗死

　　　　C. 脑肿瘤进展期　　　　　　　　　　D. 脑出血
　11. 哪些疾病脑脊液蛋白质增加
　　　　A. 脊髓肿瘤　　　　　　　　　　　　B. 蛛网膜下腔粘连
　　　　C. 脑肿瘤　　　　　　　　　　　　　D. 脑出血
　12. 脑脊液蛋白质轻度增加的是
　　　　A. 化脓性脑膜炎　　　　　　　　　　B. 蛛网膜下腔出血
　　　　C. 脑肿瘤　　　　　　　　　　　　　D. 流行性乙型脑炎
　13. 脑脊液细胞数轻度增加,清或微浊见于疾病
　　　　A. 病毒性脑膜炎　　　　　　　　　　B. 流行性乙型脑炎
　　　　C. 结核性脑膜炎　　　　　　　　　　D. 脑肿瘤

二、问答题

　1. 脑脊液一般性状检查有哪些?
　2. 简述化脓性脑膜炎、结核性脑膜炎、病毒性脑膜炎和蛛网膜下腔出血的脑脊液特点。

＝＝＝＝＝＝＝＝＝　参　考　答　案　＝＝＝＝＝＝＝＝＝

一、选择题

【A 型题】 1. C　2. C　3. B　4. C　5. D　6. C　7. B　8. E　9. B　10. D　11. D
　　　　　　12. D　13. B
【B 型题】 1. D　2. A　3. B　4. C　5. E　6. E　7. B　8. A　9. D　10. C
【X 型题】 1. ABC　2. AC　3. AB　4. ABCD　5. CD　6. BCD　7. ABC　8. BD
　　　　　　9. ACD　10. ABCD　11. ABCD　12. BC　13. AB

二、问答题(见复习纲要)

第五节　浆膜腔积液检测

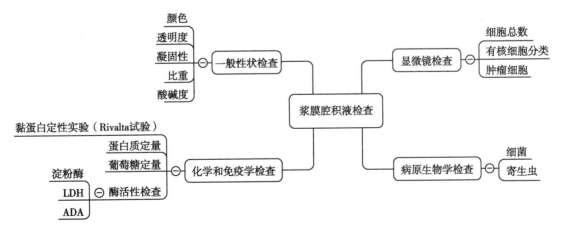

图 4-4-5　浆膜腔积液检查

复 习 纲 要

一、浆膜腔积液分类和发生机制

根据浆膜腔积液产生的病因和性质的不同,可分为渗出液和漏出液。渗出液和漏出液的发生机制和常见原因见表4-4-32。

表4-4-32　漏出液与渗出液发生机制和常见原因

积液	发生机制	常见原因
漏出液	毛细血管流体静压增高	静脉回流受阻、充血性心力衰竭和晚期肝硬化
	血浆胶体渗透压降低	血浆清蛋白浓度明显降低的各种疾病
	淋巴回流受阻	丝虫病、肿瘤压迫等所致的淋巴回流受阻
	钠水潴留	充血性心力衰竭、肝硬化和肾病综合征
渗出液	微生物的毒素、缺氧以及炎性介质刺激	结核性与其他细菌性感染
	血管活性物质增高、癌细胞浸润	转移性肺癌、乳腺癌、淋巴瘤、卵巢癌、胃癌、肝癌等
	外伤、化学物质刺激等	血液、胆汁、胰液和胃液等刺激、外伤

二、渗出液和漏出液的鉴别要点(表4-4-33)

表4-4-33　渗出液和漏出液的鉴别要点

项目	漏出液	渗出液
颜色	淡黄色	黄色、红色、乳白色
透明度	清晰透明	浑浊
比重	<1.015	>1.018
pH	>7.4	<7.4
凝固性	不凝固	易凝固
黏蛋白定性实验(Rivalta试验)	阴性	阳性
蛋白质浓度(g/L)	<25	>30
积液蛋白/血清蛋白	<0.5	>0.5
清蛋白梯度(g/L)	胸腔积液>12,腹腔积液>11	胸腔积液<12,腹腔积液<11
葡萄糖(mmol/L)	接近血糖水平	<3.33
LDH(U/L)	<200	>200
积液LDH/血清LDH	<0.6	>0.6
细胞总数(×10^6/L)	<100	>500
有核细胞分类	以淋巴细胞和间皮细胞为主	急性炎症以中性粒细胞为主,慢性炎症或恶性积液以淋巴细胞为主
肿瘤细胞	无	可有

————————————— 试 题 精 选 =================

一、名词解释

1. 漏出液(transudate)

2. 渗出液(exudate)

二、选择题

【A 型题】

1. 肝硬化并发原发性腹膜炎时的特点是
    A. 漏出液   B. 渗出液
    C. 血性液   D. 乳糜液
    E. 介于漏出液与渗出液之间

2. 癌胚抗原测定用于鉴别恶性与良性积液的界限是
    A. 10μg/L   B. 8μg/L   C. 6μg/L
    D. 5μg/L   E. 3μg/L

3. 腹腔渗出液见于以下哪种疾病
    A. 结核性腹膜炎   B. 肝硬化   C. 重度营养不良
    D. 肾病综合征   E. 慢性心功能不全

4. 以下符合渗出液的是
    A. 淡黄色,透明   B. 比重<1.018   C. 细胞数<500×10⁶/L
    D. 黏蛋白定性实验(-)   E. 放置后自凝

5. 积液中葡萄糖含量<3.30mmol/L,对哪种疾病最有协助诊断意义
    A. 化脓性胸膜炎   B. 结核性胸膜炎   C. 癌性胸腔积液
    D. 风湿性疾病所致胸腔积液   E. 以上都不是

6. 有关漏出性胸腔积液**不正确**的是
    A. 见于心衰、肝硬化与肾病   B. 恶性肿瘤
    C. 血浆蛋白量降低   D. 多伴有水肿
    E. 比重<1.018,蛋白含量<25g/L

7. 结核性胸腔积液**不正确**的是
    A. 多呈草绿色,易凝固   B. 比重>1.018
    C. 蛋白含量>30g/L   D. 葡萄糖与血糖相近
    E. 细胞成分以淋巴细胞为主

8. **不符合**渗出液的是
    A. 穿刺液自凝   B. 出现颜色或浑浊   C. 比重>1.018
    D. Rivalta 试验阴性   E. 细胞数>500×10⁶/L

【B 型题】

(1~3 题共用备选答案)
    A. 胸腔积液淀粉酶活性>300IU/L   B. 胸腔积液溶菌酶活性>30mg/L
    C. 腹水中癌胚抗原>5μg/L   D. 胸腔积液中葡萄糖含量<1.12mmol/L
    E. 以上都不是

1. 结核性胸膜炎

2. 化脓性胸膜炎

3. 肝癌合并腹水

【X 型题】

1. 患者为肝癌伴腹腔积液,积液检验结果哪些是正确的

    A. 比重 1.025　　　　　　　　　　B. Rivalta 试验(+)

    C. 葡萄糖含量超过血糖水平　　　　D. LDH 活性增高

2. 浆液性渗出液呈黄色,清或微混,细胞数多在(200~500)×10^6/L,常见于

    A. 结核性胸膜炎早期　　　　　　　B. 丝虫感染

    C. 化脓性胸膜炎早期　　　　　　　D. 胸膜转移癌的早期

3. 渗出液细胞分类中可以见到

    A. 间皮细胞　　　　　　　　　　　B. 中性粒细胞

    C. 淋巴细胞　　　　　　　　　　　D. 嗜酸性细胞

4. 充血性心衰伴胸腔积液的检验结果,**不正确**的是

    A. 淡黄色,浆液性　　　　　　　　B. 比重为 1.018

    C. Rivalta 试验阴性　　　　　　　D. 蛋白定量 35g/L

5. 渗出液中淋巴细胞为主见于

    A. 急性化脓性感染　　　　　　　　B. 寄生虫病

    C. 结核感染　　　　　　　　　　　D. 梅毒

6. 血性渗出液常见于

    A. 胸膜外伤　　　　　　　　　　　B. 右心衰

    C. 肺癌　　　　　　　　　　　　　D. 肺结核急性期

7. 胸腔积液为乳糜性渗出液见于

    A. 淋巴结核　　　　　　　　　　　B. 纵隔肿瘤

    C. 肺腺癌　　　　　　　　　　　　D. 风湿性疾病

8. 漏出液细胞分类中可以见到哪些细胞

    A. 间皮细胞　　　　　　　　　　　B. 中性粒细胞

    C. 淋巴细胞　　　　　　　　　　　D. 嗜酸性细胞

9. 渗出液中嗜酸性粒细胞增多见于

    A. 气胸　　　　　　　　　　　　　B. 血胸

    C. 寄生虫病　　　　　　　　　　　D. 过敏性疾病

10. LDH 增高见于

    A. 心衰　　　　　　　　　　　　　B. 癌性胸膜炎

    C. 结核性胸膜炎　　　　　　　　　D. 化脓性胸膜炎

三、问答题

1. 浆膜腔积液一般性状检查包括哪些?

2. 浆膜腔积液化学检查包括哪些?

3. 漏出液一般性状检查有哪些表现?

4. 渗出液显微镜检查有哪些表现?

5. 漏出液与渗出液如何鉴别?

参 考 答 案

一、名词解释(见复习纲要)

二、选择题

【A型题】1. E 2. D 3. A 4. E 5. E 6. B 7. D 8. D

【B型题】1. B 2. D 3. C

【X型题】1. ABD 2. ACD 3. ABCD 4. BD 5. CD 6. ACD 7. AB 8. AC
9. ABCD 10. BCD

三、问答题(见复习纲要)

(乔令艳 曹景花)

第五章

常用肾脏功能实验室检测

知识框架

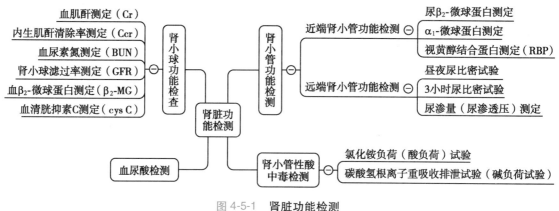

图 4-5-1　肾脏功能检测

复 习 纲 要

第一节　肾小球功能检测

一、概述

1. **肾小球的功能**　主要是滤过,评估滤过功能最重要的参数是肾小球滤过率(GFR)。
2. **单位时间内(分钟,min)经肾小球滤出的血浆液体量**　称为肾小球滤过率。
3. **肾清除率**　系指双肾于单位时间(min)内,能将若干毫升血浆中所含的某物质全部加以清除,结果以毫升/分(ml/min)或升/24 小时(L/24h)表示,计算式为:$C = U \times V / P$,C 清除率(ml/min);U 为尿中某物质的浓度;V 为每分钟尿量(ml/min);P 为血浆中某物质的浓度。

二、血清肌酐测定

1. **原理**

(1) 血中 Cr 主要由肾小球滤过排出体外,肾小管基本不重吸收且排泌量也较少,在外源性肌酐摄入量稳定的情况下,血 Cr 的浓度取决于肾小球滤过能力。

(2) 敏感性较血尿素氮(BUN)好,但并非早期诊断指标。

2. **正常值**　全血 Cr 为 88.4~176.8μmol/L;血清或血浆 Cr,男性 53~106μmol/L,女性 44~97μmol/L。

358

3. 临床意义

（1）评价肾小球滤过功能：①急性肾衰竭，血肌酐明显的进行性升高为器质性损害的指标，可伴少尿或非少尿；②慢性肾衰竭，血 Cr 升高程度与病变严重性一致：肾衰竭代偿期，血 Cr<178μmol/L；肾衰竭失代偿期，血 Cr>178μmol/L；肾衰竭期，血 Cr 明显升高，>445μmol/L。

（2）鉴别肾前性和肾实质性少尿：①器质性肾衰竭血 Cr 常超过 200μmol/L；②肾前性少尿血肌酐浓度上升多不超过 200μmol/L；③器质性肾衰竭，BUN/Cr≤10∶1；④肾前性少尿，肾外因素所致的氮质血症，BUN/Cr 常>10∶1。

（3）生理变化：老年人、肌肉消瘦者 Cr 可能偏低，一旦血 Cr 上升，就要警惕肾功能减退，应进一步作内生肌酐清除率(Ccr)检测。

（4）药物影响：当血肌酐明显升高时，肾小管肌酐排泌增加，致 Ccr 超过真正的 GFR。此时可用西咪替丁抑制肾小管对肌酐分泌。

三、内生肌酐清除率测定

1. 内生肌酐清除率概念 肾单位时间内把若干毫升血液中的内在肌酐全部清除出去，称为内生肌酐清除率(Ccr)。

2. 具体方法

（1）标准 24h 留尿计算法

（2）4h 留尿改良法

3. 参考值 成人 80~120ml/min，老年人随年龄增长，有自然下降趋势。

4. 临床意义

（1）判断肾小球损害的敏感指标

（2）评估肾功能损害程度：第 1 期（肾衰竭代偿期）Ccr 为 80~51ml/min；第 2 期（肾衰竭失代偿期）Ccr 为 50~20ml/min；第 3 期（肾衰竭期）Ccr 为 19~10ml/min；第 4 期（尿毒症期或终末期肾衰竭）Ccr<10ml/min。另一种分类是：轻度损害 Ccr 在 70~51ml/min；中度损害 Ccr 在 50~31ml/min；Ccr 小于 30ml/min 为重度损害。

（3）指导治疗：慢性肾衰竭 Ccr 小于 30~40ml/min，应开始限制蛋白质摄入；Ccr 小于 30ml/min，用氢氯噻嗪等利尿治疗常无效；小于 10ml/min 应结合临床进行肾替代治疗。

四、血尿素氮(BUN)测定

1. 原理

（1）BUN 主要经肾小球滤过随尿排出。正常情况下 30%~40% 被肾小管重吸收，肾小管有少量排泌。当肾实质受损害时，GFR 降低，致使血尿素浓度增加。

（2）目前临床上多测定 BUN，粗略观察肾小球的滤过功能。

2. 参考值 成人 3.2~7.1mmol/L；婴儿、儿童 1.8~6.5mmol/L。

3. 临床意义 血中尿素氮增高见于：

（1）器质性肾功能损害：对慢性肾衰竭，尤其是尿毒症 BUN 增高的程度一般与病情严重性一致：肾衰竭代偿期 GFR 下降至 50ml/min，血 BUN<9mmol/L；肾衰竭失代偿期，血 BUN>9mmol/L；肾衰竭期，血 BUN>20mmol/L。

（2）肾前性少尿：BUN/Cr(mg/dl)>10∶1，称为肾前性氮质血症。经扩容尿量多能增加，BUN 可自行下降。

（3）蛋白质分解或摄入过多：如急性传染病、高热、上消化道大出血等，血 BUN 升高，但血肌酐一般不升高。以上情况矫正后，血 BUN 可以下降。

（4）血 BUN 作为肾衰竭透析充分性指标

五、肾小球滤过率测定

1. 原理

（1）^{99m}Tc-二乙三胺五醋酸（^{99m}Tc-DTPA）几乎完全经肾小球滤过而清除，其最大清除率即为肾小球滤过率（GFR）。

（2）敏感性高，可与菊粉清除率媲美。

2. 参考值　总 GFR 100±20ml/min。

3. 临床意义

（1）GFR 影响因素：与年龄、性别、体重有关，因此须注意这些因素。

（2）GFR 降低常见于：急、慢性肾衰竭、肾小球功能不全、肾动脉硬化、肾盂肾炎（晚期）、糖尿病（晚期）等。

（3）GFR 升高见于：肢端肥大症和巨人症、糖尿病肾病早期。

（4）可同时观察左右肾位置、形态和大小，也可结合临床初步提示肾血管有无栓塞。

六、血 β₂-微球蛋白测定

1. 原理

（1）β_2-MG 是体内有核细胞产生的一种小分子球蛋白，正常人 β_2-MG 生成量较恒定。

（2）β_2-MG 分子量小，且不与血浆蛋白结合，可自由通过肾小球，但在近端小管内几乎全部被重吸收，并在肾小管上皮细胞内被分解破坏。

2. 参考值　成人血清 1~2mg/L。

3. 临床意义

（1）评价肾小球功能：血 β_2-MG 升高比血肌酐更灵敏，在 Ccr 低于 80ml/min 时即可出现，而此时血肌酐浓度多无改变。

（2）IgG 肾病、恶性肿瘤，以及多种炎性疾病如肝炎、类风湿关节炎等可致 β_2-MG 生成增多。

七、血清胱抑素 C（cys C）测定

1. 原理

（1）人体内几乎各种有核细胞均可表达 cys C，且每日分泌量较恒定。

（2）分子量小，能自由透过肾小球滤膜。但在近曲小管几乎全部被上皮细胞摄取、分解，不回到血液中，尿中仅微量排出。

（3）血清 cys C 水平是反映肾小球滤过功能的一个灵敏且特异的指标。

2. 参考值　成人血清 0.6~2.5mg/L。

3. 临床意义　同血肌酐、尿素氮及内生肌酐清除率。在判断肾功能早期损伤方面，血清 cys C 水平更为灵敏。

（1）作为糖尿病肾病肾脏滤过功能早期损伤的评价：cys C 对轻度的肾损伤反应灵敏，在糖尿病患者中定期检测 cys C 可以动态观察病情的发展。

（2）cys C 与肾移植：cys C 在肾移植术后对检测肾小球滤过率而言，比肌酐和肌酐清除率更敏感。

（3）cys C 在化疗中的应用：由于化疗药物对肾小管有一定的损伤，很可能损害肾功能，检测 cys C 适当调整药物剂量。

第二节　肾小管功能检测

一、近端肾小管功能检测

1. 尿 β_2-微球蛋白测定

（1）参考值：成人尿低于 0.3mg/L，或以尿肌酐校正为 0.2mg/g 肌酐以下。

（2）临床意义：

1）尿 β_2-MG 增多较敏感地反映近端肾小管重吸收功能受损。

2）肾移植后均使用可抑制 β_2-MG 生成的免疫抑制剂，若仍出现尿 β_2-MG 增多，表明排斥反应未能有效控制。

3）肾小管重吸收 β_2-MG 的阈值为 5mg/L，只有血 β_2-MG<5mg/L 时，尿 β_2-MG 升高才反映肾小管损伤。

2. α_1-微球蛋白测定

（1）原理：①α_1-微球蛋白（α_1-MG）为肝细胞和淋巴细胞产生的一种糖蛋白，分子量仅 26 000。②血浆中 α_1-MG 可以游离或与 IgG、白蛋白结合的两种形式存在。③游离 α_1-MG 可自由透过肾小球，但原尿中 α_1-MG 约 99% 被近端肾小管上皮细胞以胞饮方式重吸收并分解，故仅微量从尿中排泄。

（2）参考值：成人尿 α_1-MG<15mg/24h 尿，或<10mg/g 肌酐；血清游离 α_1-MG 为 10～30mg/L。

（3）临床意义：

1）近端肾小管功能损害：尿 α_1-MG 升高，是反映各种原因所致早期近端肾小管功能损伤的特异、敏感指标。与 β_2-MG 比较，α_1-MG 不受恶性肿瘤影响，酸性尿中不会出现假阴性，故更可靠。

2）评估肾小球滤过功能：血清 α_1-MG 升高提示 GFR 降低。其比血 Cr 和 β_2-MG 检测更灵敏。血清和尿中 α_1-MG 均升高，表明肾小球滤过功能和肾小管重吸收功能均受损。

3）血清 α_1-MG 降低见于严重肝实质性病变所致生成减少，如重症肝炎、肝坏死等。

4）在评估各种原因所致的肾小球和近端肾小管功能特别是早期损伤时，β_2-MG 和 α_1-MG 均是较理想的指标，尤以 α_1-MG 为佳，有取代 β_2-MG 的趋势。

3. 视黄醇结合蛋白（RBP）测定　临床意义：尿液 RBP 升高可见于早期近端肾小管损伤。血清 RBP 升高常见于肾小球滤过功能减退、肾衰竭。

二、远端肾小管功能检测

1. 昼夜尿比密试验

（1）参考值：成人尿量 1 000～2 000ml/24h，其中夜尿量<750ml，昼尿量和夜尿量比值一般为（3～4）:1；夜尿或昼尿中至少 1 次尿比密>1.018，昼尿中最高与最低尿比密差值>0.009。

（2）临床意义：

1）浓缩功能早期受损：夜尿>750ml 或昼夜尿量比值降低，而尿比密值及变化率仍正常，为浓缩功能受损的早期改变。

2）稀释-浓缩功能严重受损：若同时伴有夜尿增多及尿比密无 1 次>1.018 或昼尿比密差值<0.009，提示稀释-浓缩功能严重受损。

3）稀释-浓缩功能丧失：若每次尿比密均固定在 1.010～1.012 的低值，称为等渗尿（与血浆比），表明肾只有滤过功能，而稀释-浓缩功能丧失。

4）肾小球病变：尿量少而比密增高、固定在 1.018 左右（差值<0.009），多见于急性肾小球肾炎及其他降低 GFR 的情况，因此时原尿生成减少而稀释-浓缩功能相对正常所致。

5）尿崩症：尿量明显增多(>4 L/24h)而尿比密均低于 1.006，为尿崩症的典型表现。

2. 3h 尿比密试验 临床意义：3h 尿比密试验及昼夜尿比密试验均用于诊断各种疾病对远端肾小管稀释-浓缩功能的影响，以昼夜尿比密试验多用

3. 尿渗量（尿渗透压）测定

（1）参考值：禁饮后尿渗量为 600~1 000mOsm/（kg·H_2O），平均 800mOsm/（kg·H_2O）；血浆 275~305mOsm/（kg·H_2O），平均 300mOsm/（kg·H_2O）。尿/血浆渗量比值为(3~4.5)∶1。

（2）临床意义：

1）判断肾浓缩功能：禁饮尿渗量在 300mOsm/（kg·H_2O）左右时，即与正常血浆渗量相等，称为等渗尿；若<300mOsm/（kg·H_2O），称低渗尿；若禁水 8h 后尿渗量<600mOsm/（kg·H_2O），且尿/血浆渗量比值等于或小于 1，均表明肾浓缩功能障碍。

2）一次性尿渗量检测用于鉴别肾前性、肾性少尿：肾前性少尿时，肾小管浓缩功能完好，故尿渗量较高，常大于 450mOsm/（kg·H_2O）；肾小管坏死致肾性少尿时，尿渗量降低，常<350mOsm/（kg·H_2O）。

第三节 血尿酸检测

一、原理

1. 尿酸(UA)为核蛋白和核酸中嘌呤的代谢产物 既可来自体内，亦可来自食物中嘌呤的分解代谢。肝是尿酸的主要生成场所，除小部分尿酸可在肝脏进一步分解或随胆汁排泄外，剩余的均从肾排泄。

2. 尿酸可自由透过肾小球 亦可经肾小管排泌，但进入原尿的尿酸90%左右在肾小管重吸收回到血液中。

3. 血尿酸浓度受肾小球滤过功能和肾小管重吸收功能的影响

二、参考值

成人酶法血清(浆)尿酸浓度男性 150~416μmol/L，女性 89~357μmol/L。

三、临床意义

若能严格禁食含嘌呤丰富食物 3 天，排除外源性尿酸干扰再采血，血尿酸水平改变较有意义。

1. 血尿酸浓度升高

（1）肾小球滤过功能损伤：在反映早期肾小球滤过功能损伤上，比血肌酐和血尿素氮敏感。

（2）体内尿酸生成异常增多：常见为遗传性酶缺陷所致的原发性痛风，血液病、恶性肿瘤等因细胞大量破坏所致的继发性痛风，长期使用利尿剂和抗结核药吡嗪酰胺、慢性铅中毒和长期禁食者。

2. 血尿酸浓度降低

（1）各种原因致肾小管重吸收尿酸功能损害，尿中大量丢失，以及肝功能严重损害尿酸

生成减少。如 Fanconi 综合征、暴发性肝衰竭、肝豆状核变性等。

（2）慢性镉中毒、使用磺胺及大剂量糖皮质激素、参与尿酸生成的黄嘌呤氧化酶、嘌呤核苷酸化酶先天性缺陷等。

第四节　肾小管性酸中毒的检测

一、氯化铵负荷（酸负荷）试验

1. 原理　其为协助诊断远端肾小管性酸中毒的试验。口服一定量的酸性药物氯化铵（NH_4Cl），人为地使机体产生酸血症，这必然增加远端肾小管排泌 H^+ 的负荷，如远端肾小管功能正常，则主动分泌 H^+，并多产氨（NH_3），后者与 H^+ 结合为 NH_4^+，继而与 Cl 形成 NH_4Cl，从而把过多的 H^+ 经尿液排出，使血液 pH 仍维持正常，尿液则明显酸化。但远端肾小管性酸中毒（RTA）患者则不能对此额外的酸性负荷加以处理，因而血液 pH 下降，而尿液 pH 却不相应下降。口服 NH_4Cl，在一定时间后分别测定血液及尿液的 pH，便出现此种血液与尿液 pH 分离现象。

2. 方法（略）

3. 参考值　成人短或长程法的 5 次尿样中至少有 1 次 pH<5.5。

4. 临床意义

（1）若 5 次尿样 pH 均大于 5.5，可诊断远端肾小管性酸中毒，一般其尿液 pH 都在 6~7 之间。

（2）酸负荷试验只适用于不典型或不完全的肾小管性酸中毒，即无全身性酸中毒表现的患者，否则如本身已有酸中毒则既不需要也不应当再作这种酸负荷试验，以免加重患者的酸中毒。

二、碳酸氢根离子重吸收排泄试验（碱负荷试验）

1. 原理

（1）正常人经过肾小球滤出的碳酸氢根（HCO_3^-）大部分（85%~90%）由近端肾小管重吸收入血，另外的 10%~15% 由远端肾小管重吸收入血。

（2）正常 24h 从肾小球滤过约 300g（即 1/1 000），因此 HCO_3^- 几乎已 100% 被重吸收。

（3）Ⅱ型肾小管性酸中毒的患者，由于其近端肾小管对 HCO_3^- 的重吸收功能减退，HCO_3^- 肾阈值低，就必然有很多的 $NaHCO_3$ 自尿液排出。

（4）正常人 HCO_3^- 的肾阈值约为 26mmol/L，而近端 RTA 患者其 HCO_3^- 的肾阈值下降低于 20mmol/L，甚至 16mmol/L 以下。

（5）由于经常有较多的 HCO_3^- 自尿中排出，血液中 $NaHCO_3$ 不足而致酸中毒，而尿却因排出较多的 $NaHCO_3$ 等而偏碱性，也使血液 pH 与尿液 pH 呈分离现象。同时检测患者血液及尿液的 pH 可协助诊断。

2. 方法（略）

3. 参考值　成人尿 HCO_3^- 部分排泄率≤1%，即原尿中的 HCO_3^- 几乎 100% 地被重吸收。

4. 临床意义　尿 HCO_3^- 部分排泄率>15%，是主要影响近端肾小管功能的 Ⅱ型 RTA 的确诊标准。Ⅰ型 RTA 者，碱负荷试验可正常或仅轻度增多（<5%）；Ⅳ型 RTA 者多为 5%~15%。Ⅰ、Ⅱ型肾小管性酸中毒的鉴别见表 4-5-1。

表 4-5-1 Ⅰ、Ⅱ型肾小管性酸中毒鉴别

指标	Ⅰ型	Ⅱ型
血浆 pH	↓	↓
血浆 CO_2CP	↓	↓
尿 pH	>6.0,晨尿可>7.0	<6.0,晨尿可<5.5
尿糖及尿氨基酸定性	均为(−)	均为(+)
NH_4Cl 负荷试验	各份尿 pH>5.5	尿 pH<6.0
尿 HCO_3^- 部分排泄率	<5%	>15%

第五节 肾功能检测项目的选择和应用

一、常规检查或健康体检

可选用尿自动分析仪试纸条所包括项目的尿一般检查。对于怀疑或已确诊的泌尿系统疾病者,若未将尿沉渣镜检列入常规时,应进行尿沉渣检查,以避免漏诊和准确了解病变程度。

二、全身性疾病所致的肾损害

已确诊患有糖尿病、高血压、系统性红斑狼疮等可导致肾病变的全身性疾病者,为尽早发现肾损害,宜选择和应用较敏感的尿微量清蛋白、α_1-MG 及 β_2-MG 等。

三、评价肾功能

1. **主要累及肾小球** 亦可能累及近端肾小管的肾小球肾炎、肾病综合征等,可在 Ccr、血肌酐、尿素和尿 α_1-MG、β_2-MG 等肾小球滤过功能和近端肾小管功能检测项目中选择。必须注意,在反映肾小球滤过功能上,血肌酐、尿酸、尿素氮只在晚期肾脏疾病或肾有较严重损害时才有意义。

2. **肾盂肾炎、间质性肾炎、全身性疾病和药物(毒物)所致肾小管病变** 可考虑选用 α_1-MG、β_2-MG 及肾小管的稀释-浓缩功能试验。监测肾移植后排斥反应,应动态观察上述指标的变化。

3. **急性肾衰竭** 应动态检测尿渗量和有关肾小球滤过功能试验;慢性肾衰竭时,除尿常规检查外,可考虑选用肾小球和肾小管功能的组合试验。

4. **急性少尿** 鉴别肾前性及肾性少尿对指导治疗和改变预后极为重要。尿浓缩功能和对 Na^+ 重吸收功能等有关指标是重要参数。急性少尿实验诊断指标见表 4-5-2。

表 4-5-2 急性少尿实验诊断指标

	尿渗量/ $mOsm \cdot (kg \cdot H_2O)^{-1}$	尿比密	尿 Na/ $mmol \cdot L^{-1}$	FeNa	BUN/Cr
肾前性	>500	>1.016	<20	<1	>10:1
肾性	<350	<1.014	>40	>1	≤10:1

==================== 试 题 精 选 ====================

一、名词解释

1. 内生肌酐清除率（endogenous creatinine clearance rate）
2. 肾小球滤过率（glomerular filtration rate）
3. 尿渗量（osmolality，Osm）

二、选择题

【A 型题】

1. 肾小球的主要功能是
   A. 排泄代谢产物和废物　　B. 维持体内水电平衡　　C. 维持体内酸碱平衡
   D. 滤过作用　　E. 以上都不是

2. 反映 GFR 最准确的指标是
   A. Ccr　　　　　　　　　　B. 菊粉清除率
   C. 放射性核素肾图测定　　D. 血肌酐
   E. 血尿素氮

3. 临床上,判断肾小球损害的敏感指标是
   A. 血清肌酐浓度　　B. 血清尿素氮浓度　　C. 血清尿素浓度
   D. 内生肌酐清除率　　E. 尿肌酐浓度

4. 对尿渗量的说法哪一种是**错误**的
   A. 只要溶液的渗量相同,不论其成分如何,都具有相同的渗透压
   B. 尿渗量系指尿内全部溶质的微粒总数量而言
   C. 尿渗量易受溶质微粒大小和分子量大小的影响
   D. 测定尿渗量更能切合实际,真正反映肾浓缩和稀释功能
   E. 肾小管坏死致肾性少尿时,尿渗量降低,常$<350mOsm/kgH_2O$

5. 尿浓缩稀释试验主要是检查哪一段肾小管功能
   A. 近端肾小管　　　　　　　　B. 远端肾小管
   C. 近端肾小管及远端肾小管　　D. 近端肾小管、远端肾小管及集合管
   E. 髓袢、远端肾小管及集合管

6. 氯化铵负荷（酸负荷）试验用于协助诊断哪一型肾小管中毒
   A. Ⅰ型肾小管酸中毒　　B. Ⅱ型肾小管酸中毒　　C. Ⅲ型肾小管酸中毒
   D. Ⅳ型肾小管酸中毒　　E. 近端肾小管酸中毒

7. 哪一项**不是**血尿素氮升高的原因
   A. 高蛋白饮食　　B. 心力衰竭　　C. 消化道出血
   D. 肝衰竭　　E. 急慢性肾衰竭

8. 哪一项**不参与**肾脏对酸碱平衡的调节
   A. 排泄 H^+,重新合成 HCO_3^-
   B. 排出酸性阴离子
   C. HCO_3^- 的重吸收
   D. 交换和排泌 H^+
   E. ADH 对远曲小管和集合管的上皮细胞的作用

9. 哪一项**不是**血尿酸升高的原因

A. 急性肾炎　　　　　　B. 痛风　　　　　　　C. 白血病

D. 慢性铅中毒　　　　　E. 急性尿路感染

10. 各种肾炎中,最早出现的肾功能损害指标为

A. 内生肌酐清除率　　　B. 尿比密减低　　　　C. 血肌酐升高

D. 血尿素氮升高　　　　E. 酚排泄试验

11. 下列除哪种情况只有血尿素氮升高,而血肌酐水平正常

A. 高蛋白饮食　　　　　B. 大面积烧伤　　　　C. 上消化道出血

D. 甲状腺功能亢进　　　E. 慢性肾衰竭代偿期

【B 型题】

(1~3 题共用备选答案)

A. 尿 β_2-MG　　　　　B. 尿渗量测定　　　　C. 内生肌酐清除率

D. 尿钠测定　　　　　　E. 血尿素氮

1. 最能精确反映远端肾小管和集合管功能的是

2. 能反映肾小球损害的灵敏指标是

3. 反映近端肾小管损害的灵敏指标是

【C 型题】

(1~2 题共用备选答案)

A. 尿量减少　　　　　　B. 尿比重下降

C. 两者均有　　　　　　D. 两者均无

1. 急性肾炎时

2. 尿毒症时

【X 型题】

1. 对肾脏早期损害有价值的指标有

A. Ccr　　　　　　　　B. β_2-MG

C. Scr　　　　　　　　D. BUN

2. 休克患者可出现

A. 尿量减少　　　　　　B. 尿比重下降

C. 尿比重升高　　　　　D. 尿钠滤过率大于1

3. 能反映肾小球滤过功能的有

A. Ccr　　　　　　　　B. Scr

C. 血尿素氮　　　　　　D. 菊粉清除率

4. 关于正常人,下列哪种说法是正确的

A. 昼夜尿量相等　　　　B. 尿比重恒定

C. 24h 尿量 1 000~2 000ml　　D. 最高比重于最低比重之差 0.009

三、问答题

1. 简述内生肌酐清除率临床意义。

2. 简述尿渗量测定的临床意义。

3. 简述 BUN/Cr 的临床意义。

4. 选择肾功能试验应注意哪些事项?

5. 急性少尿病因的鉴别诊断有哪些?

========= 参 考 答 案 =========

一、名词解释(见复习纲要)

二、选择题

【A 型题】 1. D　2. B　3. D　4. C　5. E　6. A　7. D　8. E　9. E　　10. A　11. E

【B 型题】 1. B　2. C　3. A

【C 型题】 1. A　2. C

【X 型题】 1. AB　2. ACD　3. ABCD　4. CD

三、问答题(见复习纲要)

(乔令艳　曹景花)

知识框架

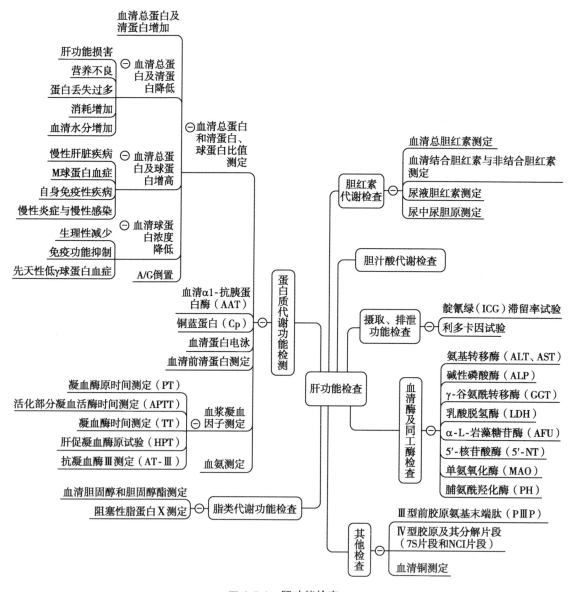

图 4-6-1　肝功能检查

复习纲要

第一节　肝脏病常用的实验室检测项目

一、蛋白质代谢功能检测

1. 血清总蛋白和清蛋白、球蛋白比值测定　正常参考值见表4-6-1。各指标变化的临床意义见表4-6-2。

表4-6-1　血清总蛋白、清蛋白、球蛋白正常参考值

指标	参考值	指标	参考值
血清总蛋白(STP)	60~80g/L	球蛋白(G)	20~30g/L
清蛋白(A)	40~55g/L	A/G	(1.5~2.5):1

表4-6-2　血清蛋白浓度改变的临床意义

	发病机制	常见原因
STP、A 增高	血清水分减少,蛋白浓度增高	严重脱水、休克、饮水量不足、肾上腺皮质功能减退
STP、A 降低	肝细胞损害影响蛋白合成	急性重症肝炎、中重度慢性肝炎、肝硬化、肝癌等
	营养不良	蛋白质摄入不足或消化吸收不良
	蛋白丢失过多	蛋白丢失性肠病、急性大出血、肾病综合征、严重烧伤等
	消耗增加	如恶性肿瘤、结核及甲状腺功能亢进等慢性消耗性疾病
	血清水分增加	水钠潴留或补充过多的晶体溶液
STP、G 增高	慢性肝脏疾病	自身免疫性慢性肝炎、慢性活动性肝炎、肝硬化等
	M 球蛋白血症	多发性骨髓瘤、淋巴瘤、原发性巨球蛋白血症等
	自身免疫性疾病	系统性红斑狼疮、风湿热、类风湿关节炎等
	慢性炎症与慢性感染	结核病、疟疾、黑热病、麻风病及慢性血吸虫病等
G 减低	生理性减少	小于 3 岁的婴幼儿
	免疫功能抑制	长期应用肾上腺皮质激素或免疫抑制剂
	先天性低 γ 球蛋白血症	先天性低 γ 球蛋白血症
A/G 倒置	严重肝功能损伤	慢性中度以上持续性肝炎、肝硬化、原发性肝癌等
	M 蛋白血症	多发性骨髓瘤、原发性巨球蛋白血症等

2. 血清 α_1-抗胰蛋白酶(AAT)

(1) 参考值:0.9~2.0g/L。

(2) 临床意义

1) AAT 缺陷与肝病:新生儿 PiZZ 型和 PiSZ 型与其胆汁淤积、肝硬化和肝细胞癌的发生有关。PiZZ 表型的某些成人也会发生肝损害。

2) AAT 缺陷与其他疾病:PiZZ 型、PiSZ 型个体常出现年轻时(20~30 岁)肺气肿。低血浆 AAT 还可出现在胎儿呼吸窘迫综合征。

3. 铜蓝蛋白(Cp)

(1) 参考值:0.2~0.6g/L。

（2）临床意义：主要作为 Wilson 病的辅助诊断指标。患者其他相关指标变化包括血清总铜降低、游离铜增加和尿铜排出增加。

4. 血清蛋白电泳

（1）参考值：醋酸纤维素膜法：清蛋白 0.62～0.71；α_1 球蛋白 0.03～0.04；α_2 球蛋白 0.06～0.10；β 球蛋白 0.07～0.11；γ 球蛋白 0.09～0.18。

（2）临床意义

1）肝脏疾病：慢性肝炎、肝硬化、肝癌时 γ 球蛋白增加，α_1、α_2 及 β 球蛋白有减少倾向。

2）M 蛋白血症：骨髓瘤、原发性巨球蛋白血症等呈单克隆 γ 球蛋白增高。

3）肾病综合征：α_2 球蛋白及 β 球蛋白增加，清蛋白降低，γ 球蛋白不变或相对降低。

5. 血清前清蛋白测定

（1）参考值：1 岁：100mg/L；1～3 岁：168～281mg/L；成人 280～360mg/L。

（2）临床意义

1）降低：见于营养不良、慢性感染、晚期恶性肿瘤；肝胆系统疾病。

2）增高：见于霍奇金淋巴瘤。

6. 血浆凝血因子测定

（1）凝血酶原时间测定（PT）：临床意义：PT 延长是肝硬化失代偿期的特征，也是诊断胆汁淤积，肝脏合成维生素 K 依赖因子 Ⅱ、Ⅴ、Ⅶ、Ⅹ 是否减少的重要实验室检查。

（2）活化部分凝血活酶时间测定（APTT）：临床意义：严重肝病时、维生素 K 缺乏时 APTT 延长。

（3）凝血酶时间测定（TT）：临床意义：肝硬化或急性暴发性肝衰竭合并 DIC 时，TT 可延长。

（4）肝促凝血酶原试验（HPT）：临床意义：能反映因子 Ⅱ、Ⅶ、Ⅹ 的综合活性。

（5）抗凝血酶Ⅲ测定（AT-Ⅲ）：临床意义：严重肝病时 AT-Ⅲ 活性明显降低，合并 DIC 时降低更显著。

7. 血氨测定

（1）参考值：18～72μmol/L。

（2）临床意义：①高蛋白饮食或运动后可升高；②病理性升高常见于严重肝损害、上消化道出血、尿毒症及肝外门静脉系统分流形成；③低蛋白饮食、贫血时血氨可低于正常值。

二、脂类代谢功能检查

1. 血清胆固醇和胆固醇酯测定

（1）参考值：总胆固醇 2.9～6.0mmol/L；胆固醇酯 2.34～3.38mmol/L；胆固醇酯：游离胆固醇＝3：1。

（2）临床意义：①肝细胞受损，如肝硬化、暴发性肝功能衰竭时血中总胆固醇降低；②胆汁淤积时，血中胆固醇增加，其中以游离胆固醇增加为主。胆固醇酯与游离胆固醇比值降低；③营养不良及甲状腺功能亢进时血中总胆固醇降低。

2. 阻塞性脂蛋白 X 测定

（1）参考值：阴性。

（2）临床意义：①胆汁淤积性黄疸时：常为阳性；②肝内、外阻塞的鉴别诊断：其含量大于 2 000mg/L 提示肝外胆道阻塞。

三、胆红素代谢检查

临床上通过检测血清总胆红素（STB）、结合胆红素（CB）、非结合胆红素（UCB）、尿内胆红素及尿胆原,借以来判断有无溶血及判断肝、胆系统在胆色素代谢中的功能状态。正常人及常见黄疸的胆色素代谢检查结果见表4-6-3。

表4-6-3　正常人及常见黄疸的胆色素代谢检查结果

	血清胆红素			尿内胆红素		
	STB/ ($\mu mol \cdot L^{-1}$)	CB/ ($\mu mol \cdot L^{-1}$)	UCB/ ($\mu mol \cdot L^{-1}$)	CB/STB	尿胆红素	尿胆原/ ($\mu mol \cdot L^{-1}$)
正常人	3.4~17.1	0~6.8	1.7~10.2	0.2~0.4	阴性	0.84~4.2
梗阻性黄疸	>171	明显增加	轻度增加	>0.5	强阳性	减少或缺如
溶血性黄疸	<85.5	轻度增加	明显增加	<0.2	阴性	明显增加
肝细胞性黄疸	17.1~171	中度增加	中度增加	0.2~0.5	阳性	正常或轻度增加

四、胆汁酸代谢检查

1. **参考值**　总胆汁酸(酶法):0~10μmol/L。

2. **临床意义**　胆汁酸增高见于:①肝细胞损害,如急性肝炎、肝硬化等;②胆道梗阻,如肝内、外的胆管梗阻;③门脉分流肠道中次级胆汁酸经分流的门脉系统直接进入体循环;④进食后的一过性增高,为生理现象。

五、摄取、排泄功能检查

1. **靛氰绿(ICG)滞留率试验**

(1) 参考值:15min血中滞留率(R_{15ICG})0~10%。

(2) 临床意义:

1) 增加常见于肝功能损害及胆道阻塞时。

2) 先天性黄疸的鉴别诊断:Dubin-Johnson综合征ICG滞留率正常;Gilbert综合征正常,有时可轻、中度升高;Rotor综合征多大于50%。

3) R_{15ICG}是手术前肝脏储备功能评估的指标之一。

2. **利多卡因试验**

(1) 参考值:(100 ± 18)μg/L。

(2) 临床意义

1) 肝功能损害时,血中MEGX浓度降低。

2) 肝硬化患者,清除率主要取决于肝脏的内在清除能力。

3) 作为肝移植时选择供肝的依据,预测肝移植存活情况。

六、血清酶及同工酶检查

1. **血清氨基转移酶(ALT、AST)**

(1) 参考值:速率法(37℃)ALT 5~40U/L;AST 8~40U/L;DeRitis比值(AST/ALT):1.15。

(2) 临床意义

1) 急性病毒性肝炎:ALT、AST均显著升高,可达正常20~50倍,但ALT更高。通常ALT>300U/L,AST>200U/L,DeRitis比值<1,是诊断急性病毒性肝炎重要的检测手段。

2) 慢性病毒性肝炎:转氨酶轻度上升或正常,DeRitis比值<1,若DeRitis比值>1,提示慢性肝炎进入活动期可能。

3）酒精性肝病、药物性肝炎、脂肪肝、肝癌等非病毒性肝病,转氨酶可轻度升高或正常,DeRitis 比值>1,其中肝癌时 DeRitis 比值≥3。

4）肝硬化:转氨酶活性取决于肝细胞进行性坏死程度,DeRitis 比值≥2,终末期肝硬化转氨酶活性正常或降低。

5）肝内、外胆汁淤积:转氨酶活性通常正常或轻度上升。

6）急性心肌梗死后 6~8h,AST 增高,18~24h 达高峰,与心肌梗死程度和范围有关。

7）其他疾病:骨骼肌疾病、肺梗死、肾梗死、休克及传染性单核细胞增多症等转氨酶轻度增高。

2. 碱性磷酸酶(ALP)

(1) 参考值:男性 45~125U/L;女性 20~49 岁 30~100U/L;50~79 岁 50~135U/L。

(2) 临床意义

1）肝胆系统疾病:各种肝内、外胆管阻塞性疾病,ALP 明显升高,与血清胆红素升高相平行。

2）黄疸的鉴别

3）骨骼疾病:如纤维性骨炎、佝偻病、骨软化症等,血清 ALP 升高。

4）其他:营养不良、严重贫血、重金属中毒等,ALP 有不同程度的升高。

3. γ-谷氨酰转移酶(GGT)

(1) 参考值:男性:11~50U/L,女性 7~32U/L。

(2) 临床意义

1）胆道梗阻性疾病:肝癌时由于肝内阻塞,诱使肝细胞产生多量 GGT,同时癌细胞也合成 GGT,可达参考值上限的 10 倍以上。

2）急、慢性病毒性肝炎、肝硬化:急性肝炎时,GGT 呈中等度升高;慢性肝炎非活动期,酶活性正常,若 GGT 持续升高,提示病变活动或病情恶化。

3）急、慢性酒精性肝炎、药物性肝炎:GGT 可升高,酒精性肝病时 GGT 显著增高。

4）其他:脂肪肝、胰腺炎、胰腺肿瘤、前列腺肿瘤等可轻度增高。

4. α-L-岩藻糖苷酶(AFU)

(1) 参考值:(27.1±12.8)U/L。

(2) 临床意义

1）用于岩藻糖苷蓄积病的诊断。

2）用于肝细胞癌与其他肝占位性病变的鉴别诊断:肝细胞癌时,AFU 显著增高,其他肝占位性病变时 AFU 增高阳性率低于肝癌。AFU 活性动态曲线对判断肝癌治疗效果、估计预后和预报复发有重要的意义。

5. 5'-核苷酸酶(5'-NT)

(1) 参考值:0~11U/L(速率法,37℃)。

(2) 临床意义:与 ALP 类似。

6. 单氨氧化酶(MAO)

(1) 参考值:0~3U/L(速率法,37℃)。

(2) 临床意义

1）重症肝硬化及伴有肝硬化的肝癌患者 MAO 活性增高。但对早期肝硬化不敏感,急性肝炎多正常。中、重度慢性肝炎有 50%患者血清 MAO 增高。

2）肝外疾病:慢性心衰、糖尿病、甲状腺功能亢进、系统硬化症等可升高。

7. 脯氨酰羟化酶(PH)

(1) 参考值:(39.5±11.87)μg/L。

（2）临床意义

1）肝脏纤维化的诊断：肝硬化及血吸虫性肝纤维化，PH 活性明显增高。原发性肝癌因大多伴有肝硬化，PH 活性也增高。

2）肝脏病变随访及预后诊断：慢性肝炎，肝硬化患者其 PH 活性进行性增高，提示肝细胞坏死及纤维化状态加重，若治疗后 PH 活性下降，提示治疗有效。

七、其他检查

1. Ⅲ型前胶原氨基末端肽（P Ⅲ P）

（1）参考值：41~163μg/L。

（2）临床意义

1）肝炎：急性病毒性肝炎时，血清 P Ⅲ P 增高，炎症消退后，P Ⅲ P 恢复正常，若持续升高，提示转为慢性活动性肝炎。

2）肝硬化：血清 P Ⅲ P 含量是诊断肝纤维化和早期肝硬化的良好指标。

3）用药监护和预后判断

4）肺纤维化、骨髓纤维化和某些恶性肿瘤患者血清 P Ⅲ P 也增高。

2. Ⅳ型胶原及其分解片段（7S 片段和 NCI 片段）

（1）参考值：RIA 法：血清 CⅣ NCI 片段为（5.3±1.3）μg/ml。

（2）临床意义

1）肝硬化早期诊断：7S 和 NCI 片段含量在反映肝细胞坏死和纤维化发展趋势方面优于 P Ⅲ P，提示 CⅣ 合成增多是肝纤维化的早期表现之一。

2）用药疗效及预后判断

3）其他：在与基底膜相关的疾病时，可出现 CⅣ 水平的升高。

3. 血清铜测定

（1）参考值：成人 11~22μmol/L。

（2）临床意义

1）增高：见于肝胆系统疾病；风湿性疾病；其他，如贫血，甲状腺功能亢进等。

2）减低：见于肝豆状核变性、肾病综合征、烧伤、营养不良等。

第二节　常见肝脏疾病检测指标变化特点

一、急性肝损伤

特征：转氨酶显著升高，AST>200U/L，ALT>300U/L，通常超过参考值的 8 倍以上，常常伴有血清胆红素的升高。PT 是急性肝损伤预后的最重要的预测指标。急性病毒性肝炎如总胆红素>257μmol/L，PT 延长在 4s 以上，预示病情严重，有肝衰竭倾向；如 PT 延长在 20s 以上预示其有死亡危险。

二、慢性肝损伤

特征：转氨酶轻度升高，常在参考值上限 4 倍以下，少数转氨酶在参考值之内。大多患者血清 ALT 升高大于 AST 的升高，但慢性酒精性肝炎患者血清 AST 升高大于 ALT 的升高。若患者有饮酒史，且 AST/ALT>2，则可诊断酒精性肝炎。发展至肝硬化时 ALT 可正常，AST 升高。

三、肝硬化

特征:血清 ALT/AST 常<1,纤维化程度越高,比值越低。此外,血小板减少,PT 延长,清蛋白合成减少,球蛋白增加。

第三节　常见肝脏疾病检查项目的合理选择与应用

1. **健康体格检查**　ALT、AST、GGT、A/G 比值及肝炎病毒标志物。
2. **怀疑为无黄疸肝炎时**　急性者可查 ALT、胆汁酸、尿内尿胆原及肝炎病毒标志物。慢性者可加查 AST、ALP、GGT、血清蛋白总量、A/G 比值及血清蛋白电泳。
3. **黄疸的诊断与鉴别诊断**　查 STB、CB、尿液尿胆原与尿胆红素、ALP、GGT、LP-X、胆汁酸。
4. **怀疑为原发性肝癌时**　除查一般肝功能外,应加查 AFP、GGT 及其同工酶,ALP 及其同工酶。
5. **怀疑肝脏纤维化或肝硬化**　查 ALT、AST、STB、A/G、蛋白电泳、MAO、PH 和 PⅢP。
6. **疗效判断及病情随访**　急性肝炎查 ALT、AST、前清蛋白、ICG、STB、CB、尿液尿胆原及胆红素。慢性肝病查 ALT、AST、STB、CB、PT、血清总蛋白、A/G 比值及蛋白电泳等。必要时查 MAO、PH、PⅢP。原发性肝癌应随访 AFP、GGT、ALP 及其同工酶等。

─────────── 试 题 精 选 ───────────

一、名词解释

1. 低蛋白血症(hypoproteinemia)
2. 高蛋白血症(hyperproteinemia)
3. 血清结合胆红素(conjugated bilirubin)

二、填空题

1. 肝硬化患者血清蛋白电泳的典型表现为_____增加。
2. 怀疑为肝纤维化或肝硬化时,ALT、AST、STB、A/G、蛋白电泳、ICG 为筛选检查,此外应查_____、_____及_____。
3. 肝功能化验指标中最能反映肝细胞损伤的酶是_____。
4. 健康体格检查时可选择_____、_____,从而利于筛查病毒性肝炎。
5. M 蛋白血症,主要见于_____、_____。
6. 肝细胞性黄疸时,尿液检查结果为尿胆原_____,胆红素_____。

三、选择题

【A1 型题】

1. 血清白蛋白减少,球蛋白增加最主要见于下列哪种疾病:
   A. 急性肝炎　　　　　　　B. 肾病综合征　　　　　　C. 急性肾小球肾炎
   D. 肝硬化　　　　　　　　E. 胆囊炎
2. 下列哪项是反映肝损害的最敏感的检查指标
   A. AFP　　　　　　　　　B. ALT　　　　　　　　　C. AST
   D. GGT　　　　　　　　　E. ALP

3. 肝硬化患者常见的肝功能异常,以下哪项正确:
    A. 血胆固醇升高　　　　　B. 血结合胆红素显著升高　C. 血胆固醇酯升高
    D. 碱性磷酸酶升高　　　　E. γ球蛋白升高

4. 甲胎蛋白阳性时,对下列哪一疾病最有诊断意义
    A. 慢性活动性乙型肝炎　　B. 原发性肝癌　　　　　　C. 肝转移癌
    D. 原发性肝内胆管细胞癌　E. 肝硬化

5. 非结合胆红素为 65μmol/L,结合胆红素为 12μmol/L,总胆汁酸为 10.1μmol/L,最有可能为
    A. 病毒性肝炎　　　　　　B. 溶血性贫血并黄疸　　　C. 胆汁淤积型肝炎
    D. Dubin-Johnson 综合征　E. 肝硬化

6. 慢性肝病时,血清蛋白检查结果可出现
    A. 血清前白蛋白显著增高　B. 甲胎蛋白持续性显著增高
    C. 白蛋白减少,球蛋白增加　D. 癌胚抗原(CEA)显著增高
    E. 异常凝血酶原(APT)增高

7. 急性病毒性肝炎首选检测的酶是
    A. 转氨酶　　　　　　　　B. 碱性磷酸酶　　　　　　C. 单胺氧化酶
    D. 乳酸脱氢酶　　　　　　E. 脯氨酰羟化酶

8. 下列哪项对诊断肝纤维化最有意义
    A. MAO(单胺氧化酶)　　　B. GGT　　　　　　　　　C. ALT
    D. AFP　　　　　　　　　E. ALP

9. 尿胆原减少或缺如见于
    A. 慢性肝炎　　　　　　　B. 溶血性贫血　　　　　　C. 顽固性便秘
    D. 碱性尿时　　　　　　　E. 胆道梗阻

【A2 型题】
1. 某患者,ALT 400U/L、ALP 280U/L、GGT 120U/L,尿内尿胆原增高,尿胆红素阳性,该患者病因应考虑
    A. 原发性肝癌　　　　　　B. 继发性肝癌　　　　　　C. 脂肪肝
    D. 急性病毒性肝炎　　　　E. 慢性肝炎

2. 男,12 岁。近日厌油、乏力、消瘦、尿液颜色深黄,既往无肝炎病史,无输血史。查体见巩膜黄染,肝区触痛。为进一步鉴别黄疸类型,下列哪项检查不是必需的
    A. 血胆汁酸　　　　　　　B. 尿胆红素　　　　　　　C. 尿胆原
    D. 血总胆红素　　　　　　E. 血间接胆红素

3. 女,54 岁,既往慢性乙肝病史 10 余年,近半年来,逐渐出现厌油、乏力、食欲缺乏、腹胀、肝区隐痛、皮肤黄染,查体面部可见蜘蛛痣,肝脾肿大、移动性浊音阳性。实验室检查示:AFP 28μg/L,ALT 120U/L。该患者最可能的诊断是
    A. 慢性肝炎　　　　　　　B. 肝硬化　　　　　　　　C. 原发性肝癌
    D. 肝细胞性黄疸　　　　　E. 胆汁淤积性黄疸

【B 型题】
(1~5 题共用备选答案)
    A. 肝性脑病　　　　　　　　　　　B. 黄疸
    C. 为肝移植时选择供肝的依据　　　D. 肝豆状核变性
    E. Ⅲ型前胶原氨基末端肽升高
1. 与尿素合成较少有关
2. 与肝纤维化有关
3. 与肝脏的胆红素代谢障碍有关

4. 与肝脏的铜代谢障碍有关

5. 利多卡因试验

（6~10 题共用备选答案）

  A. γ球蛋白明显增多   B. AFP>500μg/L   C. CEA 明显增多

  D. 脂蛋白-X(Lp-X)(+)   E. 尿胆原强阳性

6. 阻塞性黄疸

7. 肝硬化

8. 原发性肝癌

9. 转移性肝癌

10. 溶血性黄疸

（11~14 题共用备选答案）

  A. 疑为急性病毒性肝炎可查   B. 疑为慢性肝炎患者可查

  C. 健康人体格检查时,可查   D. 疑为肝豆状核变性可查

  E. 疑为先天性黄疸时,可查

11. ALT,肝炎病毒标志物

12. 血清总胆红素,非结合胆红素,结合胆红素

13. ALT,总胆汁酸,前白蛋白,肝炎病毒标志物

14. GGT,ALP,ALT,AST,血清蛋白含量及 A/G 比值,蛋白电泳

（15~18 题共用备选答案）

  A. ALT 明显升高   B. 血氨明显升高

  C. GGT 明显升高   D. MAO 明显升高

  E. ALP 明显升高

15. 肝性脑病

16. 肝纤维化

17. 阻塞性黄疸

18. AFP 阴性的肝癌

（19~20 题共用备选答案）

  A. 反映肝纤维化较好的指标   B. 反映急性肝炎较好的指标

  C. 反映胆汁淤积较好的指标   D. 提示肝癌可能的指标

  E. 反映肝淤血最好的肝功能指标

19. Ⅲ型前胶原氨基末端肽,脯氨酰羟化酶,单胺氧化酶

20. γ-谷氨酰转移酶及其同工酶、碱性磷酸酶及其同工酶

四、问答题

1. 肝功能检查中血氨升高有何临床意义?

2. 试述 γ-谷氨酰转移酶(GGT)检测的临床意义。

3. 试述血清胆固醇和胆固醇酯的测定的临床意义。

====================　参　考　答　案　====================

一、名词解释(见复习纲要)

二、填空题

 1. γ球蛋白

2. MAO PH PⅢP

3. 氨基酸转移酶及其同工酶

4. ALT 肝炎病毒标志物

5. 骨髓瘤 原发性巨球蛋白血症

6. 增高 阳性

三、选择题

【A1 型题】1. D 2. B 3. E 4. B 5. B 6. C 7. A 8. A 9. E

【A2 型题】1. D 2. A 3. B

【B 型题】1. A 2. E 3. B 4. D 5. C 6. D 7. A 8. B 9. C 10. E 11. C
　　　　　12. E 13. A 14. B 15. B 16. D 17. E 18. C 19. A 20. C

四、问答题(见复习纲要)

（乔令艳　曹景花）

第七章

临床常用生物化学检测

知识框架

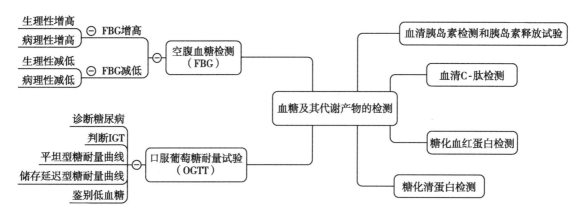

图 4-7-1 血糖及其代谢产物的检测

复 习 纲 要

第一节 血糖及其代谢物检测

一、空腹血糖检测(fasting blood glucose,FBG)

1. **参考值** 成人空腹血浆(清)葡萄糖:3.9~6.1mmol/L。

2. **临床意义** 空腹血糖改变的临床意义见表4-7-1。

表 4-7-1 空腹血糖(FBG)变化的临床意义

状态	类型	临床意义
FBG 增高	生理性增高	餐后1~2h、高糖饮食、剧烈运动、情绪激动等
	病理性增高	各型糖尿病 内分泌疾病:如甲状腺功能亢进症、巨人症、肢端肥大症等 应激性因素:如颅内压增高、颅脑损伤、心梗等 药物影响:如噻嗪类利尿剂、口服避孕药、泼尼松等 肝脏和胰腺疾病:如严重肝病、坏死性胰腺炎、胰腺癌等 其他:如高热、呕吐、腹泻、脱水等
FBG 减低	生理性减低	饥饿、长期剧烈运动、妊娠期等
	病理性减低	胰岛素过多;对抗胰岛素的激素分泌不足;肝糖原贮存缺乏;急性乙醇中毒;先天性糖原代谢酶缺乏;消耗性疾病;非降糖药物影响;特发性低血糖

二、口服葡萄糖耐量试验(oral glucose tolerance test,OGTT)

1. 参考值

(1) FPG 3.9~6.1mmol/L。

(2) 口服葡萄糖后 0.5~1h,血糖达高峰(一般为 7.8~9.0mmol/L),峰值<11.1mmol/L。

(3) 2h 血糖(2hPG)<7.8mmol/L。

(4) 3h 血糖恢复至空腹水平。

(5) 各检测时间点的尿糖均为阴性。

2. 临床意义

(1) 诊断糖尿病:临床上有以下条件者,即可诊断糖尿病。

1) 具有糖尿病症状,FPG>7.0mmol/L。

2) OGTT 2h PG>11.1mmol/L。

3) 有临床症状,随机血糖>11.1mmol/L,且伴尿糖阳性。

(2) 判断 IGT(糖耐量异常):FPG<7.0mmol/L,2hPG 为 7.8~11.1mmol/L 之间,且血糖达高峰时间延长至 1h 后,血糖恢复正常的时间延长至 2~3h 之后,同时伴尿糖阳性者为 IGT。多见于 2 型糖尿病、甲状腺功能亢进、皮质醇增多症等。

(3) 平坦型糖耐量曲线:常见于胰岛 β 细胞瘤、腺垂体功能减退症及肾上腺皮质功能减退症及胃排空延迟、小肠吸收不良等。

(4) 储存延迟型糖耐量曲线:血糖提前出现峰值,且>11.1mmol/L,而 2hPG 又低于空腹水平。常见于胃切除或严重肝损伤。

(5) 鉴别低血糖:①功能性低血糖;②肝源性低血糖。

三、血清胰岛素检测和胰岛素释放试验

1. 参考值

(1) 空腹胰岛素:10~20mU/L。

(2) 释放试验:口服葡萄糖后胰岛素高峰在 0.5~1h,峰值为空腹胰岛素的 5~10 倍。2h 胰岛素<30mU/L,3h 后达到空腹水平。

2. 临床意义　主要用于糖尿病的分型诊断以及低血糖的诊断和鉴别诊断。

(1) 糖尿病:1 型糖尿病空腹胰岛素明显降低,口服葡萄糖释放曲线低平;2 型糖尿病患者空腹胰岛素水平可正常、稍低或稍高,服糖后胰岛素呈延迟释放反应。

(2) 胰岛 β 细胞瘤:高胰岛素血症,胰岛素高水平曲线,血糖降低。

(3) 其他:肥胖、肝损伤、肾功能不全等胰岛素增高;饥饿、肾上腺皮质功能不全等胰岛素减低。

四、血清 C-肽检测

1. 参考值

(1) 空腹 C-肽:0.3~1.3nmol/L。

(2) C-肽释放试验:口服葡萄糖后 0.5h 出现高峰,其峰值为空腹 C-肽的 5~6 倍。

2. 临床意义

(1) C-肽水平增高:见于胰岛 β 细胞瘤、肝硬化。

(2) C-肽水平减低

1）空腹血清 C-肽降低,见于糖尿病。

2）C-肽释放试验:C-肽释放曲线低平提示 1 型糖尿病,延迟或呈低水平见于 2 型糖尿病。

3）C-肽水平减低而胰岛素增高提示外源性高胰岛素血症。

五、糖化血红蛋白检测

1. 参考值　HbA_1c 4%～6%,HbA_1 5%～8%。

2. 临床意义

（1）评价糖尿病控制程度。

（2）筛检糖尿病。

（3）预测血管并发症。

（4）鉴别高血糖。

六、糖化清蛋白(GA)检测

1. 参考值　10.8%～17.1%。

2. 临床意义

（1）评价短期糖代谢控制情况。

（2）辅助鉴别应激性高血糖。

（3）筛检糖尿病。

第二节　血清脂质和脂蛋白检测

一、血清脂质检测

1. 总胆固醇(TC)测定　参考值见表 4-7-2。TC 变化的临床意义见表 4-7-3。

表 4-7-2　血清总胆固醇和三酰甘油的参考值　　　　　　　　（单位:mmol/L）

指标	参考值		
	合适水平	边缘水平	升高
总胆固醇(TC)	<5.20	5.20～6.20	>6.20
三酰甘油(TG)	0.56～1.70	1.70～2.3	>2.3

表 4-7-3　TC 变化的临床意义

状态	临床意义
增高	动脉粥样硬化所致的心、脑血管疾病
	各种高脂血症、胆汁淤积性黄疸、甲状腺功能减退症、类脂性肾病、糖尿病、肾病综合征等
	长期吸烟、饮酒、精神紧张和血液浓缩等
	应用某些药物,如环孢素、糖皮质激素、阿司匹林、口服避孕药、β-肾上腺素受体阻断药
减低	甲状腺功能亢进症
	严重的肝脏疾病,如肝硬化和急性重型肝炎
	贫血、营养不良和恶性肿瘤等
	应用某些药物,如雌激素、甲状腺激素、钙拮抗剂等

2. 三酰甘油(TG)测定　参考值见表 4-7-2,TG 变化的临床意义见表 4-7-4。

表 4-7-4　TG 变化的临床意义

状态	临床意义
TG 增高	冠心病
	原发性高脂血症、动脉粥样硬化症、肥胖症、糖尿病、痛风、甲状腺功能减退症、肾病综合征、高脂饮食和胆汁淤积性黄疸等
TG 减低	低 β-脂蛋白血症和无 β-脂蛋白血症
	严重的肝脏疾病、吸收不良、甲状腺功能亢进症、肾上腺皮质功能减退症等

二、血清脂蛋白检测

1. 乳糜微粒(CM)测定

（1）参考值:阴性。

（2）临床意义:阳性常见于Ⅰ型和Ⅴ型高脂蛋白血症。

2. 高密度脂蛋白(HDL)测定

（1）参考值:1.03~2.07mmol/L;合适水平:>1.04mmol/L;减低:≤1.0mmol/L。

（2）临床意义

1）HDL 增高:对防止动脉粥样硬化、预防冠心病的发生有重要作用。

2）HDL 减低:常见于动脉粥样硬化、感染、糖尿病、肾病综合征、应用某些药物等。

3. 低密度脂蛋白(LDL)测定

（1）参考值:合适水平:≤3.4mmol/L;边缘水平:3.4~4.1mmol/L;升高:>4.1mmol/L。

（2）临床意义

1）LDL 增高:①LDL 水平增高与冠心病发病正相关;②高脂血症、阻塞性黄疸、甲状腺功能减退症、糖尿病、肾病综合征等 LDL 也增高。

2）LDL 减低:常见于无 β-脂蛋白血症、甲状腺功能亢进、吸收不良、肝硬化、低脂饮食、运动等。

4. 脂蛋白(a)［LP(a)］测定

（1）参考值:0~300mg/L。

（2）临床意义:LP(a)为动脉粥样硬化的独立危险因素,与动脉粥样硬化、冠心病、心肌梗死冠状动脉搭桥术后或脑卒中的发生有密切关系。LP(a)增高也可见 1 型糖尿病、肾脏疾病、炎症、手术、创伤等。

三、血清载脂蛋白(apo)检测

1. 载脂蛋白 A Ⅰ测定

（1）参考值:男性:(1.42±0.17)g/L;女性:(1.45±0.14)g/L。

（2）临床意义:apoA Ⅰ可以直接反映 HDL 水平。

1）apoA Ⅰ增高:apoA Ⅰ水平与冠心病发病率呈负相关。

2）apoA Ⅰ降低:见于 apoA Ⅰ缺乏症、急性心肌梗死、糖尿病、脑血管病变,肾病综合征、慢性肝病等。

2. 载脂蛋白 B 测定

（1）参考值:男性:(1.01±0.21)g/L;女性:(1.07±0.23)g/L。

（2）临床意义

1）apoB 增高:apoB 可直接反映 LDL 水平,其增高与动脉粥样硬化、冠心病发病呈正相关。高 β-脂蛋白血症、糖尿病、甲减、肾病综合征和肾衰竭时也增高。

2）apoB 减低:低或无 β-脂蛋白血症、apoB 缺乏症、恶性肿瘤、甲状腺功能亢进症、营养不良等。

3. 载脂蛋白 A Ⅰ/B 比值测定

（1）参考值:1~2。

（2）临床意义：apoAⅠ/apoB 降低见于年龄增长、动脉粥样硬化、冠心病、糖尿病、肥胖症等。当比值<1.0 时对诊断冠心病的危险性较 TC、TG、HDL 和 LDL 更有价值。

第三节　血清电解质检测

一、血清阳离子测定

1. 血钾测定

（1）参考值：3.5~5.5mmol/L。

（2）临床意义

1）血钾增高：>5.5mmol/L 为高钾血症。高钾血症的发生机制和原因见表 4-7-5。

表 4-7-5　高钾血症的发生机制和原因

机制	原因
摄入过多	高钾饮食、静脉输注大量钾盐、输入大量库存血液等
排出减少	急性肾衰少尿期、肾上腺皮质功能减退症,导致肾小球排钾减少 长期使用螺内酯、氨苯蝶啶等潴钾利尿剂 远端肾小管上皮细胞泌钾障碍,如系统性红斑狼疮、肾移植术后、假性低醛固酮血症等
细胞内钾外移增多	组织损伤和血细胞破坏,如严重溶血、大面积烧伤、挤压综合征等 缺氧和酸中毒 β-受体阻断药、洋地黄类药物可抑制 Na^+,K^+-ATP 酶,使细胞内钾外移 家族性高血钾性麻痹 血浆晶体渗透压增高,如应用甘露醇、高渗葡萄糖盐水等静脉输液,可使细胞内脱水,导致细胞内钾外移增多
假性高钾	采血时上臂压迫时间过久（几分钟）、间歇性握拳产生的酸中毒,引起细胞内钾释放 血管外溶血 白细胞增多症:WBC>$500×10^9$/L,若标本放置后可因凝集而释放钾 血小板增多症:PLT>$600×10^9$/L,可引起高钾血症

2）血钾减低：<3.5mmol/L 为低血钾症。血钾在 3.0~3.5mmol/L 者为轻度低钾血症；2.5~3.0mmol/L 为中度低钾血症；<2.5mmol/L 为重度低钾血症。低钾血症的发生机制和原因见表 4-7-6。

表 4-7-6　低钾血症的发生机制和原因

机制	原因
分布异常	细胞外钾内移,如应用大量胰岛素、低钾性周期性瘫痪、酸中毒等 细胞外液稀释,如心功能不全、肾性水肿或大量输入无钾盐液体等
丢失过多	频繁呕吐、长期腹泻、胃肠引流等 肾衰竭多尿期、肾小管性酸中毒、肾上腺皮质功能亢进症、醛固酮增多症等使钾丢失过多 长期应用呋塞米、依他尼酸和噻嗪类排钾利尿剂
摄入不足	长期低钾饮食、禁食和厌食等 饥饿、营养不良、吸收障碍等
假性低钾	血标本未能在 1h 内处理,WBC>$100×10^9$/L,白细胞可从血浆中摄取钾

2. 血钠测定

（1）参考值:135~145mmol/L。

（2）临床意义

1）血钠>145mmol/L 为高钠血症,见于:①水分摄入不足;②水分丢失过多;③内分泌病变;④摄入过多。

2）血钠<135mmol/L 为低钠血症,见于:①丢失过多;②细胞外液稀释;③消耗性低钠或摄入不足。

3. 血钙测定

（1）参考值:总钙:2.25~2.58mmol/L。离子钙:1.10~1.34mmol/L。

（2）临床意义

1）>2.58mmol/L 为高钙血症,见于:①溶骨作用增强;②肾功能损害;③摄入过多;④吸收增加。

2）<2.25mmol/L 为低钙血症,见于:①成骨作用增强;②吸收减少;③摄入不足;④吸收不良;⑤其他:如肾衰、胰腺炎、哺乳期等。

二、血清阴离子测定

1. 血氯测定

（1）参考值:95~105mmol/L。

（2）临床意义

1）>105mmol/L 为高氯血症,其发生机制和原因见表 4-7-7。

2）<95mmol/L 为低氯血症,其发生机制和原因见表 4-7-8。

表 4-7-7　高氯血症的发生机制和原因

机制	原因
排出减少	急性或慢性肾衰竭的少尿期、尿道或输尿管梗阻、心功能不全
血液浓缩	频繁呕吐、反复腹泻、大量出汗等导致水分丧失、血液浓缩
吸收增加	肾上腺皮质功能亢进,如库欣综合征及长期应用糖皮质激素等,使肾小管对 NaCl 吸收增加
代偿性增高	呼吸性碱中毒过度呼吸,使 CO_2 排出增多,HCO_3^-减少,血氯代偿性增高
低蛋白血症	肾脏疾病时的尿蛋白排出增加,血浆蛋白质减少,使血氯增加,以补偿血浆阴离子
摄入过多	食入或静脉补充大量的 NaCl、$CaCl_2$、NH_4Cl 溶液等

表 4-7-8　低氯血症的发生机制和原因

机制	原因
摄入不足	饥饿、营养不良、低盐治疗等
丢失过多	严重呕吐、腹泻、胃肠引流等,丢失大量胃液、胰液和胆汁,使氯的丢失大于钠和 HCO_3^- 的丢失 慢性肾衰竭、糖尿病以及应用噻嗪类利尿剂,使氯由尿液排出增多 慢性肾上腺皮质功能不全,由于醛固酮分泌不足,氯随钠丢失增加 呼吸性酸中毒,血 HCO_3^- 增多,使氯的重吸收减少

2. 血磷测定

（1）参考值:0.9~1.61mmol/L。

（2）临床意义：血磷增高和血磷减低的发生机制和原因见表 4-7-9、表 4-7-10。

表 4-7-9　血磷增高的发生机制和原因

机制	原因
内分泌疾病	原发性或继发性甲状旁腺功能减退症
排出障碍	肾衰竭等所致的磷酸盐排出障碍
吸收增加	摄入过多维生素 D,可促进肠道吸收钙、磷,导致血清钙、磷均增高
其他	肢端肥大症、多发性骨髓瘤、骨折愈合期、Addison 病、急性重症肝炎等

表 4-7-10　血磷减低的发生机制和原因

机制	原因
摄入不足或吸收障碍	饥饿、恶病质、吸收不良、活性维生素 D 缺乏、长期应用含铝制剂等
丢失过多	大量呕吐、腹泻、血液透析、肾小管性酸中毒、Fanconi 综合征、应用噻嗪类利尿剂等
转入细胞内	静脉注射胰岛素或葡萄糖、过度换气综合征、碱中毒、AMI 等
其他	乙醇中毒、糖尿病酮症酸中毒、甲状旁腺功能亢进症、维生素 D 抵抗性佝偻病等

第四节　血清铁及其代谢物检测

一、血清铁检测

1. 参考值
男性:10.6~36.7μmol/L。
女性:7.8~32.2μmol/L。
儿童:9.0~22μmol/L。

2. 临床意义　血清铁增高和减低的发生机制和原因见表 4-7-11。

表 4-7-11　血清铁增高和减低的发生机制和原因

增高或减低	机制	原因
血清铁增高	利用障碍	铁粒幼细胞贫血、再生障碍性贫血、铅中毒等
	释放增多	溶血性贫血、急性肝炎、慢性活动性肝炎等
	铁蛋白增多	白血病、含铁血黄素沉着症、反复输血等
	铁摄入过多	铁剂治疗过量时
血清铁减低	铁缺乏	缺铁性贫血
	慢性失血	月经过多、消化性溃疡、恶性肿瘤、慢性炎症等
	摄入不足	长期缺铁饮食 机体需铁增加时,如生长发育期的婴幼儿、青少年,生育期、妊娠期及哺乳期妇女等

二、血清转铁蛋白(Tf)检测

1. 参考值　28.6~51.9μmol/L(2.5~4.3g/L)

2. 临床意义

（1）Tf 增高：铁缺乏，常见于缺铁性贫血、妊娠等。

（2）Tf 减低：铁粒幼细胞贫血、再生障碍性贫血、营养不良、肝肾疾病。

三、血清总铁结合力(TIBC)检测

1. **参考值** 男性：50~77μmol/L；女性：54~77μmol/L。

2. **临床意义**

（1）TIBC 增高

1）Tf 合成增加：如缺铁性贫血、红细胞增多症等。

2）Tf 释放增加：如急性肝炎、亚急性重型肝炎等。

（2）TIBC 减低

1）Tf 合成减少：如肝硬化、慢性肝损伤等。

2）Tf 丢失：如肾病综合征。

3）铁缺乏：如肝脏疾病、慢性肝炎等。

四、血清转铁蛋白饱和度(Tfs)检测

1. **参考值** 33%~~55%。

2. **临床意义**

（1）Tfs 增高：①铁利用障碍：如再生障碍性贫血、铁粒幼细胞贫血；②血色病。

（2）Tfs 减低：常见于缺铁或缺铁性贫血。

五、血清铁蛋白(SF)检测

1. **参考值** 男性：15~200μg/L；女性：12~150μg/L。

2. **临床意义**

（1）SF 增高：①体内贮存铁增加：如原发性血色病；②铁蛋白合成增加：如炎症、肿瘤等；③贫血：如溶血性贫血、再生障碍性贫血等；④组织内释放增加：如肝坏死、慢性肝炎等。

（2）SF 减低：见于缺铁性贫血、失血、腹泻、营养不良等。

六、红细胞内游离原卟啉(FEP)检测

1. **参考值** 男性：0.56~1.00μmol/L；女性：0.68~1.32μmol/L。

2. **临床意义**

（1）FEP 增高：常见于缺铁性贫血，阵发性睡眠性血红蛋白尿、铁粒幼细胞贫血、铅中毒等。

（2）FEP 减低：常见于巨幼细胞贫血、恶性贫血、血红蛋白病等。

几种小细胞低色素性贫血的鉴别见表4-7-12。

表 4-7-12 小细胞低色素性贫血的鉴别

鉴别项目	缺铁性贫血	铁粒幼细胞贫血	珠蛋白生成障碍性贫血	慢性病性贫血
年龄	中、青年	中老年	儿童	不定
性别	女性	不定	不定	不定
病因	缺铁	铁利用障碍	Hb 异常	缺铁或铁利用障碍

鉴别项目	缺铁性贫血	铁粒幼细胞贫血	珠蛋白生成障碍性贫血	慢性病性贫血
网织红细胞	正常或增高	正常或增高	正常或增高	正常
血清铁蛋白	减低	增高	增高	正常或增高
血清铁	减低	增高	增高	减低
总铁结合力	增高	正常或减低	正常	减低
转铁蛋白饱和度	减低	增高	增高	正常或减低
细胞外铁	减低	增高	增高	增高
贮存铁	减低	正常或增高	增高	增高
铁粒幼细胞	减低	环形铁粒幼细胞>15%	增高	减低
HbA_2	减低或正常	减低或正常	增高	减低

第五节 心肌酶和心肌蛋白检测

一、心肌酶检测

1. 肌酸激酶(CK)测定

（1）适应证:①怀疑有心肌疾病;②怀疑有骨骼肌病变;③监测心肌和骨骼肌疾病;④监测癌症患者的治疗。

（2）参考值:速率法:男性:50~310U/L;女性:40~200U/L。

（3）临床意义

1）CK 增高:①急性心肌梗死;②心肌炎和肌肉疾病;③溶栓治疗;④手术。

2）CK 减低:长期卧床、甲状腺功能亢进、激素治疗等。

2. 肌酸激酶同工酶测定 临床意义:

（1）CK-MB 升高:急性心梗、其他心肌损伤、肌肉疾病及手术。

（2）CK-MM 升高:急性心梗、骨骼肌疾病、重症肌无力、肌萎缩等。

（3）CK-BB 增高:神经系统疾病、肿瘤。

3. 肌酸激酶异型测定

（1）适应证:①评价无骨骼肌损伤的心肌梗死;②监测溶栓治疗;③评价不稳定心绞痛的预后。

（2）临床意义:$CK-MB_1$、$CK-MB_2$ 对诊断 AMI 具有更高的灵敏度和特异性,高于 CK-MB。$MB_2/MB_1>3.8$ 提示冠状动脉再通。

4. 乳酸脱氢酶(LD)测定

（1）适应证:①怀疑心梗以及心梗的监测;②怀疑肺栓塞;③鉴别黄疸类型;④怀疑溶血性贫血;⑤诊断器官损伤;⑥恶性疾病的诊断与随访。

（2）临床意义:乳酸脱氢酶测定的临床意义见表4-7-13。

表 4-7-13　乳酸脱氢酶测定的临床意义

疾病	临床意义
心脏疾病	AMI 时 LD 活性较 CK、CK-MB 增高晚(8~18h 开始增高),24~72h 达到峰值,持续 6~10 天。病程中 LD 持续增高或再次增高,提示梗死面积扩大或再次出现梗死
肝脏疾病	急性病毒性肝炎、肝硬化、胆汁淤积性黄疸,以及心力衰竭和心包炎时的肝淤血、慢性活动性肝炎等 LD 显著增高
恶性肿瘤	恶性淋巴瘤、肺癌、结肠癌、胃癌、宫颈癌等 LD 均明显增高
其他	贫血、肺梗死、骨骼肌损伤、进行性肌营养不良、休克、肾脏病等 LD 均明显增高

5. 乳酸脱氢酶同工酶测定　临床意义:

(1) AMI:AMI 发病后 48h 有 80% 的患者 LD_1、LD_2 明显增高,且 $LD_1/LD_2>1$。

(2) 肝脏疾病:肝脏实质性损伤,如病毒性肝炎、肝硬化等 LD_5 升高。

(3) 肿瘤:恶性肿瘤细胞坏死可引起 LD 增高。

(4) 其他:如骨骼疾病等。

二、心肌蛋白监测

1. 心肌肌钙蛋白 T(cTnT)测定

(1) 参考值:①0.0~0.13μg/L;②>0.2μg/L 为临界值;③>0.5μg/L 可以诊断 AMI。

(2) 临床意义

1) 诊断 AMI:cTnT 是诊断 AMI 的确定性标志物。

2) 判断微小心肌损伤:cTnT 水平变化对诊断微小心肌损伤和判断不稳定型心绞痛预后有重要价值。

3) 预测血液透析患者心血管事件:cTnT 增高提示预后不良或发生猝死的可能性增大。

4) 其他:判断 AMI 溶栓治疗是否出现冠状动脉再灌注及评价围手术期和经皮腔内冠状动脉成形术(PTCA)心肌受损程度的指标。其他原因心肌损伤 cTnT 也可升高。

2. 心肌肌钙蛋白 I(cTnI)测定

(1) 参考值:①<0.2μg/L;②>1.5μg/L 为临界值。

(2) 临床意义

1) 诊断 AMI:cTnI 对诊断 AMI 具有较低的初始灵敏度和较高的特异性。

2) 判断 MMD:不稳定心绞痛患者血清 cTnI 升高提示心肌有小范围梗死。

3) 其他:急性心肌炎可升高。

3. 肌红蛋白(Mb)测定　临床意义:

(1) 诊断 AMI:Mb 增高是早期诊断 AMI 的指标之一。

(2) 判断 AMI 病情。

(3) 其他:骨骼肌损伤、休克、急慢性肾衰竭。

4. 脂肪酸结合蛋白(FABP)测定　临床意义:

(1) 诊断 AMI:FABP 是早期诊断 AMI 的指标之一。

(2) 其他:骨骼肌损伤、肾衰竭患者可升高。

AMI 的心肌酶学和心肌蛋白变化见表 4-7-14。

表 4-7-14　AMI 的心肌酶学和心肌蛋白变化

指标	开始增高时间/h	峰值时间/h	恢复正常时间/h	灵敏度/%	特异度/%
CK	3~8	10~36	72~96	—	—
CK-MB	3~8	9~30	48~72	17~62	92~100
CK-MB 异型	1~4	4~8	12~24	92~96	94~100
LD	8~18	24~72	144~240	—	—
LD1	8~18	24~72	144~240	—	—
cTnT	3~6	10~24	240~360	50~59	74~96
cTnI	3~6	14~20	120~148	6~44	93~99
Mb	0.5~2.0	5~12	18~30	50~59	77~95
FABP	0.5~3.0	—	12~24	78	—

第六节　其他血清酶学检测

一、淀粉酶(AMY)检测

1. **参考值**　血液 AMY 35~135U/L;24h 尿液 AMY<1 000U/L。

2. **临床意义**

（1）AMY 增高

1）胰腺炎:急性胰腺炎是 AMY 增高最常见的原因。血清 AMY 一般于发病后 6~12h 开始增高,12~72h 达到峰值,3~5d 恢复正常。慢性胰腺炎急性发作、胰腺囊肿、胰腺管阻塞时 AMY 也可增高。

2）胰腺癌:胰腺癌早期 AMY 增高。

3）非胰腺疾病:如腮腺炎、消化性溃疡穿孔、肠梗阻、服用镇静剂、乙醇中毒、肾衰竭等。巨淀粉酶血症时,血液 AMY 增高,尿液 AMY 减低。

（2）AMY 减低

1）慢性胰腺炎

2）胰腺癌:肿瘤压迫时间过久,腺体组织纤维化,导致分泌功能减低。

3）其他:如肾衰竭晚期,尿液 AMY 可减低。巨淀粉酶血症时尿液 AMY 减低。

二、脂肪酶(LPS)检测

临床意义:

1. **LPS 增高**

（1）胰腺疾病特别是急性胰腺炎。

（2）非胰腺疾病:消化性溃疡穿孔、肠梗阻、急性胆囊炎等。

2. **LPS 减低**　胰腺癌或胰腺结石所致的胰腺导管阻塞、胰腺囊性纤维化。

三、胆碱酯酶(ChE)检测

临床意义:

1. **ChE 增高**　肾脏疾病、肥胖、脂肪肝、甲状腺功能亢进症、精神分裂症、溶血性贫血等。

2. **ChE 减低**

（1）有机磷中毒

（2）肝脏疾病

（3）其他：恶性肿瘤、营养不良、恶性贫血、口服激素等。

第七节 内分泌激素检测

一、甲状腺激素检测

1. 甲状腺素和游离甲状腺素测定

（1）参考值：TT_4：65～155nmol/L；FT_4：10.3～25.7pmol/L。

（2）临床意义

1）TT_4增高：甲状腺功能亢进症、原发性胆汁性胆管炎、妊娠、严重感染、心功能不全、肝肾疾病等。

2）TT_4减低：甲减、缺碘性甲状腺肿、糖尿病酮症酸中毒、恶性肿瘤、心力衰竭等。

3）FT_4增高：甲状腺功能亢进症、甲状腺危象、甲状腺激素不敏感综合征、多结节性甲状腺肿等。

4）FT_4减低：甲状腺功能减退症、应用抗甲状腺药物、糖皮质激素、肾病综合征等。

2. 三碘甲状腺原氨酸和游离三碘甲状腺原氨酸测定

（1）参考值：T_3：1.6～3.0nmol/L；FT_3：6.0～11.4pmol/L。

（2）临床意义

1）TT_3增高：诊断甲状腺功能亢进症最灵敏的指标。诊断T_3型甲状腺功能亢进症的特异性指标。

2）TT_3减低：甲减、肢端肥大症、肝硬化、肾病综合征、使用雌激素等。

3）FT_3增高：诊断甲状腺功能亢进症非常灵敏。还可见于甲状腺危象、甲状腺激素不敏感综合征等。

4）FT_3减低：低T_3综合征、应用糖皮质激素等。

3. 反三碘甲状腺原氨酸（rT_3）测定

（1）参考值：0.2～0.8nmol/L。

（2）临床意义：rT_3增高的临床意义见表4-7-15，rT_3减低的临床意义见表4-7-16。

表4-7-15 rT_3增高的临床意义

疾病	临床意义
甲状腺功能亢进症	rT_3增高诊断甲状腺功能亢进症的符合率为100%
非甲状腺疾病	如AMI、肝硬化、尿毒症、糖尿病、脑血管病、心力衰竭等rT_3也增高
药物影响	普萘洛尔、地塞米松、丙硫嘧啶等可致rT_3增高
其他	老年人、TBG增高者rT_3也增高

表4-7-16 rT_3减低的临床意义

疾病	临床意义
甲状腺功能减退症	甲减时，rT_3明显减低，对轻型或亚临床型甲减诊断的准确性优于T_3、T_4
慢性淋巴细胞性甲状腺炎	rT_3减低常提示甲减
药物影响	抗甲状腺药物治疗时，rT_3减低提示用药过量

4. 甲状腺素结合球蛋白(TBG)测定

（1）参考值:15~34mg/L。

（2）临床意义

1）TBG增高:甲减、肝脏疾病、其他如Graves病、甲状腺癌、风湿病等。

2）TBG减低:甲状腺功能亢进症、遗传性TBG减少症、肢端肥大症、肾病综合征、恶性肿瘤、严重感染等。

5. 三碘甲状腺原氨酸摄取试验

（1）参考值:25%~35%。

（2）临床意义

1）三碘甲状腺原氨酸摄取率(T_3RUR)增高:见于甲状腺功能亢进症、非甲状腺疾病引起的TBG减低。

2）T_3RUR减低:见于甲状腺功能减退症、TBG增高。

二、甲状旁腺与调节钙、磷代谢激素检测

1. 甲状旁腺素(PTH)测定

（1）参考值:免疫化学荧光法:1~10pmol/L。

（2）临床意义

1）PTH增高:甲状旁腺功能亢进症、肺癌、肾癌等。

2）PTH减低:甲状腺或甲状旁腺手术后、特发性甲状旁腺功能减退症。

2. 降钙素(CT)测定

（1）参考值:<100ng/L。

（2）临床意义

1）CT增高:甲状腺髓样癌、燕麦细胞癌、结肠癌、乳腺癌、胰腺癌、前列腺癌、严重骨病和肾脏疾病等。

2）CT减低:甲状腺切除术后、重度甲状腺功能亢进症等。

三、肾上腺皮质激素检测

1. 尿液17-羟皮质类固醇(17-OHCS)测定

（1）参考值:男性:13.8~41.4μmol/24h;女性:11.0~27.6μmol/24h。

（2）临床意义:

1）17-OHCS增高:肾上腺皮质功能亢进症、甲状腺功能亢进症、肥胖症、女性男性化、腺垂体功能亢进症等。

2）17-OHCS减低:肾上腺皮质功能减退症、甲减、肝硬化等。

2. 尿液17-酮皮质类固醇(17-KS)测定

（1）参考值:男性:34.7~69.4μmol/24h;女性:17.5~52.5μmol/24h。

（2）临床意义

1）17-KS增高:肾上腺皮质功能亢进症、睾丸癌、腺垂体功能亢进、女性多毛症等。

2）17-KS减低:肾上腺皮质功能减退症、腺垂体功能减退、睾丸功能低下、肝硬化、糖尿病等。

3. 血清皮质醇和尿液游离皮质醇(UFC)测定

（1）参考值

血清皮质醇:上午8时:140~630nmol/L;午夜2时:55~165nmol/L;昼夜皮质醇浓度比值>2。

UFC:30~276nmol/24h。

（2）临床意义

1）血清皮质醇和24h UFC增高:肾上腺皮质功能亢进症、双侧肾上腺皮质增生或肿瘤、异源性 ACTH 综合征、慢性肝病、肥胖、应激状态、妊娠等。

2）血清皮质醇和24h UFC减低:肾上腺皮质功能减退症、腺垂体功能减退、应用苯妥英钠、水杨酸等药物。

4. 血浆和尿液醛固酮(ALD)测定

（1）参考值

1）血浆

普通饮食:卧位(238.6±104.0)pmol/L,立位(418.9±245.0)pmol/L。

低钠饮食:卧位(646.6±333.4)pmol/L,立位(945.6±491.0)pmol/L。

2）尿液:普通饮食:9.4~35.2nmol/24h。

（2）临床意义:ALD 变化的临床意义见表4-7-17。

表 4-7-17　ALD 变化的临床意义

变化	临床意义
增高	原发性醛固酮增多症:肾上腺皮质肿瘤或增生所致 继发性醛固酮增多症:有效血容量减低、肾血流量减少所致,如心力衰竭、肾病综合征、肝硬化腹腔积液、高血压及长期低钠血症等 药物影响:长期服用避孕药等
减低	疾病:肾上腺皮质功能减退症、垂体功能减退、高钠饮食、妊娠高血压综合征、原发性单一性醛固酮减少症等 药物影响:应用普萘洛尔、利血平、甲基多巴和甘草等

四、肾上腺髓质激素检测

1. 尿液儿茶酚胺(CA)测定

（1）参考值:71.0~229.5nmol/24h。

（2）临床意义

1）CA 增高:嗜铬细胞瘤、交感神经母细胞瘤、心肌梗死、高血压、甲状腺功能亢进症、肾上腺髓质增生等。

2）CA 减低:Addison 病。

2. 尿液香草扁桃酸(VMA)测定

（1）参考值:5~45μmol/24h。

（2）临床意义:VMA 增高见于嗜铬细胞瘤发作期、神经母细胞瘤、交感神经细胞瘤、肾上腺髓质增生等。

3. 血浆肾素测定

（1）参考值

普通饮食:成人立位:0.3~1.90ng/(ml·h),卧位:0.05~0.79ng/(ml·h)。

低钠饮食:卧位:1.14~6.13ng/(ml·h)。

（2）临床意义

1）诊断原发性醛固酮增多症:血浆肾素降低而醛固酮升高是诊断原发性醛固酮增多症极有价值的指标;若二者均升高见于肾性高血压、水肿、心力衰竭等。严重肝肾病变时二者均减低。

2）指导高血压治疗:高血压依据血浆肾素水平可分为高肾素型、正常肾素型和低肾素型。根据不同肾素型所选治疗药物不同。

五、性腺激素检测

1. 血浆睾酮测定

（1）参考值

1）男性:青春期(后期)100~200ng/L;成人 300~1 000ng/L。

2）女性:青春期(后期)100~200ng/L;成人 200~800ng/L;绝经后 80~350ng/L。

（2）临床意义

1）睾酮增高:睾丸间质细胞瘤、男性性早熟、肾上腺皮质功能亢进症等。

2）睾酮减低:原发性小睾丸症、睾丸不发育症、放射性损伤等。

2. 血浆雌二醇(E_2)测定

（1）参考值

1）男性:青春期前 7.3~36.7pmol/L;成人 50~200pmol/L。

2）女性:

a. 青春期前 7.3~28.7pmol/L。

b. 卵泡期 94~433pmol/L。

c. 黄体期 499~1 580pmol/L。

d. 排卵期 704~2 200pmol/L。

e. 绝经期 40~100pmol/L。

（2）临床意义

1）E_2 增高:女性性早熟、男性女性化、卵巢肿瘤、肝硬化、妊娠等。

2）E_2 减低:原发性性腺功能减退、卵巢切除、青春期延迟等。

3. 血浆孕酮测定

（1）参考值

1）卵泡期(早):(0.7±0.1)μg/L。

2）卵泡期(晚):(0.4±0.1)μg/L。

3）排卵期:(1.6±0.2)μg/L。

4）黄体期(早):(11.6±1.5)μg/L。

5）黄体期(晚):(5.7±1.1)μg/L。

（2）临床意义

1）孕酮增高:葡萄胎、妊娠期高血压疾病、原发性高血压等。

2）孕酮减低:黄体功能不全、多囊卵巢综合征、胎儿发育迟缓、死胎等。

六、垂体激素检测

1. 促甲状腺激素(TSH)测定

（1）参考值:2~10mU/L。

（2）临床意义

1）TSH 增高:原发性甲状腺功能减退症、腺垂体功能亢进、单纯性甲状腺肿、甲状腺炎等;也可见于应用多巴胺拮抗剂、含碘药物等。

2）TSH 减低:原发性甲状腺功能亢进症、继发性甲减及腺垂体功能减退等。

2. 促肾上腺皮质激素(ACTH)测定

（1）参考值:上午 8 时:25~100ng/L;下午 6 时:10~80ng/L。

（2）临床意义

1）ACTH 增高：原发性肾上腺皮质功能减退症、先天性肾上腺皮质增生、异源性 ACTH 综合征等。

2）ACTH 减低：腺垂体功能减退症、原发性肾上腺皮质功能亢进症、医源性皮质醇增多症等。

3. 生长激素(GH)测定

（1）参考值：儿童:<20μg/L;男性:<2μg/L;女性:<10μg/L。

（2）临床意义

1）GH 增高：肢端肥大症、巨人症、异源 GHRH 或 GH 综合征、外科手术、糖尿病、肾衰竭等。

2）GH 减低：垂体性侏儒症、垂体功能减退症、遗传性 GH 缺乏症、高血糖、皮质醇增多症等。

4. 抗利尿激素(ADH)测定

（1）参考值:1.4~5.6pmol/L。

（2）临床意义

1）ADH 增高：腺垂体功能减退症、肾性尿崩症、脱水、肺癌等。

2）ADH 减低：中枢性尿崩症、肾病综合征、体液容量增加、妊娠期尿崩症等。

七、人绒毛膜促性腺激素(hCG)检测

1. 参考值

血 hCG:男性或未孕女性<5IU/L,绝经期后妇女<10IU/L。

尿 hCG 定性试验:未孕成年女性阴性,妊娠期阳性。

2. 临床意义

（1）正常妊娠的诊断和监测。

（2）异位妊娠的诊断。

（3）监测流产。

（4）滋养层细胞疾病的辅助诊断和疗效监测。

（5）睾丸与卵巢生殖细胞肿瘤的诊断。

（6）评价唐氏综合征的风险。

第八节　治疗性药物监测

一、治疗性药物监测的目的和需要监测的药物

二、治疗性药物监测的结果分析

1. 掌握必要的临床资料

2. 影响 TDM 结果的因素

（1）用药因素及药物代谢因素

（2）生理因素

（3）遗传因素

（4）检测方法因素

（5）标本采集因素

========================= 试 题 精 选 =========================

一、名词解释

1. 空腹血糖受损（impaired fasting glucose，IFG）

2. 高糖血症（hyperglycemia）

3. 低糖血症（hypoglycemia）

4. 葡萄糖耐量试验（glucose tolerance test，GTT）

5. 胰岛素释放试验（insulin releasing test）

6. 促甲状腺激素（thyroid stimulating hormone，TSH）

7. 治疗性药物监测（therapeutic drug monitoring，TDM）

二、填空题

1. _____、_____对诊断 AMI 具有更高的灵敏度和特异性，明显高于 CK-MB。

2. 转铁蛋白主要在_____合成，主要起转运铁的作用，特别常见于_____贫血。也是一种_____蛋白。

3. _____不受昼夜节律的影响，更能反映肾上腺皮质分泌功能。

4. 儿茶酚胺增高主要见于_____瘤，其增高程度可达正常人的 2~20 倍。

5. 血浆_____降低而_____升高是诊断原发性醛固酮增多症极有价值的指标。

6. _____分泌具有昼夜节律变化，上午 8 时为分泌高峰。因此，测定 8 时的该激素对评价男性睾丸分泌功能具有重要价值。

7. _____是诊断原发性和继发性甲状腺功能减退症的最重要指标。

8. 生长激素增高最常见于垂体肿瘤所致的_____和_____。

9. 抗利尿激素主要的生理作用是促进肾_____和_____对水的重吸收，从而调节有效血容量、渗透压及血压。

10. _____增高是诊断甲状腺髓样癌的很好指标之一，对判断手术疗效及术后复发有重要价值。

11. 尿 17-羟皮质类固醇是肾上腺皮质激素及其代谢产物，其含量高低可反映_____功能。

12. TDM 分析应掌握的两个基本原则：必须熟悉所监测药物的_____；必须结合临床资料，_____分析 TDM。

三、选择题

【A1 型题】

1. 当血糖超过肾糖阈值时，可出现
   - A. 生理性血糖升高
   - B. 病理性血糖升高
   - C. 生理性血糖降低
   - D. 病理性血糖降低
   - E. 尿糖

2. 有关 2 型糖尿病的叙述**错误**的是
   - A. 胰岛 β 细胞的功能减退
   - B. 胰岛素相对不足
   - C. 常见于肥胖的中老年成人
   - D. 常检出自身抗体
   - E. 胰岛素抵抗

3. 下列哪一项是肝脏清除胆固醇的主要方式
   - A. 转变成类固醇
   - B. 转变成维生素 D

C. 在肝细胞内转变成胆汁酸　　　　　D. 合成低密度脂蛋白

E. 合成甘油三酯

4. 下列各种脂蛋白中,脂质含量最多的脂蛋白是

A. CM
B. VLDL
C. LDL

D. HDL
E. IDL

5. 下列各种脂蛋白中,蛋白质含量最多的脂蛋白是

A. CM
B. β-脂蛋白
C. 前 β-脂蛋白

D. α-脂蛋白
E. 前 α-脂蛋白

6. 人体含 ALT 最丰富的组织是

A. 肝细胞
B. 心肌
C. 骨骼肌

D. 红细胞
E. 肾脏

7. 使细胞内钾向细胞外转移引起高钾血症的是

A. 急性肾功能不全
B. 代谢性酸中毒
C. 代谢性碱中毒

D. 严重呕吐、腹泻
E. 饥饿、营养不良

8. 下列指标中,哪种指标对诊断 AMI 具有更高灵敏度和特异性

A. AMS
B. LDH
C. ACP

D. TC/HDL-C
E. CK-MB

9. 降钙素(CT)的合成与分泌受何种物质浓度的反馈调节

A. 钙
B. 磷酸盐
C. 镁

D. 维生素 D
E. 磷

10. 血中激素浓度极低,但生理作用却非常明显,这是因为

A. 激素的半衰期很长

B. 激素的特异性很高

C. 激素分泌的持续时间很长

D. 细胞内存在高效能的生物放大系统

E. 与血浆蛋白结合率低

【B 型题】

(1~5 题共用备选答案)

A. 空腹血糖
B. 葡萄糖耐量试验
C. 胰岛素释放试验

D. 血清 C-肽检测
E. 糖化血红蛋白检测

1. 诊断症状不明显或血糖升高不明显的可疑糖尿病

2. 评价糖尿病控制程度

3. 评价胰岛 β 细胞分泌功能和储备功能

4. 了解胰岛 β 细胞基础功能状态和储备功能状态

5. 诊断糖代谢紊乱的最常用和最重要指标

(6~10 题共用备选答案)

A. FABP
B. cTn
C. cTn I

D. CK
E. ACP

6. 检测癌症患者的治疗

7. 对前列腺癌诊断价值最大的血清酶是

8. 判断微小心肌损伤

9. 浓度变化可反映心肌细胞损伤的程度

10. 对早期诊断 AMI 比 Mb、CK-MB 更有价值

(11~15 题共用备选答案)

  A. LPS   B. TT4   C. TT3

  D. PTH   E. ChE

11. 诊断肝脏疾病和有机磷中毒

12. 胰腺癌或胰腺结石所致的胰腺导管阻塞时,活性降低的酶是

13. 判断甲状腺功能状态最基本的体外筛检指标

14. 诊断甲状腺功能亢进症最灵敏的指标

15. 拮抗降钙素、动员骨钙释放、加快磷酸盐的排泄和维生素 D 的活化

四、问答题

1. 简述口服葡萄糖耐量试验的临床意义。

2. 简述三酰甘油测定临床意义。

3. 简述低钙血症发生的常见原因及机制。

4. 简述肌酸激酶同工酶的分类及临床意义。

参 考 答 案

一、名词解释(见复习纲要)

二、填空题

1. $CK\text{-}MB_1$ $CK\text{-}MB_2$

2. 肝脏 缺铁性 急性时相反应

3. 24h 尿液游离皮质醇

4. 嗜铬细胞

5. 肾素 醛固酮

6. 睾酮

7. 促甲状腺激素

8. 巨人症 肢端肥大症

9. 远曲小管 集合管

10. 降钙素

11. 肾上腺皮质

12. 药代动力学 综合

三、选择题

【A1 型题】1. E 2. D 3. C 4. A 5. B 6. A 7. B 8. E 9. A 10. D

【B 型题】1. B 2. E 3. D 4. C 5. A 6. D 7. E 8. B 9. C 10. A 11. E

    12. A 13. B 14. C 15. D

四、问答题(见复习纲要)

(乔令艳　曹景花)

第八章

临床常用免疫学检测

知识框架

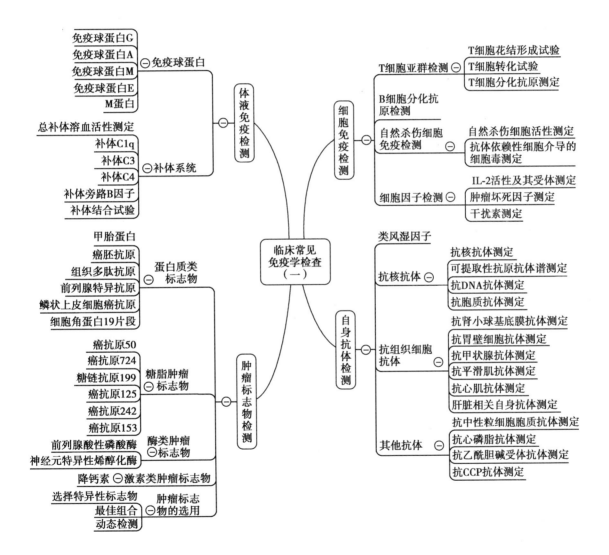

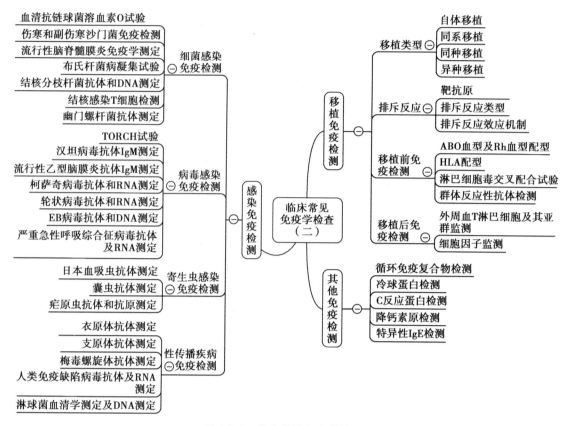

图 4-8-1 临床常用免疫学检测

能力目标

1. 掌握体液免疫中常见的免疫球蛋白种类、特点及临床意义。

2. 掌握体液免疫中补体系统常用检测指标的种类、临床意义。

3. 掌握 T 细胞亚群检测的实验项目及临床意义。

4. 熟悉 B 细胞分化抗原测定、细胞因子检测知识。

5. 掌握常见肿瘤标志物的特点及临床意义。

6. 掌握自身抗体测定中抗核抗体和可提取性核抗原抗体谱的荧光核型特点及临床意义。

7. 掌握感染免疫检测中抗"O"试验、肥达反应、TORCH 试验、EB 试验等的内容和临床意义。

8. 掌握移植的四种类型以及常见的排斥反应。

9. 熟悉其他自身抗体检测结果的判读和临床意义。

10. 熟悉其他感染免疫检测项目及其临床意义。

11. 熟悉移植免疫检测其他知识。

12. 熟悉其他免疫检测项目种类及意义。

素质目标

1. **工作态度** 临床免疫学诊断具有很高的特异性和敏感性,充分认识临床免疫学检测特点和检测范围,更好地服务于临床工作。

2. **临床思维** 该部分知识较枯燥,但是对临床指导意义较大,建议克服困难、认真学习,特别是具有特异性的一些指标,一定要牢记于心,结合临床患者情况,更有针对性检测,为疾病诊断提供有力保障。

复习纲要

第一节　体液免疫检测

体液免疫包括抗体和补体系统。抗体属于免疫球蛋白,在不同疾病及感染阶段,免疫球蛋白类型和含量各有不同。

一、免疫球蛋白

免疫球蛋白(immunoglobulin,Ig)是由浆细胞合成分泌的一组具有抗体活性的球蛋白,存在于机体的血液、体液、外分泌液和部分细胞的膜上。Ig具有极为重要的生理功能。

根据其功能和理化性质不同分为IgG、IgA、IgM、IgD和IgE五大类。其检测均利用特异性的抗原抗体反应进行。

(一) 免疫球蛋白G

免疫球蛋白G(IgG)为人体含量最多和最主要的Ig,占总免疫球蛋白的70%~80%。它对病毒、细菌和寄生虫等都有抗体活性,也是唯一能够通过胎盘的Ig。

【参考值】IgG:7.0~16.6g/L。

【临床意义】

1. **生理性变化**　胎儿出生前可从母体获得IgG,出生后母体IgG逐渐减少,随后自体开始合成,到16岁达到成人水平。

2. **病理性变化**

(1) IgG增高:再次免疫应答的标志。常见于各种慢性感染、慢性肝病、胶原血管病、淋巴瘤以及自身免疫性疾病等;单纯性增高主要见于免疫增殖性疾病。

(2) IgG降低:见于各种先天性和获得性体液免疫缺陷病、联合免疫缺陷病、重链病、轻链病、肾病综合征、病毒感染和应用免疫抑制剂者,还见于代谢性疾病。

(二) 免疫球蛋白A

免疫球蛋白A(IgA)分为血清型IgA与分泌型IgA(SIgA)两种。分泌型主要存在分泌液中,其浓度变化与这些部位的局部感染、炎症或肿瘤有关。

【参考值】成人血清IgA为0.7~3.5g/L;SIgA:唾液平均为0.3g/L,泪液为30~80g/L,初乳为5.06g/L,粪便为1.3g/L。

【临床意义】

1. **生理性变化**　儿童的IgA水平比成人低,到16岁前达到成人水平。

2. **病理性变化**

(1) IgA增高:见于IgA型多发性骨髓瘤、系统性红斑狼疮、类风湿关节炎、肝硬化、湿疹和肾脏疾病等。

(2) IgA降低:见于反复呼吸道感染、非IgA型多发性骨髓瘤、重链病、轻链病、原发性和继发性免疫缺陷病、自身免疫性疾病和代谢性疾病等。

(三) 免疫球蛋白M

免疫球蛋白M(IgM)是初次应答反应中的Ig,是免疫反应中最早出现的抗体,是相对分子质量最大的Ig,具有强大的凝集抗原的能力。

【参考值】成人血清IgM为0.5~2.6g/L。

【临床意义】

1. **生理性变化**　从孕20周起,胎儿可合成大量IgM,随年龄的增加而增高,8~16岁前达到成人水平。

2. 病理性变化

（1）IgM 增高：见于初期病毒性肝炎、肝硬化、类风湿关节炎、SLE 等。单纯 IgM 增高提示原发性感染。

（2）IgM 降低：见于 IgG 型重链病、IgA 型多发性骨髓瘤、先天性免疫缺陷症、免疫抑制疗法后、淋巴系统肿瘤、肾病综合征及代谢性疾病等。

（四）免疫球蛋白 E

免疫球蛋白 E（IgE）为血清中最少的一种 Ig，它是一种亲细胞性抗体，与变态反应、寄生虫感染及皮肤过敏等有关。特异性 IgE 对 I 型变态反应和过敏原的诊断有重要意义。

【参考值】 成人血清 IgE：0.1~0.9mg/L。

【临床意义】

1. 生理性变化 婴儿脐血水平很低，出生后随年龄增长逐渐增高，12 岁时达到成人水平。

2. 病理性变化

（1）IgE 增高：见于 IgE 型多发性骨髓瘤、重链病、肝脏病、结节病、类风湿关节炎、特异性皮炎、过敏性哮喘、过敏性鼻炎、间质性肺炎、荨麻疹、嗜酸性粒细胞增多症、疱疹样皮炎、寄生虫感染、支气管肺曲菌病等疾病。

（2）IgE 降低：见于先天性或获得性丙种球蛋白缺乏症、恶性肿瘤、长期用免疫抑制剂和共济失调性毛细血管扩张症等。

（五）血清 M 蛋白检测

M 蛋白或称单克隆免疫球蛋白，是一种单克隆 B 细胞增殖产生的具有相同结构和电泳迁移率的免疫球蛋白分子及其分子片段。

【参考值】 阴性。

【临床意义】 检测到 M 蛋白，提示单克隆免疫球蛋白增殖病。

见于多发性骨髓瘤、巨球蛋白血症、重链病、轻链病、半分子病、恶性淋巴瘤和良性 M 蛋白血症。

二、补体系统

补体（complement，C）是存在于人和脊椎动物血清及组织液中的一组具有酶样活性的糖蛋白，加上其调节因子和相关膜蛋白共同组成一个补体系统。

补体系统参与机体的抗感染及免疫调节，是体内重要的免疫效应系统和放大系统。补体系统功能下降及补体成分的减少对某些疾病的诊断与疗效观察有极其重要的意义。

（一）总补体溶血活性检测

总补体溶血活性（CH50）检测的是补体经典途径的溶血活性，主要反映经典途径补体的综合水平。一般以 50% 溶血作为检测终点。

【参考值】 50~100kU/L。

【临床意义】 主要反映补体经典途径的综合水平。

1. CH50 增高 见于急性炎症、组织损伤和某些恶性肿瘤。

2. CH50 减低 见于各种免疫复合物性疾病、自身免疫性疾病活动期、感染性心内膜炎、病毒性肝炎、慢性肝病、肝硬化、重症营养不良和遗传性补体成分缺乏症等。

（二）补体 C1q

补体 C1q（C1q）是构成补体 C1 的重要成分。

【参考值】 ELISA 法：0.18~0.19g/L；免疫比浊法：0.025~0.05g/L。

【临床意义】

1. **C1q 增加**　见于骨髓炎、类风湿关节炎、痛风、过敏性紫癜等。

2. **C1q 降低**　见于SLE、混合型结缔组织疾病、重度营养不良、肾病综合征、肾小球肾炎、重症联合免疫缺陷等。

（三）补体 C3

补体 C3(C3)是一种由肝脏合成的 β_2 球蛋白,在补体系统各成分中含量最多,是经典途径和旁路途径的关键物质,是一种急性时相反应蛋白。

【参考值】 $0.8 \sim 1.5g/L$。

【临床意义】

1. **生理性变化**　胎儿出生后随年龄增长逐渐增高,到12岁左右达到成人水平。

2. **病理性变化**

（1）增高:常见于一些急性时相反应,如急性炎症、传染病早期、肿瘤、排斥反应、急性组织损伤等。

（2）减低:见于 SLE 和类风湿关节炎活动期、大多数肾小球肾炎、慢性活动性肝炎等。

（四）补体 C4

补体 C4(C4)是一种多功能 β_1 球蛋白。在补体经典途径活化、促进吞噬、防止免疫复合物沉着和中和病毒等方面发挥作用。

【参考值】 $0.20 \sim 0.60g/L$。

【临床意义】

1. **生理性变化**　胎儿出生后随年龄增长逐渐增高,到12岁左右达到成人水平。

2. **病理性变化**

（1）升高:见于各种传染病、急性炎症和组织损伤等。

（2）降低:见于自身免疫性肝炎、狼疮性肾炎、SLE、1 型糖尿病、胰腺癌、多发性硬化症、类风湿关节炎、IgA 肾病、遗传性 IgA 缺乏症。

（五）补体旁路 B 因子

补体旁路 B 因子(BF)是一种不耐热的 β 球蛋白,是补体旁路活化途径中的一个重要成分,又称C3 激活剂前体。

【参考值】 单向免疫扩散法:$0.10 \sim 0.40g/L$。

【临床意义】 同补体旁路途径溶血活性检测。

1. **增高**　见于某些自身免疫性疾病、肾病综合征、慢性肾炎、恶性肿瘤。

2. **减低**　见于肝病、急性肾小球肾炎、自身免疫性溶血性贫血。

（六）补体结合试验

补体结合试验(CFT)是用免疫溶血机制做指示系统,来检测另一反应系统抗原或抗体的试验。Wasermann 曾应用于梅毒的诊断,即华氏反应。

第二节　细胞免疫检测

人体的淋巴细胞分为 T、B 和 NK 等细胞群,各有其特异的表面标志和功能。临床上各种免疫疾病均可出现不同群淋巴细胞数量和功能的变化,对其检测可判断细胞免疫功能。

一、T 细胞亚群的检测

T 细胞由一群功能不同的异质性淋巴细胞组成,由于在胸腺内分化成熟,故称 T 细胞。在T 细胞发育的不同阶段和成熟 T 细胞的不同时期(静止期、活动期),其细胞膜表面分子表达的种类和数量均不相同。这些分子在 T 细胞表面相当稳定,可视为 T 细胞的表面标志,可用以分离、鉴定不同功能的 T 细胞。

（一）T 细胞花结形成试验

T 细胞表面有特异性绵羊红细胞受体,可作为鉴定和计数 T 细胞的标志。该受体可与绵羊红细胞结合形成花结样细胞,称为红细胞玫瑰花结形成试验或 E 玫瑰花结形成试验。

【参考值】ERFT 为(64.4±6.7)%。

【临床意义】

1. **降低** 见于免疫缺陷性疾病,如恶性肿瘤、免疫性疾病、某些病毒感染、大面积烧伤、多发性神经炎、淋巴增殖性疾病。

2. **升高** 见于甲状腺功能亢进症、甲状腺炎、重症肌无力、慢性活动性肝炎、SLE 活动期及器官移植排斥反应等。

（二）T 细胞转化试验

体外培养时,T 淋巴细胞被植物血凝素或刀豆蛋白 A 刺激,代谢活跃,转化为母细胞。计数淋巴细胞及转化的母细胞数,求出转化的百分率;也可以用 ^{3}H-TdR 掺入法及液体闪烁仪测定淋巴细胞的脉冲数/分(cpm)值,从而反映 T 细胞的免疫功能。

【参考值】形态学法:转化百分率为(60.1±7.6)%;^{3}H-TdR 掺入法:刺激指数(SI)<2。

【临床意义】同 T 淋巴细胞花结形成试验。但 Down 综合征时明显增高。本试验主要用于体外检测 T 细胞的生物学功能,反映机体的细胞免疫水平;也用以估计疾病的疗效和预后。

（三）T 细胞分化抗原测定

T 细胞膜表面有多种特异性抗原,统称为白细胞分化抗原(CD)。应用这些细胞的单克隆抗体与 T 细胞表面抗原结合后,再与荧光标记二抗反应,在荧光显微镜下或流式细胞仪中计数 CD 的百分率。

【参考值】免疫荧光法(IFA):CD3$^+$为:63.1%±10.8%;CD3$^+$CD4$^+$(Th)为:42.8%±9.5%;CD3$^+$CD8$^+$(Ts)为:19.6%±5.9%;CD4$^+$/CD8$^+$(Th/Ts)为:2.2±0.7。

流式细胞术:CD3$^+$为:61%～85%;CD3$^+$CD4$^+$(Th)为:28%～58%;CD3$^+$CD8$^+$(Ts)为:19%～48%;CD4$^+$/CD8$^+$(Th/Ts)为:0.9～2.0。

【临床意义】

1. CD3$^+$**降低** 见于自身免疫性疾病,如 SLE、类风湿关节炎等。

2. CD3$^+$/CD4$^+$**降低** 见于恶性肿瘤、遗传性免疫缺陷症、艾滋病、应用免疫抑制剂者。

3. CD3$^+$/CD8$^+$**减低** 见于自身免疫性疾病或变态反应性疾病。

4. CD4$^+$/CD8$^+$**比值增高** 见于自身免疫性疾病、病毒性感染、变态反应等。

5. CD4$^+$/CD8$^+$**比值减低** 见于艾滋病、恶性肿瘤进行期和复发时。

6. 监测器官移植排斥反应时 CD4$^+$/CD8$^+$比值增高预示可能发生排斥反应。

7. CD3$^+$、CD4$^+$、CD8$^+$较高且有 CD1$^+$、CD2$^+$、CD5$^+$、CD7$^+$增高可能为 T 细胞型急性淋巴细胞白血病。

二、B 细胞分化抗原检测

应用 CD19、CD20 和 CD22 等单克隆抗体,分别与 B 细胞表面抗原结合。通过免疫荧光法、免疫酶标法或流式细胞技术进行检测,分别求出 CD19、CD20、CD22 等阳性细胞百分率和 B 淋巴细胞数。

【参考值】流式细胞术:CD19$^+$(11.74±3.37)%。

【临床意义】

1. **升高** 见于 B 细胞型急性淋巴细胞白血病、慢性淋巴细胞白血病和 Burkitt 淋巴瘤等。

2. 降低　见于无丙种球蛋白血症、使用化疗或免疫抑制剂后。

三、自然杀伤细胞免疫检测

（一）自然杀伤细胞活性测定

目前多采用检测 NK 细胞活性来研究不同疾病状态下 NK 细胞的杀伤功能。

【参考值】^{51}Cr 释放法：自然释放率<10%～15%；自然杀伤率为 47.6%～76.8%；^{51}Cr 利用率为 6.5%～47.8%。

酶释放法：细胞毒指数 27.5%～52.5%。流式细胞术法为 13.8%±5.9%。

【临床意义】NK 细胞活性可作为判断机体抗肿瘤和抗病毒感染的指标之一。在血液系统肿瘤、实体瘤、免疫缺陷病、艾滋病和某些病毒感染患者，NK 细胞活性减低；宿主抗移植物反应者，NK 细胞活性升高。

（二）抗体依赖性细胞介导的细胞毒测定

抗体依赖性细胞介导的细胞毒（ADCC）特异性由抗体决定。

【参考值】^{51}Cr 释放法：^{51}Cr 释放率<10% 为阴性，10%～20% 为可疑阳性，≥20% 为阳性；溶血空斑法<5.6% 为阴性。

【临床意义】

1. 增高　见于自身免疫性疾病，如自身免疫性血小板减少症、自身免疫性溶血性贫血、免疫性粒细胞缺乏症、甲状腺功能亢进、移植排斥反应等。

2. 降低　见于恶性肿瘤、免疫缺陷病、慢性肝炎、肾衰竭等。

四、细胞因子检测

细胞因子（cytokine，CK）是一类免疫细胞和相关细胞产生的调节细胞功能的高活性、多功能、低分子蛋白质，属分泌性蛋白质。细胞因子检测是判断机体免疫功能的一个重要指标。

（一）白细胞介素 2 活性及其受体测定

白细胞介素 2（IL-2）主要由活化 T 细胞产生，是具有多向性作用的细胞因子，主要促进淋巴细胞生长、增殖、分化，对机体的免疫应答和抗病毒感染等有重要作用。

【参考值】IL-2：^{3}HTdR 掺入法为 5～15kU/L。

【临床意义】

1. IL-2

（1）增高：见于自身免疫性疾病、再生障碍性贫血、多发性骨髓瘤、排斥反应等。

（2）降低：见于免疫缺陷病、恶性肿瘤、1 型糖尿病、某些病毒感染等。

2. IL-2R　对急性排斥反应和免疫性疾病有诊断意义，可作为病情观察和药效监测的一项指标。

（二）肿瘤坏死因子测定

肿瘤坏死因子（TNF）分为 TNF-α、TNF-β 两型，有引起肿瘤组织出血、坏死和杀伤作用，可引起抗感染的炎症反应效应，以及对免疫细胞的调节、诱生作用。

【参考值】ELISA 法为（4.3±2.8）μg/L。

【临床意义】TNF 有炎症介质作用，能阻止内毒素休克、DIC 的发生；有抗感染效应，抑制病毒复制和杀伤病毒感染细胞；有抗肿瘤作用，杀伤和破坏肿瘤细胞。血中 TNF 水平增高特别对某些感染性疾病（如脑膜炎球菌感染）的病情观察有价值。

（三）干扰素测定

干扰素（IFN）是宿主细胞受病毒感染后产生的一种非特异性防御因子，具有抗病毒、抗肿瘤、免疫调节、控制细胞增殖的作用。

【参考值】ELISA 法为：1~4kU/L。

【临床意义】

1. **增高**　见于 SLE、非活动性类风湿关节炎、恶性肿瘤早期、急性病毒感染、再生障碍性贫血等。

2. **减低**　见于乙肝及携带者、哮喘、活动性类风湿关节炎等。

第三节　肿瘤标志物检测

肿瘤标志物(tumor marker)是由肿瘤细胞本身合成、释放，或是机体对肿瘤细胞反应而产生或升高的一类物质。能反映肿瘤的存在和生长，对肿瘤的诊断、疗效和复发的监测、预后的判断具有一定的价值。主要包括蛋白质类、糖类、酶类和激素类肿瘤标志物。

一、蛋白质类肿瘤标志物的检测

（一）甲胎蛋白测定

甲胎蛋白(AFP)是在胎儿早期由肝脏和卵黄囊合成的一种血清糖蛋白，出生后合成很快受到抑制。当肝细胞或生殖腺胚胎组织发生恶性病变时，有关基因重新被激活，使原来已丧失合成能力的细胞又重新开始合成，以致血中含量明显升高。

【参考值】RIA、CLIA、ELISA：血清<25μg/L。

【临床意义】

1. 原发性肝细胞性肝癌增高，阳性率为 67.8%~74.4%。约 50% 的患者 AFP 超过 300μg/L，但约 18% 的患者 AFP 不升高。

2. 生殖腺胚胎癌、胃癌或胰腺癌时，血中 AFP 含量也可升高。

3. 病毒性肝炎、肝硬化时也有不同程度的升高。

4. 妊娠 3~4 个月，孕妇 AFP 开始升高，7~8 个月达高峰，以后下降。

（二）癌胚抗原测定

癌胚抗原(CEA)是一种富含多糖的蛋白复合物，早期胎儿的胃肠道及某些组织均有合成能力，但孕 6 个月以后含量逐渐减少，出生后含量极低。是一种广谱性肿瘤标志物，可在多种肿瘤中表达，脏器特异性低。

【参考值】RIA、CLIA、ELISA：血清<5μg/L。

【临床意义】

1. **CEA 升高**　主要见于胰腺癌、结肠癌、直肠癌、乳腺癌、胃癌、肺癌等。

2. **动态观察**　病情好转时，浓度下降，病情加重时可升高。

3. 结肠炎、胰腺炎、肝脏疾病、肺气肿及支气管哮喘等也常见轻度升高。

4. 大量吸烟的人可以升高。

（三）组织多肽抗原测定

组织多肽抗原(TPA)是存在于胎盘和大部分肿瘤组织细胞膜和细胞质中的一种单链多肽，在恶性肿瘤患者血清中增高，但与肿瘤发生部位和组织类型无相关性，与细胞分裂增殖程度密切相关，常用于已知肿瘤的疗效监测。

【参考值】ELISA：血清<130U/L。

【临床意义】

1. 恶性肿瘤患者血清 TPA 水平可显著升高。

2. 经治疗好转后，TPA 水平降低，若再次增高，提示有肿瘤复发。

3. TPA 与 CEA 同时检测有利于恶性与非恶性乳腺肿瘤的鉴别诊断。

4. 急性肝炎、胰腺炎、肺炎、妊娠后 3 个月都可升高。

（四）前列腺特异抗原测定

前列腺特异抗原（PSA）是一种由前列腺分泌的单链糖蛋白,存在于前列腺管道的上皮细胞中,在前列腺癌时可见血清水平明显升高。

【参考值】RIA、CLIA、ELISA:血清 t-PSA<4.0μg/L,f-PSA<0.8μg/L,f-PSA/t-PSA>0.25。

【临床意义】

1. 前列腺癌时,血清 t-PSA 水平明显升高,当行外科切除术后明显降低。

2. 若术后 t-PSA 无明显降低或再次升高,提示肿瘤转移或复发;前列腺肥大、急性前列腺炎等良性疾患,血清 t-PSA 轻度升高,此时应注意鉴别。

3. 当 t-PSA 处于 4.0~10.0μg/L 时,若 f-PSA/t-PSA<0.1 提示前列腺癌。

4. 肛门指诊、前列腺按摩、膀胱镜等检查及前列腺手术会引起前列腺组织释放 PSA,引起血清浓度升高。

（五）鳞状上皮细胞癌抗原测定

鳞状上皮细胞癌抗原（SCC）是肿瘤相关抗原 TA-4 的亚型,是一种糖蛋白。

【参考值】RIA、CLIA:血清<1.5μg/L。

【临床意义】

1. 血清中水平升高,见于肺鳞状细胞癌、食管癌、宫颈癌。临床上常用于监测上述恶性肿瘤的治疗效果、复发、转移或评价预后。

2. 部分良性疾患如银屑病、天疱疮等皮肤病、肾功能不全等也可引起其升高。

3. 采血技术和体液污染可引起假阳性,汗液、唾液等污染也引起假阳性。

（六）细胞角蛋白 19 片段

细胞角蛋白 19 片段（CYFRA21-1）是角蛋白 CK19 的可溶性片段,分泌入血可被监测到,主要用于非小细胞肺癌的鉴别诊断和预后评估。

【参考值】ELISA、CLIA:血清小于 2.0μg/L。

【临床意义】

1. CYFRA21-1 是非小细胞肺癌的首选肿瘤标志物,非小细胞肺癌中的阳性率为 40%~64%,在肺鳞状细胞癌中阳性率最高。

2. CYFRA21-1 也见于肺炎、结核病、慢性支气管炎等疾病中,但是一般为轻度升高（小于10μg/L）。

二、糖脂肿瘤标志物检测

（一）癌抗原 50 测定

癌抗原 50（CA50）是一种肿瘤糖类相关抗原,主要由唾液酸糖脂和唾液酸糖蛋白所组成,对肿瘤的诊断无器官特异性。

【参考值】IRMA、CLIA:<2.0 万 U/L。

【临床意义】

1. **增高** 见于胰腺癌、胆（道）囊癌、原发性肝癌、卵巢癌、结肠癌、乳腺癌、子宫癌等。

2. 动态观察其水平变化对癌肿瘤疗效及预后判断、复发监测颇具价值。

3. 对鉴别良、恶性胸、腹水有价值。

4. 在慢性肝病、胰腺炎、胆管病时,CA50 也升高。

（二）癌抗原 724 测定

癌抗原 724（CA724）是一种肿瘤相关糖蛋白,它是胃肠道和卵巢肿瘤的标志物。

【参考值】RIA、CLIA、ELISA:<6.7μg/L。

【临床意义】

1. **增高**　见于卵巢癌、大肠癌、胃癌、乳腺癌、胰腺癌。

2. CA724 和 CA125 联合检测,可提高卵巢癌的检出率。

3. CA724 和 CEA 联合检测,可提高诊断胃癌的敏感性和特异性。

(三) 糖链抗原 199 测定

糖链抗原 199(CA199)是一种糖蛋白,属于唾液酸化 Lewis 血型抗原。

【参考值】　RIA、CLIA、ELISA:CA199<3.7 万 U/L。

【临床意义】　胰腺癌、肝胆和胃肠道疾病时血清 CA199 明显升高。

1. 目前认为,CA199 是胰腺癌的首选标志物。

2. 部分胰腺癌患者 CA199 血清浓度不升高。

3. 诊断胆囊癌和胆管癌的阳性率为 85%,胃癌、结肠癌为 30%~50%,但无早期诊断价值。

4. 连续检测对病情进展、手术疗效、预后估计及复发诊断有重要价值。

5. 急性胰腺炎、胆汁淤积性胆管炎、胆石症、急性肝炎、肝硬化等,也有不同程度升高。

6. 结合 CEA 检测,对胃癌诊断价值较大,符合率可达 85%。

(四) 癌抗原 125 测定

癌抗原 125(CA125)为一种糖蛋白性肿瘤相关抗原,存在于卵巢肿瘤的上皮细胞内。

【参考值】　RIA、CLIA、ELISA:CA125<3.5 万 U/L。

【临床意义】

1. 卵巢上皮癌 CA125 水平明显升高,对诊断卵巢癌有较大临床价值,尤其对观察治疗效果和判断复发较为灵敏。

2. 盆腔肿瘤的鉴别。

3. 宫颈癌、乳腺癌、胰腺癌、胆道癌、肝癌、胃癌、结肠癌、肺癌等也有一定的阳性反应。

4. 良性卵巢瘤、子宫肌瘤有时也会增高。

5. 肝硬化失代偿期明显增高。

6. 早孕期也可升高。

(五) 癌抗原 242 测定

癌抗原 242(CA242)是一种唾液酸碳水化合物。

【参考值】　ELISA:<20kU/L。

【临床意义】　增高见于胰腺癌、结肠癌、胃癌,也见于非恶性肿瘤。

(六) 癌抗原 153 测定

癌抗原 153(CA153)是抗原决定簇、糖和多肽组成的糖蛋白。

【参考值】　ELISA:2.5 万 U/L。

【临床意义】

1. 乳腺癌时明显升高,但不能用于筛查与早期诊断,主要用于乳腺癌治疗后复发、转移监测。

2. 升高也见于子宫肿瘤、转移性卵巢癌、肝癌等。

3. 乳腺、肝脏、肺的良性疾病时,有不同程度的增高。

三、酶类肿瘤标志物检测

(一) 前列腺酸性磷酸酶测定

前列腺酸性磷酸酶(PAP)是一种前列腺外分泌物中能水解磷酸酯的糖蛋白。

【参考值】　RIA、CLIA:≤2.0μg/L。

【临床意义】

1. 前列腺癌时,血清中浓度明显升高,其升高程度与癌瘤发展基本呈平行关系。

2. 前列腺肥大,前列腺炎等,也可见升高。

（二）神经元特异性烯醇化酶测定

神经元特异性烯醇化酶(NSE)是在糖酵解途径中催化甘油分解的酶,有三个亚基,其中γ亚基的同工酶存在于神经元和神经内分泌组织,与神经内分泌起源的肿瘤有关。

【参考值】 RIA、ELISA 法:<15μg/L。

【临床意义】

1. 小细胞肺癌时,NSE 水平高出其他类型肺癌,对小细胞肺癌的诊断、鉴别诊断有较高价值,并可用于监测放疗、化疗的效果。

2. NSE 是神经母细胞瘤的特异标志物,发病时明显升高,有效治疗后降低,复发后又升高。

3. 正常红细胞中存在 NSE,标本溶血影响结果。

四、激素类肿瘤标志物检测

降钙素(calcitonin,CT)是甲状腺滤泡细胞 C 细胞合成和分泌的一种单链多肽激素,主要作用是抑制破骨细胞的生成,促进骨盐沉积,增加尿磷,降低血钙和血磷。

【参考值】 <100μg/L。

【临床意义】

1. **甲状腺髓样癌** 降钙素是用于诊断和监测甲状腺髓样癌的特异而敏感的肿瘤标志物。

2. **其他疾病** 部分肺癌、乳腺癌、胃肠道癌及嗜铬细胞癌血清降钙素可增高。

五、肿瘤标志物的选用

同一种肿瘤可含多种标志物,而一种标志物可出现在多种肿瘤中。选择特异标志物或最佳组合有利于提高肿瘤诊断的阳性率。动态检测有利于良性和恶性肿瘤的鉴别,也有利于肿瘤疾病复发、转移和预后判断。

第四节　自身抗体检测

诊断自身免疫病的重要方法是作自身抗体的检测。

一、类风湿因子检测

类风湿因子(rheumatoid factor,RF)是变性 IgG 刺激机体产生的一种自身抗体,主要存在于类风湿关节炎患者的血清和关节液内。主要为 IgM 型。

【参考值】 乳胶凝集法、浊度分析法:<20U/ml。

【临床意义】 类风湿性疾病时,RF 的阳性率增高;其他自身免疫性疾病,也见 RF 阳性。某些感染性疾病,也多呈现阳性反应,故本试验的特异性不高,应予鉴别诊断。

二、抗核抗体检测

（一）抗核抗体测定

广义的抗核抗体的靶抗原不再局限于细胞核内,而是扩展到整个细胞成分,包括细胞核和细胞质。临床检测方法为间接免疫荧光法,主要荧光核型包括:均质型、核膜型、颗粒型、核点型、着丝点型、核仁型。

【临床意义】ANA 阳性,最多见于未治疗的、活动期的 SLE,经激素治疗后,阳性率可降低。也可见于药物性狼疮、混合性结缔组织病、全身性硬皮病、多发性肌炎、狼疮性肝炎、原发性胆汁性肝硬化。其他还见于干燥综合征、类风湿关节炎等。

(二) 可提取性核抗原抗体谱测定

可提取的核抗原(ENA)由多种相对分子质量不同的多肽构成,即双链 DNA、Sm、核糖体、Scl-70、Jo-1、SSB、SSA 和 RNP 等。

【临床意义】利用免疫印迹试验对这些自身抗体进行检测,用来反映某些自身免疫病的状况。

(三) 抗 DNA 抗体测定

抗 DNA 抗体(抗-DNA)分为抗双链 DNA(dsDNA)抗体、抗单链 DNA(ssDNA)抗体和抗 ZDNA 抗体。抗 dsDNA 抗体的靶抗原是细胞核中 DNA 的双螺旋结构。

【结果判定】短膜虫动基体均质性着色,核质成弱均质性着色为阳性。

【临床意义】

1. 抗 dsDNA 抗体阳性　见于活动期 SLE,本试验特异性较高,但敏感性较低。目前认为,能结合补体的抗 dsDNA,在 SLE 特别是并发狼疮性肾炎患者的发病机制中起重要作用。其他风湿病中抗 dsDNA 也可阳性。

2. 抗 ssDNA 抗体阳性　见于 SLE,尤其是合并有狼疮性肾炎。还可见于一些重叠结缔组织病、药物诱导的狼疮和慢性活动性肝炎等,但不具特异性。

(四) 抗胞质抗体测定

1. 抗线粒体抗体测定　抗线粒体抗体(AMA)是一种针对细胞质中线粒体内膜脂蛋白成分的自身抗体,无器官和种属特异性,主要是 IgG。

【临床意义】许多肝脏疾病时可检出 AMA,如原发性胆汁性肝硬化、慢性活动性肝炎;但胆总管阻塞和肝外胆管阻塞为阴性。AMA 可作为原发性胆汁性肝硬化和肝外胆管阻塞性肝硬化的鉴别诊断。此外,慢性非活动性肝炎和门脉性肝硬化也可阳性。

2. 抗肌动蛋白抗体检测　抗肌动蛋白抗体有几种不同的抗原,包括肌动蛋白、非肌球蛋白的重链、原肌球蛋白。

【临床意义】抗肌动蛋白抗体见于各种慢性肝病、肝硬化、原发性胆汁性肝硬化、I 型自身免疫性肝炎,也可见于重症肌无力、克罗恩病、长期血液透析。

3. 抗 Jo-1 抗体检测　靶抗原是组氨酰 tRNA 合成酶。

【临床意义】Jo-1 抗体对肌炎伴间质性肺纤维化有高度特异性,抗体的效价与疾病的活动性相关。多发性肌炎、Jo-1 抗体阳性及 HLADR/DRw52 标志称为"Jo-1 综合征"。

三、抗组织细胞抗体检测

(一) 抗肾小球基底膜抗体测定

【临床意义】抗肾小球基底膜抗体是抗基底膜抗体型肾小球肾炎特异性抗体,包括 Good-Pasture 综合征、急进型肾小球肾炎及免疫复合物型肾小球肾炎。抗肾小球基底膜抗体还见于药物诱导的间质性肾炎。

(二) 抗胃壁细胞抗体测定

【临床意义】PCA 阳性见于慢性萎缩性胃炎、恶性贫血。也见于许多胃黏膜萎缩、十二指肠溃疡、甲状腺疾病、原发性肾上腺皮质功能减退症(Addison disease)。

(三) 抗甲状腺抗体测定

1. 抗甲状腺球蛋白抗体　甲状腺球蛋白(TG)是由甲状腺滤泡细胞合成的一种糖蛋白,抗甲状腺球蛋白抗体主要是 IgG。

【临床意义】抗 TG 阳性主要见于桥本甲状腺炎,部分甲亢和甲状腺癌。重症肌无力、肝脏病、风湿性血管病、糖尿病也可出现阳性。

2. 抗甲状腺微粒体抗体 抗甲状腺微粒体抗体(抗 TM)是针对甲状腺微粒体的一种抗体。

【临床意义】抗 TM 阳性,见于桥本甲状腺炎、甲状腺功能减退症等,也可见于甲状腺肿瘤、单纯性甲状腺肿、亚急性甲状腺炎等,SLE 及其他风湿病也可阳性。

（四）抗平滑肌抗体测定

【临床意义】抗平滑肌抗体主要见于自身免疫性肝炎、原发性胆汁性肝硬化、急性病毒性肝炎。

（五）抗心肌抗体测定

【临床意义】心肌炎、心肌衰竭、风湿热、重症肌无力、心肌病和心脏手术后均可检测到抗心肌抗体。

（六）肝脏相关自身抗体测定

1. 抗肝、肾微粒体抗体检测 抗肝、肾微粒体抗体(LKM)主要识别肝微粒体分子量为 50 000 的蛋白质,相应的抗原位于肝细胞的粗面、滑面内质网的细胞质侧及肾脏近曲小管。LKM 抗体有 3 种亚型,LKM1、LKM2、LKM3。

【临床意义】

（1）LKM-1 见于自身免疫性肝炎、慢性丙型肝炎。

（2）LKM-2 仅见于应用替尼酸治疗者。

（3）LKM-3 丁型肝炎相关。

2. 抗可溶性肝抗原抗体检测 抗可溶性肝抗原抗体(SLA)相应的靶抗原是存在于肝细胞质内的蛋白质细胞角蛋白。

【临床意义】SLA 对Ⅲ型自身免疫性肝炎的诊断和鉴别诊断具有重要价值。

四、其他抗体检测

（一）抗中性粒细胞胞质抗体测定

抗中性粒细胞胞质抗体(ANCA)是血管炎患者血清中的自身抗体,是诊断血管炎的一种特异性指标。ANCA 主要有两型:胞质型(cANCA)和核周型(pANCA)。cANCA 针对的主要靶抗原是蛋白酶 3(PR3),pANCA 针对的主要靶抗原是髓过氧化物酶(MPO)。

【临床意义】cANCA 主要见于韦格纳肉芽肿病(WG)、坏死性血管炎、微小多动脉炎、结节性多发性动脉炎等。

pANCA 主要与多发性微动脉炎相关,主要见于快速进行性血管炎性肾炎、多动脉炎、Churg-Strauss 综合征、自身免疫性肝炎等,还见于风湿性和胶原性血管炎、肾小球肾炎、溃疡性结肠炎、原发性胆汁性肝硬化等。

（二）抗心磷脂抗体测定

抗心磷脂抗体(ACA)是一组针对各种带负电荷磷脂的自身抗体,与自身免疫性疾病和抗磷脂综合征(APS)关系较为密切。

【临床意义】ACA 在 SLE 患者中检出率高,SLE 中枢神经系统血栓形成与阳性 ACA 显著相关,血清及脑脊液中 ACA 的检测有助于神经精神性狼疮的临床诊断。高水平的 ACA 是急性脑血管病预后不良的信号。ACA 还与 RA 的进展、自发性流产的判断、血小板减少的发生率相关。

（三）抗乙酰胆碱受体抗体测定

抗乙酰胆碱受体抗体(AchRA)是针对运动肌细胞上乙酰胆碱受体的一种自身抗体。

【临床意义】AchRA 对诊断重症肌无力有意义,敏感性和特异性高。此外,也可作为重症肌无力疗效观察的指标。

（四）抗 CCP 抗体测定

抗环瓜氨酸肽抗体针对的主要的抗原表位是聚丝蛋白中的瓜氨酸。

【临床意义】抗 CCP 抗体已列为 RA 的分类诊断标准之一,对 RA 诊断敏感性为 50%～78%,特异性为 96%,RA 患者发病前 10 年即可检测出抗 CCP 抗体,有助于 RA 的早期诊断。临床通常将抗 CCP 抗体和 RF 联合检测来诊断 RA。

第五节　感染免疫检测

一、细菌感染免疫检测

人感染病原体后产生的特异性抗体在体内持续存在一定时间,检测抗体不仅可以用于现症诊断,还是疾病追溯性调查的一种方法。

（一）血清抗链球菌溶血素"O"试验

溶血素"O"是 A 群溶血性链球菌产生的具有溶血活性的代谢产物,相应抗体称抗链球菌溶血素"O"（ASO）。

【临床意义】阳性表示患者近期内有 A 群溶血性链球菌感染,常见于活动性风湿热、风湿性关节炎、风湿性心肌炎、急性肾小球肾炎、急性上呼吸道感染、皮肤和软组织感染等。

（二）伤寒和副伤寒沙门菌免疫测定

伤寒沙门菌感染后,菌体"O"抗原和鞭毛"H"抗原刺激机体产生相应的抗体;副伤寒杆菌分为甲、乙、丙三型,各自的菌体抗原和鞭毛抗原也产生相应的抗体。

1. 肥达反应　肥达反应（Widal reaction,WR）是利用伤寒和副伤寒沙门菌菌液为抗原,检测患者血清中有无相应抗体的一种凝集试验。

【参考值】直接凝集法:伤寒 H<1:160;O<1:80;副伤寒甲、乙和丙<1:80。

【临床意义】血清抗体效价 O>1:80 及 H>1:160 有诊断意义;若动态观察,持续超过参考值或较原效价升高 4 倍以上更有价值。

（1）O 和 H 均升高,提示伤寒可能性大。

（2）O 不高、H 升高,可能是预防接种或是非特异性回忆反应。

（3）O 升高、H 不高,可能是感染早期或与伤寒沙门菌"O"抗原有交叉反应的其他沙门菌感染。

2. 伤寒和副伤寒沙门菌抗体 IgM 测定　IgM 抗体于发病后一周即出现升高,有早期诊断价值。

3. 伤寒和副伤寒沙门菌可溶性抗原测定　阳性对确诊伤寒沙门菌感染有重要意义。

（三）流行性脑脊髓膜炎免疫学测定

脑膜炎奈瑟菌抗原的测定可用于流行性脑脊髓膜炎的确诊。感染一周后,抗体逐渐增高,2 个月后逐渐下降;接受疫苗接种者高抗体效价可持续一年以上。

（四）布鲁菌病凝集试验

凝集效价明显升高或动态上升有助于布鲁菌病的诊断。

（五）结核分枝杆菌抗体和 DNA 测定

抗体阳性表示有结核分枝杆菌感染,检测 DNA 特异性更强,灵敏度更高。

（六）结核感染 T 细胞检测

结核感染 T 细胞检测,简称 T-SPOT. TB,是采用酶联免疫斑点技术来检测结核特异性抗原刺激活化的效应 T 细胞。

【临床意义】阳性结果表示体内存在结核分枝杆菌特异的效应 T 细胞,高度提示患者存在结核感染,需进一步结合临床资料综合判断是否为活动性结核。不能单独用于诊断结核病。

（七）幽门螺杆菌抗体测定

正常情况下阴性。阳性见于胃、十二指肠幽门螺杆菌感染。

二、病毒感染免疫检测

（一）TORCH 试验

为妇产科常规检查项目。包括:弓形虫、风疹病毒、巨细胞病毒、单纯疱疹病毒Ⅰ型和Ⅱ型的病原抗体检测。

1. **风疹病毒检测**　孕早期如胎儿感染风疹病毒,新生儿致畸致残率达 80%。风疹病毒检测主要查抗体,感染后首先出现 IgM 抗体,2 周后出现 IgG 抗体。正常情况下,IgM、IgG 抗体均阴性。

【临床意义】如果 2 种抗体均阴性,为易感者,可注射疫苗保护。有 IgM 抗体出现应咨询妇产科后决定是否终止妊娠;仅有 IgG 抗体应注意观察,若滴度低且无变化为既往感染;若测定急性期和恢复期双份血清,抗体滴度升高 4 倍以上,具有诊断近期风疹感染的意义。

2. **单纯疱疹病毒（Ⅰ型和Ⅱ型）检测**　单纯疱疹病毒有一定致畸性,影响新生儿神经系统发育。抗原检测可用分子生物学方法,抗体检测可分别进行Ⅰ型和Ⅱ型的 IgM 和 IgG 检测,IgM 型为近期感染,IgG 型多为既往感染。

3. **巨细胞病毒（CMV）检测**　CMV 具有致畸性,检测抗 CMV-IgM 以了解近期感染,检测抗 CMV-IgG 可以用作流行病学调查。

4. **弓形虫检测**　弓形虫属原虫,具有致畸性。IgM 型抗体提示现症感染,IgG 型抗体一般提示既往感染。血液和体液直接镜检发现虫体,证明弓形虫存在。

（二）汉坦病毒抗体 IgM 测定

肾综合征出血热（HFRS）的病原体是汉坦病毒（HTV）。感染 HTV 2~4d 后即可在血清中检出 IgM 抗体,7~10d 达高峰。

（三）流行性乙型脑炎病毒抗体 IgM 测定

正常情况下阴性。当恢复期血清抗体滴度比急性期 ≥4 倍以上时,有辅助诊断意义,可用于临床回顾性诊断。

（四）柯萨奇病毒抗体和 RNA 测定

间接血凝试验检测 IgM 和 IgG 均为阴性;RNA 阴性。IgM 抗体阳性提示现症感染,RNA 阳性的诊断意义更大。

（五）轮状病毒抗体和 RNA 测定

正常情况下,RNA（PCR 法）为阴性;抗原阴性;IgM 和 IgG 抗体均阴性。IgM 抗体阳性,提示现症感染;IgG 抗体阳性,提示既往感染。PCR 检测轮状病毒 RNA 具特异性。

（六）EB 病毒抗体和 DNA 测定

EB 病毒感染主要引起传染性单核细胞增多症,还与鼻咽癌及非洲淋巴瘤有关,上呼吸道传播为主。EB 病毒相关抗原主要包括早期抗原（EA）,衣壳抗原（VCA）,核抗原（EBNA）。

【临床意义】抗 VCA-IgM 在 EB 病毒感染早期即可在血清中检测到,敏感性和特异性高。

抗 VCA-IgG 在有临床症状时可于血液中检测到,并长期持续存在。

抗 EA-IgG 在感染初期也被检测到,感染恢复后效价回落。

IgM 类抗体和短期升高的 IgG 抗体可用于传染性单核细胞增多症的辅助诊断。长期存在的 IgG 类抗体主要用于流行病学调查,主要是 EBNA-IgG 和抗 VCA-IgG。

（七）严重急性呼吸综合征病毒抗体及 RNA 测定

严重急性呼吸综合征是由 SARS 冠状病毒（SARSCoA）引起的传染病。正常情况下，抗体检测阴性；RNA 检测阴性。抗体阳性表明曾感染过 SARSCoA。PCR 阳性表明标本中有 SARS-CoA 的遗传物质（RNA）。

三、寄生虫感染免疫检测

（一）日本血吸虫抗体测定

环卵沉淀法为阴性；ELISA 和胶乳凝集法 IgE 0~150IU/L，IgG 和 IgM 均阴性；循环抗原检测阴性。

IgE、IgM 阳性提示病程处于早期，是早期诊断的指标。IgG 阳性提示疾病已是恢复期，曾有过血吸虫感染，可持续数年。

（二）囊虫抗体测定

ELISA 法血清低于 1∶64 为阴性；脑脊液低于 1∶8 为阴性。间接血凝法血清低于 1∶128 为阴性；脑脊液低于 1∶8为阴性。

IgG 阳性见于囊虫病，可用作流行病学调查。

（三）疟原虫抗体和抗原测定

正常情况下，抗体和抗原测定均阴性。抗体阳性提示近期有疟原虫感染。

四、性传播疾病免疫检测

（一）衣原体抗体测定

衣原体包括沙眼衣原体、鹦鹉热衣原体和肺炎衣原体三种，其中沙眼衣原体是引起性传播疾病的常见病原体之一。IFA 法 IgM≤1∶32，IgG≤1∶512。

IgM 阳性提示近期有沙眼衣原体感染，有利于早期诊断；IgG 阳性提示曾有过感染。

（二）支原体的血清学测定

补体结合试验：效价<1∶64；间接血凝试验：阴性。

单份血清效价>1∶（64~128）者或双份血清有 4 倍以上增长者，有诊断意义。间接血凝试验的敏感性高于补体结合试验。

（三）梅毒螺旋体抗体测定

1. 非特异性抗体的定性试验

（1）快速血浆反应素试验（RPR）阴性。

（2）不加热血清反应素试验（USR）阴性。

（3）性病研究实验室试验（VDRL）阴性。

2. 检测梅毒螺旋体的特异性抗体的确诊试验

（1）梅毒螺旋体血凝试验（TPHA）阴性。

（2）荧光螺旋体抗体吸收试验（FTA-ABS）阴性。

梅毒螺旋体反应素试验敏感性高；定性试验阳性的情况下，必须进行确诊试验，若阳性可确诊梅毒。

（四）淋病奈瑟菌血清学测定及 DNA 测定

协同凝集试验阴性；PCR 定量试验阴性。协同凝集试验特异性强、敏感性高；PCR 可做确诊试验。

（五）人获得性免疫缺陷病毒抗体及 RNA 测定

1. 筛选试验　ELISA 法和快速胶体金法均为阴性。

2. 确诊试验　蛋白印迹试验和 RT-PCR 法 RNA 均为阴性。

筛选试验敏感性高,但特异性不高,故有假阳性;所以筛选试验阳性时需用确诊试验证实。确诊试验阳性,特别是 RT-PCR 法检测 HIV-RNA 阳性,对肯定诊断和早期诊断颇有价值。

第六节　移植免疫检测

在组织移植或器官移植中,受者接受供者的移植物后,受者的免疫系统与供者的移植物相互作用而发生的免疫应答,称为移植免疫。

一、移植类型

根据移植物的来源不同,将移植物分为 4 种类型:

1. **自体移值**　将自体组织移植到自体的另一部位。
2. **同系移植**　遗传基因完全相同或基本相同的个体间的移植。例如同卵双生间移植或纯系动物间的移植。
3. **同种(异体)移植**　同种中具有不同遗传基因型的不同个体之间的移植。
4. **异种移植**　不同种属间的移植。

二、排斥反应

1. **靶抗原**　即为组织相容性抗原。组织相容性抗原分为:
(1) 主要组织相同性抗原:免疫原抗性较强,发生的排斥反应快而强烈。
(2) 次要组织相容性抗原:免疫原性较弱,排斥反应慢而弱。
(3) 其他参与排斥反应发生的抗原:如人类 ABO 血型抗原、组织特异性抗原、内皮细胞抗原、SK 抗原、种属特异性糖蛋白抗原。

2. **排斥反应类型**　分为宿主抗移植物反应和移植物抗宿主反应。
(1) 宿主抗移植物反应:进行同种移植后,移植抗原可刺激受体的免疫系统发生免疫应答,通过细胞免疫和体液免疫的共同作用使移植物受损,称宿主抗移植物反应(HVGR)。HVGR 可表现为以下几种类型:
1) 急性排斥反应:同种移植中最常见的一种类型。移植后最初几周较多见,一旦发生,进展很快。
2) 超急排斥反应:此种反应在移植物与受体的血管接通后的数分钟至数小时内即可发生。
3) 慢性排斥反应:在移植后数周、数月甚至数年之后发生,呈缓慢进行性。
4) 加速排斥反应:指第二次移植同一供者的组织后 1~2d 发生的加速排斥现象。
(2) 移植物抗宿主反应:移植物中的免疫活性细胞针对宿主体内组织相容性抗原发生免疫应答,其结果使宿主受损,称为移植物抗宿主反应(GVHR)。

3. **排斥反应的效应机制**
(1) $CD4^+$ T 细胞介导的迟发性超敏反应:即体液性排斥抗体激活补体,并有 $CD4^+$ T 细胞参与,导致急性血管炎。
(2) $CD8^+$ T 细胞直接杀伤移植物的内皮细胞和实质细胞:即细胞性排斥,$CD8^+$ CTL 细胞的细胞毒作用、$CD4^+$ T 和巨噬细胞的作用,导致急性间质炎。
(3) 抗体激活补体损伤移植物血管:激活补体和凝血系统,导致血管内凝血。
(4) 慢性排斥是急性排斥细胞坏死的延续,炎性细胞发生慢性炎症,以及抗体和细胞介导的内皮损伤,管壁增厚和间质纤维化。

三、移植前免疫检测

1. ABO 血型及 Rh 血型配型

2. HLA 配型 HLA 配型是指用血清学方法、细胞学方法和分子生物学方法测定供受者的 HLA 抗原或基因,尽可能选择与受者 HLA 相同的供者进行器官移植的选配过程。

(1) HLA 血清学分型:是利用一系列已知的抗 HLA 的特异性标准分型血清与待测淋巴细胞混合,借助补体的生物学作用介导细胞裂解的试验,称为补体依赖的细胞毒试验。HLA-A、B、C、DR、DQ 均可采用血清学方法分型。

(2) HLA 细胞学分型:HLA-D 和 DP 位点需用细胞学分型进行鉴定。

1) HLA-D 抗原的检测:鉴定方法普遍采用混合淋巴细胞培养。

2) HLA-DP 抗原的检测:鉴定方法普遍采用混合淋巴细胞培养。

(3) HLA 分子生物学分型:供体和受体之间的 HLA 位点及碱基顺序是否一致,决定着移植器官是否能长期成活。

3. 淋巴细胞毒交叉配合试验 将含有细胞毒抗体的受者血清与供者的淋巴细胞加入补体后一起培养。通过显微镜下观察死亡的淋巴细胞数量,可了解供受者之间的组织相容性。

4. 群体反应性抗体检测 群体反应性抗体(PRA)反映移植受者的预致敏状态,用于识别受者不可接受的 HLA 基因。PRA = 11%～50%时为轻度致敏,PRA>50%为高度致敏。PRA 越高,移植器官的存活率越低。

四、移植后免疫监测

1. 外周血 T 淋巴细胞及其亚群监测 在急性排斥反应的临床症状出现前 1～5d,T 细胞总数和 CD4/CD8 比值升高,巨细胞病毒感染时比值降低。一般认为,CD4/CD8 比值大于1.2 时,预示急性排斥即将发生。若进行动态监测,对急性排斥反应和感染具有鉴别诊断的意义。T 细胞亚群被用来监测器官移植患者的免疫状态,协助发现和使其避免受到 GVHD 的攻击。

2. 细胞因子监测 细胞因子分为 Th1 型细胞因子和 Th2 型细胞因子。Th1 型细胞因子(主要是 IL-2 和 IFN-γ)是参与排斥反应的重要效应分子;Th2 型细胞因子(如 IL-4、IL-6、IL-10)可拮抗 Th1 细胞。一些细胞因子及其受体的测定,已作为监测移植排斥反应的常用项目。在肾、肝、心脏、肺等移植物发生排斥反应时 IL-2、IFN-γ 等 Th1 分泌的细胞因子表达升高,经过免疫抑制剂治疗后移植物存活延长,此时移植物内的 IL-2、IFN-γ 等表达减少或检测不出,同时 IL-4、IL-10 等细胞因子表达升高或被检出。若血清肌酐值和 IL-2R 同时增高,对急性排斥反应的发生有诊断意义。IL-6 在正常肾和有功能肾均无表达,但在急性排斥肾中,IL-6有较高的表达。

第七节 其他免疫检测

一、循环免疫复合物检验

体内游离抗原与相应的抗体形成抗原抗体复合物,即免疫复合物(IC),可分为三种:①血液循环中的 IC(CIC),为相对分子质量小的复合物(<19S);②沉淀于组织中的 IC 为相对分子质量中等的复合物(19S);③被单核-吞噬细胞清除的 IC 为相对分子质量大的复合物(>19S)。通常检测的是 CIC。

【参考值】聚乙二醇沉淀实验　低于对照值+2SD 或 A 值≤0.12。

抗补体试验　阴性。

C1q 结合试验　阴性。

【临床意义】CIC 增高见于自身免疫病、感染、肿瘤、移植、变态反应等。CIC 检测也可用于诊断免疫复合物病。

二、冷球蛋白检测

冷球蛋白(cryoglobulin,CG)是温度低于 30℃时易自发沉淀,加温后又可溶解的免疫球蛋白。

【参考值】阴性或低于 80mg/L。

【临床意义】冷球蛋白分为三型: Ⅰ 型为单克隆型,伴发疾病有多发性骨髓瘤、淋巴瘤、原发性巨球蛋白血症、慢性淋巴细胞性白血病。 Ⅱ 型为混合单克隆型,多伴发类风湿关节炎、干燥综合征、血管炎、淋巴增殖性疾病、特发性冷球蛋白血症。 Ⅲ 型为多克隆型,多伴发类风湿关节炎、干燥综合征、传染性单核细胞增多症、巨细胞病毒感染、急性病毒性肝炎、慢性活动性肝炎、链球菌感染性肾炎、原发性胆汁性肝硬化、感染性心内膜炎等。

三、C 反应蛋白检测

C 反应蛋白(CRP)是一种由肝脏合成的,能与肺炎双球菌细胞壁 C 多糖起反应的急性时相反应蛋白,广泛存在于血液和其他体液中。

【参考值】速率散射比浊法<2.87mg/L。

【临床意义】CRP 是急性时相反应极灵敏的指标。①增高见于化脓性感染、组织坏死、恶性肿瘤、结缔组织病、器官移植急性排斥等,且有助于早期诊断;②鉴别细菌性或非细菌性感染;③鉴别风湿热活动期和稳定期;④鉴别器质性和功能性疾病。

四、降钙素原检测

降钙素原(PCT)绝大部分由甲状腺 C 细胞合成与分泌,少部分由其他神经内分泌细胞产生。

【参考值】<0.15ng/ml(成人);<2ng/ml(出生 72h 内的新生儿)。

【临床意义】

1. 严重全身性细菌感染时,PCT 异常升高,升高程度与感染严重程度呈正相关。检测结果可作为开始抗生素治疗的指征,动态监测 PCT 水平可以辅助评估抗生素的治疗效果。

2. 无菌性炎症和病毒感染,PCT 水平正常或有轻度升高。

五、特异性 IgE 检测

特异性 IgE 是指能与过敏原特异性结合的 IgE。特异性 IgE 检测是体外确定 Ⅰ 型超敏反应变应原、进行脱敏治疗的关键。

【参考值】<0.35IU/ml。

【临床意义】增高有助于寻找过敏原,并对过敏引起的疾病诊断和鉴别诊断具有重要的临床应用价值。

========= 试 题 精 选 =========

一、名词解释

1. 免疫球蛋白(immunoglobulin,Ig)

2. 补体(complement,C)

3. M 蛋白

4. 总补体溶血活性检测(CH50)

5. 补体 C3(complement 3)

6. 补体 C4(complement 4)

7. T 细胞

8. 细胞因子(cytokine,CK)

9. 肿瘤标志物(tumor marker)

10. 甲胎蛋白(alphafetoprotein,AFP)

11. 降钙素(calcitonin,CT)

12. 自身免疫反应

13. 自身免疫性疾病(autoimmune disease,AID)

14. 类风湿因子(rheumatoid factor,RF)

15. 抗核抗体(anti-nuclear antibody,ANA)

16. 肥达反应(Widal reaction,WR)

17. 结核感染 T 细胞检测(T-SPOT)

18. TORCH 试验

19. 冷球蛋白(cryoglobulin,CG)

20. C 反应蛋白(C reaction protein,CRP)

二、选择题

【A1 型题】

1. 人体中含量最多和最主要的 Ig 是
   A. IgA   B. IgG   C. IgM
   D. IgE   E. IgD

2. 唯一能够通过胎盘,通过天然被动免疫使新生儿获得免疫性抗体的是
   A. IgA   B. IgG   C. IgM
   D. IgE   E. IgD

3. IgG 含量升高,**不常见**于
   A. SLE   B. 类风湿关节炎   C. 病毒感染患者
   D. 慢性肝病   E. 多发性骨髓瘤

4. 分泌液中含量最高的 Ig 是
   A. IgA   B. IgG   C. IgM
   D. IgE   E. IgD

5. 下列关于 IgA 的描述中,**错误**的是
   A. 分为血清型和分泌型两种   B. 血清型占 20% ~25%
   C. 分泌型为主   D. IgA 主要存在于分泌液中
   E. 浓度变化与感染、炎症或肿瘤密切相关

6. IgA 含量升高,常见于
   A. 甲状腺功能亢进   B. 肝硬化   C. 重链病
   D. 反复呼吸道感染   E. 轻链病

7. 机体受到抗原刺激后,出现最早的免疫球蛋白是
   A. IgA   B. IgG   C. IgM

D. IgE   E. IgD

8. 免疫球蛋白中具有强大凝集抗原能力的是

  A. IgA   B. IgG   C. IgM

  D. IgE   E. IgD

9. 提示病原体引起的原发感染或者近期感染的指标是

  A. IgG 增高   B. IgG 降低   C. IgM 增高

  D. IgE 增高   E. IgM 降低

10. 如发生宫内感染,最有可能急剧升高的是

  A. IgA   B. IgG   C. IgM

  D. IgE   E. IgD

11. 人体血清含量最少且能够介导Ⅰ型变态反应的免疫球蛋白是

  A. IgA   B. IgG   C. IgM

  D. IgE   E. IgD

12. 与变态反应、寄生虫感染以及皮肤过敏相关的免疫球蛋白是

  A. IgA   B. IgG   C. IgM

  D. IgE   E. IgD

13. IgE 含量升高,**不常见**于

  A. 过敏性哮喘   B. 特异性皮炎   C. 支气管肺曲菌感染

  D. 荨麻疹   E. 恶性肿瘤

14. 血清中出现 M 蛋白见于

  A. 系统性红斑狼疮   B. 类风湿关节炎   C. 多发性骨髓瘤

  D. 慢性粒细胞白血病 E. 前列腺癌

15. 巨球蛋白增多症,血液中含有大量单克隆物质是

  A. IgA   B. IgG   C. IgM

  D. IgE   E. IgD

16. 反映补体经典途径综合水平的是

  A. CH50   B. C3   C. C4

  D. CFT   E. BF

17. 补体总活性测定试验常用来作为终点指标的是

  A. 10%溶血   B. 20%溶血   C. 40%溶血

  D. 50%溶血   E. 100%溶血

18. 在总补体活性测定时,所测定的是

  A. 红细胞与补体结合的能力

  B. 补体溶解红细胞的活性

  C. 补体溶解致敏红细胞的活性

  D. 溶血素与补体结合能力

  E. 特异性抗体与红细胞结合的能力

19. 补体 C1q 降低常见于

  A. 骨髓炎   B. 类风湿关节炎   C. 过敏性紫癜

  D. 肾小球肾炎   E. 痛风

20. 血清中含量最高又是一种急性期反应蛋白的补体分子是

  A. C1   B. C2   C. C3

  D. C4   E. C5

21. 补体 C3 减低,见于下列哪种疾病
    A. 急性炎症　　　　　　B. 传染病早期　　　　　C. 系统性红斑狼疮
    D. 肿瘤　　　　　　　　E. 排斥反应

22. 补体活化的旁路途径激活过程中,与下列哪项作用**无关**
    A. B 因子可裂解为 Ba、Bb 两个片段
    B. B 因子可激活 C3
    C. C3 裂解为 C3a 和 C3b
    D. C4 裂解为 C4a 和 C4b
    E. C5 裂解为 C5a 和 C5b

23. 系统性红斑狼疮活动期,补体中最有可能升高的是
    A. C1q　　　　　　　　B. C2　　　　　　　　　C. C3
    D. C4　　　　　　　　　E. 补体旁路 B 因子

24. 利用致敏红细胞作玫瑰花环试验,主要用来检测
    A. T 细胞　　　　　　　B. B 细胞　　　　　　　C. 单核细胞
    D. 树突细胞　　　　　　E. 中性粒细胞

25. T 细胞转化试验转化率明显升高见于
    A. 恶性肿瘤　　　　　　B. 大面积烧伤　　　　　C. 多发性神经炎
    D. Down 综合征　　　　E. 免疫性疾病

26. 最适宜用来识别 T 细胞的白细胞分化抗原(CD)的是
    A. CD3　　　　　　　　B. CD33　　　　　　　　C. CD19
    D. CD41　　　　　　　　E. CD22

27. 可以评价 AIDS 患者进行期的细胞免疫功能的指标是
    A. CD3/CD4 比值升高　　B. CD2/CD3 比值降低　　C. CD4/CD8 比值降低
    D. CD4/CD8 比值升高　　E. CD3/CD8 比值降低

28. 关于 B 细胞的说法**错误**的是
    A. B 细胞可以分化成浆细胞
    B. B 细胞表面 CD19、CD20、CD22、CD23 是全体 B 细胞共有标志
    C. 可以通过间接免疫荧光法、流式细胞技术进行检测
    D. 通过单克隆抗体与 B 细胞表面抗原结合
    E. 对 B 细胞亚群的检测是研究自身免疫病的重要指标

29. **不属于** B 细胞分化抗原的是
    A. CD3　　　　　　　　B. CD20　　　　　　　　C. CD19
    D. CD34　　　　　　　　E. CD22

30. 产生抗体依赖性细胞介导细胞毒作用(ADCC)的细胞主要是
    A. T 细胞　　　　　　　B. NK 细胞　　　　　　　C. B 细胞
    D. LAK 细胞　　　　　　E. K 细胞

31. 关于细胞因子的描述**错误**的是
    A. 高活性、多功能、低分子蛋白质　　　　B. 分泌型蛋白
    C. 种类较多　　　　　　　　　　　　　　D. 检测方便
    E. 判断免疫功能的重要指标

32. IL-2 的产生细胞主要是
    A. 活化 T 细胞　　　　　B. B 细胞　　　　　　　C. 单核-巨噬细胞
    D. NK 细胞　　　　　　　E. 中性粒细胞

33. 肿瘤标志物的描述中,**不正确**的是
    A. 反映肿瘤存在和生长情况
    B. 监测肿瘤治疗效果和复发情况
    C. 诊断肿瘤的主要手段
    D. 存在于血液、细胞、组织等各处
    E. 可通过化学、免疫学以及基因学等方法测定

34. 血浆蛋白质中 AFP 指的是
    A. 癌胚抗原　　　　　　B. 免疫球蛋白　　　　　　C. 甲胎蛋白
    D. 总蛋白　　　　　　　E. 清蛋白

35. 除原发性肝癌外,下列疾病最易引起 AFP 增高的是
    A. 生殖腺胚胎癌　　　　B. 肾脏胚胎癌　　　　　　C. 病毒性肝炎
    D. 肝硬化　　　　　　　E. 慢性肝炎

36. 作为广谱性标志物且脏器特异性低,一般用于辅助诊疗和判断预后的蛋白质类肿瘤标志物是
    A. CEA　　　　　　　　B. AFP　　　　　　　　　C. PSA
    D. CA724　　　　　　　E. CYFRA21-1

37. 关于组织多肽抗原,说法**错误**的是
    A. 属于蛋白质类肿瘤标志物
    B. 其增高与肿瘤部位和组织类型无相关性
    C. 与细胞分裂增殖密切相关
    D. 胰腺炎患者其含量可增高
    E. 不可用于肿瘤治疗疗效检测

38. 用于前列腺癌初筛的首选肿瘤标志物是
    A. CEA　　　　　　　　B. AFP　　　　　　　　　C. PSA
    D. CA724　　　　　　　E. CYFRA21-1

39. 对前列腺癌诊断最有意义的指标是
    A. t-PSA 降低　　　　　B. t-PSA 轻度升高　　　　C. f-PSA/t-PSA 降低
    D. f-PSA 升高　　　　　E. c-PSA 升高

40. 关于鳞状上皮细胞癌抗原SCC,描述**不正确**的是
    A. 血清中 SCC 升高可见于肺鳞状细胞癌、食管癌、胃癌、宫颈癌等
    B. 属于糖脂类肿瘤标志物
    C. 该指标不受性别、年龄、吸烟等影响
    D. 采血不顺利可引起假阳性
    E. 皮肤表面的中层细胞高浓度存在

41. 关于细胞角蛋白 19 片段,以下正确的是
    A. 细胞角蛋白 19 片段是器官特异性蛋白
    B. 属于糖脂类肿瘤标志物
    C. 可用于非小细胞肺癌的鉴别诊断和预后评估
    D. 良性疾病中该指标不会升高
    E. 不能用于肿瘤疗效的检测

42. 关于CA724,以下说法**错误**的是
    A. 属糖脂类肿瘤标志物
    B. 胃肠道和卵巢肿瘤的标志物

C. 与 CEA 联合检测可提高胃癌诊断的敏感性和特异性

D. 是结肠癌的首选肿瘤标志物

E. 良性胃肠道疾病也可增高

43. 胰腺癌的首选肿瘤标志物是

    A. CA724　　　　　　B. CA50　　　　　　C. CA199

    D. CA125　　　　　　E. CA242

44. 对诊断卵巢癌有较大意义的肿瘤标志物是

    A. CA724　　　　　　B. CA50　　　　　　C. CA199

    D. CA125　　　　　　E. CA242

45. 关于 CA153 的描述正确的是

    A. 用于乳腺癌患者的治疗检测和预后判断

    B. 用于乳腺癌的早期诊断

    C. 特异性强的标志物

    D. 乳腺良性改变水平不会增高

    E. 阳性率高

46. 与神经内分泌起源的肿瘤相关的神经元特异性烯醇化酶（NSE）是哪个亚基的同工酶

    A. α 亚基　　　　　　B. β 亚基　　　　　　C. γ 亚基

    D. λ 亚基　　　　　　E. ε 亚基

47. 关于 NSE 的描述**不正确**的是

    A. 糖酵解中催化甘油三酯分解的酶

    B. 是神经母细胞瘤的标志物

    C. 对肺鳞癌诊断价值高

    D. 标本溶血可影响结果

    E. 可用于检测放化疗效果

48. 降钙素主要用于诊断

    A. 肺癌　　　　　　B. 卵巢癌　　　　　　C. 甲状腺肿瘤

    D. 肝癌　　　　　　E. 肝硬化

49. 关于降钙素的描述**错误**的是

    A. 由甲状腺滤泡细胞 C 合成

    B. 抑制破骨细胞生成

    C. 调节钙磷比值

    D. 降钙素明显降低见于甲状腺肿瘤

    E. 嗜铬细胞瘤可引起其升高

50. 同一肿瘤可含有多种标志物，一种标志物也可出现在多种肿瘤中，选择特异标志物或最佳组合可提高诊断阳性率，诊断前列腺癌选择下列哪组组合联合检测最佳

    A. PSA+CEA　　　　　　B. PSA+PAP　　　　　　C. SCC+PSA

    D. PSA+fPSA　　　　　　E. PSA+CA199

51. 诊断卵巢癌选择下列哪组组合联合检测最佳

    A. CA199+CEA　　　　　　B. CA199+CA125　　　　　　C. CA724+CA125

    D. CA153+CA199　　　　　　E. CEA+CA199

52. 诊断乳腺癌选择下列哪组组合联合检测最佳

    A. CA199+CEA　　　　　　B. CA199+CA125　　　　　　C. CA199+CA50

    D. CA153+CA199　　　　　　E. CA153+CEA

53. 诊断胃癌选择下列哪组组合联合检测最佳

A. CA724+CEA+CA199   B. AFP+CEA+CA199   C. CA125+CA50+CA242

D. CA153+PSA+CA199   E. CA153+CEA+CA50

54. **不属于**自身免疫性疾病的是

    A. 流行性出血热   B. 多发性肌炎   C. SLE

    D. 类风湿关节炎   E. 干燥综合征

55. 有关类风湿因子(RF)的描述是**错误**的

    A. RF 为一种抗自身变性 IgG 的抗体

    B. 存在于血液和关节液内

    C. SLE 可呈阳性

    D. 少数老年人可呈阳性

    E. 主要用于风湿性疾病的疗效观察

56. 下列自身免疫病患者最可能检出抗自身 IgG 抗体的是

    A. 恶性贫血   B. 重症肌无力   C. 自身免疫性溶血

    D. 类风湿关节炎   E. 肺肾出血性综合征

57. 类风湿因子最主要的亚型是

    A. IgG   B. IgM   C. IgA

    D. IgD   E. IgE

58. 关于抗核抗体(ANA),以下叙述正确的是

    A. 无器官特异性,有种属特异性

    B. 无器官特异性,无种属特异性

    C. 有器官特异性,无种属特异性

    D. 抗核抗体(ANA)局限于细胞核内

    E. 既有器官特异性,又有种属特异性

59. 抗核抗体常用的检测方法是

    A. 酶联免疫吸附测定法   B. 化学发光法   C. 胶体金法

    D. 间接免疫荧光法   E. 流式细胞术

60. 抗核抗体阳性,不常见于哪种疾病中

    A. 系统性红斑狼疮   B. 硬皮症   C. 干燥症

    D. 类风湿关节炎   E. 神经母细胞瘤

61. 下列哪种抗核抗体荧光核型**不属于**颗粒型

    A. 抗 Sm 抗体   B. 抗 SSA 抗体   C. 抗 SSB 抗体

    D. 抗 dsDNA 抗体   E. 抗 U1RNP 抗体

62. 用免疫荧光法检测 ANA 有多种核型,**不正确**的是:

    A. 均质型   B. 斑点型   C. 核膜型

    D. 核仁型   E. 原生质型

63. 诊断 SLE 的常用自身抗体是

    A. 抗 DNA 抗体   B. 抗胞质抗体   C. 抗 JO-1 抗体

    D. 抗平滑肌抗体   E. 抗心肌抗体

64. 抗肌动蛋白抗体增高**不常见于**的疾病是

    A. 肝硬化   B. 重症肌无力   C. I 型自身免疫性肝炎

    D. 间质性肺纤维化   E. 克罗恩病

65. 药物引起的自身免疫疾病产生抗线粒体抗体主要是

    A. M1 和 M2 亚型   B. M1 和 M3 亚型   C. M3 和 M5 亚型

D. M3 和 M6 亚型   E. M2 和 M6 亚型

66. 作为鉴别诊断原发性胆汁性肝硬化和肝外胆道阻塞性肝硬化的抗体是
     A. 抗 DNA 抗体   B. 抗线粒体抗体   C. 抗 JO-1 抗体
     D. 抗核小体抗体   E. 抗心肌抗体

67. 诊断多发性肌炎的特异性抗体是
     A. 抗 DNA 抗体   B. 抗线粒体抗体   C. 抗心肌抗体
     D. 抗 JO-1 抗体   E. 抗核小体抗体

68. 急进型肾小球肾炎的特异性抗体是
     A. 抗 DNA 抗体   B. 抗肾小球基底膜抗体   C. 抗肝、肾微粒体抗体
     D. 抗核小体抗体   E. 抗线粒体抗体

69. Ⅲ型自身免疫性肝炎患者血清标志性抗体是
     A. ANA   B. ANCA   C. ASMA
     D. PCA   E. AMA

70. 胞质型抗中性粒细胞胞浆抗体(cANCA)最常见于的疾病是
     A. 多发性肌炎   B. 肾小球肾炎   C. 韦格纳肉芽肿
     D. 溃疡性结肠炎   E. Churg-Strauss 综合征

71. 核周型抗中性粒细胞胞浆抗体(pANCA)主要针对的抗原是
     A. 髓过氧化物酶   B. 蛋白酶 3   C. 内皮素
     D. 金属蛋白酶   E. 过氧化物酶

72. 抗心磷脂抗体与以下哪些病症有关
     A. 血小板减少   B. 血栓   C. 习惯性流产
     D. 狼疮脑病   E. 以上都是

73. 抗磷脂抗体中最具代表性的一种是
     A. 抗心磷脂抗体   B. 抗磷脂酸抗体   C. 抗磷脂酰丝氨酸抗体
     D. 抗 hcg 抗体   E. 以上都是

74. 对诊断重症肌无力有意义的抗体是
     A. 类风湿因子阳性   B. 抗核抗体阳性
     C. 抗双链 DNA 抗体阳性   D. 抗乙酰胆碱受体抗体阳性
     E. 抗线粒体抗体阳性

75. 有助于类风湿关节炎的早期诊断的抗体是
     A. ACA   B. RF   C. 抗 CCP 抗体
     D. ANCA   E. LKM

76. 抗"O"是下列哪种细菌的代谢产物对应的抗体
     A. 大肠埃希菌   B. 金黄色葡萄球菌   C. 结核分枝杆菌
     D. A 群溶血性链球菌   E. 幽门螺杆菌

77. ASO 升高**不常见**于
     A. 急性肾小球肾炎   B. 风湿性关节炎   C. 类风湿关节炎
     D. 急性上呼吸道感染   E. 软组织感染

78. 伤寒诊断常用的实验室检查是
     A. 肥达反应   B. 外斐反应   C. 肝功能
     D. 血常规   E. 病原体分离

79. 肥达反应结果如出现"O"不高,而"H"升高,可能是
     A. 伤寒杆菌感染   B. 预防接种   C. 甲型副伤寒杆菌感染

D. 乙型副伤寒杆菌感染　　　E. 丙型副伤寒杆菌感染

80. 结核感染 T 细胞检测(T-SPOT)采用的试验方法是
    A. 酶联免疫吸附测定法　　B. 酶联免疫斑点法　　C. 胶体金法
    D. 间接免疫荧光法　　E. 流式细胞术

81. 可引起先天性婴儿畸形的常见病毒是
    A. 风疹病毒　　B. 麻疹病毒　　C. 狂犬病毒
    D. 脊髓灰质炎病毒　　E. EB 病毒

82. 巨细胞病毒常引起
    A. 唇疱疹　　B. 带状疱疹　　C. 卡波西肉瘤
    D. 神经和智力障碍　　E. 传染性单核细胞增多症

83. 下列关于 TORCH 检测说法**错误**的是
    A. TORCH 包括弓形虫、风疹病毒、巨细胞病毒、单纯疱疹病毒Ⅰ型和Ⅱ型
    B. 其感染可导致先天畸形、新生儿发育障碍等
    C. 分别检测其对应的 IgM 和 IgG 情况
    D. IgM 型多提示既往感染
    E. 如只出现 IgG 变化需复查或观察其滴度变化情况

84. 流行性出血热的病原体是
    A. 柯萨奇病毒　　B. 汉坦病毒　　C. EB 病毒
    D. 轮状病毒　　E. 巨细胞病毒

85. 50% 婴幼儿腹泻是由哪种病原体所致
    A. 柯萨奇病毒　　B. 腺病毒　　C. EB 病毒
    D. 轮状病毒　　E. 新肠道病毒

86. 青年期发生 EB 病毒原发感染,约有 50% 出现
    A. 肝脏损害　　B. 传染性单核细胞增多症　　C. 肾脏损害
    D. 吉兰-巴雷综合征　　E. 鼻咽癌

87. 应用 ELISA 法检测 EB 病毒抗体包括:①核抗原 IgG;②衣壳抗原 IgM;③早期抗原 IgG,属于早期感染或近期感染的指标是
    A. ①②③　　B. ①　　C. ①③
    D. ①②　　E. ②③

88. 性传播疾病最常见的病原体是
    A. 鹦鹉热衣原体　　B. 肺炎衣原体　　C. 沙眼衣原体
    D. 梅毒螺旋体　　E. 人类免疫缺陷病毒

89. 梅毒螺旋体的确诊试验是
    A. 快速血浆反应素试验　　B. 不加热血清反应素试验　　C. 性病研究实验室试验
    D. 梅毒螺旋体血凝试验　　E. 协同凝集试验

90. 关于梅毒螺旋体试验,下列说法正确的是
    A. 快速血浆反应素试验特异性高、敏感性高
    B. 不加热血清反应素试验属于确诊试验
    C. 多项定性试验阳性可确诊梅毒
    D. 梅毒螺旋体血凝试验不属于特异性试验
    E. 不加热血清反应素试验阳性可见于梅毒

91. 下列属于 AIDS 的确诊性试验方法是
    A. ELISA 法　　B. 快速胶体金法　　C. 荧光免疫法

D. RT-PCR 法 E. 流式细胞术

92. 能用细胞学分型法检测的 HLA 抗原是
   A. HLA-B   B. HLA-DR. DQ   C. HLA-DP 和 HLA-D
   D. HLA-B 和 HLA-DP   E. 以上均不对

93. 移植后免疫检测主要有
   A. CD4/CD8 比值   B. T 细胞总数   C. IL-4
   D. IFN-γ   E. 以上全对

94. 下列疾病**不属于**免疫复合物病的是
   A. 系统性红斑狼疮   B. 血管炎   C. 类风湿关节炎
   D. 化脓性感染   E. 部分肾小球肾炎

95. C 反应蛋白属急性期时相,其增高常见于
   A. 肠易激综合征   B. 恶性肿瘤   C. 风湿热稳定期
   D. 病毒感染   E. 以上都对

96. 全身细菌感染时,哪项指标的检测可作为使用抗生素治疗的指征
   A. C 反应蛋白异常增高   B. 降钙素原明显增高   C. 冷球蛋白异常增高
   D. IL-2 增高   E. TNF 异常增高

97. 关于特异性 IgE,下列说法**错误**的是
   A. 是检测 I 型超敏反应的关键
   B. 是指与过敏原特异结合的 IgE
   C. 主要可检测吸入性和食入性过敏原
   D. 常用的检测方法是放射免疫技术
   E. 对过敏性休克、荨麻疹、过敏性哮喘有诊断意义

【A2 型题】

1. 女,29 岁,发热一周,食欲缺乏,乏力、腹胀,脾大。外周血白细胞偏低,起病后曾服用退热药及磺胺药,发热仍不退,临床怀疑伤寒病,为进一步确诊,可进行的血清学检查是
   A. 肥达实验   B. 血培养   C. 骨髓穿刺
   D. 布鲁菌凝集试验   E. 尿培养

2. 女,43 岁,体检中发现乳腺肿块,单发、质硬、边缘不规则。为明确诊断,应优先检查
   A. CA50   B. CA125   C. CA153
   D. CA199   E. CA242

3. 男,62 岁,出现排尿困难、血尿及疼痛,睡眠不能正常已有两个月余。MRI 示前列腺癌并累及左侧精囊腺,左髋臼,坐骨和右侧髂骨,耻骨转移,前列腺肿物大小约:44mm×46mm×30mm。临床用于检测该病疗效和判断预后的肿瘤标志物是
   A. AFP   B. CEA   C. CA
   D. PSA   E. NSE

4. 男,40 岁。因进行性消瘦,上腹饱胀,胃纳减退,近日肝区疼痛,发热住院。实验室检查:AFP 650μg/L,HBsAg 阳性,ALT 165U/L,GGT 285U/L。最有可能的诊断是
   A. 肝硬化   B. 原发性肝癌   C. 转移性肝癌
   D. 慢性肝炎   E. 急性病毒性肝炎

5. 患者男,烧伤后,取未受损的皮肤进行移植,该移植属于
   A. 胚胎组织移植   B. 同系移植   C. 自体移植
   D. 同种移植   E. 异种移植

6. 男,70 岁。进行性贫血 1 年,剧烈腰疼 3 个月。体格检查肝、脾未触及,实验室检查:

WBC 3.4×10^9/L,HB 90g/L,PLT 70×10^9/L,血沉明显加快,尿蛋白(+++),血清蛋白电泳出现 M 成分,以 IgG 增高为主,骨髓异常浆细胞占 60%,腰椎 X 线片示骨质疏松,圆形穿凿样溶骨损害,该患者最可能的诊断是

  A. 淋巴瘤   B. 多发性骨髓瘤

  C. 原发性巨球蛋白血症   D. 反应性浆细胞增多症

  E. 良性单株丙球蛋白增多症

 7. 男,1 岁。因腹泻入院。在腹泻粪便找到一球形病毒。核心含双链 RNA,外包被双层衣壳。电镜下如车轮外形,可能是

  A. 腺病毒   B. 轮状病毒   C. 麻疹病毒

  D. 脊髓灰质炎病毒   E. 埃可病毒

 8. 女,36 岁。因手腕疼就医,初步检查 ANA、RF 均为阳性,肝肾功能指标未见异常。此患者应进一步检查的自身抗体是

  A. ENA 抗体谱   B. SSB 抗体   C. Sm 抗体

  D. 抗组蛋白抗体   E. SSA 抗体

【A3 型题】

(1~2 题共用题干)

女,49 岁。绝经后再次来月经,入院,B 超显示卵巢肿瘤。

1. 为进一步明确诊断,首选应做的血清学检查是

  A. CEA   B. CA199   C. NSE

  D. PSA   E. CA125

2. 补充肿瘤标志物检查是

  A. CA153   B. CA242   C. CA724

  D. NSE   E. SCC

(3~4 题共用题干)

男,45 岁。静脉毒瘾患者,近期反复发热、肌痛、淋巴结肿大,外周血常规检查单核细胞增多,疑为 HIV 感染。

3. 初步检查试验可用的方法是

  A. 病毒分离培养   B. 快速胶体金检测   C. ELISA 检测抗原

  D. 间接免疫荧光检测抗原   E. 放射免疫沉淀试验

4. 初步检查试验阳性,确诊可用的方法是

  A. ELISA 检测抗原   B. ELISA 检测抗体   C. 蛋白印迹试验检测抗体

  D. 蛋白印迹试验检测抗原   E. 重复初筛试验

【B 型题】

(1~6 题共用备选答案)

  A. IgG   B. IgM   C. SIgA

  D. IgE   E. IgD

1. 分子量最大的 Ig 是

2. 局部黏膜抗感染的重要因素是

3. 唯一可通过胎盘的 Ig 是

4. 抗原刺激后最先出现的是

5. 与 I 型变态反应有密切关系的是

6. 具有较强凝集抗原作用的是

(7~11题共用备选答案)

    A. CH50　　　　　　　　　B. 补体 C3　　　　　　　　C. 补体 C4

    D. 补体旁路 B 因子　　　　E. CFT

7. 反映经典途径综合水平的是

8. 只在经典途径活化中发挥作用的是

9. 补体系统含量最多的是

10. 经典途径和旁路途经的关键物质是

11. 属不耐热的 β 球蛋白,激活补体旁路途径的是

(12~16题共用备选答案)

    A. AFP　　　　　　　　　B. CEA　　　　　　　　　C. CA125

    D. CA153　　　　　　　　E. PSA

12. 男,70岁,尿频、尿急、尿流缓慢、排尿困难,用于区别诊断前列腺癌与前列腺炎的是

13. 男,69岁,近2个月大便变细,有黏液,便血,下列标志物水平升高可考虑诊断肠癌的是

14. 女,56岁,乳腺癌术后3年。血清检查 E2 为 1 968.45μg/L,近期有胸骨疼痛症状,可辅助判断是否有乳腺癌的骨转移的是

15. 女,50岁,下腹部不适,盆腔下坠,疼痛,月经不调3个月,可辅助诊断卵巢癌的是

16. 女,50岁,有慢性乙型肝炎病史30年,HBsAg(+),HBeAg(+),HBcIgG(+)。近2个月来,消瘦、腹胀、乏力,B超和 CT 提示肝内占位,帮助区别诊断慢性肝炎与肝癌的是

(17~21题共用备选答案)

    A. 抗中性粒细胞胞质抗体　　B. 抗心磷脂抗体　　　　C. 抗乙酰胆碱受体抗体

    D. 抗环瓜氨酸肽抗体　　　　E. 抗线粒体抗体

17. 与自发性流产、宫内死胎密切相关的抗体是

18. 与重症肌无力密切相关的抗体是

19. 作为原发性胆汁性肝硬化和肝外胆道阻塞性肝硬化鉴别诊断的指标是

20. 与多发性微动脉炎相关的抗体是

21. 有助于 RA 早期诊断抗体是

三、问答题

1. 简述常见的免疫球蛋白的分类及各自特点及增高的临床意义。

2. 简述 T 细胞分化抗原测定的临床意义。

3. 简述甲种胎儿球蛋白增高的临床意义。

4. 简述肥达反应及临床意义。

5. 简述 TORCH 检测的项目及其临床意义。

6. 简述 EB 病毒抗体 ELISA 法检测的主要项目及其临床意义。

参 考 答 案

一、名词解释(见复习纲要)

二、选择题

【A1 型题】 1. B　2. B　3. C　4. A　5. B　6. B　7. C　8. C　9. C　10. C　11. D

          12. D　13. E　14. C　15. C　16. A　17. D　18. C　19. D　20. C

21. C 22. D 23. E 24. A 25. D 26. A 27. C 28. B 29. A
30. B 31. D 32. A 33. C 34. C 35. A 36. A 37. E 38. C
39. C 40. B 41. C 42. D 43. C 44. D 45. A 46. C 47. C
48. C 49. D 50. B 51. C 52. E 53. A 54. A 55. E 56. D
57. B 58. B 59. D 60. E 61. D 62. E 63. A 64. D 65. D
66. B 67. D 68. B 69. B 70. C 71. A 72. E 73. A 74. D
75. C 76. D 77. C 78. A 79. B 80. B 81. A 82. D 83. D
84. B 85. D 86. B 87. E 88. C 89. D 90. E 91. D 92. C
93. E 94. D 95. B 96. B 97. D

【A2 型题】1. A 2. C 3. D 4. B 5. C 6. B 7. B 8. A

【A3 型题】1. E 2. C 3. B 4. C

【B 型题】1. B 2. C 3. A 4. B 5. D 6. B 7. A 8. C 9. B 10. B 11. D
12. E 13. B 14. D 15. C 16. A 17. B 18. C 19. E 20. A 21. D

四、问答题(见复习纲要)

(夏永富)

第九章

临床常见病原体检测

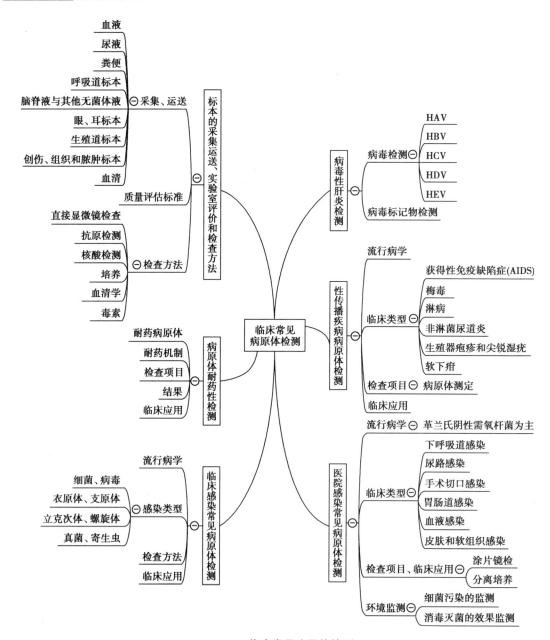

图 4-9-1　临床常见病原体检测

1. 能正确采集、运送标本,掌握基本的检验方法。
2. 熟悉常见病原体检测技术的临床应用及临床意义,能分析常见的病原体检测报告。

1. 培养认真严谨的工作态度,掌握采集标本的适应证。
2. 结合临床实际,能正确选择有诊断意义的病原体检查项目。

复习纲要

临床病原体检查的目的是确定感染的发生和性质,及早明确诊断,尽早选择适当的治疗方案,采取有效的预防措施,防止感染广泛传播所造成的危害。临床病原体检查的成败很大程度上取决于采样及运送的质量。病原体实验诊断分为初步诊断和确定诊断两步。

第一节　标本的采集运送、实验室评价和检查方法

一、标本采集和运送

1. 采集病原学检测标本时,对于标本采集时间、部位、种类和数量均有严格要求,用作分离的标本应尽量在开始治疗前采集。
2. 对无菌部位标本的采集应严格无菌操作,采集后的标本应按要求处理,立即送往病原学实验室。
3. 所有标本均被视为有感染性的,怀疑含有 1 类病原体的要有明显标识。
4. 急症或危重症患者标本要特别注明。
5. 严禁标本直接用口吸取、接触皮肤或污染器皿的外部和试验台。
6. 用后的标本和盛标本的器皿要进行消毒、高压灭菌或焚烧。

（一）血液标本采集（表 4-9-1）

表 4-9-1　血液标本采集

留取标本时间	发热初期、寒战时或发热高峰到来前 0.5~1h 如果患者已用过抗菌药物治疗,则在下次用药前采集
皮肤消毒法	第一步,70%乙醇擦拭皮肤 30s,第二步,1%~2%碘酊 1min 或 0.5%聚维酮碘 1~1.5min;第三步,70%乙醇擦拭皮肤 30s
消毒范围	以穿刺点为中心,直径 5cm
采血部位	肘静脉无菌穿刺
采血量	成人每次 10~20ml,注入需氧瓶和厌氧瓶各 1 瓶 婴儿和儿童 1~5ml,最好注入 2 个儿童瓶
注意事项	推荐至少采集两个不同部位,即双侧双瓶

（二）尿液标本采集（表4-9-2）

表4-9-2 尿液标本采集

消毒	女性采样时用肥皂水或聚维酮碘清洗外阴,再收集中段尿 男性清洗阴茎头后留取中段尿
留取标本量	10~20ml
注意事项	1. 注意无菌操作 2. 需培养厌氧菌时,应采取膀胱穿刺法收集尿液 3. 排尿困难者导尿后弃掉15ml尿液后再留取 4. 尿液中不要加入防腐剂

（三）粪便标本采集（表4-9-3）

表4-9-3 粪便标本采集

取样标准	一般取含脓、血或黏液的粪便,排便困难者或婴儿可用直肠拭子采集,并将拭子置于有保存液的试管内送检
注意事项	传染性腹泻患者需送检三次(非同一天)粪便进行细菌培养 消化道传染病患者隔离需连续培养至少3次阴性后,方可解除隔离

（四）呼吸道标本采集（表4-9-4）

表4-9-4 呼吸道标本采集

标本选择	鼻咽拭子、痰、通过气管收集的标本
合格痰标本	合格痰标本需满足低倍镜视野中鳞状上皮细胞≤10个,白细胞≥25个
注意事项	1. 真菌培养时最好同时做涂片和普通细菌培养 2. 上呼吸道标本存在正常菌群,病原学诊断中需注意

（五）脑脊液与其他无菌体液标本采集（表4-9-5）

表4-9-5 脑脊液与其他无菌体液标本采集

标本选择	脑脊液、胸腔积液、腹腔积液、心包积液
采集方法	无菌穿刺法并收集
注意事项	脑膜炎奈瑟菌、肺炎链球菌、流感嗜血杆菌等抵抗力弱,不耐冷,应床边接种或立即保温送检

（六）眼、耳部标本采集（表4-9-6）

表4-9-6 眼、耳部标本采集

取样方法	1. 拭子采样 2. 局部麻醉后取角膜刮屑
注意事项	1. 外耳道疖和中耳炎患者宜用运送拭子采样 2. 鼓膜穿刺可用于新生儿和老年人

（七）生殖道标本采集（表4-9-7）

表4-9-7 生殖道标本采集

取样标本	尿道口分泌物、外阴部分泌物、阴道宫颈口分泌物或前列腺液
注意事项	1. 怀疑淋病奈瑟菌时需保温送检 2. 其他标本收集后4℃保存直至培养,超过24h,应冷冻于-70℃

（八）创伤、组织和脓肿标本采集（表 4-9-8）

表 4-9-8 创伤、组织和脓肿标本采集

消毒	清除污物,乙醇、聚维酮碘消毒局部皮肤,防止污染菌影响培养结果
注意事项	1. 大范围创伤,不同部位多份采集
	2. 标本较小加无菌等渗盐水以防干燥
	3. 开放性脓肿用无菌拭子分别取病灶边缘及深部分泌物,或采集组织标本
	4. 开放性脓肿,用无菌棉拭子采取脓液及病灶深部分泌物
	5. 封闭性脓肿,则用无菌干燥注射器穿刺抽取边缘或底部的脓液
	6. 疑为厌氧菌感染,注意采集标本后隔绝空气

（九）血清标本采集

采集血液置无菌试管中,自然凝固血块收缩后吸取血清,56℃加热 30min 灭活补体成分后保存于-20℃。

二、标本的实验室质量评估标准

标本送至病原体实验室后,各种人员应对标本信息、采集方式、采集部位、运送方式等各方面进行评估,确保检测结果的准确性,正确指导临床医生的诊疗。对于不合格标本,实验室应拒收。

1. 标本必须注明姓名、年龄、性别、采集日期、临床诊断、检验项目等信息,并有病程及治疗情况的说明。无标签的标本,不接收。

2. 仔细核对标本采集日期和送检日期。延误的标本,一般情况下不接收。

3. 检查送检容器是否完整,有无破损或渗漏等情况,若有则不予接收。

4. 标本储存、运送方式不当,不予接收。

5. 明显被污染的标本不予接收。

6. 标本量明显不足的标本不予接收。

7. 同一天申请做同一实验的重复送检标本(血培养除外),不予接收。

8. 对于烈性传染病的标本采集和运送应严格执行相关规定,要有完善的防护措施,按规定包裹及冷藏,附有详细的采样及送检记录,由专人护送。

三、检查方法

病原体试验检查方法主要有以下几类。

（一）直接显微镜检查

病原体的直接显微镜检测包括不染色标本检查法和染色标本检查法。

1. **涂片染色显微镜检查** 染色标本检查法是将标本直接涂片、干燥、固定后染色,置光学显微镜下观察细菌的形态、染色性或观察宿主细胞内包涵体的特征,如阿米巴不同形态的检测。

2. **涂片不染色显微镜检查** 在不染色状态下置于暗视野显微镜或相差显微镜观察病原菌的生长、运动方式、螺旋体的形态和运动,如疟原虫检测。

3. **荧光显微镜检查和免疫电镜检查** 电镜在临床常用于轮状病毒检测。

（二）病原体特异性抗原检测

1. 无菌体液、血液等,检测出特异性病原体抗原,具有诊断意义。

2. 检测细菌的不同抗原构造,可分析细菌的菌群和血清型,如沙门菌属、志贺菌属等。

3. G 试验适用于除隐球菌和接合菌外所有深部真菌感染的早期诊断,尤其是念珠菌和曲霉菌,但不能确定菌种;GM 试验主要适用于侵袭性曲霉菌感染的早期诊断。

4. 蛋白质芯片可同时对多种病原体特异性抗原进行检测,如 HIV、HBV、HDV、HEV、SARS 等。

（三）病原体核酸检测

聚合酶链反应（polymerase chain reaction，PCR）和核酸探针杂交技术，来检测病原体的核酸存在。

PCR技术：是应用DNA聚合酶介导的系列循环反应，对来自基因组DNA的信号进行放大，然后将扩增的DNA片段进行特异性鉴定，从而检出目的基因。可用于HBV、HCV、HEV、HIV、巨细胞病毒、轮状病毒的临床检测。

（四）病原体的分离培养和鉴定

1. 细菌和真菌感染性疾病病原体的分离培养　分离培养是微生物学检验中确诊的关键步骤。根据临床症状、体征和显微镜检查作出病原学初步诊断，选择适当的培养基，选用最合适的培养方法，根据菌落的性状和细菌的形态、染色性，细菌生化反应结果，鉴定分离菌。如肺炎克雷伯菌、大肠埃希菌、痢疾杆菌等细菌的培养。在鉴定细菌的同时，作抗菌药物敏感试验，可作为临床用药的重要参考依据。近年来，常用MALDI-TOF应用于细菌和真菌的鉴定。

2. 不能人工培养的病原体感染性疾病　将标本接种于易感动物的细胞，可根据动物的感染范围、发病情况及潜伏期，初步推测出某种病原体，如麻风分枝杆菌。

（五）血清学试验

在病程早期和晚期分别采集标本，如抗体效价呈4倍以上增长者有诊断价值，但不适宜早期诊断。但可进行特异性抗体的检测，IgM的检测具有重要意义，早期IgM性，证明现症感染，IgG则提示既往感染。

（六）细菌毒素检测

1. 内毒素　鲎试验是目前检测内毒素最敏感的方法，2h内即可得出结论。

2. 外毒素　常用免疫血清法、基因探针技术、自动化仪器检测法进行检测（表4-9-9）。

表4-9-9　病原体检测方法、判断和速度

方法	鉴定类型	速度
直接镜检	初步诊断	5～10min
免疫荧光（直接法）	快速诊断	1～2h
乳胶凝集	快速诊断	15～30min
对流免疫电泳	快速诊断	2h
核酸探针	快速诊断、鉴定	1～3d
PCR	快速诊断	数小时
微量鉴定系统	确定诊断	3～6h
常规培养鉴定	常规培养鉴定	数日或以上
质谱鉴定系统（MALDI-TOF）	确定诊断	20min

第二节　病原体耐药性检测

一、耐药性及其发生机制

（一）耐药病原体

革兰阴性菌（约占60%）有大肠埃希菌、铜绿假单胞菌、克雷伯菌等。

革兰阳性菌（约占30%）有耐甲氧西林葡萄球菌（MRS）、耐青霉素肺炎链球菌（PRSP）、耐万古霉素肠球菌（VRE）等。

（二）耐药机制

1. 细菌水平和垂直传播耐药基因的整合子系统。
2. 产生灭活抗生素的水解酶和钝化酶等。
3. 细菌抗生素作用靶位的改变。
4. 细菌膜的改变和外排泵出系统。
5. 细菌生物膜的形成。

二、检查项目、结果和临床应用（表4-9-10）

表4-9-10　病原体耐药性相关检查项目、结果和临床应用

检查项目			结果	临床应用
药物敏感试验	K-B纸片琼脂扩散法		敏感（S）、中度敏感（I）、耐药（R）	指导临床合理应用抗菌药物
	稀释法	肉汤稀释法（临床常用）	敏感（S）、耐药（R）	药敏试验的金标准
		琼脂稀释法	细菌纯种培养	临床少用
	浓度梯度纸条扩散法		敏感（S）、耐药（R）	价格贵，临床少用
	耐药筛选试验		单药、单一浓度检测细菌耐药性	用于筛选耐甲氧西林葡萄球菌、耐万古霉素肠球菌及高浓度庆大霉素或链霉素耐药的肠球菌
耐药菌监测试验	耐甲氧西林葡萄球菌	MRSA	有上述菌落生长	指导临床应用敏感抗菌药物
		MRSCoN		
	高浓度氨基糖苷类耐药肠球菌		当对庆大霉素纸片（120μg/ml）的抑菌圈直径≤6mm时，可判为耐药；当抑菌圈直径在7~9mm时，可进一步采用肉汤稀释法或E试验确证是否为耐药	临床确定治疗方案
	耐青霉素肺炎链球菌		抑菌圈≤19mm，提示青霉素耐药或中度敏感，需用稀释法、E试验进一步作青霉素G的MIC测定	临床确定治疗方案
	β-内酰胺酶（头孢硝噻吩法）		30min内变成红色提示细菌产β-内酰胺酶	临床确定治疗方案
	超广谱β-内酰胺酶（微生物学法）			提示对头孢一、二、三、四类和氨曲南耐药
病原体耐药基因的检测	PCR法		检测到耐药基因	1. 比培养法更早检测出耐药性 2. 对病原体的耐药性具有确证意义 3. 比常规方法更准确 4. 可作为考核其他检测方法的金标准
	PCR-RFLP分析			
	PCR-SSCP分析			
	生物芯片技术			
	测序技术			

<h1 style="text-align:center">第三节　临床感染常见病原体检测</h1>

一、流行病学和临床类型

感染性疾病(infectious diseases)：各种病原体(病原微生物、寄生虫)感染人体后机体组织细胞受到不同程度损害并出现一系列临床症状和体征。包括传染性感染疾病与非传染性感染疾病。

(一)流行病学

感染性疾病的流行病学具有下述特点：①疾病谱发生变迁；②多重耐药菌不断出现；③患者免疫防御功能降低。

(二)临床类型

导致人类感染的病原体约 500 种以上，包括细菌、病毒、衣原体、立克次体、支原体、螺旋体、真菌和寄生虫等。

目前细菌感染仍然是发病率较高的感染性疾病，以革兰阴性条件致病菌、葡萄球菌和念珠菌为主。

病毒性感染是发病率最高的感染类型。

免疫抑制剂的广泛应用，使不常见的致病真菌感染的发病率显著增高。

二、检查项目和临床应用(表 4-9-11)

表 4-9-11　临床感染常见病原体检查项目和临床应用

感染类型	检查项目	临床应用
细菌感染	①检测细菌及其抗原；②检测抗体；③检测细菌遗传物质其中细菌培养是确诊方法	指导临床合理应用抗菌药物
病毒感染	病毒分离与鉴定、病毒核酸与抗原的直接检出，以及特异性抗体的检测	用于病毒感染的早期诊断
真菌感染	直接检查、培养检查、免疫学试验和动物试验，核酸杂交技术及 PCR 技术	用于真菌的分型
寄生虫病	凝集试验、沉淀试验、补体结合试验、ELISA、IEST、IF、PCR	可检测出发育虫期及寄生虫分类
支原体感染	分离培养、DNA 探针技术和 PCR	分离培养是确诊依据，PCR 可快速检测
螺旋体	血清学检测、PCR 检测	检出螺旋体特异基因片段
立克次体	血清学试验、分离培养和鉴定、ELISA、IF、PCR	检测特异性核酸或培养出立克次体
衣原体感染	直接荧光抗体法，DNA 探针技术、PCR 技术	衣原体疾病的诊断、流行病学调查和无症状衣原体携带者的诊断

第四节　病毒性肝炎检测

表 4-9-12　病毒性肝炎病毒检测

肝炎病毒	标本来源	参考值	临床意义
HAV	粪便	HAV RNA 阴性	可检测到极少量病毒或阳性证明现症感染
HBV	外周血、唾液、尿液	HBV DNA 阴性	DNA 阳性是诊断乙型肝炎的佐证,表明 HBV 复制及有传染性。也用于监测应用 HBsAg 疫苗后垂直传播的阻断效果
HCV	血液	HCV RNA 阴性	有助于 HCV 感染的早期诊断;HCV-RNA 阳性提示 HCV 复制活跃,传染性强;转阴提示 HCV 复制受抑,预后较好
HDV	血液	HDV RNA 阴性	明确丁型肝炎诊断
HEV	血液、胆汁、粪便	HEV RNA 阴性	可检测到极少量病毒或阳性证明现症感染
HGV	血液	HGV RNA 阴性	阳性表明有 HGV 存在
TTV	血液	TTV DNA 阴性	阳性表明有 TTV 存在

表 4-9-13　各类型肝炎病毒标志物检测

病毒类型	检测项目	检测方法	参考值	临床应用
HAV	HAVAg	ELISA、RIA、IEM	阴性	发病第 1 周粪便阳性率42.9%,1～2周为 18.3%,2 周后消失。可作为甲肝急性感染的证据
	抗 HAV-IgM	ELISA	阴性	发病后 2 周抗 HAV-IgM 的阳性率为100%,阳性说明机体正在感染,是早期诊断甲肝的特异性指标
	抗 HAV-IgA	ELISA	阴性	甲肝早期与急性期呈阳性,是早期诊断甲肝的指标
	抗 HAV-IgG	ELISA	阴性	阳性提示既往感染,可作为流行病学调查指标
HBV	HBsAg	ELISA 法、RIA 法	阴性	见表 4-9-14
	HBeAg	ELISA 法、RIA 法	阴性	见表 4-9-14
	抗-HBc	ELISA 法、RIA 法	阴性	见表 4-9-14
	抗-HBe	ELISA 法、RIA 法	阴性	见表 4-9-14
	抗-HBs	ELISA 法、RIA 法	阴性	见表 4-9-14
	Pre-S1	ELISA 法、RIA 法	阴性	阳性为乙肝病毒复制活跃
	抗 Pre-S1	ELISA 法、RIA 法	阴性	乙肝恢复期
	Pre-S2	ELISA 法、RIA 法	阴性	阳性为乙肝病毒复制活跃,有传染性
	抗 Pre-S2	ELISA 法、RIA 法	阴性	乙肝急性期或恢复期
HCV	抗 HCVIgM	ELISA、RIA、化学发光法	阴性	用于丙肝早期诊断,持续阳性作为转为慢性肝炎的指标,并提示病毒持续存在并有复制

续表

病毒类型	检测项目	检测方法	参考值	临床应用
	抗 HCV-IgG	ELISA、RIA、化学发光法	阴性	表明已有 HCV 的感染,不能作为感染的早期指标
HDV	HDVAg	ELISA、RIA、化学发光法	阴性	持续时间短(1~2周),如乙肝患者合并 HDV 感染,可迅速发展为慢性或急性重症肝炎
	抗 HDV-IgM	ELISA、RIA、化学发光法	阴性	用于丁型肝炎早期诊断,HDV 和 HBV 同时感染,其一过性升高,重叠感染时,其持续升高
	抗 HDV-IgG	ELISA、RIA、化学发光法	阴性	只能在 HBsAg 阳性的血清中测得,是诊断丁型肝炎的可靠指标
HEV	抗 HEV-IgM	ELISA、化学发光法	阴性	感染 HEV 的急性感染指标,8 个月后全部消失
	抗 HEV-IgG	ELISA、化学发光法	阴性	恢复期效价超过或等于急性期 4 倍,提示有 HEV 新近感染

表 4-9-14　乙型肝炎检测结果分析

HBsAg	抗 HBs	HBeAg	抗 HBe	抗 HBc	抗 HBc-IgM	检测结果分析
+	-	+	-	-	-	急性 HBV 感染早期,HBV 复制活跃
+	-	+	-	+	+	急性或慢性 HB,HBV 复制活跃
+	-	-	-	+	+	急性或慢性 HB,HBV 复制减弱
+	-	-	+	+	+	急性或慢性 HB,HBV 复制减弱
+	-	-	+	+	-	HBV 复制停止
-	-	-	-	+	+	HBsAg/抗 HBs 空白期,可能 HBV 处于平静携带中
-	-	-	-	+	-	既往 HBV 感染,未产生抗 HBs
-	-	-	+	+	+	抗 HBs 出现前阶段,HBV 低度复制
-	+	-	+	+	-	HBV 感染恢复阶段
-	+	-	-	+	-	HBV 感染恢复阶段
+	+	+	-	+	+	不同亚型(变异型)HBV 再感染
+	-	-	-	-	-	HBV-DNA 整合状态
-	+	-	-	-	-	病后或接种 HB 疫苗后
-	-	+	-	+	-	HBsAg 变异的结果
+	+	-	+	-	-	HBsAg、HBeAg 变异

第五节 性传播疾病病原体检测

性传播疾病(STD)简称性病,是一类能通过各种性行为、类似性行为及间接接触而传播,主要侵犯皮肤、性器官和全身脏器的疾病。性传播疾病病原体检测对于 STD 监测、诊断或血液筛查,控制 STD 流行,确保优生优育等尤为重要。

一、流行病学和临床类型

(一) 流行病学

1. **病原学** 引起性病的病原体种类繁多,包括细菌、病毒、支原体、螺旋体、衣原体、真菌和原虫等。

2. **传播途径** 传播途径主要有性行为传播、间接接触传染、血液与血制品传播、对胎儿和新生儿的传播、职业传播。

(二) 常见临床类型(表 4-9-15)

表 4-9-15 性传播疾病病原体常见临床类型及特点

临床类型	特点
获得性免疫缺陷综合征(AIDS)	是 HIV 引起,主要经性传播、经血传播和母婴传播。以侵犯 CD4 进入细胞,出现细胞免疫功能受损后各种病原体引起的机会感染和恶性肿瘤为特点的感染
梅毒	由梅毒螺旋体梅毒亚种所致,主要传播途径是经性接触和先天感染,多以皮肤、黏膜和淋巴结的典型性损害为特征
淋病	淋病奈瑟菌引起的泌尿生殖道系统的急性或慢性化脓性感染,是发病率最高的性传播疾病。主要通过不洁性交传播,孕妇可通过胎盘或产道使胎儿受染,也可因使用被污染的毛巾、浴盆等非性接触而感染
非淋菌尿道炎	由淋病奈瑟菌以外的其他病原体,主要是沙眼衣原体和支原体等通过性接触的尿道炎症,以尿道刺激症状及尿道少量黏液性分泌为主要临床体征
生殖器疱疹和尖锐湿疣	由单纯疱疹病毒和人类乳头瘤病毒所致
软下疳	由杜克雷嗜血杆菌感染而引起

二、检查项目和临床应用

实验室检测是 STD 诊断的重要依据,尤其是特异性病原学检查。

(一) AIDS 病原体检测(表 4-9-16)

表 4-9-16 AIDS 病原体检测

检测项目	检测方法	临床应用
HIV 的分离培养	培养 PBMC 的方法	是检测 HIV 的最精确方法。但敏感性差,操作时间长,操作复杂,费用高,不适用于临床常规应用
抗 HIV-1 和抗 HIV-2 的检测	颗粒凝集试验、酶联免疫吸附试验、免疫荧光法、蛋白印迹法	阳性表示感染 HIV
P24 抗原检测	P24 抗原测定法	与中和实验同时阳性可作为 HIV 感染的辅助诊断依据

检测项目		检测方法	临床应用
HIV 核酸检测	HIV 病毒载量检测	RT-PCR、NASBA、bDNA、实时定量荧光 PCR 方法	用于 HIV 的早期诊断,如窗口期辅助诊断、病程监控、指导治疗方案及疗效测定、预测疾病进程
	HIV 耐药基因型检测	DNA 序列分析法	了解耐药位点是否发生变异
		分子杂交分析法	敏感性较 DNA 序列分析法高,但只能分析已知有限的耐药变异位点
其他实验室检查		CD4 细胞计数及其他机会性感染病原体检测	明确是否需要治疗及有无相关并发症

（二）梅毒病原体检测（表 4-9-17）

表 4-9-17　梅毒病原体检测

检查项目		临床应用
暗视野显微镜检查		诊断早期梅毒快速、可靠的方法
梅毒血清学试验	非梅毒螺旋体抗原试验	是否存在梅毒螺旋体抗体及反应素
	梅毒螺旋体抗原试验	是否存在梅毒螺旋体抗体及反应素
脑脊液检查（PCR 检查）		对神经梅毒,尤其是无症状性神经梅毒的诊断、治疗及预后均有意义
基因诊断技术检测梅毒螺旋体（TP-PCR）		特异性强,敏感性高,适用于梅毒孕妇羊水、新生儿血清和脑脊液标本的检查。其敏感性、特异性均优于血清学方法

（三）淋病病原体测定（表 4-9-18）

表 4-9-18　淋病病原体测定

检查方法	临床应用
涂片检查	男性急性淋病直接涂片检查到多形核白细胞内革兰氏阴性双球菌即可诊断女性患者及症状轻或无症状的男性患者,均以作淋病奈瑟菌培养检查为准
分离培养	诊断淋病的金标准
PCR 法	对淋病奈瑟菌培养阴性、临床怀疑淋病奈瑟菌感染者,应用 PCR 检测淋病奈瑟菌 DNA 以协助诊断,但易出现假阳性,需加以鉴别

（四）非淋菌性尿道炎病原体测定（表 4-9-19）

表 4-9-19　非淋菌性尿道炎病原体测定

检查项目	临床应用
沙眼衣原体临床标本的直接检查	仅适用于新生儿眼结膜炎刮片的检查
沙眼衣原体的培养	明确沙眼衣原体感染诊断
解脲支原体的分离培养	明确解脲支原体感染诊断
血清学试验	抗体或抗原检测阳性可辅助诊断
分子生物学方法	PCR 反应、荧光定量 PCR 反应、DNA 杂交

（五） 生殖器疱疹和尖锐湿疣病原体测定 (表 4-9-20) , (表 4-9-21)

表 4-9-20 生殖器疱疹病原体测定

检查项目	临床应用
培养法	特异性强,但价格昂贵
直接检测法	敏感性达到培养法的 80%
改良组织培养法	敏感性达到培养法的 94%~99%
细胞学法	简单、快速、便宜,应用广泛,但敏感性只有培养法的 40%~50%
PCR 法	敏感性和特异性均很高
血清学方法	用于血清流行病学调查

表 4-9-21 尖锐湿疣病原体测定

检查项目		临床应用
细胞学宫颈涂片检查		用于检测无症状宫颈人乳头瘤病毒感染,但常不敏感
5%醋酸试验		对诊断和治疗尖锐湿疣有很大价值
免疫组化检查		对病原进行组织定位
分子生物学方法	DNA 杂交	用于检测 HPV DNA 型别
	DNA 吸引转移技术	检测 HPV DNA,最敏感
	PCR 及荧光定量 PCR 法	灵敏度高,特异性强
	基因芯片技术	用于检测 HPV DNA 型别

（六） 软下疳病原体测定 (表 4-9-22)

表 4-9-22 软下疳病原体测定

检查项目	临床应用
直接涂片	镜下见到革兰阴性短杆菌,呈长链状排列,多条链平行,可考虑杜克雷嗜血杆菌,敏感性为 50%
培养	明确杜克雷嗜血杆菌感染
血清学检测	IgM 抗体敏感性为 74%,IgG 抗体敏感性为 94%
核酸检测	

第六节 医院感染常见病原体检测

医院感染又称院内感染或医院获得性感染,是指在医院发生的感染,感染范围可分为各种患者、医院工作人员、探视者。医院感染的发生包括 3 个环节,即传染源的存在、传播途径和易感人群。医院感染的发生主要有 2 种类型,即外源性感染和内源性感染。要对不同类型的感染作出正确的诊断,必须进行微生物学检查。

一、流行病学和临床类型

（一）流行病学

1. 病原学 细菌为最常见的病原体,以往以革兰阳性杆菌为主,近年来变化趋势是革兰阴性杆菌比例在增加,革兰阳性球菌比例在减少。目前我国医院感染的病原体仍以革兰阴性需氧杆菌为主。

2. 感染源　病原体来源于住院患者、医务人员、探视者、陪伴人员、医院环境及未彻底消毒灭菌的医疗器械、血液制品等。

（二）常见临床类型

1. 下呼吸道感染　为我国最常见的医院感染类型。

2. 尿路感染　多见于住院期间有尿路器械操作史的患者。

3. 手术切口感染　清洁伤口感染大部分为外源性感染,腹部手术、妇科手术等伤口感染的病原体常来源于胃肠道、泌尿生殖道、皮肤等正常菌群。

4. 胃肠道感染　主要见于使用抗生素所致的肠炎。

5. 血液感染　主要为菌血症。

6. 皮肤和软组织感染　由金黄色葡萄球菌、溶血性链球菌等引起的蜂窝织炎、压疮和烧伤感染等。

二、检查项目和临床应用

（一）医院感染病原体检查项目和临床应用

1. 标本采集和送检基本原则　①发现医院感染应及时采集标本做病原学检查;②严格执行无菌操作,避免正常菌群和其他杂菌污染;③应立即送检,床边接种可提高检出率;④尽量在抗菌药物使用前采集标本;⑤以棉拭子采集的标本,立即送检;⑥盛标本容器须经灭菌处理,不得使用消毒剂;⑦标本应注明来源和检验目的:⑧对混有正常菌群的污染标本应作定量(或半定量)培养;⑨对分离到的病原菌应作药敏试验,提倡"分级报告"和"限时报告"。

2. 涂片镜检　常用于呼吸道感染的痰标本,操作简便、结果快速,可取得最早期初步病原学诊断。

3. 分离培养鉴定法　操作简单,结果直观,特异性高,同时可作药物敏感试验指导临床用药。尿路感染需作定量接种,通过直接插导管采集尿液或耻骨上穿刺膀胱的尿液,所分离的细菌均应考虑为感染菌。患者手术切口感染,宜采用四区划线接种半定量培养,感染菌与污染或定植菌的鉴别要点除细菌种类外,细菌浓度是重要的参考因素。

粪便培养分离出绝对致病菌如霍乱弧菌、伤寒和副伤寒沙门菌等即可认为是感染菌;分离出的嗜盐弧菌、肠炎沙门菌、致病性大肠埃希菌也具有诊断意义。

血培养分离的细菌可认为是血液感染的病原体,建议对疑似医院感染菌血症至少采血两次,两次培养均为同种皮肤正常菌群可认为是感染菌。

（二）医院环境中细菌污染的监测和消毒灭菌效果的监测

污染的环境是引起医院感染的危险因素,必须定期对空气、物体表面、医务人员手部和消毒灭菌效果等进行监测。空气中细菌污染的监测采用沉降法采样,计算 $1m^2$ 空气中的细菌数;物体表面细菌污染可采用压印法,计算出单位表面积上的菌落数;医务人员手部细菌可用棉拭子或 Rodac 平皿压印法检查,计算出每平方厘米的细菌数。

消毒灭菌的效果监测包括对高压蒸气灭菌效果的监测、紫外线杀菌效果的监测和化学消毒剂的监测。前两者的灭菌效果监测常用生物学指标检查,利用嗜热脂肪芽孢杆菌和枯草芽孢杆菌黑色变种作为高压蒸气的灭菌效果和紫外线杀菌效果的监测指标。化学消毒剂的监测包括消毒剂使用过程中污染细菌的监测和消毒剂应用效果的监测,目的是了解使用过程中消毒剂的细菌污染程度和消毒剂的最小杀菌浓度,杀菌率和杀菌指数。

━━━━━━━━　试 题 精 选　━━━━━━━━

一、名词解释

1. 感染性疾病(infectious diseases)

2. 性传播疾病(sexually transmitted disease)

3. 医院感染(hospital infection)

二、填空题

1. 病原体检查采集血液标本,成人每次＿＿＿＿＿＿ml,婴儿和儿童＿＿＿＿＿＿ml。

2. 通常根据各种病原体所致感染性疾病的＿＿＿＿＿＿确定采集标本的时间、部位和种类。

3. 尿路感染需作定量接种,当中段尿培养出浓度高于＿＿＿＿＿＿的单种条件致病菌或女性脓尿症患者培养出浓度为＿＿＿＿＿＿＿的单种条件致病菌可认为是感染菌。

4. 应用尿液行厌氧菌培养,应采用＿＿＿＿＿法收集尿液,排尿困难者可＿＿＿＿＿收集。

5. 病原体核酸检测技术主要有＿＿＿＿＿、＿＿＿＿＿。

6. 泌尿生殖道标本的采集:性传播疾病常取＿＿＿＿＿分泌物、＿＿＿＿＿分泌物、＿＿＿＿＿分泌物和＿＿＿＿＿;生殖道疱疹常穿刺＿＿＿＿＿,盆腔脓肿者常穿刺＿＿＿＿＿。

7. 核酸检测使用于目前尚不能＿＿＿＿＿或＿＿＿＿＿的微生物。

8. 不能人工培养的病原体感染性疾病的标本应接种于＿＿＿＿＿、＿＿＿＿＿或行＿＿＿＿＿;接种动物后,可根据＿＿＿＿＿、＿＿＿＿＿及＿＿＿＿＿,初步推测为某种病原体。

9. 检查病原体的实验诊断方法中,临床标本＿＿＿＿＿和＿＿＿＿＿的阳性结果最具有诊断价值。

10. 艾滋病又称＿＿＿＿＿,是人类＿＿＿＿＿病毒引起的免疫缺陷病;主要经＿＿＿＿＿、＿＿＿＿＿和＿＿＿＿＿而传播,侵犯＿＿＿＿＿细胞。

11. 血清学诊断试验的价值常用＿＿＿＿＿、＿＿＿＿＿和＿＿＿＿＿来评价。

12. 消毒灭菌的效果监测包括对＿＿＿＿＿效果的监测、＿＿＿＿＿效果的监测和＿＿＿＿＿效果的监测。

13. 真菌的抗原检测只适合于检测血清中和脑脊液中＿＿＿＿＿、＿＿＿＿＿、＿＿＿＿＿;真菌的血清学诊断适用于＿＿＿＿＿的标本。

14. 实验室诊断单纯疱疹病毒感染最敏感和特异的方法为＿＿＿＿＿;＿＿＿＿＿是该病毒的鉴定依据。

15. 分离培养立克次体时,将标本接种于动物后,取动物的＿＿＿＿＿或＿＿＿＿＿涂片,吉姆萨染色,可见双极浓染的＿＿＿＿＿。

16. 衣原体的分离培养方法有＿＿＿＿＿、＿＿＿＿＿、＿＿＿＿＿。

17. 检测感染性疾病应用最广泛的方法为＿＿＿＿＿。

18. 患者手术切口感染,宜采用＿＿＿＿＿培养;感染菌和污染菌的鉴别要点除细菌种类外,＿＿＿＿＿是重要的参考因素。

19. 支原体感染的确诊依据为＿＿＿＿＿。

20. 常用检查细菌耐药的方法有定性测定的＿＿＿＿＿法、定量测定的＿＿＿＿＿法和＿＿＿＿＿法。

21. 腹部手术、妇科手术等伤口感染的病原体常来源于＿＿＿＿＿、＿＿＿＿＿、＿＿＿＿＿等正常菌群。

22. 在对分离到的病原菌作药敏试验时,提倡＿＿＿＿＿报告和＿＿＿＿＿报告。

23. 生殖器疱疹由_____病毒引起；尖锐湿疣由_____病毒引起。

三、选择题

【A1 型题】

1. 关于感染性疾病流行病学特点，**错误**的是
    A. 器官移植，抗肿瘤治疗，造成条件致病菌感染增加
    B. 人们对新传染病认识准备不足
    C. 出现了多重耐药的菌株
    D. 疾病谱发生变迁，新传染病陆续被发现
    E. 随着医学发展，医疗条件改善，老传染病灭绝了

2. 用于病原体检测确定诊断的试验方法为
    A. 检出特异性抗原
    B. 直接染色镜检
    C. 病原体的分离和培养
    D. 检出特异性病原体成分
    E. 血清学方法检测特异性 IgG 和/或 IgM 抗体

3. 血清学试验已广泛应用于感染性疾病的检测，阳性具有早期诊断意义的抗体是
    A. IgA   B. IgG   C. IgD
    D. IgM   E. IgE

4. 目前人类感染性疾病发病率最高的感染类型是
    A. 病毒感染   B. 寄生虫感染   C. 真菌感染
    D. 细菌感染   E. 支原体感染

5. 细菌感染性疾病常用的检查方法**不包括**
    A. 抗原检测   B. 细胞培养   C. 抗体检测
    D. 细菌核酸的直接检出   E. 细菌分离培养

6. 抗"O"试验用来诊断哪种病原体感染
    A. 大肠埃希菌   B. 布鲁菌   C. 溶血性链球菌
    D. 金黄色葡萄球菌   E. 念珠菌

7. 支原体检测正确的是
    A. 分离培养是支原体感染的确诊依据
    B. ELISA 试验是最特异敏感的试验
    C. PCR 技术还没有应用于临床
    D. 生长抑制试验对检测支原体无意义
    E. 直接显微镜检测

8. HBV 标志物检测结果 HBsAg(+)，HBeAg(+)，抗 HBc(-)，抗 HBcIgM(-)，抗 HBe(-)，抗 HBs(-)结果分析正确的是
    A. 急性或慢性乙肝，HBV 复制减弱
    B. 既往 HBV 感染
    C. HBV 病毒携带者
    D. 急性 HBV 感染早期，HBV 复制活跃
    E. HBV 感染恢复阶段

9. 暗视野显微镜下观察形态有诊断意义的病原体是
    A. 支原体   B. 细菌   C. 病毒

D. 衣原体　　　　　　　　　E. 螺旋体

10. 应用 PCR 检测病原体核酸**错误**的是
    A. PCR 敏感性高
    B. PCR 不能检出单个病原体
    C. PCR 可快速检测生长极为缓慢的病原体
    D. PCR 为病原体核酸检测技术的主要方法之一
    E. PCR 可检出不能在体外生长的病原体

11. 病原体检查最具有诊断价值的方法是
    A. 直接涂片镜检　　　　B. 病原体的抗原成分检测　　　C. 标本的分离和培养
    D. 血清学试验　　　　　E. 核酸检测

12. 尖锐湿疣病原体是
    A. 人乳头瘤病毒　　　　B. 轮状病毒　　　　　　　　C. EB 病毒
    D. 单纯疱疹病毒　　　　E. 巨细胞病毒

13. 诊断淋病的金标准是
    A. 免疫荧光法　　　　　B. 直接涂片镜检　　　　　　C. PCR
    D. 细菌培养　　　　　　E. ELISA 法

14. 甲型肝炎病毒抗体 IgM 阳性的临床意义是
    A. 特异性早期诊断指标　　　　　　　　B. 提示既往感染
    C. 流行病学调查指标　　　　　　　　　D. 获得免疫力标志
    E. 粪便中检出可作为急性感染证据

15. 我国最常见的医院感染类型是
    A. 胃肠道感染　　　　　B. 尿路感染　　　　　　　　C. 血液感染
    D. 下呼吸道感染　　　　E. 手术切口感染

16. 性传播疾病常见临床类型**不包括**
    A. 淋病　　　　　　　　B. 泌尿系感染　　　　　　　C. AIDS
    D. 梅毒　　　　　　　　E. 尖锐湿疣

17. HIV 感染传播的主要模式**不包括**
    A. 性传播　　　　　　　B. 母婴传播　　　　　　　　C. 日常接触
    D. 经血传播　　　　　　E. 共用注射器

18. 非淋菌尿道炎的病原体主要是
    A. 大肠埃希菌　　　　　　　　　　　　B. 铜绿假单胞菌
    C. 淋病奈瑟菌　　　　　　　　　　　　D. 沙眼衣原体,解脲支原体
    E. 螺旋体

19. 抗 HIV-1 和 HIV-2 的确诊试验是
    A. 酶联免疫吸附试验　　B. 乳胶凝集试验　　　　　　C. 蛋白印迹法
    D. 颗粒汇集试验　　　　E. 免疫荧光法

20. 诊断早期梅毒唯一快速可靠的方法是
    A. 暗视野显微镜检查　　B. TPHA　　　　　　　　　C. RPR
    D. FTA-ABC　　　　　　E. VDRL

四、问答题

1. 简述临床病原体检测的标本种类及采集方法。
2. 简述医院感染的常见临床类型。

============================ 参 考 答 案 ============================

一、名词解释（略）

二、填空题

1. 10～20　　1～5

2. 病程

3. $10^4CFU/ml$　　$10^3CFU/ml～10^4CFU/ml$

4. 膀胱穿刺　　导尿

5. 聚合酶链反应（PCR）　　DNA 探针杂交

6. 尿道口　　外阴糜烂面病灶边缘　　阴道宫颈口　　前列腺液　　疱疹液　　直肠子宫凹陷处脓液

7. 分离培养　　很难分离培养

8. 易感动物　　鸡胚　　细胞培养　　动物感染范围　　动物发病情况　　潜伏期

9. 分离　　培养

10. 获得性免疫缺陷综合征　　免疫缺陷性病毒　　性接触　　静脉吸毒　　输血　　使用血制品　　CD4

11. 敏感性　　特异性　　预测值

12. 高压蒸气灭菌　　紫外线灭菌　　化学消毒剂

13. 隐球菌　　念珠菌　　荚膜组织胞浆菌　　深部真菌感染

14. 分离培养和鉴定　　典型细胞病变

15. 脾　　阴囊睾丸鞘膜　　紫红色小杆菌

16. 鸡胚接种法　　动物接种法　　细胞培养

17. 血清学试验

18. 四区划线接种半定量　　细菌浓度

19. 分离培养支原体

20. 纸片扩散法　　稀释法　　E 试验

21. 胃肠道　　泌尿生殖道　　皮肤

22. 分级　　限时

23. 单纯疱疹病毒　　人类乳头瘤病毒

三、选择题

【A1 型题】 1. E　2. C　3. D　4. A　5. B　6. C　7. A　8. D　9. E　10. B　11. C　　　12. A　13. D　14. A　15. D　16. B　17. C　18. D　19. C　20. A

四、问答题（见复习纲要）

（张　蕾　李小梅）

第十章

其他检测

知识框架

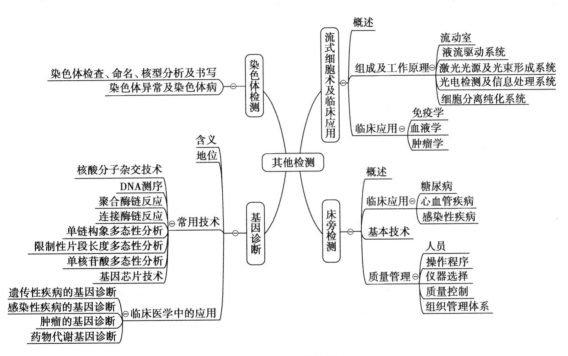

图 4-10-1　其他检测

能力目标

1. 掌握染色体检测、基因诊断、流式细胞术、POCT 概念。
2. 掌握染色体命名中基本原则和常用符号的意义。
3. 掌握几种基因诊断常用技术的特点。
4. 掌握流式细胞术的基本原理。
5. 熟悉染色体核型分析、基因诊断、流式细胞术的临床应用情况。
6. 了解 POCT 的临床应用及质量管理。

素质目标

1. **工作态度**　认识染色体、基因检测、流式细胞术等的重要应用,更好地服务于临床工作。
2. **临床思维**　该部分知识较枯燥,建议结合各种辅助手段更好的学习,结合临床患者情况,更有针对性检测,为疾病诊断提供有力保障。

复 习 纲 要

第一节　染色体检测

一、染色体检测概述、命名和书写方法

1. 染色体检测概述　染色体检测即染色体核型分析,将待分析的细胞进行短期培养后,经过特殊制片和显带技术,在光学显微镜下观察分裂中期的染色体,确定染色体的数目及结构是否发生畸变。

2. 染色体命名　46 条染色体按其长短和着丝粒位置编为 A~G 7 组;根据显带特点,将染色体划区,p 代表短臂,q 代表长臂。一般有 4 个符号代表某一特定区带。常用符号意义如下:t 表示易位,inv 表示倒位,iso 或 i 表示等臂染色体,ins 表示插入,del 表示缺失,r 表示环状染色体。

3. 核型分析及其书写　核型分析书写顺序为:染色体数目、性染色体、染色体异常。各项之间用逗号分开,性染色体以大写的 X 与 Y 表示。

二、染色体异常及染色体病

染色体异常包括数目异常和结构异常。根据分类依据不同,可分为先天性和获得性染色体异常,也可分为常染色体病和性染色体病。

结构畸变有染色体易位、倒位、插入、缺失、形成环状染色体等。

第二节　基 因 诊 断

一、基因诊断的含义

基因诊断是在基因水平上对疾病或者人体状态进行诊断,它是以遗传物质(如 DNA 或 RNA)为检查对象,利用分子生物学技术,通过检查遗传物质结构或表达量变化与否来诊断疾病的方法。

二、基因诊断在诊断中的地位

基因诊断是病因的诊断,既特异又灵敏,可对某些疾病的易感者作出诊断和预测,对有遗传疾病家族史的个体或产前的胎儿有指导意义。

三、基因诊断的常用技术

1. **核酸分子杂交技术**　两条互补单链核酸在一定条件下按碱基配对原则退火形成双链的过程。

2. **DNA 测序**　能直观反映出 DNA 序列的变化,在遗传病和肿瘤的诊断、法医学鉴定中有重要意义。

3. **聚合酶链反应**　利用 DNA 聚合酶在体外催化一对引物间的特异 DNA 片段合成的基因体外扩增技术。特异性强、灵敏度高。

4. **连接酶链反应**　主要用于点突变的研究和靶基因的扩增。

5. **单链构象多态性分析**　广泛用于遗传病和肿瘤基因的分析。

6. **限制性片段长度多态性分析**　是限制性内切酶、核酸电泳、印迹技术、探针-杂交技术的综合应用,用于临床遗传性疾病的基因诊断。

7. **单核苷酸多态性分析**　主要是指在基因组水平上由单个核苷酸的变异所引起的 DNA 序列多态性。

8. **基因芯片技术**　将大量已知的寡核苷酸分子固定于支持物上,然后与标记的样品进行杂交,通过检测杂交信号的强弱进而判断样品中靶分子的数量。

四、基因诊断在临床医学中的应用

1. **遗传性疾病的基因诊断**　如血友病、地中海贫血、镰状细胞贫血等。
2. **感染性疾病的基因诊断**　如乙型肝炎病毒、丙型肝炎病毒、人乳头瘤病毒、EB 病毒等。
3. **肿瘤的基因诊断**　对肿瘤癌基因、原癌基因、抑癌基因的诊断。
4. **药物代谢基因诊断**　主要用于用药指导基因检测,较明确的如 ALDH2 基因与硝酸甘油个体化用药、CYP2C19 基因诊断与氯吡格雷等。
5. **基因诊断在法医中的应用**　DNA 指纹技术。

第三节　流式细胞术及其临床应用

一、流式细胞术

流式细胞术是一种集细胞生物技术、单克隆抗体技术、激光技术、流体力学、计算机等于一体的分析技术;能够对细胞或生物微粒的生物物理、生理、生化、免疫、遗传、分子生物学性状及功能状态等进行定性或定量检测,并可以进行分类收集和分选的多参数检测细胞分析技术。

二、流式细胞仪组成及其工作原理

组成:流动室及液流驱动系统、激光光源及光束形成系统、光电检测、信息处理系统、细胞分离纯化系统等。

工作原理:经荧光抗体染色的样品以单束细胞流通过激光聚焦点,产生前向散射光和侧向散射光,荧光素被激活产生荧光,经过滤光镜系统收集到各自的光电检测器。通过光信号转变为电信号,经过数字转换器进行数字化处理,进行电子数据存储。

三、流式细胞术的临床应用

1. **免疫学**　可进行免疫活性细胞的分型与纯化、淋巴细胞亚群分析、免疫缺陷性疾病的检测和诊断等。
2. **血液学**　进行血液病诊断与研究,如白血病的分型、血液肿瘤微小残留病的检测、白血病多药耐药性的检测等。
3. **肿瘤学**　可用于测定实体瘤标本、穿刺标本、体腔液、活体组织中可疑细胞的 DNA 倍体,分析细胞周期,鉴别恶性肿瘤等。

第四节　床旁检测

一、床旁检测定义

床旁检测(point of care testing,POCT)又称"即时检验",指在患者就诊和治疗的地方,由没有受过检验医学专业训练的临床人员或者患者自己进行的临床实验室项目检测。

二、床旁检测的临床应用

涉及多个监测项目,如血糖、常规尿液分析、血气分析、血凝、心肌标志物等,目前应用较多的有以下三方面:

1. 糖尿病　最早用于检测血糖和尿糖。

2. 心血管疾病　用于心梗、心衰的诊断和风险评估,以及口服抗凝剂检测等。

3. 感染性疾病　用于病原体的检测。

三、床旁检测的基本技术

四、床旁检测的质量管理

1. 人员　人员必须经规范化培训,培训内容有标本采集、仪器操作规程、仪器维护、质量控制和安全等。

2. 操作程序　每个项目都要建立标准操作程序。

3. 仪器选择　考虑测量结果的准确可靠性。

4. 质量控制　除了要进行仪器内部质量控制,还要与临床实验室自动化仪器进行比对,特殊项目还需进行同类仪器间的比对。

5. 组织管理体系　按《床旁检测管理办法(草案)》对组织机构进行明确要求。

─────────────── 试 题 精 选 ───────────────

一、名词解释

1. 染色体检查

2. 基因诊断

3. PCR

4. RFLP

5. SNP

6. 基因芯片技术

7. 流式细胞术

8. POCT

二、选择题

【A1 型题】

1. 下列最需要进行核型分析的疾病是
   A. 短指症　　　　　　　B. 多动症伴大睾丸　　　　　　C. 苯酮尿症
   D. 无脑儿　　　　　　　E. 地中海贫血

2. 46,XY,t(2;5)(q21;q31)表示
   A. 一位女性体内发生了染色体的插入
   B. 一位男性体内发生了染色体的易位
   C. 一位男性带有等臂染色体
   D. 一位女性个体带有易位型畸变染色体
   E. 一位男性个体含有缺失型的畸变染色体

3. Klinefelter 综合征的典型核型是
   A. 48,XXXX
   B. 47,XXY
   C. 48,XXXY
   D. 47,XYY
   E. 45,X

4. Down 综合征为(　　)号染色体三体或部分三体所致
   A. 13
   B. 16
   C. 18
   D. 21
   E. 22

5. 关于染色体的命名表述**错误**的是
   A. q 代表长
   B. t 代表易位
   C. del 代表缺失
   D. iso 代表插入
   E. inv 代表倒位

6. 核酸分子杂交的原理是
   A. 磷酸化
   B. 甲基化
   C. 抗原抗体结合
   D. 配体受体结合
   E. 碱基互补配对

7. 目前检测血清中乙肝病毒最敏感的方法是
   A. 斑点杂交试验
   B. 等位基因特异性寡核苷酸分子杂交
   C. Southern 印迹
   D. PCR 法
   E. Northern 印迹

8. **不符合** DNA 芯片技术的是
   A. 在医学领域应用广泛
   B. 高效、高通量且操作易于自动化
   C. 一次集成数量巨大的基因探针
   D. 代表基因诊断的发展趋势
   E. 假阳性率比较高

9. 流式细胞仪中的主要组成**不包括**
   A. 液流系统
   B. 光路系统
   C. 抗原抗体系统
   D. 信号测量
   E. 细胞分选

10. 流式细胞仪测定的标本,不论是血细胞,还是培养细胞,首先要保证
    A. 单倍体细胞悬液
    B. 双倍体细胞悬液
    C. 红细胞悬液
    D. 白细胞悬液
    E. 单细胞悬液

11. 流式细胞仪的技术特点**不包括**
    A. 采用鞘流原理
    B. 以激光作激发光源
    C. 使用散射光检测
    D. 检测荧光信号
    E. 采用电阻抗及化学染色原理

12. 流式细胞术检测中对强直性脊柱炎有辅助诊断作用的指标是
    A. HLA-DR
    B. HLA-DP
    C. HLA-C
    D. HLA-B27
    E. HLA-B7

13. 流式细胞术的临床应用**不包括**
    A. T 淋巴细胞亚群测定
    B. 白血病免疫分型
    C. 肿瘤细胞 DNA 测定
    D. 细菌的检测研究
    E. 艾滋病的检测

14. 关于 POCT,以下说法正确的是
    A. 每台 POCT 仪器使用不需要规范培训
    B. 质控结果超出范围,则不能进行标本测定
    C. 每天检测前,不用在每台仪器上先进行质控品检测
    D. 管理人员不用定期检查质控记录
    E. 采用 POCT 检测的医疗机构应当参加该项目的室间质量评估

15. 关于 POCT 特点的说法**错误**的是
    A. 即床旁检测/即时检验,指在患者旁边进行的临床检测
    B. 必须由临床检验师来进行操作
    C. 不需要固定的检测场所,试剂和仪器是便携式的
    D. 可即时操作,无需专门的临床检测服务
    E. 标本采集不当是最大的误差来源

【B 型题】

（1~4 题共用备选答案）
    A. 特定检测 DNA 片段的方法
    B. 确定被检核酸在组织或细胞中的定位
    C. 检测组织样品中的 RNA 种类和含量
    D. 对 DNA 或者 RNA 进行定性或者半定量

1. Southern 印迹法主要用于
2. Northern 印迹法主要用于
3. 斑点印迹杂交主要用于
4. 组织原位杂交主要用于

三、问答题

1. 简述基因诊断在临床医学中的应用。
2. 简述流式细胞仪在临床医学中的应用。
3. 简述 POCT 在临床中的应用。

参 考 答 案

一、名词解释（见复习重点）

二、选择题

【A1 型题】 1. D　2. B　3. B　4. D　5. D　6. E　7. D　8. E　9. C　10. E　11. E　12. D　13. D　14. E　15. B

【B 型题】 1. A　2. C　3. D　4. B

三、问答题（见复习重点）

（夏永富）

第五篇

辅 助 检 查

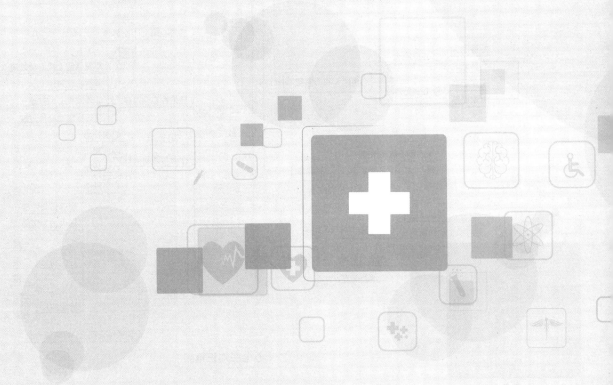

第一章

心 电 图

知识框架

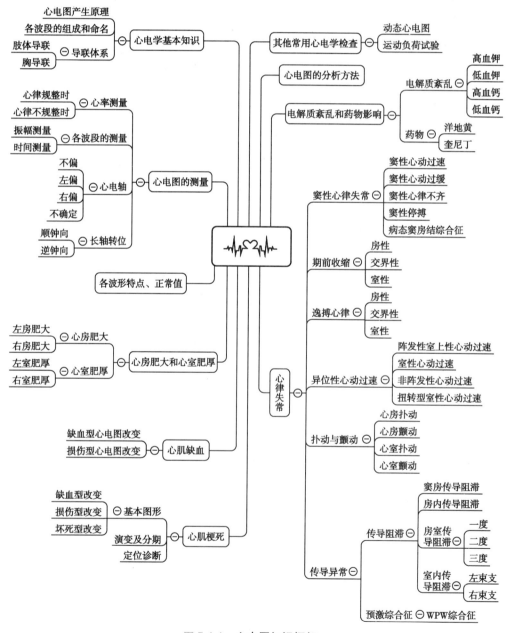

图 5-1-1　心电图知识框架

知识目标

记忆正常心电图图像及其正常值。理解并可以分析几种常见异常心电图。

能力目标

明确心电图检查的临床应用范围及临床意义,熟知心电图作图的正确操作。

素质目标

培养临床思维及科学探索精神。

第一节 临床心电学的基本知识

一、心电图产生原理

心电图(electrocardiogram,ECG)是利用心电图机记录心脏收缩前产生并传到体表的电活动,是体现心脏每一心动周期所产生的电活动变化的曲线图。

心肌细胞的电活动情况可分为两个状态、两个过程。即:静息状态→除极过程→除极状态→复极过程。

静息状态的心肌细胞带电状态是外正内负,除极过程自除极一侧变为外负内正,从膜外而言,负电荷(电穴)在起始侧,正电荷(电源)在推进侧,在推进侧放一电极则描记出正向波,在起始侧放一电极则描记出负向波。

除极状态的心肌细胞带电状态是外负内正,复极过程自复极一侧变为外正内负,从膜外而言,正电荷(电源)在起始侧,负电荷(电穴)在推进侧,在推进侧放一电极则描记出负向波,在起始侧放一电极则描记出正向波。

就单一心肌细胞除极与复极的顺序一致,因而除极波与复极波正负方向恰好相反;但我们描记的是心脏所有细胞整合的电活动,由于心室的除极是从心内膜向心外膜推进,而复极从心外膜向心内膜推进,因而心电图记录的除极波和复极波主波方向是一致的。

记录的心脏电位强度与心肌细胞数量、电极位置距心肌的距离、探测方向和心肌除极方向所呈角度有关。这种既具有强度,又具有方向性的电位幅度称为"心电向量"。"合力原理"和"平行四边形法则"也适用于分析某一时刻所有心肌细胞形成的综合向量。将心动周期任一时刻所有向量终点连接起来,形成环状图形,称"心电向量环"。

二、心电图各波段的组成和命名

心脏的特殊传导系统由窦房结、结间束、房间束、房室交界区(房室结、希氏束)、左右束支、浦肯野纤维构成。

心电活动的激动顺序是:窦房结→结间束→房室结→希氏束→左右束支→浦肯野纤维→心室肌。

最早出现波幅较小的为 P 波,反映心房的除极过程;之后的线段称 PR 段,反映心房复极和房室结、希氏束、束支的电活动;P 波与 PR 段合计称为 PR 间期,反映自心房开始除极到心室开始除极的时间;幅度最大的是 QRS 波群,反映心室除极全过程;其后的 ST 段和 T 波,反映心室的缓慢和快速复极过程;QT 间期为心室开始除极至心室复极完毕全过程的时间。

QRS 波群的命名:首先出现的自基线向下的波若此波很小,宽度不到 0.04s、深度不到 0.15mV 称为 q 波;若此波宽而深则称为 Q 波。QRS 波群中,第一个向上的波,无论前面有无 q 波或 Q 波,称为 R 波。继 R 波之后出现的第一个负向波须称 S 波;S 波之后的正向波称 r′波,r′波后的负向波称 s′波;若波群只有负向波,称 QS 波。据波幅大小可分为 Q、q、R、r、S、s 波。

正常心室除极从室间隔中部开始扩展至心尖部,自左向右,从心内膜向心外膜;最后除极左室基底部与右室肺动脉圆锥部。

三、心电图导联体系

常规 12 导联心电图由 6 个肢体导联和 6 个胸导联组成。

1. **肢体导联**　包括标准导联 Ⅰ、Ⅱ、Ⅲ 和加压肢体导联 aVL、aVR、aVF。每个标准导联正负极间均可画出一假想的直线,称导联轴。将 Ⅰ、Ⅱ、Ⅲ 导联的导联轴平行移动,便可与 aVL、aVR、aVF 导联的导联轴共同形成"额面六轴系统"。

2. **胸导联**　包括 $V_1 \sim V_6$ 导联。V_1 位于胸骨右缘第 4 肋间;V_2 位于胸骨左缘第 4 肋间;V_4 位于左锁骨中线与第 5 肋间相交处;V_3 位于 V_2 与 V_4 两点连线的中点;V_5、V_6 与 V_4 在同一水平处,分别在左腋前、腋中线。

后壁心肌梗死时还常选用 $V_7 \sim V_9$ 导联,与 V_4 在同一水平处,分别在左腋后线、左肩胛线、左脊旁线处。小儿心电图或诊断右心病变时,还可选用 $V_{3R} \sim V_{6R}$ 导联,电极位于右胸部,与 $V_3 \sim V_6$ 导联对称处。

第二节　心电图的测量和正常数据

一、心电图测量

心电图机常用的走纸速度为 25mm/s、标准电压 1mV = 10mm 时,每一小方格横向代表时间 0.04s、纵向代表电压 0.1mV。

(一) 心率的测量

心率(次/min) = 60/RR 间期(或 PP)的秒数。每一大格横向为 0.20s,目测 P—P 或 R—R 间距约占几个大格,便可推算出心率,如为 3、4、5、6 个大格,其心率分别为 100 次/min、75 次/min、60 次/min、50 次/min。

(二) 各波段振幅的测量

P 波振幅以其起始前的水平线为准;其他波段以 QRS 起始部水平线为准。正向波的测量自参考线上缘至波顶,负向波的测量自参考线下缘至波底。

(三) 各波段时间的测量

P 波和 QRS 波均应从 12 导联同步记录中最早的起点至最晚的终点。PR 间期应从 12 导联同步记录中最早的 P 波起点至最早的 QRS 波起点。QT 间期应从 12 导联同步记录中最早的 QRS 波起点至最晚的 T 波终点。测量时自起点的内缘至终点的内缘。

(四) 平均心电轴

1. **概念**　平均心电轴是心室除极过程全部瞬间向量的综合,用以说明心室除极全过程的总时间内平均电势方向和强度。是空间性的,但通常所指的是它投影在前额面上的心电轴。

2. **测定方法**　利用 Ⅰ、aVF 导联并结合 Ⅱ 导联 QRS 波的主波方向估测心电轴的偏移。Ⅰ、aVF 导联 QRS 主波均向上或者 Ⅰ 导联主波向上、aVF 导联主波向下但是 Ⅱ 导联主波向上,表示心电轴正常;Ⅰ 导联主波向上、aVF 导联主波向下但是 Ⅱ 导联主波向下,表示心电轴左偏;Ⅰ 导联主波向下、aVF 导联主波向上,表示电轴右偏;Ⅰ、aVF 导联 QRS 主波均向下为不确定电轴。

3. **临床意义**　正常范围为 $-30° \sim +90°$。位于 $-30° \sim -90°$ 为电轴左偏,可见于左心室肥大、左前分支阻滞等。位于+90°~+180°为电轴右偏,可见于右心室肥大、左后分支阻滞等。位于-90°~-180°为不确定电轴,可见于肺心病、冠心病、高血压等,也可为正常变异。

（五）心脏循长轴转位

自心尖朝心底方向观察,设想心脏循长轴作顺钟向或逆钟向转位。R/S大致相等的 V_3、V_4 导联图形出现在 V_5、V_6 导联上,称顺钟向转位,可见于右心室肥厚;出现在 V_1、V_2 导联上,称逆钟向转位,可见于左心室肥厚。以上也可见于正常人。

二、正常心电图的波形特点和正常值

（一）P 波

1. **形态**　大部分导联呈钝圆形,其方向在 Ⅰ、Ⅱ、aVF、V_4~V_6 导联向上,aVR 导联向下,其余导联不确定。

2. **时间**　一般<0.12s。

3. **振幅**　肢体导联一般<0.25mV,胸导联一般<0.2mV。

（二）PR 间期

一般为 0.12~0.20s,幼儿及心动过速时<0.12s,老人及心动过缓时可略延长,一般不超过 0.22s。

（三）QRS 波群

1. **时间**　正常成人<0.12s。

2. **振幅和形态**

（1）在肢体导联中,$R_Ⅰ<1.5mV$;$R_{aVR}<0.5mV$;$R_{aVL}<1.2mV$;$R_{aVF}<2.0mV$;其中 R+S≤0.5mV 为低电压。Ⅰ、Ⅱ 导联 QRS 主波向上,aVR 导联向下。

（2）在胸导联,$R_{V_1}<1.0mV$;$R_{V_5~V_6}<2.5mV$;其中 R+S≤0.8mV 为低电压。R 波自 V_1 至 V_5 逐渐增高,V_6 一般低于 V_5;S 波自 V_2 至 V_6 逐渐减低,在 V_3 或 V_4 导联 R/S≈1。

3. **R 峰时间**　又称室壁激动时间（VAT）,间期正常 V_1~V_2 导联≤0.03s,V_5~V_6 导联≤0.05s。

4. **Q 波**　除Ⅲ和 aVR 导联外,时间<0.04s,振幅<R 的 1/4,V_1~V_2 导联不应出现 Q 波,但偶可呈 QS 波。

（四）J 点

大多在等电位线上,随 ST 段偏移而发生移位,可因部分心肌早期复极而上移。

（五）ST 段

在 V_2~V_3 导联 ST 段抬高较明显,可达 0.2mV 或者更高;V_4~V_6 导联及肢体导联抬高≤0.1mV,各导联 ST 段下移均应<0.05mV。

（六）T 波

方向一般与同导联 QRS 波群一致,振幅不低于同导联 R 波的 1/10。

（七）QT 间期

代表心室除极和复极全过程需要的时间,正常心率时为 0.32~0.44s。由于 QT 间期受心率影响,采用校正的 QT 间期 $QTc=QT/\sqrt{RR}$。

（八）u 波

在 T 波之后 0.02~0.04s 出现的圆钝状低平波,与 T 波方向一致,u 波明显增高常见于血钾过低。

三、小儿心电图特点

与成人相比,有如下特点:

1. 心率较快,PR 间期较短,QT_C 间期略长。

2. P 波较窄,新生儿期 P 波电压较高,以后则较低。

3. QRS 呈右室优势的特征,新生儿期心电轴>+90°。

4. T 波变异较大。

第三节　心房肥大和心室肥厚

一、心房肥大

（一）右房肥大

1. P 波在 Ⅱ、Ⅲ、aVF 导联明显增高,常 ≥0.25mV,是右房除极电压增高所致。P 波时间正常,小于 0.11s,是因为右房除极先于左房,不延长整个心房除极时间。又称"肺型 P 波"。

2. V_1 导联 P 波呈正向时,振幅 ≥0.15mV,呈正负双向时,其振幅的算术和 ≥0.20mV,正向部分为右房除极电压,负向部分为左房除极电压。

（二）左房肥大

1. P 波增宽,时间 ≥0.12s,是左房除极时间延长所致。Ⅰ、Ⅱ、aVF、$V_4 \sim V_6$ 导联 P 波可呈双峰,峰间距 ≥0.04s,第二峰为左房除极高峰。又称为"二尖瓣型 P 波"。

2. V_1 导联 P 波呈先正后负双向波,正向部分为右房除极电压,负向部分为左房除极电压。

3. V_1 导联 P 波终末电势（P-terminal force,Ptf）$Ptf_{V_1} \leqslant -0.04mm \cdot s$,Ptf 是指负向 P 波幅度（-mm）与时间（s）的乘积,左房肥大时左房除极电压增加、时间延长导致 P 波负向部分加深、加宽。

左心房内传导阻滞也可出现"二尖瓣型 P 波",应结合临床加以鉴别。

（三）双心房肥大

1. P 波增宽,时间 ≥0.12s,是左房除极时间延长所致。P 波在 Ⅱ、Ⅲ、aVF 导联明显增高,常 ≥0.25mV,是右房除极电压增高所致。

2. P 波在 V_1 导联呈正负双向,起始正向部分高尖,振幅 ≥0.15mV,终末负向部分深而宽,$Ptf_{V_1} \leqslant -0.04mm \cdot s$,正向部分为右房除极电压,负向部分为左房除极电压。

二、心室肥厚

目前认为其心电变化与以下因素有关:

1. 心肌纤维增粗、截面积增大,除极电压增高。

2. 心室壁增厚及心肌传导功能下降,激动时间延长。

3. 心室壁增厚引起相对供血不足,复极顺序改变。

（一）左室肥厚

1. 左室导联 QRS 波群电压改变:

（1）R_{V_5} 或 R_{V_6}>2.5mV,$R_{V_5}+S_{V_1}$>4.0mV（男）或>3.5mV（女）。

（2）心室增大偏向左上时,R_I>1.5mV,R_{aVL}>1.2mV,R_I+S_{III}>2.5mV。

（3）心室增大偏向左下时,R_{II}>2.5mV,R_{III}>1.5mV,R_{aVF}>2.0mV。

2. 可有 QRS 电轴轻度左偏。

3. QRS 时间轻度延长,0.10~0.11s。

4. 由于正常复极顺序发生改变,出现继发性 ST-T 改变:

（1）左心室导联和以 R 波为主的导联出现 ST 段压低和 T 波倒置。

（2）右胸导联常可出现 ST 段斜直型抬高和 T 波直立高耸。

（二）右室肥厚

1. 右室导联 QRS 波群电压改变：

（1）V_1 导联 R/S>1，R_{V_1}>1.0mV，R_{V_1}+S_{V_5}>1.05~1.20mV。

（2）V_5、V_6 导联 R/S<1。

（3）aVR 导联呈 qR 型或 QR 型，R 波>0.5mV。

2. QRS 电轴明显右偏，超过+90°~+110°，是诊断右室肥厚的必备条件。

3. 继发性 ST-T 改变：右胸导联出现 ST 段压低和 T 波倒置。

（三）双侧心室肥厚

1. 左、右室均肥厚，向量相互抵消，心电图大致正常。

2. 以一侧心室肥厚为主，表现为该侧心室肥厚的图形。

3. 同时具有左、右室肥厚的心电图表现：

（1）左、右胸导联分别显示左、右心室肥厚的心电图。

（2）胸导联出现左室肥厚的图形，但又有电轴右偏或显著顺钟向转位。

第四节　心肌缺血与 ST-T 改变

心肌细胞依靠冠状动脉供应氧和其他营养物质，当冠状动脉严重狭窄或痉挛导致其血流量不能满足心肌代谢需要时，就出现心肌缺血，心肌缺血可表现为心绞痛，也可表现为无症状性冠心病。

一、心肌缺血的心电图类型

（一）缺血型心电图改变

心室复极的过程可以看作从心外膜向心内膜推进。

1. **心内膜下心肌缺血**　心内膜处复极时间更加滞后，使对抗心外膜复极向量的力量消弱，致使 T 波向量增加，T 波高大。

2. **心外膜下心肌缺血**　心外膜处复极时间明显延长，使复极顺序发生逆转，从而出现与正常相反的 T 波向量，出现 T 波倒置。

（二）损伤型心电图改变

心肌损伤时，ST 向量从正常心肌指向损伤心肌。

1. **心内膜下心肌损伤**　ST 向量从心外膜指向心内膜，使位于心外膜的导联出现 ST 段压低。

2. **心外膜下心肌损伤**　ST 向量指向心外膜，使位于心外膜的导联出现 ST 段抬高。

二、临床意义

心肌缺血时心电图可表现为 ST 段或 T 波的改变，二者也可同时出现。约有半数的冠心病患者仅在心绞痛发作时出现 ST-T 改变，有少数患者即使心绞痛发作时心电图仍无明显改变。

典型的心肌缺血发作时，面向缺血部位的导联显示缺血型 ST 段压低和/或 T 波倒置；部分患者上述改变持续存在，于心绞痛发作时 ST-T 改变加重或"伪正常化"。

1. **冠状 T 波**　是指冠心病患者心电图上出现深而尖、双肢对称倒置的 T 波。反映心外膜下心肌缺血或有透壁性心肌缺血，亦可见于心肌梗死患者。

2. 变异型心绞痛　冠状动脉痉挛等因素引起暂时性 ST 段抬高并伴有高耸 T 波和对应导联的 ST 段下移，是急性严重心肌缺血的表现。若 ST 段持续抬高，提示可能发生心肌梗死。

三、鉴别诊断

心电图 ST-T 改变是非特异性心肌复极异常的共同表现，必须结合临床资料进行诊断和鉴别诊断。

应鉴别以下疾病：心肌炎、心肌病、心包炎、瓣膜病、脑血管意外；高钾、低钾、药物影响；自主神经功能紊乱；心室肥厚、束支传导阻滞、预激综合征等。

第五节　心肌梗死

由于冠状动脉血流中断或明显减少，其供血心肌发生缺血、损伤、坏死，从而形成特征性心电图改变。

一、基本图形及机制

1. 缺血型 T 波　发病数小时内 T 波高耸，是心肌梗死发生之初缺血区在心内膜，心肌复极顺序仍然是从心外膜到心内膜，但心内膜复极时间延长，复极后期没有与之平衡的心外膜复极电位，从而在记录到高电位的复极波。数小时后 T 波转为倒置，多呈"冠状 T"，是由于缺血区进一步扩大，贯穿心室肌达到心外膜，导致心肌复极顺序与正常顺序相反，由心内膜至心外膜，致使 T 波方向与正常相反。

2. 损伤型 ST 段　ST 段凸面（弓背）向上抬高显著且呈动态变化，可与 T 波融合，分辨不出 R 波而形成"单向曲线"。目前机制不明，可能与损伤电流有关。损伤区相对部位的导联则出现 ST 段下移。

3. 坏死型 Q 波　Q 波时间 ≥0.04s，深度 ≥同导联 R 波的 1/4。是由于坏死心肌除极向量消失，其相对部位心肌无反相向量抵消，显示除极向量增大而形成"梗死向量"，使面向坏死区的导联出现宽深的 Q 波。

二、心肌梗死的图形演变及分期

心肌梗死后心电图有一定的演变规律，对诊断有重要价值，据演变过程可分为四期。

1. 超急性期　梗死数分钟至数小时，出现损伤型和缺血型心电图改变，ST 段呈斜直型上移，T 波高耸。

2. 急性期　梗死后数小时至数日，出现坏死型心电图改变，损伤型和缺血型改变仍然存在，相关导联出现坏死型 Q 波，ST 段继续抬高，呈弓背状，常可形成"单向曲线"，T 波由高耸转为倒置。

3. 亚急性期　梗死后数周至数月，坏死型 Q 波继续存在，抬高的 ST 段逐渐降至基线，倒置的 T 波达到最深后再逐渐变浅。

4. 陈旧期　梗死后数月至数年，坏死型 Q 波多永久存在，可逐渐变小，ST 段多在基线，若 6 个月后仍持续抬高，多认为发生了室壁瘤，倒置的 T 波恢复正常或恒定不变。

三、心肌梗死的心电图定位诊断

心肌梗死发生的部位与冠状动脉的闭塞部位有关，可根据梗死图形出现的导联大致确定闭塞的冠状动脉和梗死部位（表 5-1-1）。

表 5-1-1 心肌梗死的定位诊断

闭塞的冠状动脉	梗死部位	相关导联
左前降支	前间壁	$V_1 \sim V_3$
左前降支	前壁	$V_3 \sim V_5$
左前降支	广泛前壁	$V_1 \sim V_5$
左回旋支或右冠脉	正后壁	$V_7 \sim V_9$
左前降支、左回旋支	侧壁	I、aVL、$V_5 \sim V_6$
左前降支、左回旋支	高侧壁	I、aVL
右冠状动脉或左回旋支	下壁	II、III、aVF
右冠状动脉或左回旋支	下侧壁	II、III、aVF、$V_4 \sim V_6$
右冠状动脉或左回旋支	下后壁	II、III、aVF、$V_7 \sim V_9$

四、心肌梗死的分类和鉴别诊断

（一）Q 波型和非 Q 波型心肌梗死

因心肌梗死后 Q 波出现较晚,对分类治疗指导意义不大,现已少用。目前认为,非 Q 波型梗死既可以是非透壁性的,也可以是透壁性的,常见于多部位梗死、梗死范围弥散或局限、梗死部位在导联记录盲区等情况。

（二）ST 段抬高和非 ST 段抬高心肌梗死

为突出早期干预的重要性,将心肌梗死分为 ST 段抬高和非 ST 段抬高心肌梗死,二者与不稳定性心绞痛一并称为急性冠脉综合征。ST 段抬高与否和以后是否出现 Q 波没有必然的对应关系。

（三）心肌梗死合并其他病变

心肌梗死合并室壁瘤时,ST 段抬高持续半年以上。合并右束支传导阻滞时一般不影响诊断;合并左束支传导阻滞时诊断比较困难。

（四）心肌梗死的鉴别诊断

1. ST 段抬高的鉴别诊断

急性心包炎:ST 段抬高的部位广泛,除 V_1、aVR 外的其他导联均抬高;抬高程度多<0.5mV;呈弓背向下型抬高;无异常 Q 波出现。

变异型心绞痛:ST 段抬高为一过性改变;只出现于相关导联;应用硝酸酯类药物可迅速恢复正常。

高钾血症:可在右胸导联、aVR 导联出现 ST 段抬高。其 P 波低平或消失;T 波高耸;QRS 波群时间延长;ST 段抬高随高血钾的矫正而迅速恢复。

2. 病理性 Q 波的鉴别诊断

位置性 Q 波:V_1、V_2 导联呈 QS 型,III、aVL、aVF 导联出现"病理性"Q 波可能属正常变异。

左室肥厚:V_1、V_2 甚至 V_3 导联呈 QS 型,ST 段抬高,但 V_4 导联不会出现病理性 Q 波呈 QS 型,V_5、V_6 导联 R 波不是降低而是增高,低一肋间描记 V_1、V_2 导联可能呈 rS 型。

左束支传导阻滞:V_1、V_2 甚至 V_3 导联可呈 QS 型,右胸导联 ST 段抬高,但 V_4 导联不会出现 QS 型,右胸导联 ST 段抬高呈斜直型或弓背向下型,无动态演变,V_5、V_6 导联 R 波宽大,顶部出现切迹,各导联 QRS 时间均>0.12s。

3. T 波高耸的鉴别诊断

心肌缺血:前壁心内膜下心肌缺血或后壁心外膜下心肌缺血均可出现胸导联 T 波高耸,可伴有 ST 段下移、U 波倒置,多为短暂性改变。

高钾血症:高耸的 T 波在下壁、左胸导联最明显;ST 段大部分与 T 波融合;P 波低平或消失;QRS 波群增宽,可与增高的 T 波形成正弦波;T 波高耸随高血钾的矫正而迅速恢复。

早期复极综合征:T 波增高多见于胸导联,可伴有 R 波增高,ST 段弓背向下抬高,J 点上移;增高的 T 波双支不对称;休息或口服钾盐后增高的 T 波可恢复正常。

第六节　心律失常

一、概述

正常的心脏起搏点位于窦房结,并按正常传导系统顺序激动心房和心室。如果心脏激动的起源异常或(和)传导异常,称为心律失常。其产生可由于:激动起源异常、激动传导异常、激动起源和传导同时存在异常。

二、窦性心律及窦性心律失常

根据Ⅱ导联 P 波直立,aVR 导联 P 波倒置,可以确定心房激动起源于窦房结。正常的窦性心律节律整齐,P 波与 QRS 波群顺序发生,两者频率一致,P-R 间期正常。

1. **窦性心动过速**　窦性心律,心率>100/min。
2. **窦性心动过缓**　窦性心律,心率<60/min。
3. **窦性心律不齐**　窦性心律,P-P 间期相差>0.12s,多与呼吸有关。
4. **窦性停搏(静止)**　短 P-P 间期一般恒定或不规整,长 P-P 间期不是短 P-P 间期的整倍数,常可出现交界区逸搏。
5. **病态窦房结综合征**　①持续的窦性心动过缓,心率<50 次/min,且不易被阿托品等药物纠正;②窦性停搏或窦房阻滞;③显著窦性心动过缓基础上的室上性快速心律失常;④可同时累及房室交界区而出现双结病变。

三、期前收缩

又称过早搏动,发生机制包括:折返激动、触发活动、异位起搏点兴奋性增高。联律间期是指异位搏动与其前窦性搏动之间的时距。代偿间歇是指期前收缩之后出现的一个较正常心动周期长的间歇,房性期前收缩后多为不完全性代偿间歇,交界性、室性期前收缩后多为完全性代偿间歇。

夹在两个相邻的正常窦性搏动之间的期前收缩为间位性期前收缩;来自同一异位起搏点或有固定的折返路径、形态和联律间期相同的期前收缩为单源性期前收缩;同一导联中出现 2 种或 2 种以上形态及联律间期互不相同的异位搏动称多源性期前收缩,联律间期固定而形态各异,称多形性期前收缩。频发性期前收缩是与偶发性期前收缩相对而言的,二联律、三联律就是常见的频发性期前收缩。

(一) 室性期前收缩

提早出现的 QRS 波群呈宽大畸形,时限>0.12s,其前无相关的 P 波,代偿间歇大多完全。室性期前收缩若出现于前一个心搏 T 波之上,称为 R on T 型室性期前收缩。

(二) 房性期前收缩

提早出现的 P′波,形态与窦性 P 波不同,其后多继以正常的 QRS 波群,也可能因室内差传而呈宽大畸形。代偿间歇不完全。P′波出现过早(多隐藏于其前 T 波之内),可在交界区发生干扰受到阻滞而未获得下传。起源于心房上部的房性期前收缩 P 电轴正常,P′R 间期与窦性心搏一致或延长;起源于心房下部的房性期前收缩 P′波呈逆传型,P′R 间期短于窦性心搏,但>0.12s。

（三）交界性期前收缩

提早出现的 QRS 波群,其时间、形态基本正常,有时呈室内差传。有时其前可能出现窦性 P 波,但 PR 间期<0.12s,反映无传导关系;也有时在 QRS 波群前后见到逆传型 P′波,多为完全性代偿间歇。

四、逸搏与逸搏心律

当高位节律点发生病变或受到抑制而出现停搏或节律明显变慢时,或因传导功能障碍而不能下传时,或其他原因造成长的间歇时,作为一种保护性措施,低位起搏点会发出一个或一连串的冲动,激动心房或心室。仅发生 1~2 个称为逸搏,连续 3 个以上称为逸搏心律。以房室交界性逸搏最为多见,室性逸搏次之,房性逸搏较少见。

（一）房性逸搏心律

频率 50~60 次/min,P 波形态因产生部位不同而不同。右房上部 P 波与窦性 P 波相似;右房后下部 P 波为在 Ⅰ、aVR 导联直立,aVF 导联倒置,P′R 间期>0.12s。来自左房后壁,Ⅰ、V₆ 导联 P 波倒置,V₁ 导联 P 波直立,具有前圆顶后高尖特征;来自左房前壁时,V₃₋₆ 导联 P 波倒置,V₁ 导联 P 波浅倒或双向。如果 P 波形态、PR 间期,甚至心动周期有周期性变异,称为游走心律。

（二）交界性逸搏心律

最常见,QRS 波群呈交界性搏动特征,频率为 40~60 次/min,慢而规则,见于窦性停搏及三度房室传导阻滞。

（三）室性逸搏心律

QRS 波群宽大畸形,频率 20~40 次/min,慢而规则,也可不规则,见于双结病变、束支水平的三度房室传导阻滞。

（四）反复搏动

房室交界区存在双径路传导,交界性逸搏或心律有时会逆行上传至心房,于 QRS 波群后出现逆行 P 波,该激动可在房室结内折返,再次下传心室。当折返激动传抵心室时,心室已脱离前一个交界性搏动引起的不应期,便可以产生 QRS 波群。

五、异位性心动过速

是指异位节律点兴奋性增高或折返激动引起的快速异位心律。

（一）阵发性室上性心动过速

应分为房性(自律性、房内折返性)心动过速和与交界区相关的心动过速。临床上突发、突止,心率 160~250 次/min,节律绝对匀齐,QRS 波群时限、形态正常,P 波呈逆传型。多见于房室结折返性心动过速(AVNRT)和房室折返性心动过速(AVRT)。

（二）室性心动过速

3 个或 3 个以上室性期前收缩连续发生,心率 140~200 次/min,节律可稍不齐。QRS 波群宽大畸形。通常见不到 P 波,也可能见到窦性 P 波,呈房室分离。偶可见到心室夺获及室性融合波。

（三）非阵发性心动过速

在心房、房室交界区或心室的异位起搏点自律性增高产生的心动过速,又称加速的房性、交界性或室性自主心律,见于器质性心脏病。多有渐起渐止的特点,频率与窦性心律频率相近,比逸搏心律快,比阵发性心动过速慢,易发生干扰性房室脱节,并可出现各种融合波或夺获心搏。

（四）双向性室性心动过速

是室速的特殊类型,少见。心电图特征:QRS 波群在肢体导联方向上下交替,胸导联以左右束支阻滞图形交替,心率 140~200 次/min。临床上多见于洋地黄中毒。

（五）扭转型室性心动过速

为多形性室性心动过速的变异型。基础心律 Q-T 间期延长,QRS 波群形态多变,其尖端围绕基线而扭转,QRS 电轴可有 180°的转变。临床上常反复发作心源性晕厥(阿-斯综合征)。常见原因有:先天性长 QT 间期综合征;房室传导阻滞,逸搏心律伴巨大 T 波;电解质紊乱(低钾、低镁);药物(奎尼丁、胺碘酮等)所致。

六、扑动与颤动

其机制是:心肌兴奋性增高,不应期缩短,伴有一定的传导障碍,形成多发微折返及环形激动。

（一）心房扑动

P 波消失代之以大锯齿状或波浪形扑动波(F 波),F 波间无等电位线,在 Ⅱ、Ⅲ、aVF 导联最为明显,在 V₁ 导联往往呈直立型。F 波波形、振幅、间距均呈一致。频率为 240~350 次/min,常以 2∶1 或 4∶1 房室比例下传。也有时房室传导比例不固定,心室律可不规整。QRS 波群时限、形态正常,也可能呈室内差传。临床常见为峡部依赖性右房内环形折返形成的典型房扑,射频消融可根治。

（二）心房颤动

P 波消失而代之以房颤波(f 波),波形、振幅、间距均不一致,f 波频率 350~600/min。在 V₁ 导联比较显著,RR 间期极不规整,当心室率>160 次/min 时,粗看之下,RR 间期似乎规整,但仔细测量,RR 间期相差仍>0.05s。QRS 波群时间、形态多呈正常,有时由于长-短周期,可呈室内差传或频率依赖性束支传导阻滞,这时 QRS 波群宽大畸形。心房颤动伴有心室律规整且心室率缓慢,反映房室分离,提示完全性房室传导阻滞,若 QRS 时限、形态正常,说明控制心室的起搏点位于交界区;若 QRS 波群呈宽大畸形,说明控制心室的起搏点位于心室。

（三）心室扑动与心室颤动

1. 心室扑动　心电图上无明确的 QRS-T 波群,代之以大小、形态和间距相对规则的"正弦曲线样"大幅度搏动波,频率 200~250 次/min。

2. 心室颤动　多从室速、心室扑动进一步加速演变而来。心电图上 QRS-T 波群完全消失,而代之以大小、形态和间距均不一致的颤动波,频率 200~500 次/min。颤动波高大者称为粗颤;颤动波细微者称为细颤,粗颤比细颤易于除颤。

心室扑动与颤动均是极严重的致死性心律失常。

七、传导异常

包括病理性传导阻滞、生理性干扰脱节及传导途径异常。

（一）传导阻滞

按发生部位分:窦房传导阻滞、房内传导阻滞、房室传导阻滞和室内传导阻滞;按阻滞程度分:一度(传导延缓)、二度(部分激动传导中断)、三度(传导完全中断);按传导阻滞发生情况,可分为永久性、暂时性、交替性及渐进性。

1. 窦房传导阻滞　常规心电图不能观察到一度窦房传导阻滞,三度窦房传导阻滞难与窦性停搏相鉴别。

二度窦房传导阻滞:在 P-P 间期规整或稍不规整情况下,突然延长,出现窦性心律间歇

(长 P-P 间期),在此 P-P 间期内有时可出现逸搏。

(1) 二度Ⅰ型(文氏型)窦房传阻滞:在长 PP 间期之前出现 PP 间期逐搏缩短,PR 间期恒定。长 PP 间期短于 2 倍短 PP 间期。

(2) 二度Ⅱ型窦房传导阻滞:PR 间期恒定,长 PP 间期为短 PP 间期整数倍。

2. 房内传导阻滞 房内阻滞的心电图表现如同左心房肥大,P 波增宽≥0.12s,出现双峰,峰间距≥0.04s。临床无引起左心房肥大的病因,X 线和超声心电图检查均无左心房肥大表现。多见于冠心病、高血压性心脏病等。

3. 房室传导阻滞 房室传导阻滞可发生在房室结、希氏束和双侧束支、浦肯野纤维。多见于器质性心脏病,阻滞部位越低,潜在节律点的稳定性越差,危险性也将越大。

(1) 一度房室传导阻滞:窦性心律,PR 间期>0.20s。

(2) 二度房室传导阻滞:PP 间期恒定,间歇性出现 QRS 脱漏,规律性或不规律性出现。

1) 二度Ⅰ型(文氏型)房室传导阻滞:QRS 脱漏之前出现 PR 间期逐渐延长,往往伴有 RR 间期及 RP 间期进行性缩短。房室传导比例可为 3∶2、4∶3、5∶4 等。

2) 二度Ⅱ型房室传导阻滞:QRS 脱漏之前 PR 间期固定不变(正常或延长),房室传导比例多为 2∶1、3∶1,也可能为 3∶2、4∶3。

高度房室传导阻滞:凡连续 2 次或 2 次以上的 QRS 波群脱漏者。

(3) 三度房室传导阻滞:出现完全性房室分离,P 波频率大于 QRS 波群。若逸搏起搏点位于交界区,QRS 波群时间、形态正常,心室率 40~60 次/min;若逸搏起搏点位于心室,QRS 波群呈宽大畸形,心室率 20~40 次/min。

4. 束支与分支阻滞 根据 QRS 波群时限是否≥0.12s,分为完全性与不完全性束支阻滞。

(1) 右束支阻滞:比较多见,可发生于器质性心脏病,也可见于健康人。完全性右束支阻滞心电图表现:QRS 波群时限≥0.12s;V_1 或 V_2 导联 QRS 波群呈 rsR′型或 M 型;Ⅰ、V_5、V_6 导联 S 波增宽而有切迹,时限≥0.04s,aVR 导联呈 QR 型,其 R 波增宽而有切迹;V_1 导联 R 峰时间>0.05s;V_1、V_2 导联 ST 段轻度压低,T 波倒置;电轴多在正常范围。不完全右束支阻滞 QRS 波群时间<0.12s。

(2) 左束支阻滞:多见于器质性病变。完全性左束支阻滞心电图表现:QRS 波群时限≥0.12s;V_1、V_2 导联呈 rS 型或呈宽而深的 QS 波;Ⅰ、aVL、V_5、V_6 导联 R 波增宽、顶峰粗钝或有切迹,Ⅰ、V_5、V_6 导联 q 波一般消失;V_5、V_6 导联 R 峰时间>0.06s;ST-T 方向与 QRS 主波方向相反;电轴不同程度左偏。不完全左束支阻滞 QRS 波群时间<0.12s。

1) 左前分支阻滞:电轴左偏在-45°~-90°,Ⅱ、Ⅲ、aVF 导联 QRS 波呈 rS 型,Ⅲ导联 S 波大于Ⅱ导联 S 波;Ⅰ、aVL 导联呈 qR 型,aVL 导联的 R 波大于Ⅰ导联的 R 波,QRS 时间轻度延长,但<0.12s。

2) 左后分支阻滞:电轴右偏在+90°~+180°,Ⅰ、aVL 导联 QRS 波呈 rS 型,Ⅲ、aVF 导联呈 qR 型,q 波时限<0.025s,Ⅲ导联 R 波大于Ⅱ导联 R 波,QRS 时间<0.12s。

(二) 干扰与脱节

由于正常的心肌细胞在一次兴奋后具有较长的不应期,因此两个相近的激动的前一激动产生的不应期必然影响后面激动的形成和传导,这种现象称为干扰。当心脏两个不同起搏点并行地产生激动,引起一系列干扰,称为干扰性房室脱节。

(三) 预激综合征

是指在正常的房室结传导途径之外,沿房室环周围还存在附加的房室传导束(旁路)。采用导管射频消融术可根治。

1. **WPW 综合征** 房室环存在直接连接心房与心室的一束纤维(Kent 束),窦房结激动或心房激动可经传导很快的旁路纤维下传预先激动部分心室肌,同时经正常房室结下传激动其他部分心肌,形成特殊的心电图。心电图特点:PR 间期缩短<0.12s;QRS 增宽 ≥ 0.12s;QRS 起始部有预激波(delta 波);PJ 间期正常;出现继发性 ST-T 改变。部分患者存在隐匿性旁路。

2. **LGL 综合征** 又称短 PR 综合征。心电图上表现为 PR 间期<0.12s,但 QRS 起始部无预激波。

3. **Mahaim 型预激综合征** PR 间期正常或长于正常值,QRS 波起始部可见预激波。可引发宽 QRS 波心动过速并呈左束支传导阻滞。

第七节 电解质紊乱和药物影响

一、电解质紊乱

1. **高血钾** 细胞外血钾超过 5.5mmol/L,致使 QT 间期缩短和 T 波高尖,基底部变窄;血清钾>6.5mmol/L,QRS 波群增宽,PR 及 QT 间期延长,R 波电压降低及 S 波加深,ST 段压低。血钾>7mmol/L,QRS 波群进一步增宽,PR 及 QT 间期进一步延长;P 波增宽,振幅减低,甚至消失。高血钾最后阶段,宽大的 QRS 波与 T 波融合呈正弦波。高血钾可引起室性心动过速、心室扑动或颤动,甚至心脏停搏。当窦房结发出冲动,沿 3 个结间束经房室结传入心室,因心房肌受抑制而无 P 波,称窦室传导。

2. **低血钾** ST 段压低,T 波低平或倒置,u 波增高,QT 间期一般正常或轻度延长,表现为 QT-u 间期延长。可使 QRS 波群时间延长,P 波振幅增高。可引起房性心动过速、室性异位搏动和室性心动过速、室内传导阻滞、房室传导阻滞等。

3. **高血钙和低血钙** 高血钙时:ST 段缩短或消失,QT 间期缩短。严重高血钙可发生窦性停止、窦房传导阻滞、室性期前收缩、阵发性室性心动过速等。低血钙:ST 段明显延长、QT 间期延长、直立 T 波变窄、低平或倒置。

二、药物影响

(一) 洋地黄对心电图的影响

1. **洋地黄效应** ST 段下垂型压低;T 波低平、双向或倒置,双向 T 波初始部分倒置,终末部分直立变窄,ST-T 呈"鱼钩型";QT 间期缩短。

2. **洋地黄中毒** 频发性(二联律或三联律)及多源性期前收缩,严重时可出现室性心动过速(特别是双向性心动过速),甚至室颤。交界性心动过速伴房室脱节,房性心动过速伴不同比例的房室传导阻滞,也可发生窦性静止、窦房传导阻滞、心房扑动、心房颤动等。

(二) 奎尼丁

1. **治疗剂量** QT 间期延长;T 波低平或倒置;u 波增高;P 波增宽可有切迹,PR 稍延长。

2. **中毒剂量** QT 间期明显延长;QRS 时间明显延长;各种程度的房室传导阻滞,以及窦性心动过缓、窦性停止或窦房传导阻滞;各种室性心律失常,严重时发生尖端扭转性室速,甚至室颤引起晕厥和突然死亡。

(三) 其他药物

胺碘酮及索他洛尔可使 QT 间期延长。

第八节 心电图的分析和临床应用

一、心电图分析方法和步骤

（一）结合临床资料的重要性

检查心电图之前应仔细了解病史，必要时亲自询问病史和作必要的体格检查。对心电图的各种变化应密切结合临床资料，才能得出正确的解释。

（二）对心电图描记技术的要求

心电图机性能指标良好。描计时避免干扰和基线漂移。常规行 12 导联心电图，必要时加做 $V_{3R} \sim V_{5R}$、$V_{7 \sim 9}$ 导联。病情发作时及时复查并在短期内重复描记心电图。

（三）熟悉心电图的正常变异

年龄、体位、呼吸均可影响心电图。

（四）心电图的定性和定量分析

1. **计算心率**　分为心脏节律规整和不规整两种方法计算。

2. **确定主导心律**　寻找窦性 P 波，确定是否为窦性心律；若是异位心律，应明确其部位。

3. **测量各波形的数值，观察各波形的形态**

①测量 P 波形态、电压、时限。②测量 PR 间期。③测量 QRS 波时限、电压，注意肢导联、胸导联 QRS 波电压数值是增高或降低；观察 QRS 波形态及附加异常波形。④分析 ST 段、T 波有无异常。

4. **借助 QRS 波群分析心电轴是否偏转**

（五）梯形图

用来分析各波群之间的关系和相互影响。

二、心电图的临床应用

对心律失常和传导障碍的分析具有诊断价值，是诊断心肌梗死可靠实用的方法，同时对房室肥大、心肌受损和心肌缺血、药物、电解质紊乱均有助于诊断。

（乔卫卫）

第二章

其他常用心电学检查

第一节　动态心电图

一、基本概念

动态心电图（ambulatory electrocardiography，AECG）检查是美国学者 Holter 于 20 世纪 60 年代初最先应用于临床，又称 Holter 监测，可在日常生活状态下连续记录 24h 或更长时间的心电活动，是诊断心肌缺血和心律失常的常用无创性检查方法。

动态心电图仪由记录系统和回放分析系统组成，包括导联线、记录器、计算机系统和心电分析软件等。目前多采用双极导联，电极一般均固定在胸部，可根据检测目的选择相应导联。

二、临床应用范围

1. 心悸、气促、晕厥、胸闷、胸痛等症状的性质判断。
2. 心律失常的定性和定量诊断。
3. 心肌缺血尤其是无症状性心肌缺血的诊断和评价。
4. 心肌缺血和心律失常药物的疗效评价。
5. 心脏病严重程度和患者预后的评价。
6. 安装起搏器适应证的选择，起搏器的功能评定和检测。
7. 医学研究和流行病学调查。

三、无症状性心肌缺血的诊断标准

1. ST 段下垂型或水平型下移>1min。
2. ST 段下移持续时间>1min。
3. 发作至少在前次发作 ST 段回到基线后 1min。

四、分析注意事项

动态心电图属回顾性分析，受体位、活动、情绪等影响较大，且受到导联的限制，其结果分析应结合病史、症状及其他临床资料综合分析，对于心脏房室大小的判断、束支传导阻滞、预激综合征的识别、心肌梗死的诊断和定位等，仍需依靠常规 12 导联心电图检查。

第二节 心电图运动负荷试验

一、基本概念

心电图运动负荷试验(electrocardiogram exercise test,EET)是让受检者通过运动引起心率和心肌耗氧量增加,狭窄的冠状动脉因血流量和携氧量不能像正常冠状动脉一样相应增加,从而引发心肌缺血,心电图上可记录到缺血性改变。是诊断冠心病特别是静息状态下心电图正常冠心病的常用诊断方法。

运动负荷量分极量和亚极量两种。极量是指运动使受检者的心率达到生理极限的负荷量,多用心率达到"220-年龄数"作为预计指标;亚极量指使心率达到85%~90%最大心率的负荷量。临床上根据受检者体力情况而定,为安全起见,多采用亚极量运动负荷试验。

二、常用方法

(一) 踏车运动试验

让受检者做蹬车运动,依次递增负荷量,直至其心率达到所需水平,踏车前、中、后多次描记心电图进行分析。

(二) 平板运动试验

让受检者在一活动的平板上走动,以平板的运动速度和坡度分级依次递增负荷量,直到心率达到所需水平。运动中密切监测心电图和血压变化,每3min即每增加一级运动量记录一次心电图及血压,达到目标心率后保持1~2min再终止运动,直至运动结束后6min,若6min时心电图缺血改变仍未恢复到运动前图形,需继续监测直至恢复,运动后每2min记录一次心电图,与运动前的心电图进行对照分析。

平板运动比踏车运动更易达到最大心率、最大耗氧量,也更符合生理运动,因而是目前最常用的方法,现常用改良的Bruce运动方案。

运动过程中,出现以下情况之一应终止运动:

1. 胸痛或缺血型ST-T改变。
2. 眩晕、呼吸困难、面色苍白或发绀。
3. 血压进行性下降或显著升高。
4. 出现频发室性期前收缩、室性心动过速或传导阻滞。

三、适应证与禁忌证

1. **适应证** ①对胸痛原因不明的患者进行冠心病的诊断和鉴别;②评估冠心病患者的运动耐量;③评价冠心病、高血压病、心律失常的药物或手术疗效;④进行冠心病易患人群流行病学筛选试验。

2. **禁忌证** ①发病3~5d内的急性心肌梗死;②不稳定型心绞痛;③未控制的心力衰竭;④引起血流动力学改变和症状的心律失常;⑤中重度心脏瓣膜病或先天性心脏病;⑥严重高血压、肺动脉高压;⑦急性心内膜炎、心肌炎或心包炎;⑧严重的肥厚梗阻型心肌病;⑨其他不能或不宜运动的疾病。

四、临床意义

运动中出现典型心绞痛或ST段水平型、下垂型下移≥0.1mV且时间>1min为阳性结果。各种运动负荷试验的敏感性和特异性不完全相同,均可出现假阳性和假阴性结果,阳性结果不等同于心肌缺血,阴性结果也不能排除心肌缺血,应结合患者年龄、性别和其他临床资料综合分析。

(乔卫卫)

════ 试 题 精 选 ════

【A1 型题】

1. 关于胸导联电极的安放,下列哪项**不正确**

　　A. V$_1$——胸骨右缘第四肋间　　　　　　B. V$_2$——胸骨左缘第四肋间

　　C. V$_3$——V$_2$ 与 V$_4$ 连线中点　　　　　D. V$_4$——左第 5 肋间锁骨中线处

　　E. V$_5$——左第 5 肋间腋前线处

2. QRS 波群只表现为一个向下的大波时,其命名应该是

　　A. S 波　　　　　　　B. Q 波　　　　　　　C. QS 波

　　D. qS 波　　　　　　E. q 波

3. 在心电图上 P 波反映的是

　　A. 窦房结除极　　　　B. 窦房结复极　　　　C. 心房除极

　　D. 心房复极　　　　　E. 房室结除极

4. 右房肥大的心电图表现为

　　A. P 波高而宽　　　　B. P 波增宽　　　　　C. P 波出现切迹

　　D. P 波尖锐高耸　　　E. P 波呈双峰状

5. 在心肌梗死的急性期,梗死区导联表现有

　　A. ST 段弓背向上抬高　B. 坏死型 Q 波　　　C. T 波直立

　　D. 缺血型 T 波倒置　　E. U 波明显

6. 下壁心肌梗死时,特征性心电图波形出现在

　　A. Ⅱ、Ⅲ、aVF 导联　　B. V$_1$、V$_2$、V$_3$ 导联　　C. V$_3$、V$_4$、V$_5$ 导联

　　D. V$_7$、V$_8$、V$_9$ 导联　　E. Ⅰ、aVL 导联

7. 心肌梗死的"损伤型"心电图改变主要表现在

　　A. R 波电压降低　　　B. 异常 Q 波　　　　C. T 波直立高耸

　　D. ST 段抬高　　　　　E. T 波对称性

8. 下列哪项提示 P 波异常

　　A. Ⅱ导联 P 波直立　　B. Ⅲ导联 P 波双向　　C. aVR 导联 P 波倒置

　　D. aVL 导联 P 波不明显　E. V$_5$ 导联 P 波倒置

9. Ⅰ导联的正电极应安放在

　　A. 右腿　　　　　　　B. 右手　　　　　　　C. 左腿

　　D. 左手　　　　　　　E. 胸骨左缘第 4 肋间隙

10. 关于室性期前收缩的心电图特点,**不正确**的是

　　A. 提前出现的宽大 QRS 波　　　　　　B. 宽大 QRS 波前无 P 波

　　C. 其 T 波方向与 QRS 主波方向相反　　D. 代偿间期不完全

　　E. QRS 波时间>0.12s

11. 正常心电轴的范围为

　　A. 0°～+60°　　　　　B. 0°+90°　　　　　C. −30°～+90°

　　D. +30°～+90°　　　　E. −30°～+110°

12. 心电图上 U 波明显增高临床上见于

A. 高血钾   B. 高血钙   C. 低血钾

D. 低血钙   E. 低血镁

13. 哪种疾病心电图提示心室律绝对不规则

     A. 心房颤动   B. 交界性逸搏心律

     C. 室性心动过速   D. 房性心动过速伴 2∶1 传导

     E. 心房扑动伴 4∶1 传导

14. 心电图检查时,走纸速度通常是

     A. 10mm/s   B. 25mm/s   C. 50mm/s

     D. 100mm/s   E. 40mm/s

15. 心脏中自律性最低的组织是

     A. 窦房结   B. 心房传导组织   C. 房室交界组织

     D. 房室束   E. 浦肯野纤维

16. 心电图一般**不能**反映心肌细胞的

     A. 自律性   B. 兴奋性   C. 传导性

     D. 收缩性   E. 节律性

17. 心脏中哪种组织的传导速度最慢

     A. 心房肌   B. 心室肌   C. 房室结

     D. 房室束   E. 浦肯野纤维

18. T 波对应于动作电位的哪个时相

     A. 0 相   B. 1 相   C. 2 相

     D. 3 相   E. 4 相

19. 窦性心律时,下列哪个导联的 P 波方向一定向下

     A. Ⅰ 导联   B. aVR 导联   C. Ⅲ 导联

     D. Ⅱ 导联   E. aVF 导联

20. J 点相当于动作电位的

     A. 0 相   B. 3 相   C. 2 相

     D. 1 相   E. 4 相

21. 急性前间壁心肌梗死时梗死图形出现在哪些导联

     A. Ⅱ、Ⅲ、aVF   B. Ⅰ、aVF   C. V_1、V_2、V_3

     D. V_4、V_5、V_6 E. Ⅰ、aVL、V_5、V_6

22. 患者突发心悸,ECG 示心率 180 次/min,RR 绝对规整,QRS 波时间 0.10s,应为下列哪种心律失常

     A. 房室交界性逸搏心率   B. 窦性心动过速

     C. 阵发性室性心动过速   D. 阵发性室上性心动过速

     E. 心房颤动

23. 心室除极综合向量的顺序是

     A. 心尖→左室侧壁→基底部→室间隔

     B. 心尖→室间隔→左室侧壁→基底部

     C. 室间隔→心尖→左室侧壁→基底部

     D. 心室侧壁→基底部→室间隔→心尖

     E. 室间隔→基底部→心室侧壁→心尖

24. 关于二尖瓣型 P 波,下列**不正确**的是

     A. V_1 导联常呈先正后负   B. 双峰切迹≥0.04s

C. 为二尖瓣狭窄所特有
D. 提示左房肥大

E. 以Ⅰ、Ⅱ、aVL 导联明显

25. 关于肺性 P 波,下列**不正确**的是

A. P 波形态高尖
B. 小儿常见于先天性心脏病

C. 常见于肺心病患者
D. 电压≥0.25mV

E. 成人常见于冠心病

26. 心电图诊断右室肥大,下列哪项描述**不正确**

A. 电轴右偏
B. 出现右室高电压

C. QRS 波型改变也非常有意义
D. 准确性较高

E. 敏感性也较高

27. 弓背向下的 ST 段抬高多见于

A. 陈旧性心肌梗死
B. 心肌缺血
C. 急性心肌炎

D. 急性心肌梗死
E. 急性心包炎

28. 哪些导联的 ST 段抬高,提示右心室心肌梗死

A. V_{3R}、V_{4R}、V_{5R}
B. V_1、V_2、V_3
C. V_4、V_5、V_6

D. Ⅱ、Ⅲ、aVF 导联
E. Ⅰ、aVL 导联

29. 下列哪种心电图表现可以诊断陈旧性心肌梗死

A. ST 段抬高
B. 异常 Q 波
C. ST 段下移

D. T 波倒置
E. T 波高尖

30. 心房扑动的 F 波频率多为

A. 250~350 次/min
B. 150~200 次/min
C. 100~150 次/min

D. 100~250 次/min
E. 350~600 次/min

31. 关于心房颤动的心电图表现,下列**错误**的是

A. RR 间期绝对整齐
B. V_1 的 f 波常最清楚

C. P 波消失
D. QRS 波群形态为室上性

E. 心房率为 350~600 次/min

32. 二度Ⅰ型房室传导阻滞,文氏现象的心电图特征是

A. PR 间期进行性缩短

B. RR 间距进行性缩短

C. 固定的房室 3∶1 传导

D. PR 间期进行性延长,伴 QRS 波脱漏

E. PR 间期进行性延长

33. QRS 波群代表

A. 心房肌除极过程
B. 心室肌除极过程
C. 心房肌复极过程

D. 心室肌复极过程
E. 房室交界区的兴奋性

34. QRS 波相当于动作电位的

A. 0 相
B. 1 相
C. 2 相

D. 3 相
E. 4 相

35. ST 段一般与动作电位的哪相对应

A. 0 相
B. 1 相
C. 2 相

D. 3 相
E. 4 相

36. 心电图机正极接左上肢,负极接右上肢的导联

A. Ⅰ
B. Ⅱ
C. Ⅲ

D. aVF   E. aVL

37. 关于左房肥大的描述,下列哪项**不正确**

    A. P 波时间≥0.12s   B. 为二尖瓣狭窄所特有   C. $PtfV_1 \leq -0.04$mms

    D. 双峰切迹≥0.04s   E. 以 Ⅰ、Ⅱ、aVL 导联较明显

38. 关于肺性 P 波的描述,下列哪项**不正确**

    A. P 波形态高尖   B. 不是肺心病患者所特有

    C. Ⅱ、Ⅲ、aVF 导联较明显   D. P 波双峰

    E. 电压≥0.25mV

39. 关于左心室肥厚,以下**错误**的是

    A. QRS 电压增高   B. QRS 波形改变   C. QRS 时间轻度延长

    D. 心电轴轻度左偏   E. 不同程度的 ST-T 改变

40. 阵发性交界区性心动过速

    A. 连续 3 次或 3 次以上的交界区性期前收缩,频率 160~250 次/min

    B. 房室交界区性期前收缩时,2 个主导心律伴 1 个期前收缩,连续 3 组以上

    C. 连续 3 次或 3 次以上的交界区性期前收缩,频率 70~130 次/min

    D. 阵发性、短暂性交界区性心动过速时,QRS 波时限稍增宽,但<0.11s

    E. 阵发性交界区性心动过速时,QRS 波时限不增宽,但形态有变异

41. 心电图上 T 波明显增高常见于

    A. 高血钾   B. 低血钾   C. 高血钙

    D. 低血钙   E. 低血镁

42. Ⅲ度房室传导阻滞的心电图特点哪项是**错误**的

    A. P 波完全不能下传

    B. P 波频率高于 QRS 波频率

    C. P 与 QRS 波群无关

    D. PP 间距与 RR 间距各有其固定的规律性

    E. QRS 波群频率>100 次/min

43. 心室扑动心电图特点

    A. P-QRS-T 完全消失,频率 200~500 次/min

    B. 无法分清 QRS 波及 T 波,频率 200~250 次/min

    C. QRS 波与 T 波推后出现

    D. P 波消失,以 f 波代之,心室律绝对不齐

    E. P 波消失,以 F 波代之

44. 高血钾的心电图特点

    A. T 波高耸,呈帐篷型改变

    B. ST 段缩短至消失,QT 间期缩短,T 波甚至倒置

    C. T 波低平至倒置,U 波明显,有时呈拱桥形

    D. ST 段水平型压低,T 波倒置

    E. ST 段平直延长>0.16s,T 波直立,QT 间期相应延长

45. 三度房室传导阻滞心电图特点

    A. P 波多于 QRS 波,P 波与 QRS 波无关,RR 规整

    B. P 波多于 QRS 波,绝大部分 P 波与 QRS 波无关,有 2 次以上心室夺获

    C. P 波少于 QRS 波,心房率小于心室率,有心室夺获

    D. P 波少于 QRS 波,心房率小于心室率,无心室夺获

  E. P 波少于 QRS 波,绝大部分 P 波与 QRS 波无关,偶见 1~2 个 P 波下传者

46. 心房扑动心电图特点

  A. P-QRS-T 完全消失,频率 200~500 次/min

  B. 无法分清 QRS 波及 T 波,频率 200~250 次/min

  C. QRS 波与 T 波推后出现

  D. P 波消失,以 f 波代之,心室律绝对不齐

  E. P 波消失,以 F 波代之

47. 左心室肥厚心电图特点

  A. $P_{II、III、aVF} \geq 0.25mV$

  B. $P_{II、III、aVF} \geq 0.25mV$,呈双峰型,峰距>0.04s

  C. $R_{v_5} + S_{v_1} > 4.0mV$(男)

  D. $QRS 波_{I+II、III} < 1.5mV$

  E. P 波电轴左偏

48. 右心房肥大心电图特点

  A. $P_{II、III、aVF} \geq 0.25mV$

  B. $P_{II、III、aVF} \geq 0.25mV$,呈双峰型,峰距>0.04s

  C. $R_{v_5} + S_{v_1} > 4.0mV$

  D. $QRS 波_{I+II、III} < 1.5mV$

  E. P 波电轴左偏

49. 低血钾的心电图特点

  A. T 波高耸,呈帐篷型改变

  B. ST 段缩短至消失,QT 间期缩短,T 波甚至倒置

  C. T 波低平至倒置,U 波明显,有时呈拱桥形

  D. ST 段水平型压低,T 波倒置

  E. ST 段平直延长>0.16s,T 波直立,QT 间期相应延长

50. 室性期前收缩心电图特点

  A. P'波提前出现,形态与窦性不同,PR 间期>0.12s

  B. P'波与 QRS 波均推后出现

  C. P'波提前出现,但其形态、电压、方向与窦性者完全相同

  D. 提前出现的 QRS 波之前无提前出现的 P'波,QRS 波时限≥0.12s

  E. P'波提前出现,P'-R 间期<0.12s

51. 房性期前收缩心电图特点

  A. P'波提前出现,形态与窦性不同,PR 间期>0.12s

  B. P'波与 QRS 波均推后出现

  C. P'波提前出现,但其形态、电压、方向与窦性者完全相同

  D. 提前出现的 QRS 波之前无提前出现的 P'波,QRS 波时限≥0.12s

  E. P'波提前出现,P'-R 间期<0.12s

52. 室性逸搏心电图特点

  A. 长周期后出现 1 个其前无 P 波的 QRS 波,时限<0.12s

  B. 长间歇后出现 1 个其前无 P 波的 QRS 波,时限≥0.12s

  C. 长间歇后出现 1 个与窦性 P 波形态不同的 P 波,PR 间期≥0.12s

  D. QRS 波时限≥0.12s

  E. QRS 波时限<0.12s

53. 房性逸搏心电图特点
    A. 长周期后出现 1 个其前无 P 波的 QRS 波,时限<0.12s
    B. 长间歇后出现 1 个其前无 P 波的 QRS 波,时限≥0.12s
    C. 在 1 个窦性周期较长的间歇后出现 1 个与窦性 P 波形态不同的 P 波,PR 间期 ≥0.12s
    D. QRS 波时限≥0.12s
    E. QRS 波时限<0.12s

54. 预激综合征心电图特点
    A. 出现持久性严重的窦性心动过缓(常<50 次/min)
    B. P-R 间期<0.12s,有 Δ 波
    C. ST-T 轻度改变,普萘洛尔试验阳性
    D. 有 ST-T 改变,冠状动脉造影正常,但发现有肌桥横在血管上
    E. 持久的窦性心动过速

55. 非阵发性室性心动过速心电图特点
    A. 在阵发性室性心动过速时,R 波提前出现,其前有 P 波,PR′间期>0.10s
    B. 阵发性室性心动过速时,QRS 波形态有 2 种,1 个向上,1 个向下
    C. 连续 3 次或 3 次以上的室性期前收缩,频率 140~200 次/min
    D. 连续 3 次或 3 次以上的室性期前收缩,QRS 波至相反方向,围绕基线不断扭转,频率 160~250 次/min
    E. 连续 3 次或 3 次以上的室性期前收缩,频率 60~100 次/min

56. 双向性阵发性室性心动过速心电图特点
    A. 在阵发性室性心动过速时,R 波提前出现,其前有 P 波,PR′间期>0.10s
    B. 阵发性室性心动过速时,QRS 波形态有 2 种,1 个向上,1 个向下
    C. 连续 3 次或 3 次以上的室性期前收缩,频率 140~200 次/min
    D. 连续 3 次或 3 次以上的室性期前收缩,QRS 波至相反方向,围绕基线不断扭转,频率 160~250 次/min
    E. 连续 3 次或 3 次以上的室性期前收缩,频率 60~100 次/min

57. 房性期前收缩下传迟缓心电图特点
    A. P′波提前出现,但其后未紧跟 QRS 波
    B. P′波提前出现,其 P′R 间期比窦性者延长
    C. 房性期前收缩,前后 2 个窦性 P 波的间期小于 2 个正常窦性 PP 间期
    D. P′波提前出现,其形态与窦性者相同
    E. P′波推后出现,其形态与窦性者相同

58. 房性期前收缩代偿间歇不完全心电图特点
    A. P′波提前出现,但其后未紧跟 QRS 波
    B. P′波提前出现,其 P′R 间期比窦性者延长
    C. 房性期前收缩,前后 2 个窦性 P 波的间期小于 2 个正常窦性 PP 间期
    D. P′波提前出现,其形态与窦性者相同
    E. P′波推后出现,其形态与窦性者相同

59. 广泛性前壁心肌梗死心电图特点
    A. Ⅰ、aVL、V_4~V_6 导联出现异常 Q 波
    B. V_1~V_6 导联出现异常 Q 波
    C. Ⅰ、Ⅱ、Ⅲ 导联出现异常 Q 波

D. $V_{3R} \sim V_{5R}$ 导联出现异常 Q 波

E. V_1、V_2 R/S>1,T 波高 0.4mV

60. 前侧壁心肌梗死心电图特点

    A. Ⅰ、aVL、$V_4 \sim V_6$ 导联出现异常 Q 波   B. $V_1 \sim V_6$ 导联出现异常 Q 波

    C. Ⅰ、Ⅱ、Ⅲ 导联出现异常 Q 波   D. $V_{3R} \sim V_{5R}$ 导联出现异常 Q 波

    E. V_1、V_2 R/S>1 T 波高 0.4mV

61. 室性期前收缩代偿间歇完全心电图特点

    A. 房性期前收缩后的 QRS 波畸形,时限<0.12s

    B. QRS 波宽大畸形,但不提前出现

    C. 室性期前收缩前后 2 个窦性 P 波的间期等于 2 个窦性 PP 间期

    D. QRS 波推后出现,其前无 P 波

    E. 房性期前收缩后的 QRS 波畸形,但时限不增宽

62. 心电图出现下列哪项改变提示下壁心肌缺血

    A. $V_1 \sim V_6$ 导联 T 波倒置

    B. $V_7 \sim V_9$ 导联 T 波倒置

    C. Ⅱ、Ⅲ、aVF 导联 ST 段水平下移 0.2mV

    D. Ⅰ、aVL 导联 ST 段抬高 0.1mV

    E. $V_4 \sim V_6$ 导联 ST 段下斜型下移 0.2mV

63. 心电轴右偏是指

    A. 心电轴-1°~-30°   B. 心电轴-90°~-30°   C. 心电轴 60°~90°

    D. 心电轴 90°~180°   E. 心电轴 180°~270°

64. 不确定心电轴是指

    A. 心电轴-1°~-30°   B. 心电轴-90°~-30°   C. 心电轴 60°~90°

    D. 心电轴 90°~180°   E. 心电轴 180°~270°

65. 室性期前收缩偶联间期递减型

    A. 室性期前收缩代偿间歇大于 2 倍的正常心搏

    B. 室性期前收缩的偶联间期逐次增加

    C. 室性期前收缩的偶联间期固定

    D. 室性期前收缩的偶联间期逐次减少

    E. 室性期前收缩的偶联间期不一致

66. 房间隔缺损的心电图特点为

    A. 左心房肥大(又称二尖瓣 P 波),右心室肥大,常出现室上性心律失常

    B. 常见室上性心律失常,ST-T 改变,P 波高尖,可能由肺循环血量增多所致

    C. Ⅰ、aVL 导联 P-QRS-T 均倒置,V_5、V_6 导联 R 波逐渐增高

    D. Ⅰ、aVL 导联 P-QRS-T 均倒置,$V_1 \sim V_6$ 导联 R 波逐渐降低

    E. 右心房、右心室肥大,不完全性右束支传导阻滞常见

67. 右位心的心电图特点为

    A. 左心房肥大(又称二尖瓣 P 波),右心室肥大,常出现室上性心律失常

    B. 常见室上性心律失常,ST-T 改变,P 波高尖,可能由肺循环血量增多所致

    C. Ⅰ、aVL 导联 P-QRS-T 均倒置,V_5、V_6 导联 R 波逐渐增高

    D. Ⅰ、aVL 导联 P-QRS-T 均倒置,$V_1 \sim V_6$ 导联 R 波逐渐降低

    E. 右心房、右心室肥大,不完全性右束支传导阻滞常见

68. 室性并行心律的诊断条件包括

A. 可见房性融合波

B. 各室性异位搏动之间偶联间期不固定,但有简单的倍数关系

C. 常见室性融合波

D. 偶联间期固定

E. 各室性异位搏动之间无固定的联律间期,但不成倍数

69. 心肌缺血的心电图特征表现是

　　A. ST 段弓背型抬高　　　　B. 病理性 Q 波　　　　C. ST 段 J 点下降

　　D. T 波深倒置　　　　　　E. T 波高耸

70. 男性,55 岁,突发胸骨后疼痛,出汗、气短、恶心持续 1h 未能缓解,来院查心电图显示:ST 段 V$_3$~V$_5$ 抬高 0.3~0.5mV,应诊断何部位心肌梗死

　　A. 急性下壁心肌梗死　　　B. 急性前间壁心肌梗死　　　C. 急性前壁心肌梗死

　　D. 急性高侧壁心肌梗死　　E. 急性前侧壁心肌梗死

71. 女性,35 岁,2 年来胸闷不适,有黑蒙现象,近 2 周来发作增多,伴晕厥一次。心电图:QT 延长至 0.86s,T 波宽大,u 波明显。其昏厥的原因可能是

　　A. 窦性静止 6s　　　　　　B. Ⅲ度房室传导阻滞　　　C. 非阵发性室速

　　D. 尖端扭转型室速　　　　E. 室折返性心动过速

72. 男性,19 岁,2 周前发高热伴咽痛,同时觉心悸、心前区闷痛,近 2d 常感头晕来诊。体检:面色较苍白,心界不大,心率 50 次/min,律齐,无心脏杂音。心电图示:心房率 80 次/min,RR 间期相等,心室率 50 次/min,QRS 时间为 0.08s,偶发室早。心超示少量心包积液。本例心电图诊断应是

　　A. 窦性心动过缓　　　　　B. 心室内传导阻滞　　　C. Ⅱ度房室传导阻滞

　　D. Ⅲ度房室传导阻滞　　　E. 高度房室传导阻滞

73. 关于正常人的 T 波,下列哪项是**错误**的

　　A. 形态:呈钝圆形,前支较平,后支较陡

　　B. 方向:QRS 波主波向上的导联,T 波应直立

　　C. 振幅:大于同导联 1/10 R 波或后支的反向的延伸线达到或超过 2/3 R 波

　　D. 宽度:约 0.24s

　　E. 变异:aVR 导联常直立,其余均可直立或倒置

74. 平板运动试验阳性判断标准为

　　A. ST 段水平型压低 0.05mV

　　B. 在运动中出现典型的心绞痛,运动中 ST 段下斜型或水平型压低 ≥0.1mV,持续时间>1min

　　C. ST 段近似水平型压低 0.15mV

　　D. T 波倒置加深

　　E. 出现频发室性期前收缩呈联律

75. 完全性左束支传导阻滞的典型心电图是下列哪一项

　　A. PR>0.20s

　　B. V$_5$、V$_6$ 呈宽 R 波,R 波有切迹,其前无 q 波,V$_1$ 呈 rS 型,QRS≥0.12s

　　C. V$_1$ 呈 rSR′,R′宽,QRS>0.12 秒,V$_5$、V$_6$ S 波宽

　　D. 心电轴左偏

　　E. 心电轴右偏

76. 男,24 岁,阵发性心悸 10 年。每次心悸突然发作持续半小时至 3h 不等,本次发来急诊室检查:心率 200 次/min,律齐。心电图 QRS 波群形状正常,P 波不明显,诊断为

A. 房颤　　　　　　　　B. 窦性心动过速　　　　　C. 房扑

D. 阵发性室性心动过速　　　E. 阵发性室上性心动过速

77. 关于室性逸搏的心电图特点,下列哪项是**错误**的

　　A. 较长的心动周期后,出现宽大畸形的 QRS 波,时限>0.12s

　　B. QRS 波之前无 P 波

　　C. 长间歇后出现与窦性 P 波形态不同的 P 波,PR 间期≥0.12s

　　D. QRS 波之前如有窦性 P 波,其 PR 间期<0.12s,为房室干扰所致

　　E. 室性逸搏与窦性搏动可形成室性融合波

78. 男,60岁,突然出现心慌、伴短暂晕厥。心电图:宽大畸形的 QRS 波群的心动过速,QRS 波群的振幅和波峰方向呈周期性改变,围绕等电基线扭转。该患者诊断为何种类型心律失常

　　A. 室上性心动过速伴室内差异性传导

　　B. 窦性心动过速

　　C. 阵发性室性心动过速

　　D. 尖端扭转型室性心动过速

　　E. 加速性室性自主心律

79. 二度Ⅱ型房室传导阻滞的主要诊断条件是

　　A. 无 QRS 波漏搏

　　B. P 波与 QRS 波无关

　　C. 房室传导比例常为 2∶1～5∶1

　　D. PR 间期固定(正常或延长),有 QRS 波漏搏

　　E. P 波与 QRS 波无关

80. 关于心室自主心律的心电图特点,下列哪项是**错误**的

　　A. 3 次或 3 次以上的室性逸搏相连出现,心室率缓慢(20～40 次/min)

　　B. RR 间期规整

　　C. QRS 波时限≥0.12s

　　D. QRS 波时限<0.12s

　　E. 如出现 RR 不规整、相差 0.12s 以上称为室性心律不齐

81. 窦性心动过缓的主要诊断条件是

　　A. 窦性心律

　　B. PP 间期相差 0.16s

　　C. 具有窦性心律特点,心房率<60 次/min

　　D. 心房率>150 次/min

　　E. $P_{Ⅱ、Ⅲ、aVF、V_5}$ 倒置,$P_{aVR、V_6}$ 直立

82. 心房颤动的主要诊断条件是

　　A. 心室律绝对规整

　　B. P 波消失,以 f 波代之,f 波频率 350～600 次/min

　　C. QRS 波时限>0.12s

　　D. 可见心室夺获

　　E. 可见室性融合波

83. 慢性肺源性心脏病的心电图特点是

　　A. 左心房肥大

　　B. 左心室肥大

C. 心室内传导阻滞

D. P 波心电轴左偏

E. 肺性 P 波,右心室肥大,肢体导联 QRS 波低电压

84. 心房纤颤的心电图表现,下列哪项是**错误**的

A. 正常 P 波消失,代之以大小不同,形状各异的颤动波

B. 颤动波的频率为 250~350 次/min

C. 心室律绝对不规则,QRS 波群一般不增宽

D. 是临床上很常见的心律失常

E. 许多心脏疾病发展到一定程度都有出现心房颤动的可能,多与心房扩大和心房肌受损有关

85. 关于右室肥厚的心电图表现,下列哪个描述是**错误**的

A. V_1 导联 R/S≤1,呈 r 型或 rS 型

B. V_5 导联 R/S≤1 或 S 波比正常加深

C. aVR 导联以 R 波为主 R/q 或 R/S≥1

D. $R_{V_1}+S_{V_5}>1.05mV$(重度>1.20mV)

E. 心电轴右偏≥+90°(重度可大于 110°)

86. 关于 T 波的描述,下列描述哪一项是错误的

A. 代表心室快速复极时的电位变化

B. 在正常情况下,T 波的方向大多与 QRS 波主波的方向一致

C. 代表心室缓慢复极过程

D. 若心内膜下心肌缺血,使 T 波向量增大,面向缺血区的导联出现高大的 T 波

E. 若心外膜下心肌缺血,面向缺血区的导联出现倒置的 T 波

87. QRS 波在正常心电图中,下列描述哪项是正确的

A. QRS 波代表心房肌复极的电位变化

B. QRS 波代表心房肌除极的电位变化

C. QRS 波代表心室肌复极的电位变化

D. QRS 波代表心室肌除极的电位变化

E. 没有多大意义

88. 心肌梗死时,根据心电图图形的演变过程和演变时间可进行分期,下列哪项是**错误**的

A. 超急性期　　　　　B. 急性期　　　　　C. 近期(亚急性期)

D. 陈旧期　　　　　E. 不分期

89. 关于 ST 段的描述,下列哪项是**错误**的

A. 自 QRS 波群的终点至 T 波起点间的线段,代表心室缓慢复极过程

B. 在任何导联,ST 段下移一般不超过 0.05mV

C. ST 段上抬在 V_1~V_2 导联一般不超过 0.3mV

D. ST 段上抬在 V_3 导联一般不超过 0.5mV

E. ST 段上抬在 V_4~V_6 导联一般不超过 0.3mV

90. P 波在正常心电图中,下列描述哪项是正确的

A. P 波代表心房肌复极的电位变化　　　　B. P 波代表心房肌除极的电位变化

C. P 波代表心室肌复极的电位变化　　　　D. P 波代表心室肌除极的电位变化

E. 没有多大意义

91. 关于房室传导阻滞的描述,下列哪项是**错误**的

 A. Ⅰ房室传导阻滞,主要为 PR 间期延长

 B. Ⅱ度房室传导阻滞分为两类,分别为Ⅱ度Ⅰ型和Ⅱ度Ⅱ型房室传导阻滞

 C. Ⅰ度房室传导阻滞,PR 间期恒定(正常或延长),部分 P 波后无 QRS 波群

 D. Ⅱ度Ⅰ型房室传导阻滞又称文氏现象

 E. Ⅲ度房室传导阻滞,又称完全性房室传导阻滞

92. $V_1 \sim V_6$ 出现病理性 Q 波,提示心肌梗死的部位为

 A. 前间壁　　　　　　　B. 广泛前壁　　　　　　C. 下壁

 D. 高侧壁　　　　　　　E. 正后壁

93. Ⅱ、Ⅲ、aVF 导联出现病理性 Q 波,提示心肌梗死的部位为

 A. 前间壁　　　　　　　B. 广泛前壁　　　　　　C. 下壁

 D. 高侧壁　　　　　　　E. 正后壁

94. 关于心肌梗死的心电图定位诊断,下列描述哪项是**不正确**的

 A. 急性前间壁心肌梗死,$V_1 \sim V_3$ 导联出现异常 Q 波

 B. 前壁心肌梗死时,异常 Q 波出现在 V_3,V_4(V_5)

 C. 侧壁心肌梗死时,在Ⅰ,aVL,V_5,V_6 导联出现异常 Q 波

 D. 下壁心肌梗死时,在 $V_1 \sim V_6$ 导联出现异常 Q 波或 QS 波

 E. 如果大部分胸导联或所有胸导联($V_1 \sim V_6$)都出现异常 Q 波或 QS 波,则称为广泛前壁心肌梗死

95. 双侧心室肥厚的心电图表现包括

 A. 只显示左室肥厚　　　B. 只显示右室肥厚　　　C. 同时显示双室肥厚

 D. 大致正常　　　　　　E. 以上均可

96. 急性心肌梗死时,对诊断最有价值的心电图改变是

 A. Q 波>同导联 R 波的 1/4

 B. 病理性 Q 波,伴 ST 段呈弓背向上性抬高与 T 波形成单向曲线

 C. T 波异常高耸,呈帐篷型改变

 D. T 波倒置

 E. 频发室性期前收缩

97. 关于心电图产生原理方面,以下哪一项是**错误**的

 A. 心电的产生是心肌细胞随心动周期变化而出现的电位动态改变

 B. 在静息状态下心肌细胞膜内为带正电的钾离子反应

 C. 在静息状态下心肌细胞内钾离子向细胞外透出

 D. 静息状态下心肌细胞膜外为负电,膜内为正电

 E. 静息期的心肌细胞呈极化状态

98. 某患者一年前发生急性下壁心肌梗死,现作心电图检查,以下哪项是其心电图表现

 A. ST 段降低　　　　　　B. T 波倒置　　　　　　C. QRS 波群低电压

 D. 出现宽而深的 Q 波　　E. 房室传导阻滞

99. 心电图区分心肌梗死和心绞痛最有意义的改变是

 A. ST 段上升　　　　　　B. T 波呈冠状 T　　　　C. 合并心律失常

 D. T 波高耸　　　　　　E. 病理性 Q 波

100. 陈旧性心肌梗死的心电图改变,以下哪项是必要的

　　　A. 缺血性 ST 段下移　　　B. QRS 波低电压　　　C. T 波倒置

　　　D. 病理性 Q 波　　　E. QT 延长

101. 心电图的哪一部分代表心室的除极过程

　　　A. P 波　　　B. T 波　　　C. QRS 波

　　　D. U 波　　　E. ST 段

102. 心电图表现,P 波增宽有切迹呈双峰样,峰间距离大于 0.04s,P 波时限>0.12s,下列哪种疾病出现上述情况

　　　A. 风湿性心脏病二尖瓣狭窄　　　B. 冠心病

　　　C. 高血压性心脏病　　　D. 病毒性心肌炎

　　　E. 慢性肺源性心脏病

103. 以上哪项提示有慢性冠状动脉供血不足

　　　A. ST 段抬高,弓背向上

　　　B. ST 段抬高,弓背向下

　　　C. ST 段下移 0.2mV,T 波平坦

　　　D. ST 段水平型下移 0.05mV,T 波倒置

　　　E. QRS 波群低电压

104. 疑为心绞痛,以下哪项心电图表现最有意义

　　　A. PR 间期延长　　　B. QRS 波群增宽

　　　C. 深宽的 Q 波　　　D. ST 段下移,T 波倒置

　　　E. QT 延长

105. PR 间期一般为

　　　A. 0.08~0.10s　　　B. 0.10~0.12s　　　C. 0.12~0.20s

　　　D. 0.20~0.24s　　　E. 0.24~0.28s

106. 以下 P 波的特征中,哪一项是异常的

　　　A. Ⅰ、Ⅱ、aVF、$V_{4~6}$ 导联 P 波直立

　　　B. aVR 导联 P 波倒置

　　　C. P 波的时间应在 0.12s 以上

　　　D. P 波的电压应小于 0.25mV

　　　E. P 波可有轻度切迹,其间距不应超过 0.04s

107. 心电图上 P 波与 QRS 波无关,QRS 波宽大畸形,心室率 38 次/min,整齐,诊断为

　　　A. 窦性心动过缓　　　B. 二度Ⅱ型房室传导阻滞　　　C. 交界性心律

　　　D. 三度房室传导阻滞　　　E. 高度房室传导阻滞

108. 心绞痛发作时**不出现**下列哪项心电图改变

　　　A. ST 段降低≥0.05mV　　　B. T 波平坦,双相或倒置

　　　C. ST 段降低,伴 T 波倒置　　　D. QRS 波群≥0.12s

　　　E. ST 段抬高

109. 心肌损伤的心电图特征性表现是

　　　A. ST 段弓背型抬高　　　B. T 波深倒置　　　C. ST 段下斜型降低

　　　D. 病理性 Q 波　　　E. ST-T 鱼钩样降低

110. 急性心肌梗死心肌坏死的心电图改变是

　　　A. ST 段下移

B. ST 段明显上抬,呈弓背向上的单向曲线

C. T 波高耸

D. T 波倒置

E. 异常深而宽的 Q 波

111. 心电图 ST 段抬高+胸痛,以下哪种考虑最佳

A. 急性心肌梗死 　　B. 急性心包炎 　　C. 变异型心绞痛

D. 陈旧心肌梗死并心绞痛 　　E. 以上都可能

112. 通常二度 Ⅱ 型房室传导阻滞时 PR 间期具有下列特点

A. PR 间期恒定 　　B. PR 间期延长 　　C. PR 间期缩短

D. PR 间期正常 　　E. 以上均不是

113. 二度 Ⅰ 型房室传导阻滞时 PR 间期有以下特点

A. PR 间期恒定 　　B. PR 间期延长 　　C. PR 间期缩短

D. PR 间期正常 　　E. 以上均不是

114. 三度房室传导阻滞时 P 波与 QRS 波群的关系是

A. 有固定的关系 　　B. 按 P、QRS 顺序发生 　　C. 无固定关系

D. QRS 波多于 P 波 　　E. 以上均不是

115. 下列哪种心律失常,最能引起阿-斯综合征

A. 阵发性室上性心动过速 　　　　B. 心房颤动

C. 心房扑动 　　　　D. 三度房室传导阻滞

E. 窦性心动过速

116. 可引起大炮音的心律失常是

A. 风湿性心脏病二尖瓣狭窄伴房颤 　　　　B. 三度房室传导阻滞

C. 冠心病伴房颤 　　　　D. 心房扑动

E. 二度房室传导阻滞

117. 引起心脏猝死最多见的心律失常是

A. 房颤 　　B. 房性扑动 　　C. 室颤

D. 房室传导阻滞 　　E. 室上性阵发性心动过速

118. 心房内异位起搏点极快而不规则的发出冲动,心房率 350~600 次/min,心室率 110~160 次/min,其属于

A. 心房颤动 　　　　B. 室上性阵发性心动过速

C. 房性扑动 　　　　D. 交界性阵发性心动过速

E. 以上均不是

119. 期前收缩的临床特点之一是

A. 可有脉搏脱漏

B. 期前收缩的第二心音增强

C. 期前收缩的第一心音减弱

D. 心脏患者运动后期前收缩可减少或消失

E. 无器质性心脏病患者,于运动后期前收缩可增多

120. 男性,20 岁,检查心率 120 次/min,心电图示:P、Ⅰ、Ⅱ、aVF 直立,aVR 倒置,PR 间期 0.12s,下列哪项是正确的

A. 室性心动过速 　　B. 房性心动过速 　　C. 室上性心动过速

D. 窦性心动过速 　　E. 交界性心动过速

121. 阵发性心动过速发作的特点是

A. 一种过快而绝对不规则的心律　　　　B. 一种快而绝对不规则的心律

C. 心率常在 100 次/min　　　　D. 第一心音强弱不等

E. 常突然发作突然终止

122. 阵发性室上性心动过速的心室率为

A. 60~100 次/min　　　　B. 220~250 次/min　　　　C. 100~150 次/min

D. >350 次/min　　　　E. 160~250 次/min

123. 窦性心动过速的频率范围多为

A. 100~150 次/min　　　　B. 120~160 次/min　　　　C. 100~180 次/min

D. 130~l70 次/min　　　　E. 100~160 次/min

124. 下列关于正常窦性心律的描述哪项是**错误**的

A. 冲动起源于窦房结

B. 频率为 60~100 次/min

C. P 波在 Ⅰ、Ⅱ、aVF 导联直立,aVR 导联倒置

D. PR 间期 0.12~0.20s

E. 心律绝对匀齐

125. 心房颤动时 f 波的频率为

A. 300~600 次/min　　　　B. 250~350 次/min　　　　C. 350~600 次/min

D. 100~160 次/min　　　　E. 250~600 次/min

126. 女,32 岁,有心脏病病史 4 年。最近感到心悸,听诊发现心率 100 次/min,心律绝对不齐,第一心音强弱不等,心尖部有舒张期隆隆样杂音。听诊的发现最可能是

A. 窦性心律不齐　　　　B. 窦性心动过速　　　　C. 心房颤动

D. 室性期前收缩　　　　E. 房性期前收缩

127. 室速的特点**除**下列哪项

A. 室性融合波　　　　B. 房室分离

C. 胸导联 QRS 波同向性　　　　D. 完全性左束支传导阻滞

E. 心室夺获

128. 关于心电图的价值,下列哪项**不正确**

A. 能确诊心律失常　　　　B. 能确诊心肌梗死

C. 辅助诊断房室肥大　　　　D. 辅助诊断电解质紊乱

E. 能反映心功能状态

129. 胸导联 V₆ 的电极应放置在

A. 左腋中线第 5 肋间水平　　　　B. 左锁骨中线与第 5 肋间相交点

C. 胸骨左缘第 4 肋间　　　　D. 胸骨右缘第 4 肋间

E. 左腋中线 V₄ 水平处

130. 正常情况下,心室复极的方向是

A. 心内膜与心外膜同步　　　　B. 心内膜向心外膜方向推进

C. 心外膜向心内膜方向推进　　　　D. 室间隔向心室外膜推进

E. 左心室向右心室方向推进

【A2 型题】

1. 男,78 岁,慢性阻塞性肺疾病病史 10 年,心电图如图 5-2-1 所示,应诊断为

A. 前壁心肌梗死　　　　B. 完全性左束支传导阻滞

C. 预激综合征　　　　D. 右心房肥大

E. 左心房肥大

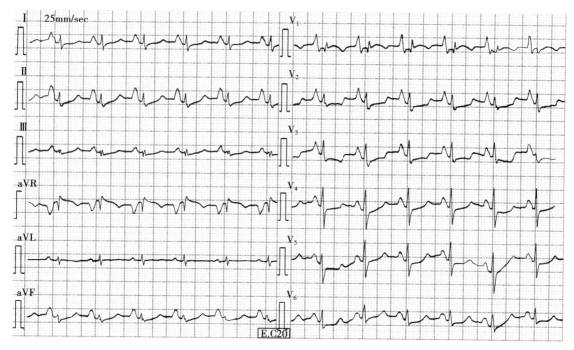

图 5-2-1　心电图

2. 女,60 岁,反复发作胸痛 1 周,持续数分钟可自行缓解。胸痛发作时心电图见图 5-2-2,应考虑为

　　A. 急性下壁心肌梗死　　　　　　　　B. 急性广泛前壁心肌梗死

　　C. 急性心肌缺血　　　　　　　　　　D. 急性心包炎

　　E. 早期复极综合征

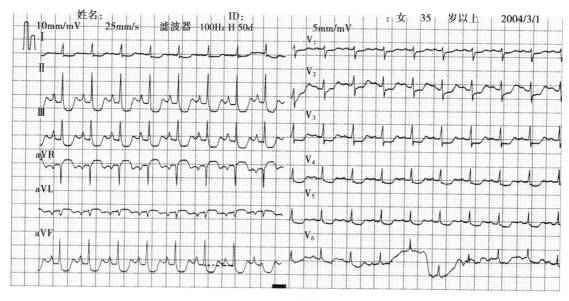

图 5-2-2　心电图

3. 男,无症状,入职体检时心电图如图 5-2-3 所示,应诊断为

　　A. 窦性心动过速　　　　　　B. 窦性心动过缓　　　　　　C. 窦性心律不齐

　　D. 完全性右束支传导阻滞　　E. 房性心动过速

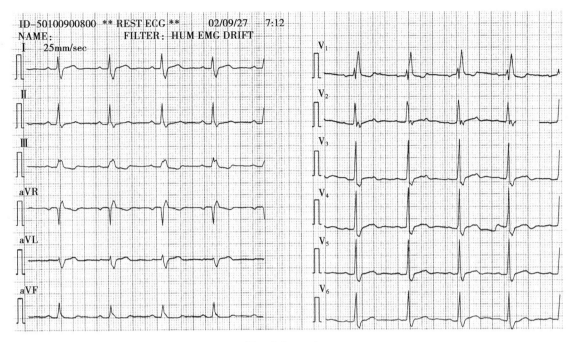

图 5-2-3　心电图

4. 女,52岁,因心悸 1h 来诊。心电图如图 5-2-4 所示,应诊断为
　　A. 窦性心动过速　　　　　B. 心房扑动　　　　　C. 心房颤动
　　D. 室性心动过速　　　　　E. 房性心动过速

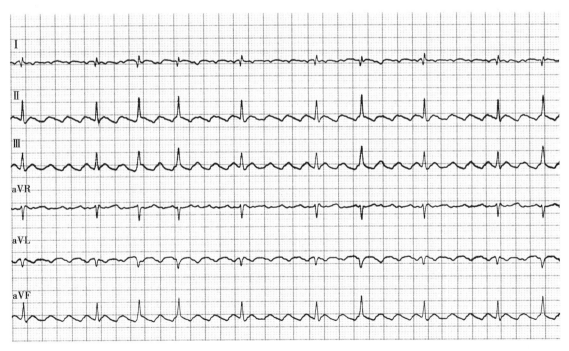

图 5-2-4　心电图

5. 男,因晕厥急诊科就诊,心电图如图 5-2-5 所示,应诊断为
　　A. 窦性心动过速　　　　　B. 心房扑动　　　　　C. 心房颤动
　　D. 室性心动过速　　　　　E. 房性心动过速

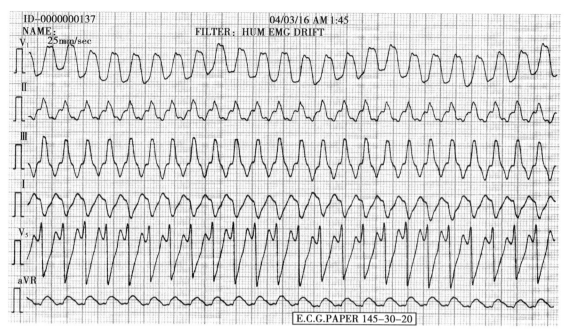

图 5-2-5　心电图

6. 男,50 岁,因突发胸痛 3h 急诊科就诊,心电图如图 5-2-6 所示,应诊断为
   A. 左心室肥大　　　　　　　　　　　　B. 左束支传导阻滞
   C. 右心室肥大　　　　　　　　　　　　D. 急性广泛前壁心肌梗死
   E. 预激综合征

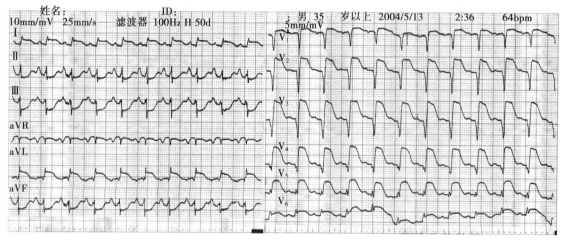

图 5-2-6　心电图

7. 男,50 岁,单位体检心电图如图 5-2-7 所示,无症状,应诊断为
   A. 一度房室传导阻滞
   B. 二度Ⅰ型房室传导阻滞
   C. 窦性心律不齐
   D. 三度房室传导阻滞
   E. 二度Ⅱ型房室传导阻滞

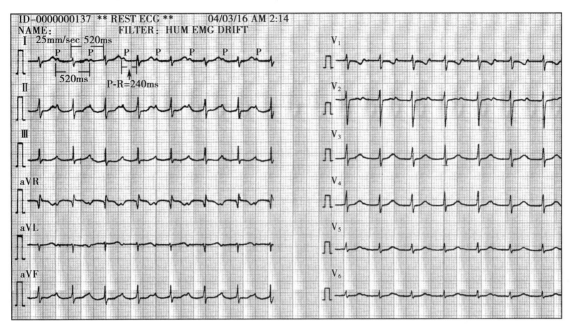

图 5-2-7 心电图

8. 男, 25 岁, 反复发作心悸 2 年, 每次心悸突发突止, 心电图如图 5-2-8 所示, 应诊断为
   A. 窦性心动过速
   B. 心房扑动
   C. 阵发性室上性心动过速
   D. 室性心动过速
   E. 房性心动过速

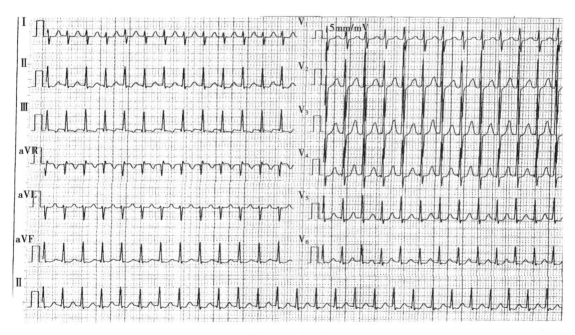

图 5-2-8 心电图

9. 男, 54 岁, 心悸、胸闷症状。心电图如图 5-2-9 所示, 应诊断为
   A. 一度房室传导阻滞
   B. 二度 I 型房室传导阻滞
   C. 窦性心律不齐
   D. 三度房室传导阻滞
   E. 二度 II 型房室传导阻滞

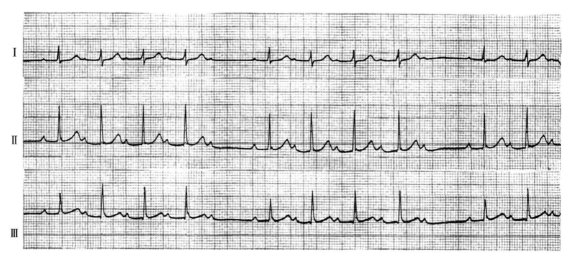

图 5-2-9　心电图

10. 男,72岁,反复发作心悸 2年,心悸时心电图如图 5-2-10 所示,应诊断为
    A. 窦性心动过速
    B. 心房扑动
    C. 心房颤动
    D. 室性心动过速
    E. 房性心动过速

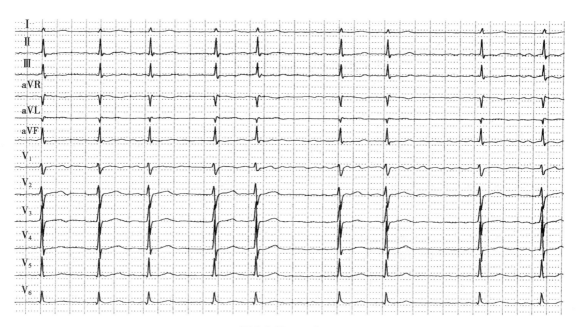

图 5-2-10　心电图

11. 男,20岁,因心悸就诊,心电图如图 5-2-11 所示,应诊断为
    A. 室性期前收缩
    B. 室性逸搏
    C. 房性期前收缩
    D. 交界性期前收缩
    E. 交界性逸搏

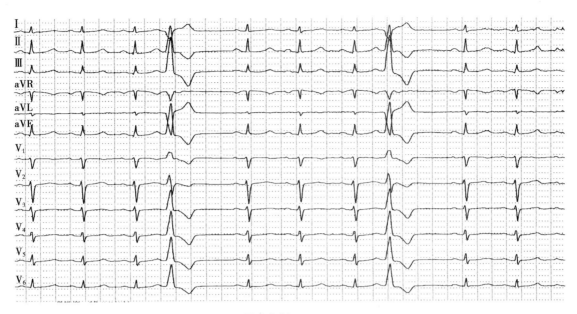

图 5-2-11　心电图

12. 女,60 岁,肾衰竭,血液透析前心电图如图 5-2-12 所示,符合哪种疾病的心电图特点
    A. 高钾血症　　　　　　B. 低钾血症　　　　　　C. 高钙血症
    D. 低钙血症　　　　　　E. 低镁血症

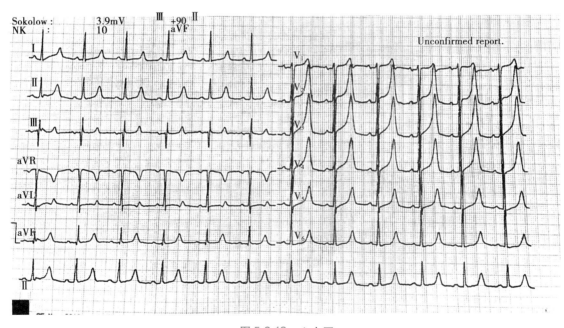

图 5-2-12　心电图

13. 男,呕吐腹泻 1d,心电图如图 5-2-13 所示,应考虑为
    A. 高钾血症　　　　　　B. 低钾血症　　　　　　C. 高钙血症
    D. 低钙血症　　　　　　E. 低镁血症

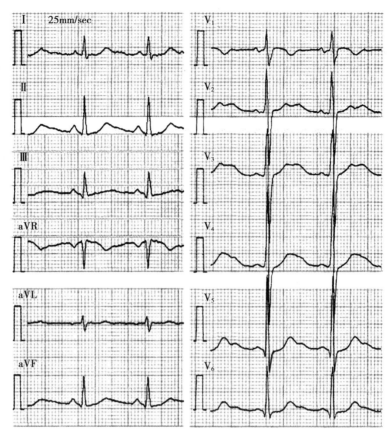

图 5-2-13　心电图

14. 女, 25 岁, 阵发性心悸病史。平素心电图如图 5-2-14 所示, 应诊断为
　　A. 右心室肥厚　　　　　　B. 急性前间壁心肌梗死　　　C. 预激综合征
　　D. 下壁心肌梗死　　　　　E. 完全性左束支传导阻滞

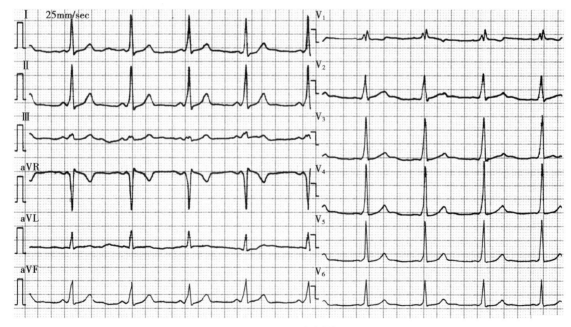

图 5-2-14　心电图

15. 男,25 岁,因发热、胸痛、心悸就诊,心电图如图 5-2-15 所示,考虑为
    A. 高钾血症　　　　　　B. 急性前侧壁心肌梗死　　　C. 变异型心绞痛
    D. 急性心包炎　　　　　E. 低钾血症

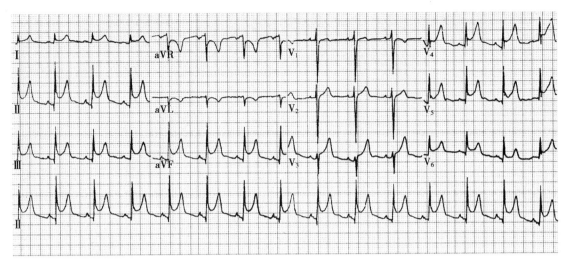

图 5-2-15　心电图

16. 女,22 岁,单位体检发现心电图如图 5-2-16 所示,应诊断为
    A. 窦性心动过速　　　　B. 窦性心律不齐　　　　C. 窦性心动过缓
    D. 房性期前收缩　　　　E. 窦性停搏

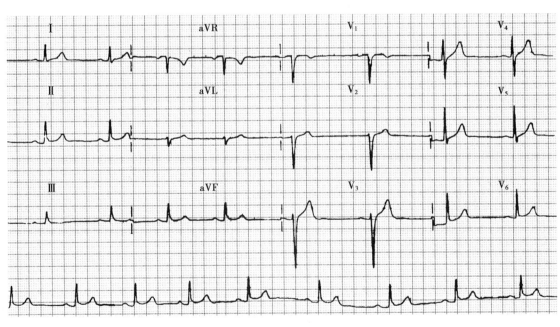

图 5-2-16　心电图

17. 男,60 岁,突发胸痛 3h 入院,心电图如图 5-2-17 所示,应诊断为
    A. 急性前间壁心肌梗死　　　　　　B. 急性前壁心肌梗死
    C. 急性下壁心肌梗死　　　　　　　D. 急性后壁心肌梗死
    E. 急性高侧壁心肌梗死

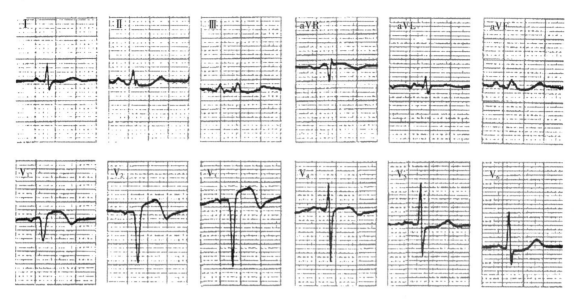

图 5-2-17　心电图

18. 女,60岁,突发胸痛半小时入院,心电图如图 5-2-18 所示,应诊断为
    A. 急性前间壁心肌梗死　　　　　　　B. 急性前壁心肌梗死
    C. 急性下壁心肌梗死　　　　　　　　D. 急性后壁心肌梗死
    E. 急性高侧壁心肌梗死

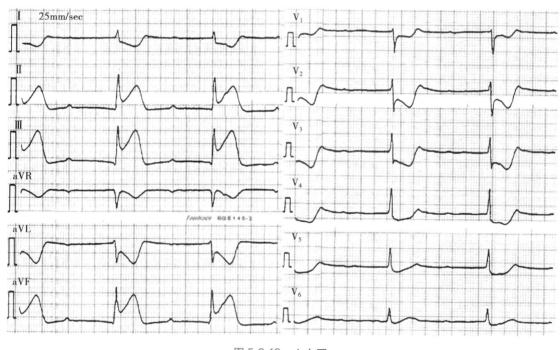

图 5-2-18　心电图

19. 男,48岁,头晕、胸闷就诊,心电图如图 5-2-19 所示,应诊断为
    A. 高度房室传导阻　　　　　　　　　B. 三度房室传导阻滞
    C. 二度 I 型房室传导阻滞　　　　　　D. 非阵发性交界性心动过速
    E. 二度 II 型房室传导阻滞

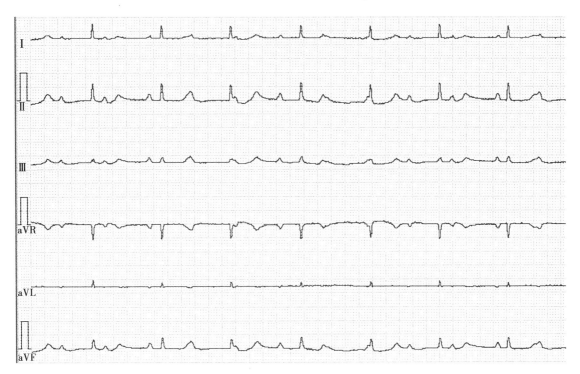

图 5-2-19　心电图

20. 男,60岁,突发意识丧失,抢救过程中记录到心电图如图 5-2-20 所示,应诊断为
    A. 心房扑动　　　　　　B. 心室扑动　　　　　　C. 心房颤动
    D. 心室颤动　　　　　　E. 室性心动过速

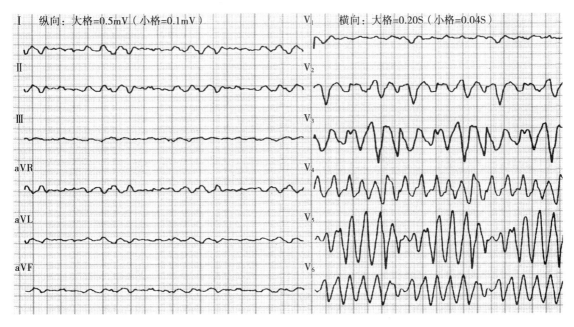

图 5-2-20　心电图

21. 男,55岁,突发意识丧失,抢救过程中记录到心电图如图 5-2-21 所示,应诊断为
    A. 心房扑动　　　　　　B. 心室扑动　　　　　　C. 心房颤动
    D. 心室颤动　　　　　　E. 室性心动过速

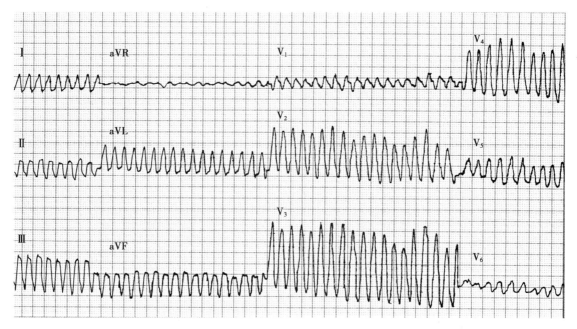

图 5-2-21　心电图

22. 女,20 岁,因心悸就诊,心电图如图 5-2-22 所示,应诊断为
    A. 室性期前收缩　　　　　　　　　　B. 室性逸搏
    C. 房性期前收缩　　　　　　　　　　D. 交界性期前收缩
    E. 交界性逸搏

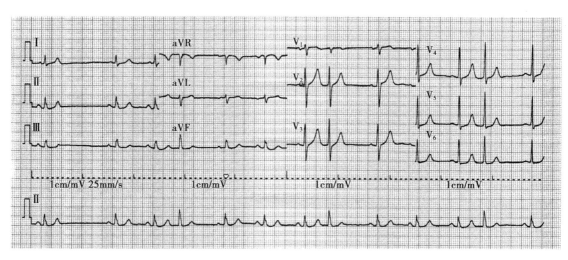

图 5-2-22　心电图

23. 男,50 岁,高血压病史 10 年,心电图如图 5-2-23 所示,应诊断为
    A. 前壁心肌梗死
    B. 完全性左束支传导阻滞
    C. 预激综合征
    D. 右心室肥厚
    E. 左心室肥厚

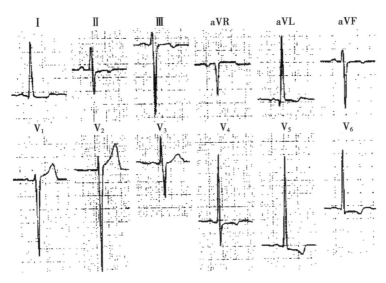

图 5-2-23　心电图

24. 男,17 岁,先天性心脏病,心电图如图 5-2-24 所示,应诊断为
    A. 前壁心肌梗死
    B. 左心室肥厚
    C. 预激综合征
    D. 右心室肥厚
    E. 完全性左束支传导阻滞

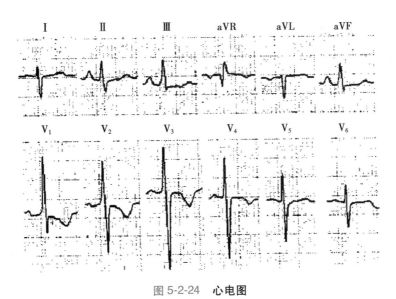

图 5-2-24　心电图

25. 男,51 岁,单位体检心电图如图 5-2-25 所示,应诊断为
    A. 前壁心肌梗死
    B. 完全性右束支传导阻滞
    C. 预激综合征
    D. 右心室肥厚
    E. 完全性左束支传导阻滞

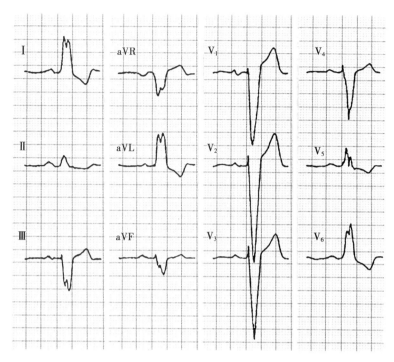

图 5-2-25　心电图

26. 女,40 岁,风湿性心脏病二尖瓣狭窄,心电图如图 5-2-26 所示,应诊断为
  A. 左心房肥大   B. 左心室肥厚
  C. 右心房肥大   D. 预激综合征
  E. 完全性左束支传导阻滞

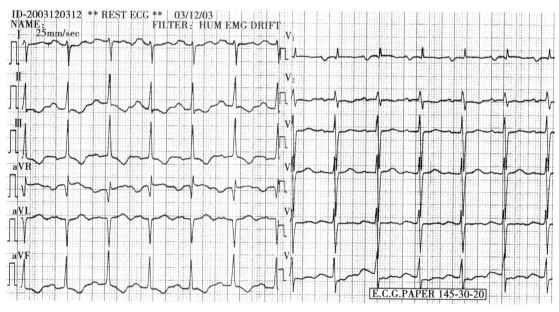

图 5-2-26　心电图

27. 女,35 岁,甲状腺功能亢进,心电图如图 5-2-27 所示,应诊断为
  A. 窦性心动过速   B. 心房扑动   C. 心房颤动
  D. 室性心动过速   E. 房性心动过速

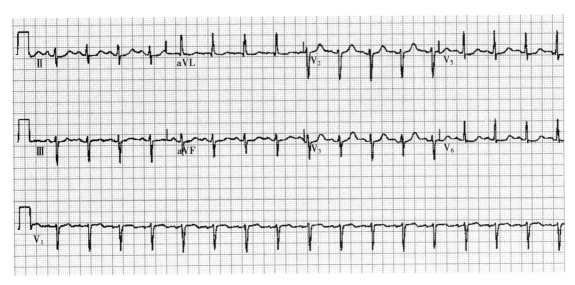

图 5-2-27 心电图

28. 女,43 岁,因心悸、胸闷就诊,心电图如图 5-2-28 所示,应诊断为

A. 窦性停搏

B. 三度房室传导阻滞

C. 二度 I 型房室传导阻滞

D. 非阵发性交性心动过速

E. 二度 II 型房室传导阻滞

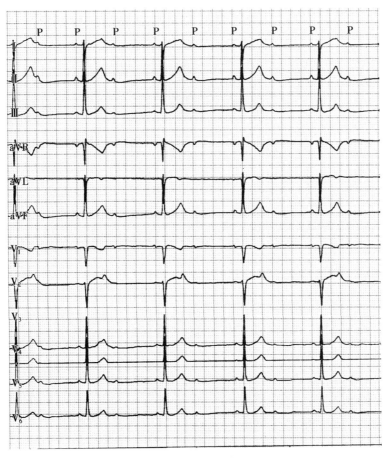

图 5-2-28 心电图

参考答案

【A1 型题】 1. E　2. C　3. C　4. D　5. B　6. A　7. D　8. E　9. D　10. D　11. C
12. C　13. A　14. B　15. E　16. D　17. C　18. D　19. B　20. D
21. C　22. D　23. C　24. C　25. E　26. E　27. E　28. A　29. B
30. A　31. A　32. D　33. B　34. A　35. C　36. A　37. B　38. D
39. B　40. A　41. A　42. E　43. B　44. A　45. A　46. E　47. C
48. A　49. C　50. D　51. A　52. B　53. C　54. B　55. E　56. B
57. B　58. C　59. B　60. A　61. C　62. C　63. D　64. E　65. D
66. E　67. D　68. B　69. D　70. C　71. D　72. D　73. E　74. B
75. B　76. E　77. C　78. D　79. D　80. D　81. C　82. B　83. E
84. B　85. A　86. C　87. D　88. E　89. E　90. B　91. C　92. B
93. C　94. D　95. E　96. B　97. D　98. D　99. E　100. D　101. C
102. A　103. D　104. D　105. C　106. C　107. D　108. D　109. A
110. E　111. A　112. A　113. E　114. C　115. D　116. B　117. C
118. A　119. A　120. D　121. E　122. E　123. A　124. E　125. C
126. C　127. D　128. E　129. E　130. C

【A2 型题】 1. D　2. C　3. D　4. B　5. D　6. D　7. A　8. C　9. B　10. C
11. A　12. A　13. B　14. C　15. D　16. B　17. A　18. C　19. B
20. D　21. D　22. C　23. E　24. D　25. E　26. A　27. A　28. B

（乔卫卫）

第三章

肺功能检查

复习纲要

肺功能检查内容:肺容积、通气、换气、血流和呼吸动力检查。

第一节 通气功能检查

一、肺容积

1. 肺容积(lung volume)定义 安静状态下测定一次呼吸所出现的容积变化,不受时间限制,具有静态解剖学意义。

四种基础肺容积:潮气容积、补吸气容积、补呼气容积、残气容积。

2. 肺容量(lung capacity)定义 由两个或两个以上的基础肺容积组成,彼此互不重叠。

四种基础肺容量:深吸气量、功能残气量、肺活量、肺总量。

二、肺通气功能

定义:又称为动态肺容积,指单位时间内随呼吸运动进出肺的气量和流速。

1. 肺通气量

每分钟静息通气量(minute ventilation):静息状态下每分钟呼出气的量(潮气量×呼吸频率)。

最大自主通气量(maximal voluntary ventilation):1min 内以最大的呼吸幅度和最快的呼吸频率呼吸所得的通气量,评估肺组织弹性、胸廓弹性、气道阻力、呼吸肌力量,临床上常用做通气功能障碍、通气功能储备能力考核的指标。

临床意义:最大自主通气量降低见于阻塞性、限制性通气功能障碍(慢性阻塞性肺疾病、肺间质纤维化、呼吸肌麻痹、大面积肺实变等)。

通气储备能力:

通气储备百分比:(每分钟最大通气量−每分钟静息通气量)×100%/每分钟最大通气量,是肺通气储备能力考核的指标,正常值>95%,低于86%提示通气储备不足,气急阈值为60%~70%(常用于手术前评估、职业病劳动能力鉴定等)。

2. 用力肺活量(forced vital capacity) 深吸气至肺总量后以最大力量最快速度所能呼出的全部气量。

正常人3s内可将肺活量全部呼出。

FEV_1/FVC 简称一秒率。正常人一秒率>80%

临床意义:用力肺活量是测定呼吸道阻力的重要指标,如慢性阻塞性肺疾病患者由于气道阻力增加其一秒率<70%而限制性通气功能障碍者如肺间质纤维化患者一秒率基本正常。

3. **最大呼气中段流量**(maximal mid expiratory flow,MMEF)　根据用力肺活量曲线计算得出的用力呼出25%~75%的平均流量。

4. **肺泡通气量**(alveolar ventilation)　指静息状态下每分钟进入呼吸性支气管及肺泡中参与气体交换的有效通气量。

正常人潮气量500ml,150ml为无效腔气体。无效腔内气体不参与肺气体交换仅起传导作用。

生理无效腔=解剖无效腔+肺泡无效腔。

临床应用:用于判断肺通气功能及气道阻塞程度(限制性、阻塞性、混合性通气障碍)、评估气道阻塞的可逆性、评估最大呼气流量(PEF)、行支气管激发试验。

限制性通气功能障碍:以肺容积,气体量(VC)减少为主。

阻塞性通气功能障碍:以流速降低(FEV$_1$/FVC)为主。

哮喘患者支气管舒张试验:吸入支气管扩张剂如沙丁胺醇后通气改善率大于12%,通气量绝对值增加≥200ml为阳性。FEV$_1$改善超过12%即认为气道可逆。

PEF日变异率正常值<20%,≥20%时有助于协助诊断支气管哮喘。

第二节　换气功能检查

换气定义:进入肺泡内的氧通过肺泡毛细血管进入血液循环,血中的二氧化碳通过弥散排入肺泡的过程,也成为"内呼吸"。

1. **气体分布**　肺内气体分布具有不均一性主要与气道阻力、顺应性、肺内压有关。

肺泡分类:快肺泡(上肺区)、慢肺泡(下肺区)。

2. **通气血流比值**(V/Q)　静息状态下成年人平均每分钟肺泡通气量4L,血流量5L,V/Q=0.8。V/Q比值受重力、体位、肺容积的影响,肺内不同部位的V/Q比值差异较大。

换气功能障碍导致缺氧:V/Q>0.8提示肺内无效腔通气增加。V/Q<0.8提示肺内无效灌注增加导致静脉-动脉分流效应。

3. **肺泡弥散功能**

肺泡弥散定义:肺泡内的氧气、二氧化碳通过肺泡壁毛细血管膜进行气体交换的过程。

弥散量(diffusing capacity)定义:肺泡膜两侧气体分压为1mmHg的情况下气体在单位时间(1min)内所能通过的气体量(ml)。

影响肺泡毛细血管膜弥散量的因素:弥散面积、弥散距离、氧分压差、气体分子量、气体在介质中的溶解度、肺泡毛细血管血流、气体与血红蛋白的结合力。二氧化碳的弥散速度是氧气的21倍,临床上弥散障碍主要指氧弥散障碍,弥散量<正常预计值80%表明弥散障碍常见于肺间质纤维化、石棉沉着病、肺气肿、肺结核、气胸、肺水肿、贫血等。弥散量增加可见于肺出血、红细胞增多症等。

第三节　小气道功能检查

小气道(small airway)定义:吸气状态下直径≤2mm的细支气管,相当于第6级支气管分支以下,包括全部细支气管及终末细支气管。

1. **闭合容积定义**　平静呼气至残气位时肺下垂部小气道开始闭合时所能继续呼出的气体量。闭合总量=闭合容积+残气量。

2. **最大呼气流量容积曲线**(maximum expiratory flow volume curve,MEFV)　受试者做

最大用力呼气,记录呼出气体体积与相应呼气流量的曲线即流量-容积曲线(V-V 曲线)。

临床意义:临床常用 VC50% 和 VC25% 时呼气瞬间流量(Vmax50 和 Vmax25)作为检测小气到功能的指标,实测值/预计值<70% 且 $V_{50}/V_{25}<2.5$ 即认为有小气到阻塞。通过观察 V-V 曲线的下降支斜率可以判断气道阻塞的部位,特别是上气道。

3. 频率依赖性肺顺应性

肺顺应性(lung compliance)定义:单位压力改变所产生的肺容量变化,反映肺组织的弹性通常包括肺顺应性、胸壁顺应性、总顺应性。

肺顺应性分类:

静态顺应性:呼吸周期中气流被短暂阻断时测得肺顺应性,静态顺应性降低见于弥漫性肺间质纤维化患者,静态顺应性增加见于肺气肿患者。

动态顺应性:呼吸周期中气流未被短暂阻断时测得肺顺应性,受呼吸阻力影响。动态顺应性包括正常呼吸频率、快速呼吸频率,其中频率依赖性顺应性更敏感,动态顺应性降低见于小气到病变的患者如慢性阻塞性肺疾病。

第四节　血气分析和酸碱测定

一、血气分析指标

1. **动脉血氧分压**　血液中物理溶解的氧分子所产生的压力。根据年龄的预计公式:$PaO_2 = 100mmHg-(年龄\times0.33)\pm5mmHg$,参考值为 90~100mmHg

2. **呼吸衰竭(respiratory failure)**　在海平面安静状态下呼吸空气时 $PaO_2<60mmHg$,并可除外其他因素导致的低氧血症如心脏内分流,即可诊断呼吸衰竭。

呼吸衰竭分型:

Ⅰ 型呼吸衰竭:缺氧但无二氧化碳潴留。

Ⅱ 型呼吸衰竭:缺氧伴二氧化碳潴留。

3. **肺泡-动脉氧分压差**　肺泡氧分压与动脉氧分压之差。

正常青年人约为 15~20mmHg 随年龄增大而增大,但最大不超过 30mmHg

临床意义:

肺泡-动脉氧分压差增大伴有 PaO_2 降低:提示肺本身病变导致氧合障碍,如肺内动-静脉解剖分流增加、弥漫性间质性肺疾病、肺水肿、肺气肿、肺栓塞等。

肺泡-动脉氧分压差增大无 PaO_2 降低:见于肺泡通气量增加而大气压、吸入氧浓度、机体耗氧量不变时。

4. **动脉血氧饱和度**　动脉血氧与血红蛋白结合的程度,参考值 95%~98%。

临床意义:判断机体是否缺氧(有一定局限性可能会掩盖潜在的缺氧)。

5. **混合静脉血氧分压**　物理溶解于混合静脉血中的氧所产生的压力,参考值 35~45mmHg。

临床意义:反映组织是否缺氧的指标。

6. **动脉血氧含量**　单位容积(L)动脉血含氧的总量(mmol)。参考值 8.55~9.45mmol/L。

临床意义:动脉血氧含量减低:见于高原缺氧、慢性阻塞性肺疾病、贫血、一氧化碳中毒、高铁血红蛋白血症患者。

7. **动脉血二氧化碳分压($PaCO_2$)**　物理溶解于动脉血中二氧化碳分子所产生的张力,参考值 35~45mmHg。

临床意义：

判断呼吸衰竭类型与程度：肺性脑病时 $PaCO_2>70mmHg$。

是判断呼吸性酸碱平衡失调的指标：$PaCO_2>45mmHg$ 提示呼吸性酸中毒，$PaCO_2<35mmHg$ 提示呼吸性碱中毒。

是判断代谢性酸碱平衡失调的代偿性反应的指标，代酸经肺代偿后 $PaCO_2$ 降低，代碱时经肺代偿 $PaCO_2$ 升高。

8. pH　表示体液中氢离子浓度的指标或酸碱度（7.35~7.45）。

临床意义：pH<7.35 为失代偿性酸中毒，pH>7.45 为失代偿性碱中毒。

9. **标准碳酸氢盐（SB）**　指 38℃血红蛋白完全饱和经 $PaCO_2$ 等于 40mmHg 的气体平衡后标准状态下测得的血浆 HCO_3^- 的浓度参考值为 21~27mmol/L。

临床意义：反映代谢性酸碱平衡指标，不受呼吸功能影响。

10. **实际碳酸氢盐（AB）**　在实际 $PaCO_2$ 和氧饱和度下所测得的血浆 HCO_3^- 的浓度。

临床意义：AB 受呼吸功能影响，AB 增高见于代谢性碱中毒或呼吸性酸中毒时经肾脏的代偿反应，最大代偿值为 45mmol/L（注：超过 45mmol/L 即为呼吸性酸中毒合并代谢性碱中毒）。AB 降低见于代谢性酸中毒或呼吸性碱中毒经肾脏代偿反应。

AB>SB 时提示呼吸性酸中毒。

AB<SB 时提示呼吸性碱中毒。

AB＝SB<正常时提示代谢性酸中毒。

AB＝SB>正常时提示代谢性碱中毒。

11. **缓冲碱（BB）**　血液中一切具有缓冲作用的碱性物质。

临床意义：反映机体对酸碱平衡失调时总的缓冲能力不受呼吸因素、二氧化碳改变的影响。

12. **剩余碱（BE）**　指在 38℃，血红蛋白完全饱和，经 $PaCO_2$ 为 40mmHg 的气体平衡后标准状态下将血液标本滴定至 pH 7.40 所需要的酸或碱的量参考值（0±2.3mmol/L）。

需加酸者 BE 为正值表明血液中含有多余的碱。

需加碱者 BE 为负值表明血液中含有多余的酸。

临床意义：只反映代谢性因素的指标，与 SB 的意义大致相同。

13. **血浆 CO_2 含量**　血浆中结合的和物理溶解的 CO_2 总量参考值 25.2mmol/L。

临床意义：二氧化碳含量受呼吸因素影响，CO_2 潴留时、代谢性碱中毒时升高；过度通气、代谢性酸中毒时降低。

14. **阴离子间隙（AG）**　血浆中未测定的阴离子与未测定阳离子的差值。$AG=Na^+-(Cl^-+HCO_3^-)$，参考值 8~16mmol/L。

临床意义：

高 AG 型酸中毒如乳酸酸中毒、尿毒症、酮症酸中毒。

正常 AG 高氯型酸中毒：过多使用含氯的酸、腹泻导致 HCO_3^- 减少，肾小管酸中毒导致酸排泄衰竭。

三重酸碱平衡失调中 AG 增大的代谢性酸中毒。

二、酸碱平衡失调的类型

有酸血症或碱血症必定有酸中毒或碱中毒，有酸中毒或碱中毒不一定有酸血症或碱血症。

单纯性酸碱平衡失调：酸中毒导致酸血症，碱中毒导致碱血症。混合性酸碱平衡失调：动脉血 pH 取决于各种平衡失调相互平衡后的结果。

pH>7.45 证明存在碱中毒。

pH<7.35 证明存在酸中毒。

AG>16 证明可能存在代酸;AG>30 证明肯定存在代酸。

1. **单纯性酸碱平衡失调**

（1）代谢性酸中毒

（2）呼吸性酸中毒

（3）代谢性碱中毒

（4）呼吸性碱中毒

2. **混合性酸碱平衡失调**

（1）呼吸性酸中毒合并代谢性酸中毒

（2）呼吸性酸中毒合并代谢性碱中毒

（3）呼吸性碱中毒合并代谢性酸中毒

（4）呼吸性碱中毒合并代谢性碱中毒

3. **三重酸碱平衡失调**

（1）呼吸性酸中毒合并高 AG 型代谢性酸中毒+代谢性碱中毒

（2）呼吸性碱中毒合并高 AG 型代谢性酸中毒+代谢性碱中毒（表 5-3-1，表 5-3-2）

表 5-3-1 酸碱平衡失调预计代偿公式

失衡	原发改变	代偿改变	预计代偿公式	代偿改变极限
呼酸	$PaCO_2 \uparrow$	$HCO_3^- \uparrow$	急性 $\Delta HCO_3^- = \Delta PaCO_2 \times 0.07 \pm 1.5$	30mmol/L
			慢性 $\Delta HCO_3^- = \Delta PaCO_2 \times 0.35 \pm 5.58$	45mmol/L
呼碱	$PaCO_2 \downarrow$	$HCO_3^- \downarrow$	急性 $\Delta HCO_3^- = \Delta PaCO_2 \times 0.2 \pm 2.5$	18mmol/L
			慢性 $\Delta HCO_3^- = \Delta PaCO_2 \times 0.5 \pm 2.5$	12mmol/L
代酸	$HCO_3^- \downarrow$	$PaCO_2 \downarrow$	$PaCO_2 = HCO_3^- \times 1.5 + 8 \pm 2$	10mmHg
代碱	$HCO_3^- \uparrow$	$PaCO_2 \uparrow$	$\Delta PaCO_2 = \Delta HCO_3^- \times 0.9 \pm 1.5$	55mmHg

表 5-3-2 常见酸碱平衡失调分析表

分类	血气分析结果
急性呼酸	$pH \downarrow$，$PaCO_2 \uparrow$，AB 正常或略升高，BE 正常
	代表疾病:急性气道阻塞。
慢性呼酸	pH 正常或降低，AB 升高，AB>SB，BE 正值增大
	代表疾病:慢性阻塞性肺疾病急性加重。
呼碱	pH 正常或升高，$PaCO_2 \downarrow$
	代表疾病:癔症过度通气
代酸	pH 接近正常，AB、SB、BB 均下降，$PaCO_2 \downarrow$，BE 负值增大，当机体失代偿时 PH $\downarrow$
	代表疾病:肾功能不全酸中毒
代碱	pH 接近正常，AB、SB、BB 均升高，$PaCO_2 \uparrow$，BE 正值增大，当机体失代偿时 pH $\uparrow$
	代表疾病:急性胃肠炎大量呕吐
呼酸+代酸	$pH \downarrow$，$PaCO_2 \uparrow$，AB、SB、BB 均下降，BE 负值增大
	代表疾病:肺心病失代偿期组织缺氧酸中毒
呼酸+代碱	pH 变化不定，$PaCO_2 \uparrow$，AB$\uparrow$，BE 正值增大
	代表疾病:慢性阻塞性肺疾病急性加重合并心衰大量利尿治疗
呼碱+代碱	$pH \uparrow$，$PaCO_2 \downarrow$，AB、SB、BB 均升高，BE 正值增大
	代表疾病:肝硬化肝肺综合征并大量利尿治疗
呼碱+代酸	pH 变化不定，$PaCO_2 \downarrow$，AB、SB、BB 均下降，BE 负值增大
	代表疾病:肺间质纤维化并感染合并肾衰

分类	血气分析结果
呼酸合并高 AG 型代酸+代碱	pH 多下降,$PaCO_2$↑,AB、SB、BB 均增加,AG↑,BE 正值增大,Cl^-降低 代表疾病: 1. 慢性阻塞性肺疾病急性加重 CO_2 潴留合并心衰,组织缺氧酸中毒并大量利尿治疗 2. 呼酸的基础上合并代酸并过度补碱治疗
呼碱合并高 AG 型代酸+代碱	pH 多下降,$PaCO_2$↓,AB、SB、BB 均增加,AG↑ 代表疾病: 1. 糖尿病并酮症酸中毒过度通气及大量呕吐胃酸 2. 呼碱的基础上代酸并过度补碱治疗

试题精选

一、名词解释

1. 肺容积(lung volume)

2. 肺容量(lung capacity)

3. 用力肺活量(forced vital capacity)

4. 小气道(small airway)

5. 肺顺应性(lung compliance)

6. 呼吸衰竭(respiratory failure)

7. 阴离子间隙(anion gap)

二、填空题

1. 四种基础肺容积可分为_____、_____、_____、_____。

2. 最大自主通气量降低见于_____和_____通气功能障碍。

3. FEV_1/FVC 简称一秒率,正常人一秒率大于_____。

4. 生理无效腔包括_____、_____。

5. 呼吸衰竭分型_____、_____。

6. 肺顺应性分类_____、_____。

7. 动脉血氧分压根据年龄的预计公式:_____。

三、选择题

【A 型题】

1. 用于监测哮喘患者病情的指标是
   A. 用力肺活量　　　　　B. PEF 日变异率　　　　　C. 支气管激发实验
   D. 支气管舒张实验　　　E. 肺泡通气量

2. 功能残气量是指
   A. 平静呼气末肺内所含气量　　　　　B. 尽最大力量吸气末肺内所含气量
   C. 平静吸气末肺内所含气量　　　　　D. 尽最大力量呼气末肺内所含气量
   E. 潮气量减去补呼气容积

3. 功能残气量测定的临床意义是
   A. 反映胸廓弹性回缩与胸膜壁层弹性回缩力之间的关系
   B. 反映胸廓弹性回缩与胸膜脏层弹性回缩力之间的关系
   C. 反映肺组织弹性回缩与胸膜壁层弹性回缩力之间的关系
   D. 反映肺组织弹性回缩与胸膜脏层弹性回缩力之间的关系

　　E. 反映胸廓弹性回缩和肺弹性回缩力之间的关系

4. 肺总量是指

　　A. 尽力吸气后缓慢而又完全呼出的最大气量

　　B. 平静呼气末肺内所含气量

　　C. 平静吸气末肺内所含气量

　　D. 最大限度呼气后肺内所含气量

　　E. 最大限度吸气后肺内所含气量

5. 作为判定肺泡弥散功能指标的是

　　A. 弥散量　　　　　　　　　　　　　　B. 气体与血红蛋白的结合力

　　C. 通气/血流比值　　　　　　　　　　D. 肺泡毛细血管血流速

　　E. CO_2 与 O_2 之比

6. 用于协助诊断支气管哮喘的方法是

　　A. 支气管激发实验　　　B. PEF 日变异率　　　C. 用力肺活量

　　D. 肺泡通气量　　　　　E. 支气管舒张试验

7. 正常人可将肺活量全部呼出的时间是

　　A. 10s　　　　　　　　B. 8s　　　　　　　　C. 5s

　　D. 3s　　　　　　　　E. 6s

8. 最大呼气中段流量的临床意义是

　　A. 判断是否有胸廓畸形引起的肺活量降低

　　B. 用来评估肺组织弹性

　　C. 通气储备能力考核指标

　　D. 测定呼吸道有无阻力的重要指标

　　E. 评价早期小气道阻塞的指标

9. 最大呼气流量是指

　　A. 用力肺活量测定过程中,呼气流速最快时的瞬间流速

　　B. 根据用力肺活量曲线计算得出用力呼出 25%~75% 的平均流量

　　C. 深吸气至肺总量位后以最大力量,最快的速度所能呼出的全部气量

　　D. 每分钟最大通气量与每分钟静息通气量之差

　　E. 平静呼气末再尽最大力量呼气所呼出的气量

10. 用于职业病劳动能力鉴定的指标是

　　A. 通气储备百分比　　　B. 肺活量　　　　　C. 潮气容积

　　D. 功能残气量　　　　　E. 肺通气量

11. 正常人潮气容积为 500ml,其中无效腔气有

　　A. 100ml　　　　　　　B. 125ml　　　　　　C. 150ml

　　D. 50ml　　　　　　　E. 250ml

【X 型题】

1. 气流阻力和顺应性可影响吸入气体的分布,可降低肺顺应性的有

　　A. 间质性肺炎　　　　　B. 肺水肿　　　　　C. 肺纤维化

　　D. 肺气肿　　　　　　　E. 肺淤血

2. 与肺有效气体交换有关的因素是

　　A. 吸入气体的分布和通气与血流二者的比例关系以及气体的弥散

　　B. 血流量

　　C. 胸内压

  D. 通气量

  E. 二氧化碳浓度

3. 引起弥散量增加的有

  A. 先天性心脏病　　　　　B. 风湿性心脏病　　　　　C. 红细胞增多症

  D. 贫血　　　　　　　　　E. 肺出血

4. 有关解剖无效腔的描述正确的是

  A. 无效腔气约为 150ml

  B. 解剖无效腔又称无效腔气

  C. 无效腔气不参与气体交换,仅在呼吸细支气管以上气道中起传导作用

  D. 无效腔气约与潮气容积相等为 500ml

  E. 无效腔气参与气体交换

5. 肺泡弥散量的测定的特定条件是指

  A. 单位时间为 1s　　　　　　　　　　　B. 单位时间为 1min

  C. 只适用于青年女性　　　　　　　　　D. 肺泡膜两侧气体分压为 10mmHg

  E. 肺泡膜两侧气体分压为 1mmHg

6. 深吸气量组成包括

  A. 补吸气容积　　　　　B. 补呼气容积　　　　　C. 残气量

  D. 潮气容积　　　　　　E. 肺活量

7. 通气/血流比值失调常见于

  A. 肺栓塞　　　　　　　B. 呼吸窘迫综合征　　　　C. 肺水肿

  D. 肺炎　　　　　　　　E. 肺不张

8. 最大自主通气量可用来评估

  A. 胸廓弹性和呼吸肌的力量　　　　　　B. 肺总量

  C. 肺组织弹性　　　　　　　　　　　　D. 气道阻力

  E. 肺血流

9. 肺功能检查内容包括

  A. 肺通气　　　　　　　B. 呼吸动度　　　　　　C. 肺容积

  D. 肺的血流　　　　　　E. 肺换气

四、问答题

1. 简述 FEV_1/FVC 测定值的临床意义。

2. 简述支气管舒张试验的临床意义。

3. 简述肺功能检查包含的内容及肺功能检查的临床意义。

参 考 答 案

一、名词解释(见复习纲要)

二、填空题

1. 潮气容积　补吸气容积　补呼气容积　残气容积

2. 阻塞性　限制性

3. 80%

4. 解剖无效腔　肺泡无效腔

5. Ⅰ型呼吸衰竭　　Ⅱ型呼吸衰竭

6. 静态顺应性　　动态顺应性

7. $PaO_2 = 100mmHg - (年龄 \times 0.33) \pm 5mmHg$

三、选择题

【A型题】1. B　2. A　3. E　4. E　5. A　6. E　7. D　8. E　9. A　10. A　11. C

【X型题】1. A,B,C,D,E　2. A,B,D　3. C,E　4. A,B,C　5. B,E　6. A,D

　　　　　7. A,B,C,D,E　8. A,C,D　9. A,B,C,D,E

四、问答题(见复习纲要)

（姜君男　王东）

第四章

内 镜 检 查

复 习 纲 要

第一节 基本原理简介

电子内镜与各种先进诊疗技术的结合,拓宽了内镜诊治的领域,如超声内镜、共聚焦内镜等。多种诊疗新技术的开展也使内镜技术成为微创治疗的重要措施,内镜有胃镜、结肠镜、小肠镜、十二指肠镜、气管镜、胆道镜、膀胱镜、腹腔镜、胸腔镜等,不仅可对胃、十二指肠、大肠、小肠、胆管、胰管等进行检查治疗,尚可对呼吸系统、泌尿系统、生殖系统、胸腹腔病变进行诊断治疗,因而形成一个新的诊治领域,称为内镜学(endoscopicology)。

第二节 上消化道内镜检查

上消化道内镜检查包括食管、胃、十二指肠的检查。

一、适应证

1. 吞咽困难,胸骨后疼痛、烧灼,上腹部疼痛、不适,饱胀,食欲下降等上消化道症状原因不明者。
2. 不明原因的上消化道出血,尚可同时进行内镜下止血。
3. X 线钡餐检查不能确诊或不能解释的上消化道病变。
4. 需要随访观察的病变,如消化性溃疡、萎缩性胃炎、胃手术后、反流性食管炎、Barrett 食管等。
5. 药物治疗前后对比观察或手术后随访。
6. 内镜下治疗,如异物取出、止血、食管静脉曲张的硬化剂注射与套扎、食管狭窄的扩张与内支架放置治疗、上消化道息肉切除、黏膜切除等。

二、禁忌证

1. 严重心肺病,如严重心律失常、心力衰竭、心肌梗死急性期、严重呼吸衰竭及支气管哮喘发作期等。
2. 休克、昏迷等危重状态。
3. 神志不清、精神失常,不能合作者。
4. 食管、胃、十二指肠穿孔急性期。
5. 严重咽喉疾病、腐蚀性食管和胃炎、巨大食管憩室、主动脉瘤及严重颈胸段脊柱畸形者。

　　6. 急性病毒性肝炎或胃肠道传染病一般暂缓检查;慢性乙、丙型肝炎或病原携带者、艾滋病患者应具备特殊的消毒措施。

三、检查方法

　　（一）检查前准备

　　1. 签署知情同意书,检查前禁食 8h。

　　2. 阅读胃镜申请单,简要询问病史,作必要体格检查。

　　3. **麻醉**　检查前 5~10min,吞服含 1%丁卡因胃镜胶（10ml）或 2%利多卡因喷雾咽部 2~3次。

　　4. **镇静剂**　过分紧张者可用地西泮 5~10mg 肌注或静注。做镜下治疗时,可术前 10min 肌注山莨菪碱 10mg 或阿托品 0.5mg。

　　5. **口服去泡剂**　可用二甲硅油去除十二指肠黏膜表面泡沫,使视野更加清晰。

　　6. **检查胃镜及配件**　注意光源、送水、气及吸引装置,胃镜的线路、电源等。

　　（二）检查方法要点

　　1. 患者取左侧卧位,屈腿,头垫低枕,取下义齿,放松颈部及腰部。

　　2. 口边置弯盘,患者咬紧牙垫,铺上无菌巾。

　　3. 医生左手持胃镜操纵部,右手持胃镜先端约 20cm 处,直视下将胃镜经口插入咽部,缓缓沿舌背、咽后壁插入食管。嘱患者深呼吸,配合吞咽动作,动作轻柔,勿误入气管。

　　4. 胃镜先通过齿状线缓缓插入贲门后,在胃底部略向左、向上可见胃体腔,推进至幽门前区时,俟机进入十二指肠球部,再将先端右旋上翘 90°,操纵者向右转体 90°,调整胃镜深度,可见十二指肠降段及乳头部。由此退镜,逐段观察,配合注气及抽吸,可逐一检查。

　　5. 对病变部位可摄像、染色、局部放大、活检、刷取细胞涂片等。

　　6. 退出胃镜时尽量抽气防止腹胀。2h 后进温凉流质或半流质饮食。

四、并发症

　　1. **一般并发症**　喉头痉挛、下颌关节脱臼、咽喉部损伤、腮腺肿大、食管贲门黏膜撕裂等。

　　2. **严重并发症**

　　（1）心搏骤停、心肌梗死、心绞痛等。

　　（2）食管、胃肠穿孔。

　　（3）感染:操作时间过长有发生吸入性肺炎的可能。

　　（4）低氧血症:多由于内镜压迫呼吸道引起通气障碍或患者紧张感所致。

　　（5）出血:多因操作粗暴、活检创伤或内镜下治疗后止血不当所致。

五、常见上消化道疾病的内镜表现

　　1. **慢性胃炎**　结合可能的病因,将慢性胃炎分为非萎缩性、萎缩性和特殊类型三大类。其胃镜下表现均可有糜烂（平坦或隆起）、出血和胆汁反流。

　　2. **溃疡**　可位于食管、胃、十二指肠等部位。内镜下分为活动期、愈合期和瘢痕期。

　　3. **肿瘤**　胃癌、食管癌患者相当多见,尤发现早期胃癌更为重要。

　　根据癌组织在胃壁的浸润深度,将胃癌分为进展期和早期胃癌两类。进展期胃癌分四型,即包曼Ⅰ型:肿块型或隆起型;包曼Ⅱ型:溃疡型;包曼Ⅲ型:浸润溃疡型;包曼Ⅳ型:弥漫浸润型。

第三节　下消化道内镜检查

下消化道内镜检查包括乙状肠镜、结肠镜和小肠镜检查,以结肠镜应用较多,在此仅介绍结肠镜检查。

一、适应证

1. 不明原因的便血、大便习惯改变;有腹痛、腹块、消瘦、贫血等征象或怀疑有结、直肠及末端回肠病变者。
2. 钡剂灌肠或乙状结肠镜检查结肠有狭窄、溃疡、息肉、癌肿、憩室等病变,需进一步确诊者。
3. 转移性腺癌、CEA、CA199 等肿瘤标志物升高,需寻找原发病灶者。
4. 炎症性肠病的诊断与随诊。
5. 结肠癌术前确诊,术后随访,息肉摘除术后随访。
6. 行镜下止血、息肉切除、整复肠套叠和肠扭转、扩张肠狭窄及放置支架解除肠梗阻等治疗。

二、禁忌证

1. 肛门、直肠严重狭窄。
2. 急性重度结肠炎,如急性细菌性痢疾、急性重度溃疡性结肠炎及憩室炎等。
3. 急性弥漫性腹膜炎、腹腔脏器穿孔、多次腹腔手术、腹内广泛粘连及大量腹腔积液者。
4. 妊娠期妇女。
5. 严重心肺功能衰竭、精神失常及昏迷患者。

三、检查方法

（一）检查前准备
1. 签署知情同意书,检查前 1d 进流质饮食,当天晨禁食。
2. 肠道清洁可于检查前 3h 嘱患者饮平衡电解质液等。
3. 阅读结肠镜申请单,简要询问病史,做必要的体格检查。
4. **术前用药**　可术前 5~10min 用阿托品 0.5mg 或山莨菪碱 10mg 肌注。
5. 检查室最好有监护设备及抢救药物,以备不时之需。
6. 检查结肠镜及配件如同胃镜前准备,以确保结肠镜性能及质量。

（二）检查方法要点
1. 国内多采用双人操作检查,共同完成。
2. 嘱患者穿上带孔洞的检查裤,取左侧卧位,双腿屈曲。
3. 术者先做直肠指检,了解有无肿瘤、狭窄、痔疮、肛裂等。此后助手将肠镜先涂上润滑剂,以右手示指按压镜头滑入肛门,此后按术者指令循腔进镜。
4. 遵照循腔进镜原则,少量注气,适当钩拉,去弯取直,防袢、解袢。并配合患者呼吸及体位进镜,以减少转弯处的角度,缩短检查距离。
5. 助手按检查要求以适当的手法按压腹部,以减少乙状结肠、横结肠结袢。
6. 到达回盲部的标志为内侧皱襞夹角处可见阑尾开口。
7. 退镜时,操纵上下左右旋钮,适量注气、抽气,观察。
8. 对有价值的部位摄像、取活检及细胞学等检查以助诊。

9. 做息肉切除及止血治疗者,应用抗生素数日,半流食和适当休息 3~4d。

四、并发症

1. **肠穿孔**　可发生剧烈腹痛、腹胀。
2. **肠出血**　多由于插镜损伤、活检过度、电凝止血不足等引起。
3. **肠系膜裂伤**　见于操作粗暴,大量出血致血压下降。
4. **心脑血管意外**　反射性心律失常,甚至心搏骤停,脑血管意外。
5. **气体爆炸**　口服 20% 甘露醇作肠道准备后可引起肠道气体爆炸。

五、结肠疾病的内镜诊断

结肠疾病的基本病变是炎症、溃疡及肿瘤。

第四节　纤维支气管镜检查

一、适应证

1. 不明原因咯血,需明确出血部位和咯血原因者。
2. 胸部 X 线片示块影、肺不张、阻塞性肺炎,疑为肺癌者。
3. 胸部 X 线片阴性,但痰细胞学阳性的"隐性肺癌"者。
4. 性质不明的弥漫性病变、孤立性结节或肿块,需钳取或针吸肺组织作病理切片或细胞学检查者。
5. 原因不明的肺不张或胸腔积液者。
6. 原因不明的喉返神经麻痹和膈神经麻痹者。
7. 不明原因的干咳或局限性喘鸣者。
8. 吸收缓慢或反复发作的肺炎。
9. 需用双套管吸取或刷取肺深部细支气管的分泌物作病原学培养。
10. 用于治疗,如取支气管异物、肺化脓症吸痰及局部用药、介入治疗等。
11. 肺部手术术前评估。

二、禁忌证

1. 对麻醉药过敏者以及不能配合检查的受检者。
2. 有严重心肺功能不全、严重心律失常、频发心绞痛者。
3. 全身状况极度衰弱不能耐受检查者。
4. 凝血功能严重障碍以致无法控制的出血倾向者。
5. 主动脉瘤有破裂危险者。
6. 新近有上呼吸道感染或高热、哮喘发作、大咯血者。

三、检查方法

1. **术前准备**　签署知情同意书受检者需有近期胸部 X 线片,或胸部 CT 片,凝血时间和血小板计数、心电图和肺功能检查。术前受检者禁食 4h。术前半小时肌内注射阿托品 0.5mg 和地西泮 10mg。
2. **局部麻醉**　常用 2% 利多卡因溶液,可咽喉喷雾,也可在纤支镜镜管插入气管后滴入或经环甲膜穿刺注入。

3. 操作步骤　患者一般取平卧位或坐位。术者用左手或右手持纤维支气管镜的操纵部，拨动角度调节环和钮，持镜经鼻或口腔插入，找到会厌与声门，当声门张开时，将镜快速送入气管，在直视下边向前推进边观察气管内腔，达到隆突后观察隆突形态。见到两侧主支气管开口后，先进入健侧再进入患侧，依据各支气管的位置，拨动操纵部调节钮，依次插入各段支气管，分别观察。对直视下的可见病变，先活检，再用毛刷刷取涂片，或用 10ml 灭菌生理盐水注入病变部位进行支气管灌洗作细胞学或病原学检查。对某些肺部疾病如肺泡蛋白沉积症，尚可行支气管肺泡灌洗。

四、临床应用

（一）协助疾病诊断

1. 肺癌的诊断　可用针吸、针检、刷检和冲洗等采样方法。

2. 肺不张的诊断　肺不张常见的原因包括肿瘤、炎症和结核以及某些特殊病因如血块、异物、外伤和胸腹手术后等。

3. 对胸部 X 线片正常的咯血患者的诊断　通过纤支镜检查可明确支气管可见范围内有无改变，同时可以清除血块，局部止血。

4. 肺部感染性病变的诊断　通过纤支镜冲洗液可行细菌、结核的培养。

5. 弥漫性肺间质性疾病的诊断　可经纤支镜肺活检或肺泡灌洗液来诊断。

6. 胸膜疾病的诊断　以纤支镜代胸腔镜检查可提高诊断率。

（二）协助疾病的疗

1. 用于呼吸衰竭的救治　在各种原因所致的呼吸衰竭时，可因分泌物阻塞气道，此时可借助纤支镜进行床边吸痰。

2. 胸外伤及胸腹手术后并发症的治疗　通过纤支镜吸引可避免或减少并发症的发生。

3. 取异物　纤支镜取异物视野大、对患者造成的痛苦小，已广泛应用于临床。

4. 肺部感染性疾病的治疗　对于有大量分泌物的肺脓肿、支气管扩张等，可通过纤支镜吸引分泌物以及局部给药治疗。

5. 介入治疗　对于各种原因导致的大气道狭窄可采用介入治疗。

6. 肺泡蛋白沉积症的治疗　可经纤支镜行支气管肺泡液洗。

五、并发症

1. 喉痉挛　本症多为麻醉药所致的严重并发症，亦可在给支气管哮喘或慢性阻塞性肺疾病患者插镜时发生。

2. 低氧血症　低氧血症可诱发心律失常、心肌梗死甚至心搏骤停。

3. 术中、术后出血　凡施行了组织活检者均有不同程度出血。

4. 气胸　主要是由肺活检引起。

5. 术后发热　继发肺部细菌感染、菌血症。

试 题 精 选

一、选择题

【A 型题】

1. 早期胃癌最常见的类型是

    A. 隆起型　　　　　　　B. 浅表隆起型　　　　　　　C. 凹陷型

    D. 浅表凹陷型　　　　　E. 浅表平坦型

2. 胃镜检查的禁忌证哪项**不正确**

    A. 严重心衰　　　　　　　　　　　B. 食管癌有吞咽梗阻者

    C. 溃疡病急性胃肠穿孔者　　　　　D. 吞腐蚀剂急性期

    E. 精神病不合作者

3. 患者,男,42 岁,反复呕血及黑便 2d,适合的检查

    A. 胃镜　　　　　　B. 十二指肠镜　　　　　　C. 胆道镜

    D. 结肠镜　　　　　E. 腹腔镜

4. 患者,女,65 岁,反复上腹部不适 8 年,近 1 年食欲明显下降。胃镜表现:胃体黏膜粗糙不平,有出血点,水肿,渗出,初步诊断最可能为

    A. 慢性非萎缩性胃炎　　　　　　　B. 胃癌

    C. 十二指肠壶腹溃疡　　　　　　　D. 门脉高压性胃病

    E. 萎缩性胃炎

5. 进行结肠镜检查的适应证有

    A. 肛门、直肠严重狭窄　　　　　　B. 妊娠期妇女

    C. 炎症性肠病的诊断与随诊　　　　D. 急性重度结肠炎

    E. 急性重度结肠炎

6. 患者,男,60 岁,饮酒 30 年,既往有呕血史。胃镜检查提示:食管静脉曲张,胃窦黏膜条状发红,呈"西瓜纹"状,体部黏膜呈"马赛克"征。诊断为

    A. 胃癌　　　　　　　　　　　　　B. 十二指肠壶腹溃疡

    C. 门脉高压性胃病　　　　　　　　D. 慢性浅表性胃炎

    E. 慢性非萎缩性胃炎

7. 早期大肠癌是

    A. 局限于黏膜层及黏膜下层的癌　　B. 直径小于 2cm 的癌

    C. 侵及浅肌层的癌　　　　　　　　D. 无淋巴结转移的癌

    E. 侵及黏膜下层的癌

8. 诊断慢性胃炎最可靠的依据是

    A. 慢性上腹痛在餐后加重　　B. 胃镜及活检　　　C. 胃 B 超检查

    D. 胃脱落细胞检查　　　　　E. X 线胃肠钡餐检查

9. 纤维支气管镜检查的禁忌证为

    A. 胸部 X 线片示块影、肺不张、阻塞性肺炎,疑为肺癌者

    B. 肺部手术术前评估

    C. 对麻醉药过敏者以及不能配合检查的受检者

    D. 原因不明的肺不张或胸腔积液者

    E. 不明原因咯血,需明确出血部位和咯血原因者

10. 关于纤维支气管镜检查,**错误**的是

    A. 术前签署知情同意书

    B. 术前受检者无需禁食

    C. 可行支气管肺泡灌洗

    D. 患者一般取平卧位或坐位

    E. 可用 2% 利多卡因溶液咽喉喷雾局部麻醉

二、问答题

1. 常见上消化道疾病的内镜表现有哪些?

2. 上消化道内镜的禁忌证有哪些？

3. 结肠镜检查的适应证有哪些？

4. 常见结肠镜的内镜诊断有哪些？

5. 简述纤维支气管镜可以协助哪些疾病的诊断与治疗。

参 考 答 案

一、选择题

【A 型题】 1. C　2. B　3. A　4. A　5. C　6. C　7. A　8. B　9. C　10. B

二、问答题(见复习纲要)

(马莲环)

第六篇

病 历 书 写

复习纲要

    病历 包括门(急)诊病历和住院病历,是医务人员在医疗活动中形成的文字、符号、图表、影像、切片等资料的总和,是医务人员对医疗活动中收集的资料进行归纳、分析、整理而形成的对临床工作的全面记录。

    病历的重要性在于:

1. 它是医院管理、医疗质量和业务水平的重要反映。
2. 它是临床教学、科研和信息管理的基本资料。
3. 它是医疗质量评价和医疗保险赔付的参考依据。
4. 它是医疗纠纷和诉讼的重要依据。

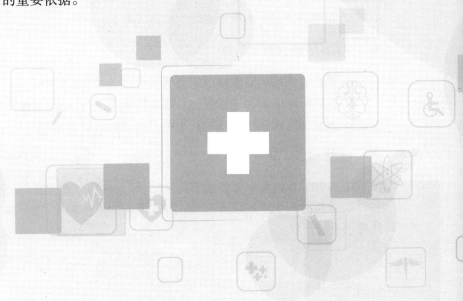

第一章

病历书写的基本要求

一、内容真实，书写及时

1. 内容要客观、真实、准确、完整、重点突出、层次分明。
2. 按时完成各种病历文书的书写。
3. 记录时间要规范、精确，用阿拉伯数字、24h制记录。

二、格式规范，项目完整

1. 表格、眉栏及页码填写要认真、完整、不留空白。
2. 度量单位要规范，不可缺漏项目。
3. 检查结果要分类，按日期顺序整理存放。

三、表述准确，用词恰当

1. 规范使用汉字和数字，消灭错别字。
2. 正确使用医学术语和外文，恰当使用引号。
3. 规范书写各类名称和编码。

四、字迹工整，签名清晰

1. 使用符合要求的笔和墨水。
2. 清晰地签全名于文书右下角。
3. 知情同意书要由患者或法定代理人签名。

五、审阅严格，修改规范

1. 审查修改病历要保持原记录清晰可辨，注明修改时间，在书写者签名的左侧签名。
2. 进修医师由所在进修医院对其工作能力进行认定、批准后方可书写病历。
3. 用双横线批注错字、错句，不可刀刮、胶粘、涂黑、剪贴。

六、法律意识，尊重权利

1. 告知诊疗过程中可能的不良后果、风险和预处理方案，签字认定以确保患者的知情权。
2. 诊疗过程中应用新方法、新手段，可能的不良后果，充分协商，由患者自主决定并签字，体现患者选择权。

第二章

病历书写格式及内容

第一节　住　院　病　历

一、住院病历

（一）（传统式）

一般项目

> 姓名、性别、年龄、婚姻
>
> 民族、职业
>
> 出生地、现住址
>
> 入院日期、记录日期
>
> 病史陈述者（可靠程度）

病史

> **主诉:** 就诊的最主要原因加持续时间。
>
> **现病史:** 起病情况、主要症状特点、病情的发展与演变、伴随症状、与鉴别诊断有关的阴性资料、诊疗经过、一般情况。
>
> **既往史:** 预防接种及传染病史、药物及其他过敏史、手术外伤史、输血史、健康状况及其他疾病史。

系统回顾

> **呼吸系统:** 咳嗽、咳痰、咯血、发热、盗汗、呼吸困难。
>
> **循环系统:** 心悸、气促、发绀、晕厥、水肿、胸痛等。
>
> **消化系统:** 恶心、呕吐、腹胀、腹痛、腹泻、黄疸等。
>
> **泌尿系统:** 尿痛、尿急、尿频、排尿困难、性病史等。
>
> **造血系统:** 头晕、乏力、瘀斑、紫癜、鼻出血等。
>
> **内分泌系统及代谢:** 畏寒、怕热、多汗、多饮、多尿等。
>
> **神经精神系统:** 头痛、失眠、瘫痪、性格智力改变等。
>
> **肌肉骨骼系统:** 关节肿痛、运动障碍、麻木痉挛、萎缩。
>
> **个人史:** 出生居留地、生活习惯及嗜好、职业和工作条件、冶游史。
>
> **婚姻史:** 是否已婚、结婚年龄、配偶健康状况、性生活情况。
>
> **月经、生育史:** 初潮、末次月经情况、月经量色、生育情况。
>
> **家族史:** 亲属健康状况、传染病情况、遗传病情况。

体格检查

> **生命征:** T、P、R、BP

　　一般情况:发育、营养、神志、体位、面容与表情、查体合作情况。

　　皮肤、黏膜:颜色、水肿、皮疹、出血、溃疡、毛发生长分布等。

　　淋巴结:全身或局部淋巴结肿大及其部位、大小、硬度、活动度等。

　　头部及其器官:头颅、眼、耳、鼻、口腔。

　　颈部:是否对称、有无强直、动静脉、气管、甲状腺情况。

胸部

　　胸廓、呼吸、胸壁静脉、皮下气肿等。

　　肺:视诊、触诊、叩诊、听诊情况。

　　心:视诊、触诊、叩诊、听诊情况。

　　桡动脉:脉搏频率、节律、强度,动脉弹性,异常脉搏等。

　　周围血管征:毛细血管搏动、射枪音、水冲脉、动脉异常搏动等。

腹部

　　视诊:形状、胃肠蠕动波、皮疹、静脉、疝、体毛等。

　　听诊:肠鸣音、振水音、血管杂音等。

　　叩诊:肝脏大小、肝区肾区叩击痛、移动性浊音等。

　　触诊:腹壁紧张度、压痛、反跳痛、肿块、液波震颤等。

　　　　　肝脏、胆囊、脾脏、肾脏、膀胱等。

　　肛门、直肠:有无肿块、裂隙、创面,直肠指诊,前列腺检查等。

　　外生殖器:根据病情需要作相应检查。

　　脊柱、四肢:脊柱活动度,有无畸形、压痛、叩击痛;四肢有无畸形、杵状指、骨折、水肿、肌力下降、静脉曲张。

　　神经反射:生理反射、病理反射、脑膜刺激征。

　　专科情况:与主要疾病的专科有关的体征。

　　辅助检查:记录其检查日期、项目、结果。

　　病历摘要:概述病史、查体、辅助检查的重要阳性结果和有鉴别意义的阴性结果

诊断:

　　初步诊断:入院时的诊断。

　　修正诊断:以症状待诊的诊断以及初步诊断不完善或不符合时,上级医师修正后的诊断。

（二）再次或多次入院记录

其现病史中要求首先对本次住院前历次有关住院诊疗经过进行小结,然后再写本次病史。

（三）24h 内出入院记录或 24h 内入院死亡记录

其内容包括患者一般信息,主诉、入院情况、入院诊断、诊疗经过（抢救经过）、出院情况（死亡原因）、出院诊断（死亡诊断）、出院医嘱、医师签名。死亡记录无出院医嘱。

二、病程记录

　　1. **首次病程记录**　应在 8h 内完成,表明病例特点、拟诊讨论（诊断依据及鉴别诊断）、诊疗计划。

　　2. **日常病程记录**　诊疗过程的经常性、连续性记录。病危患者据病情变化随时记录,每日至少 1 次;病重患者至少 2d 1 次;病情稳定的患者至少 3d 记录 1 次。

　　3. **上级医师查房记录**　要注明上级医师的姓名及职称;要记录诊断、治疗分析等实质性内容;主治医师首次查房记录应于入院后 48h 内完成;查房的上级医师应审阅并签字。

　　4. **疑难病例讨论记录**　对确诊困难或疗效不确切病例进行讨论,记录讨论日期、主持人、

参加人员及职称、讨论意见、主持人小结意见等。

5. 交(接)班记录 交班记录重点记录已经完成的诊疗项目、目前病情和存在问题；接班记录重点描述下一步诊疗计划和注意事项。

6. 转科记录 转出记录重点记录入院情况、诊断，诊疗经过，目前情况、诊断，转科目的及注意事项；转入记录重点记录转入情况、诊断，下一步诊疗计划。

7. 阶段小结 经治医师对住院时间较长的患者，每月所作的病情及诊疗情况的总结。

8. 抢救记录 对危重患者采取抢救措施时所做的记录。应在抢救结束后 6h 内补记。记录病情变化、抢救时间及措施、参加抢救人员及职称等，抢救时间具体到分钟。

9. 有创诊疗操作记录 应在操作完成后即刻书写，记录操作名称、时间、步骤、结果、患者一般情况，是否顺利、有无不良反应、术后注意事项及是否向患者说明。

10. 会诊记录 另页书写，包括申请会诊记录(病情及诊疗情况、申请理由及目的)、会诊意见记录(会诊意见、会诊医师科别或单位、会诊时间、医师签名)。急会诊 10min 到达、会诊后即刻完成记录。

11. 术前小结 经治医师在手术前对病情所作的总结，包括简要病情、术前诊断、手术指征、拟施手术名称和方式、拟施麻醉方式、注意事项等。

12. 术前讨论记录 对病情较重的患者或难度较大的手术，在术前对拟施手术方式、术中可能出现的问题及应对措施所作的讨论。

13. 麻醉术前访视记录 麻醉医师在术前对患者拟施麻醉进行风险评估的记录，包括麻醉方式、适应证、麻醉中注意问题、术前麻醉医嘱等。

14. 麻醉记录 麻醉医师在麻醉实施中书写的麻醉经过及处理措施的记录。包括麻醉方式、麻醉诱导及起止时间，麻醉期间用药名称、方式及剂量，麻醉期间特殊或突发情况及处理等。

15. 手术记录 手术者书写的反映手术一般情况、手术经过、术中发现及处理情况的记录，应在术后 24h 内完成，第一助手书写时应有术者签字。记录术时体位、消毒、铺巾、切口情况；探查情况、肿瘤转移情况；手术理由、方式及步骤；术毕辅料器械清点情况；送检化验；患者耐受、失血、输血、用药情况；麻醉情况、麻醉效果是否满意等。

16. 手术安全核查 由手术医师、麻醉医师、巡回护士三方，在麻醉前、手术开始前、患者离室前，对患者身份、手术部位、手术方式、麻醉及手术风险、手术使用物品清点等进行核对的记录。

17. 手术清点记录 巡护护士对术中所用血液、器材、辅料等的记录，手术结束立即完成，另页书写。

18. 术后(首次)病程记录 术后首次病程记录是指手术者或第一助手在术后即时完成的病程记录。记录手术、麻醉情况，术后处理措施、注意观察事项等。术后病程记录连记 3 天。

19. 麻醉术后访视记录 麻醉医师对术后患者麻醉恢复情况进行访视的记录，包括清醒时间、术后医嘱、是否拔除气管插管等。

20. 出院记录 经治医师对此次住院期间诊疗情况的总结，应在出院后 24h 内完成。记录入院日期、出院日期、入院情况、入院诊断、诊疗经过、出院诊断、出院情况、出院医嘱等。

21. 死亡记录 对死亡患者住院期间诊疗和抢救经过的记录，应在患者死亡后 24h 内完成。重点记录病情演变、抢救经过、死亡原因、死亡诊断等。死亡时间具体到分，另立专页，科主任或高级职称医师审核签字。

22. 死亡病例讨论记录 患者死亡一周内，由科主任或高级职称医师主持，对死亡病例进行讨论、分析的记录。

23. 病重(病危)患者护理记录 护士根据医嘱和病情对并重(病危)患者住院期间护理

过程的记录,根据相应专科的护理特点书写。重点记录生命体征、病情观察、护理措施和效果等。

三、同意书

1. **手术同意书**　告知术前诊断、手术名称、术中或术后可能出现的并发症、手术风险等。

2. **麻醉同意书**　告知拟施麻醉方式、患者基础疾病、可能对麻醉产生影响的特殊情况、有创操作和监测、麻醉风险、可能发生的并发症及意外情况等。

3. **输血治疗知情同意书**　告知输血指征、拟输血成分、有关检查结果、输血风险及可能产生的不良后果等。

4. **特殊检查、特殊治疗同意书**　告知项目名称、目的、可能出现的并发症及风险等。

四、住院病历中其他记录和文件

1. **病危(重)通知书**　患者病危或病重时,经治医师或值班医师向患者家属书面告知目前诊断及病情危重情况。

2. **医嘱单**　医师在医疗活动中下达的医学指令,分长期医嘱单和临时医嘱单。下达时间具体到分钟,抢救急危患者下达口头医嘱时,护士复诵,结束后即刻补记。

3. **辅助检查报告单**　患者住院期间各项检查、检验结果的记录,包括项目、结果、报告日期、报告人员等。

4. **体温单**　护士填写的包括日期、术后天数、体温、脉搏、呼吸、血压、大便次数、出入液量、体重、住院周数等表单。

五、住院病案首页

医务人员使用文字、符号、代码、数字等方式,将患者住院期间相关信息精练汇总在特定表格中形成的病历数据摘要。要求客观、真实、及时、规范、完整,使用规范的疾病诊断和手术操作名称。

第二节　门(急)诊病历

一、门(急)诊病历首页(封面)

应设有患者信息、药物过敏史等。儿科、意识障碍、创伤、精神病患者须写明陪伴者相关信息。

二、门急诊病历记录

(一) 初诊病历记录

主诉、病史、体格检查、辅助检查、初步诊断、处理措施、医师签名。

病史中的现病史要重点突出,与本次疾病有关的既往史、个人史、家族史可简要叙述;暂不明确的诊断,可打"?";处理措施包括进一步检查、非药物治疗措施和药物治疗措施等。传染病要及时进行疫情报告。

(二) 复诊病历记录

上次诊治后的病情变化和治疗反应;体格检查重点描述症状和体征的变化;需要补充的辅助检查;上级医师会诊意见;诊断或修正诊断;处理意见;医师签名。

三、急诊留观记录

急诊患者因病情需要留院观察期间的记录,重点记录病情变化、诊疗措施,注明患者去向。

四、门(急)诊抢救记录

内容及要求按照住院病历抢救记录要求执行。

第三节 表格式住院病历

对主诉、现病史以外的内容进行表格填写,项目内容完整,节省书写时间,便于储存和规范管理。表格设计、印刷要规范,结合专科病种特点和要求,报省卫生行政部门备案、审批后使用。

第三章

电 子 病 历

一、概念

　　电子病历系统是医疗机构内部支持电子病历信息的采集、储存、访问和在线帮助,围绕提高质量、安全、效率而提供信息处理和智能化服务的计算机信息系统,包括临床、检查、检验、影像等信息系统。

二、功能

　　打印、存储、查阅功能;建立患者信息数据库功能;医嘱下达、传递、执行及校对功能,药品、卫生材料管理功能;危急值提示、影像展现及测量功能;趋势展现功能;各类信息统计功能;传染病上报、信息对接共享等拓展功能。

三、书写和管理

　　应按照国家《病历书写基本规范》执行;有身份识别手段并设置相应权限;门诊电子病历如确认后即为归档;住院病历在出院时经上级医师审核后归档;应具有严格的复制管理功能;非文字资料应纳入系统管理。

=== 试 题 精 选 ===

一、名词解释

1. 病历
2. 首次病程记录
3. 上级医师查房记录
4. 电子病历系统

二、选择题

【A 型题】

1. 我国卫生部对病历所作的严格规范与要求中,对病历资料可以

　　A. 涂改　　　　　　　　B. 伪造　　　　　　　　C. 修改

　　D. 隐匿　　　　　　　　E. 销毁

2. 书写过程中修改错字、错句,可以

　　A. 刀刮　　　　　　　　B. 涂黑　　　　　　　　C. 剪贴

　　D. 划双横线标示　　　　E. 胶布粘去

3. 病历书写和使用过程中,可作以下处理

A. 涂改、伪造 　　　B. 隐匿、销毁 　　　C. 抢夺、霸占

D. 复印、复制 　　　E. 涂黑、捏造

4. 关于病历,以下说法**错误**的是

 A. 病历具有法律效力

 B. 病历内容要真实、客观

 C. 病历要反映患者的知情权和选择权

 D. 病历表格中无内容者可用"/"或"-"表示

 E. 急诊、抢救等记录要注明至时、分、秒

5. 家族史**不包括**

 A. 父母健康情况 　　　　　　　　B. 子女健康情况

 C. 兄弟姐妹健康情况 　　　　　　D. 家庭成员传染病情况

 E. 配偶健康情况

6. "三级医师查房制度"中,三级医师是指

 A. 主任或副主任、主治、住院医师 　　B. 主治、住院、实习医师

 C. 主治、住院、进修医师 　　　　　　D. 主任、副主任、主治医师

 E. 副主任、主治、住院医师

7. 手术同意书**不需包括**

 A. 术前诊断 　　　　　　　　　　B. 拟施手术名称

 C. 拟施手术的方法路径 　　　　　D. 可能出现的并发症

 E. 手术存在的风险

8. 关于知情权和选择权,以下说法正确的是

 A. 经患者或任一家属签字后即可进行特殊检查或手术

 B. 抢救患者时,家属或关系人不在场,医疗机构负责人或授权的负责人签字亦可实施手术

 C. 实施保护性医疗措施时,不需向患者和家属说明事实

 D. 输血为无创性治疗,无须患者或家属签字

 E. 医疗美容无须患者本人或监护人签字

【X 型题】

1. 病历书写中应注意反映和体现

 A. 患者的选择权 　　　B. 患者的知情权 　　　C. 内容的真实性

 D. 内容的完整性 　　　E. 内容的连续性

2. 个人史包括

 A. 出生地及居留地 　　　B. 生活习惯及嗜好 　　　C. 职业和工作条件

 D. 生育情况 　　　　　　E. 冶游史

3. 一般病程记录应包括

 A. 患者的自觉症状、情绪、饮食、睡眠、大小便等情况

 B. 病情变化

 C. 诊疗操作记录

 D. 补充诊断或修正诊断

 E. 治疗情况及医患沟通情况

4. 抢救记录应包括

 A. 病情变化的时间和情况 　　　B. 抢救时间

 C. 抢救措施 　　　　　　　　　D. 参加抢救人员及职称

E. 尸检结果

5. 术前小结应包括
   A. 一般项目和病历摘要
   B. 术前诊断和诊断依据
   C. 手术指征和手术名称
   D. 手术方式和麻醉方式
   E. 术前准备和签字情况

6. 死亡记录必须包括
   A. 一般项目和入院情况
   B. 诊疗经过和抢救经过
   C. 死亡原因和死亡时间
   D. 死亡诊断或尸检情况
   E. 尸检结果和病理诊断

7. 特殊检查、特殊治疗的知情同意书内容必须包括
   A. 检查治疗的项目
   B. 检查治疗的目的
   C. 检查治疗的费用
   D. 检查治疗的风险
   E. 检查治疗的并发症

8. 医疗美容必须向就医者本人或其近亲属告知治疗的
   A. 适应证
   B. 禁忌证
   C. 医疗风险
   D. 预期效果
   E. 注意事项

三、填空题

1. 住院病历最迟应在患者入院后_____ h内完成;抢救记录应在抢救结束以后_____ h内补记。实习或试用期医务人员书写的病历,应在_____ h内完成修改;首次病程记录应在入院后_____ h内完成;死亡病例讨论应在患者死亡后_____内进行。

2. 住院病历格式分为_____和_____两种。

3. 医疗活动中要有法律意识,病历中应体现患者的_____和_____。

4. 医疗活动中的"知情同意书"应有_____或_____签名。

5. 为抢救患者,在法定代理人或近亲属、关系人无法及时签字的情况下,可由_____或_____签名。

6. 主诉是患者就诊的最主要原因,包括_____、_____及_____。

7. 手术后患者的病情记录应连续记录_____天。

8. 主治医师查房记录最迟应在患者入院后_____ h内完成;转入记录应在患者转入本科室后_____ h内完成。

9. 阶段小结针对住院时间较长,_____或_____的患者。

10. 对门诊就医的患者,_____次就诊不能确诊,接诊医师就应请上级医师会诊。

四、简答题

1. 病历书写的基本规则和要求有哪些?
2. 病历的重要性体现在哪些方面(为什么要写好病历)?
3. 门(急)诊病历的主要内容有哪些?
4. 电子病历的主要功能有哪些?

======================== 参 考 答 案 ========================

一、名词解释(见复习纲要)

二、选择题

【A 型题】 1. C 2. D 3. D 4. E 5. E 6. A 7. C 8. B
【X 型题】 1. ABCDE 2. ABCE 3. ABCDE 4. ABCD 5. ABCDE 6. ABCD
          7. ABDE 8. ABCE

三、填空题

1. 24 6 72 8 1周
2. 传统病历 表格病历
3. 知情权 选择权
4. 患者 法定代理人
5. 医疗机构负责人 被授权的负责人
6. 症状 体征 持续时间
7. 3
8. 48 24
9. 病情有重大转折 超过一个月
10. 3

四、简答题(见复习纲要)

(王东 崔景晶)

第七篇

诊断疾病的步骤和临床思维方法

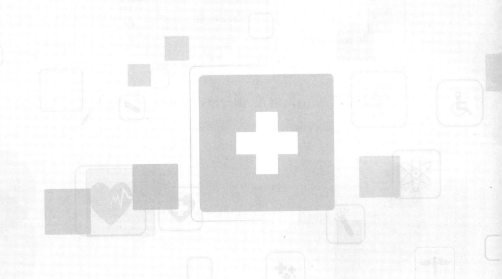

第一章

诊断疾病的步骤

一、搜集临床资料

1. **病史** 症状是主体,但症状不是疾病。应透过症状这个现象,结合医学知识和临床经验,去认识疾病的本质。

2. **体格检查** 全面、规范、正确的体检,发现阳性体征和阴性表现,可以成为诊断疾病的重要依据。

3. **实验室及辅助检查** 选择必要的实验室及辅助检查,使临床诊断更为及时而准确。但是,切不可单独依赖检查来诊断疾病。选择时应考虑意义,时机,敏感性、准确性和特异性,安全性,成本与效果分析等。

二、分析、综合、评价资料

1. **确定主要临床问题** 将所获得的琐碎、不确切、顺序颠倒甚至虚假的资料进行综合归纳、分析比较。

2. **准确表述临床问题** 简明准确地概括临床表现是鉴别诊断至关重要的切入点。

3. **辅助检查必须与临床资料相结合** 要考虑到假阴性、假阳性问题,准确性,稳定性,真实性。

三、提出初步诊断

结合医学知识和临床经验再进一步综合分析,将可能性较大的疾病排列出来,形成初步诊断。注意可能危及生命与可治疗疾病的诊断。初步诊断只能为疾病治疗提供依据,为确立和修正诊断奠定基础。

四、验证和修正诊断

通过必要的治疗,客观、细致地观察病情,必要的特殊检查等,进一步验证和修正诊断。

第二章

临床思维方法

一、临床思维的两大要素及应注意的问题

（一）临床思维的两大要素

1. **临床实践** 通过临床实践活动,发现、分析、解决问题。

2. **科学思维** 是对具体的临床问题综合比较、推理、判断的过程,进而建立疾病的诊断。即使暂时诊断不清,也可对各种临床问题的属性、范围作出相对正确的判断。这一过程是任何先进仪器设备都不能代替的思维活动。医学生应该从开始接触临床就注重临床思维方法的基本训练,将事半功倍,受益终生。

（二）临床思维中应注意的问题

1. **现象与本质** 临床表现为现象,病理改变为本质,诊断分析中,要实现现象与本质的统一。

2. **主要与次要** 找准反映疾病本质的主要临床资料,次要资料为临床诊断提供旁证。

3. **局部与整体** 局部病变可引起全身改变,不可"只见树木,不见森林"。

4. **典型与不典型** 造成临床表现不典型的因素有年老体弱、疾病晚期、治疗干扰、多病共存、婴幼患儿、器官移位、认识局限等。

二、临床思维的基本方法

1. **推理** 演绎推理、归纳推理、类比推理。

2. **横向列举** 根据临床表现,逐一列举可能诊断,根据其他临床特征和检查结果,查找诊断依据或进一步要做的检查,逐步缩小诊断范围。

3. **模式识别** 根据长期临床实践反复验证的某些"典型描述"、特定的"症状组合",帮助迅速建立起初步诊断。

4. **其他方法** 对每一具体病例,可以应用以下临床思维程序:

（1）从解剖的观点,有何结构异常?

（2）从生理的观点,有何功能改变?

（3）从病理生理的观点,提出病理变化和发病机制的可能性。

（4）考虑几个可能的致病原因。

（5）考虑病情的轻重,勿放过严重情况。

（6）提出1~2个特殊的假说。

（7）检验该假说的真伪,权衡支持与不支持的症状体征。

（8）寻找特殊的症状体征组合,进行鉴别诊断。

（9）缩小诊断范围,考虑诊断的最大可能性。

（10）提出进一步检查及处理措施。

三、诊断思维的基本原则

1. 首先考虑常见病、多发病　当几种诊断可能性同时存在的情况下,要首先考虑常见病、多发病的诊断,其次再考虑罕见病的诊断。

2. 首先考虑器质性疾病　后考虑功能性疾病。

3. 首先考虑可治的疾病　以便早期及时地予以恰当的处理。

4. 应考虑当地传染病和地方病。

5. 尽量用一种疾病去解释多种临床表现。

6. 实事求是的原则。

7. 以患者为整体的原则　充分考虑心理-社会因素,避免见病不见人,抓准重点、关键的临床现象,急诊重症病例尤为重要。

四、循证医学在临床诊断中的应用

1. 循证医学的核心思想　寻找和收集最佳临床证据,将临床证据、医生经验、患者意愿三者相结合,制订包括诊断方法、治疗方案在内的临床决策。

2. 重视当前可得的最佳临床证据　强调将临床证据按质量进行分级,优先参照当前最高级别证据进行诊疗决策。

五、临床诊断思维特点与常见诊断失误原因

(一) 临床诊断思维特点

1. 对象的复杂性　患者的临床表现千差万别,患者的思维能动性会参与、干扰医生的临床思维活动。

2. 时间的紧迫性　很多情况要求在短时间内作出诊断,要求医生除具备广博的专业知识和丰富的临床经验外,还要有迅速把握疾病整体特征和关键体征的能力。

3. 资料的不完备性　临床上不可能等待自然病程充分表现,常常要在不充分的资料上作出诊断。

4. 诊断的概然性　大多数临床诊断,特别是初步诊断,是根据当时的临床资料作出的主观判断,具有概然性,是相对的,不是绝对的,需要进一步的临床实践加以验证。

5. 诊断的动态性　病情进展和新的检查结果乃至治疗反应,进一步指导对疾病本质的认识,不断修正诊断。

(二) 常见诊断失误原因

1. 病史资料不完整、不确切　未能反映疾病进程和动态,以及个体的特征。

2. 观察不细致或检查结果误差较大

3. 医学知识不足,缺乏临床经验　尤其对一些病因复杂、临床罕见疾病。

4. 其他　表现不典型,诊断条件不具备等。

第三章

临床诊断的内容

一、诊断的内容与格式

1. **病因诊断** 对疾病的发展、转归、治疗和预防有指导意义。
2. **病理解剖诊断** 是对病变部位、性质、细微结构变化的判断。
3. **病理生理诊断** 是疾病引起的机体功能变化,如心功能不全、肝肾功能障碍等。
4. **疾病的分型与分期** 可以充分发挥其对治疗选择的指导作用。
5. **并发症的诊断** 是指原发疾病的发展,导致机体、脏器的进一步损害。
6. **伴发疾病诊断** 是指同时存在的、与主要诊断的疾病不相关的疾病。
7. **症状或体征原因待诊诊断** 应根据临床资料的分析和评价,据可能性大小列出有倾向性的诊断,安排进一步检查和治疗,尽快明确诊断。

二、诊断书写要求

1. 诊断名称要符合国际疾病分类原则。
2. 初步诊断为多项时,应主次分明。
3. 病案首页中选好第一诊断。
4. 不要遗漏少见疾病和其他疾病的诊断。

================ 试 题 精 选 ================

一、名词解释

循证医学(evidence-based medicine)

二、填空题

1. 诊断疾病的步骤有_____、_____、_____、_____。
2. 对各种临床资料分析、综合、整理后,结合_____和_____再进一步分析综合,将可能性较大的疾病排列出来,形成初步诊断。
3. 临床思维两大要素包括_____、_____。
4. 诊断思维中应注意的问题有_____、_____、_____、_____。
5. 临床思维的特点包括_____、_____、_____、_____、_____。

三、选择题

【A型题】

1. 对于一个疾病的完整诊断,其中最重要的是

A. 病因诊断　　　　　　B. 病理解剖诊断　　　　C. 病理生理诊断
D. 疾病的分型与分期　　E. 并发症的诊断

2. 肺不张属于

A. 病因诊断　　　　　　B. 病理解剖诊断　　　　C. 病理生理诊断
D. 疾病的分型与分期　　E. 并发症的诊断

3. 一慢性咳嗽咳痰患者，下列哪项属于伴发病的诊断

A. 慢性支气管炎　　　　B. 阻塞性肺气肿　　　　C. 慢性肺源性心脏病
D. 心功能Ⅱ级　　　　　E. 胆道蛔虫症

4. 按病变的部位范围及组织结构等做出的诊断属于

A. 病理生理诊断　　　　B. 病理解剖诊断　　　　C. 伴发疾病的诊断
D. 并发症的诊断　　　　E. 疾病的分期与分型

5. 临床诊断时排在最后一位的应是

A. 病理生理诊断　　　　B. 病理解剖诊断　　　　C. 伴发疾病的诊断
D. 并发症的诊断　　　　E. 病因诊断

【X 型题】

1. 搜集资料的过程包括

A. 病史　　　　　　　　B. 体格检查　　　　　　C. 实验室检查
D. 其他特殊检查　　　　E. 科学思维

2. 在选择实验室及其他检查时应考虑

A. 安全性　　　　　　　B. 检查的意义　　　　　C. 检查的时机
D. 检查的敏感性和特异性　E. 成本与效果分析

3. 分析评价辅助检查结果时，必须考虑

A. 误差大小　　　　　　　　　　　　B. 检验设备性能
C. 假阴性和假阳性　　　　　　　　　D. 有无影响检查结果的因素
E. 结果与其他临床资料是否相符，如何解释

四、问答题

1. 临床思维的基本方法有哪几种？
2. 诊断思维的基本原则是什么？
3. 临床常见诊断失误的原因有哪些？
4. 临床诊断的内容包括哪些？
5. 诊断的书写要符合哪些要求？

参 考 答 案

一、名词解释（见复习纲要）

二、填空题

1. 搜集临床资料　分析综合评价资料　提出初步诊断　验证和修正诊断
2. 医学知识　临床经验
3. 临床实践　科学思维
4. 现象与本质　主要与次要　局部与整体　典型与不典型
5. 对象的复杂性　时间的紧迫性　资料的不完整性　诊断的概然性　诊断的动态性

三、选择题

　　【A 型题】1. A　2. B　3. E　4. B　5. C
　　【X 型题】1. ABCD　2. ABCDE　3. ACDE

四、问答题(见复习纲要)

（王　东　张　强）

第八篇

临床常用诊断技术

能力目标
1. 掌握各种穿刺术及常用诊断操作技术的适应证、禁忌证。
2. 熟悉物品准备,操作步骤熟练。
3. 理解注意事项,积极应对并发症。

素质目标
1. 具备无菌观念、爱伤观念。
2. 培养整理临床操作物品的习惯。
3. 建立团队合作能力:合理规范进行有创性操作前准备、操作中合作,以及操作后处理的能力。

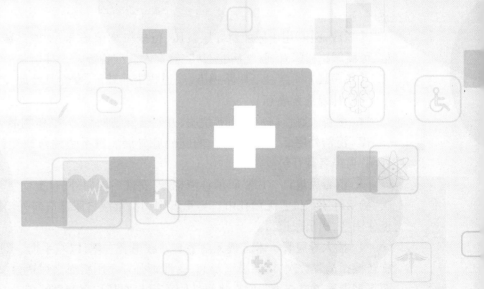

第一章

导 尿 术

知识框架

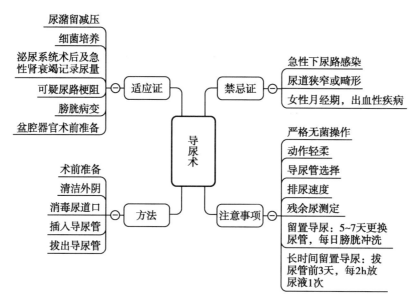

图 8-1-1　导尿术思维导图

复 习 纲 要

【适应证】　用于尿潴留导尿减压、留尿做细菌培养、泌尿系统术后及急性肾损伤记录尿量、可疑尿路梗阻者、膀胱病变、盆腔器官术前准备等。

【禁忌证】　急性下尿路感染,尿道狭窄或畸形,女性月经期,严重全身出血性疾病。

【操作及注意事项】

1. **准备**　操作前应向患者说明,并签署知情同意书,准备物品。

2. **清洁外阴部**　患者仰卧,两腿屈膝外展。臀下垫油布或塑料布,患者先用肥皂液清洗外阴,男患者翻开包皮清洗。

3. **消毒尿道口**　用黏膜消毒液棉球,女性由内向外、自上而下消毒外阴,每个棉球只用一次,然后外阴部位盖无菌孔巾。男患者则用消毒液自尿道口向外消毒阴茎前部,然后用无菌巾裹住阴茎,露出尿道口。

4. **插入导尿管**　术者戴无菌手套站在患者右侧,以左手拇、示指挟持阴茎,自尿道口向外旋转擦拭消毒数次,用黏膜消毒剂,女性则分开小阴唇露出尿道口,再次用苯扎溴铵棉球,自上而下消毒尿道口与小阴唇。将男性阴茎提起使其与腹壁呈钝角。右手将涂有无菌润滑油的导尿管缓慢插入尿道口,导尿管末端用止血钳夹闭,将其开口置于消毒弯盘中,男性进入 15~20cm,女性则分开小阴唇后,从尿道口插入 6~8cm,松开止血钳,尿液即可流出。需做细菌培养或尿液镜检者,留取中段尿于无菌试管中送检。

5. **拔出导尿管** 将导尿管夹闭后再徐徐拔出,以免管内尿液流出污染衣物。如需留置导尿时,则用胶布固定导尿管,以防脱出。

6. **注意事项** 严格无菌操作,预防尿路感染;插入尿管动作要轻柔,以免损伤尿道黏膜。若插入时有阻挡感可稍将导尿管退出后更换方向再插,见有尿液流出时再深入 2cm;对膀胱充盈者,排尿宜缓慢,以免骤然减压引起出血或晕厥。留置导尿超过 1 周时,需每日用生理盐水或低浓度抗菌药液每日冲洗膀胱 1 次,5~7d 更换尿管一次。长时间留置导尿者拔管前 3d 定期钳夹尿管,每 2h 放尿液一次,以利拔管后膀胱功能的恢复。

(崔景晶)

知识框架

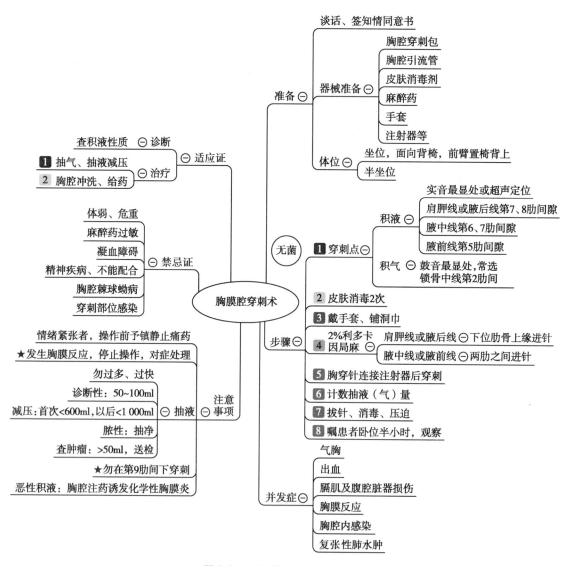

图 8-2-1　胸膜腔穿刺思维导图

复习纲要

【适应证】　用于胸腔积液的采集及检查其性质,抽液抽气减压或通过穿刺给药等。

【禁忌证】

1. 严重衰竭者禁做

2. 对麻醉药物过敏者

3. 凝血功能障碍,严重出血倾向者

4. 有精神疾病或不合作者

5. 穿刺部位或附近有感染

【操作过程】

1. **准备**　操作前应向患者说明,并签署知情同意书,必要时可术前半小时给镇静剂。

2. **体位**　反坐于椅子上,前臂置于椅背上,前额伏于前臂上。不能起床者半坐位,患侧前臂上举抱于枕部。

3. **穿刺点**　叩诊实音最明显的部位;一般肩胛线或腋后线上第 7~8 肋间,下一肋骨的上缘进针;也可以选择腋中线第 6~7 肋间或腋前线第 5 肋间,取两肋之间进针;避免在第 9 肋间以下穿刺,以免穿透膈肌损伤腹腔脏器。包裹性积液穿刺前可结合胸部 X 线或超声检查定位。

4. **消毒**　以穿刺点为中心进行常规消毒,直径 15cm 左右,消毒 2 次,第 2 次消毒范围不要超过第 1 次的范围,戴无菌手套,覆盖消毒洞巾。

5. **局部麻醉**　以 5ml 注射器抽取 2% 利多卡因 2~3ml,在穿刺部位由皮肤至胸膜壁层进行浸润麻醉,注药前应回抽。

6. **穿刺**　将胸穿针与抽液用注射器连接,关闭两者之间的开关。以一手示指与中指固定穿刺部位皮肤,另一只手持穿刺针沿麻醉处缓缓刺入,当针锋抵抗感消失时,打开开关使其与胸腔相通,进行抽液。助手用止血钳协助固定穿刺针,以防刺入过深损伤肺组织。注射器抽满后,关闭开关排出液体至引流袋内,计数抽液量。

7. **拔针**　抽气结束拔出穿刺针,局部消毒,覆盖无菌纱布,稍用力压迫片刻,用胶布固定后嘱患者卧位或半卧位休息半小时,测血压观察有无病情变化。

8. **术后处理**　①填写检验单,分送标本;②清洁器械及操作场所;③书写穿刺记录。

【注意事项】

1. 操作中应严格无菌操作,防止空气进入胸腔。

2. 密切观察,当出现胸膜反应,或出现连续性咳嗽、气短、咳泡沫痰等现象时,立即停止抽液,并皮下注射 0.1% 肾上腺素 0.3~0.5ml 或进行其他对症处理。

3. 一次抽液不应过多、过快,诊断性抽液,50~100ml 即可;减压抽液,首次不超过 600ml,以后每次不超过 1 000ml;如为脓胸,每次尽量抽净;检查肿瘤细胞,至少需要 50ml,并立即送检,以免细胞自溶。

4. 对于恶性胸腔积液,可注射抗肿瘤药物或硬化剂诱发化学性胸膜炎,促脏层和壁层胸膜粘连闭合。

5. 术后需要严密观察患者有无并发症。其主要并发症为气胸、出血、继发感染等。

(马丽娜)

第三章

心包腔穿刺术

一、目的

用于判断心包积液的性质,协助确定病因;心包腔冲洗和注药;穿刺抽液减轻症状。

二、操作及注意事项

1. **准备** 操作前应向患者说明,嘱其在穿刺过程中切勿咳嗽或深呼吸,必要时术前半小时可服地西泮 10mg 或可待因 30mg。术前需进行心脏超声检查。

2. **体位** 患者取坐位或半卧位,以手术巾盖住面部。

3. **穿刺点** 一般选择剑突下穿刺点进针,应使针体与腹壁成 30°~40° 角,向上、向后并稍向左刺入心包腔后下部。心尖部进针时,根据横膈的位置高低,一般在左侧第 5 肋间或第 6 肋间心浊音界内 2.0cm 左右进针,应使针自下而上,向脊柱方向缓慢刺入。待针尖抵抗感突然消失时,提示针已穿过心包壁层,如针尖感到心脏搏动,此时应退针少许,以免划伤心脏。

4. **抽液** 一次抽液不应过多、过快,短期内使大量血液回心可能导致肺水肿。首次不超过 100~200ml,重复抽液可逐渐增量至 300~500ml。如抽出鲜血,应立即停止抽吸,并严密观察有无心脏压塞症状出现。

(李小梅)

第四章

腹膜腔穿刺术

知识框架

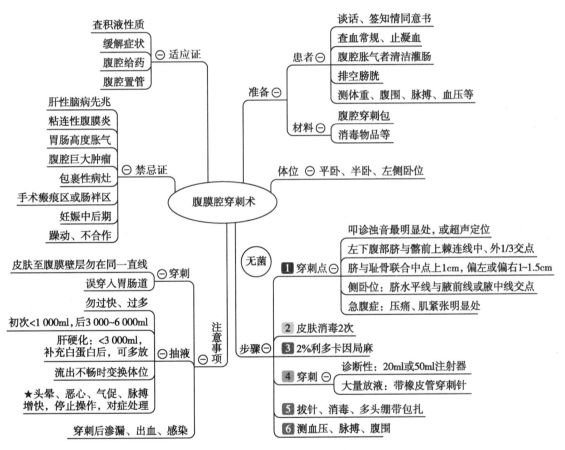

图 8-4-1　腹膜腔穿刺思维导图

复 习 纲 要

【适应证】　用于采集腹腔积液以检查其性质,协助确定病因;腹腔给药;穿刺放液减轻症状。

【禁忌证】

1.有肝性脑病先兆者

2.粘连性腹膜炎、棘球蚴病、卵巢囊肿

3.腹腔内巨大肿瘤(尤其是动脉瘤)

4. 腹腔内病灶被内脏粘连包裹

5. 胃肠高度胀气

6. 腹壁手术瘢痕区或明显肠袢区

7. 妊娠中后期

8. 躁动、不能合作者

【操作过程】

1. **准备**　术前排空尿液,测腹围,脉搏,血压等。

2. **体位**　坐位或平卧位、半卧位、稍左侧卧位。

3. **穿刺点**

(1) 左下腹部脐与髂前上棘连线中、外 1/3 交点,此处不易损伤腹壁动脉,最常用。

(2) 脐与耻骨联合连线中点上方 1.0cm、偏左或偏右 1.5cm 处,此处无重要器官且易愈合。

(3) 侧卧位脐水平线与腋前线或腋中线交点处。

4. **消毒**　以穿刺点为中心进行常规消毒,直径 15cm 左右,消毒 2 次,第 2 次消毒范围不要超过第 1 次的范围,戴无菌手套,覆盖消毒洞巾。

5. **局部麻醉**　以 5ml 注射器抽取 2% 利多卡因 2~3ml,在穿刺部位由皮肤至腹膜壁层逐层进行浸润麻醉,注药前应回抽。

6. **穿刺**　左手固定穿刺部皮肤,右手持针经麻醉处逐步刺入腹壁,待针锋抵抗感突然消失时,提示针尖已穿过腹膜壁层,用消毒血管钳协助固定针头,抽取腹水,并留样送检。对腹水较多者,在穿刺时即应注意勿使皮肤到壁层腹膜位于一条直线上,方法是当针尖通过皮肤到达皮下后,即在另一手协助下稍向周围移动一下穿刺针尖,然后再向腹腔刺入(迷路进针)。腹腔积液不断流出时,应将预先绑在腹部的多头绷带逐步收紧,以防腹压骤然降低,内脏血管扩张而发生血压下降甚至休克等现象。

7. **拔针**　放液结束后拔出穿刺针,常规消毒后,盖上消毒纱布,用多头绷带将腹部包扎,如穿刺部位继续有腹腔积液渗漏,用蝶形胶布封闭。

8. **术后处理**　①测血压、脉搏、腹围;②交代注意事项;③医疗垃圾分类处理;④书写穿刺记录。

【注意事项】

1. 无菌操作,术中密切观察,如发生头晕、恶心、心悸、气促、脉搏增快、面色苍白应立即停止操作,作适当处理,卧床休息,补充血容量等急救措施。

2. **放液**　放液不宜过快、过多,初次不宜超过 1 000ml,以后每次放液不超过 3 000~6 000ml。肝硬化患者一次放液一般不超过 3 000ml,以防诱发肝性脑病和电解质紊乱;输注大量白蛋白的基础上,可大量放液,一般放 1 000ml 腹腔积液需补充白蛋白 6~8g。血性腹腔积液留取标本后停止放液。放腹水时若流出不畅,可将穿刺针稍作移动或稍变换体位。

3. 针尖注意避开腹壁下动脉,注意避免刺入胃肠道。

4. 术后平卧,并使穿刺针孔位于上方以免腹水继续漏出;严密观察有无出血和继发感染等并发症。

(马丽娜)

第五章

肝脏穿刺活体组织检查术及肝脏穿刺抽脓术

知识框架

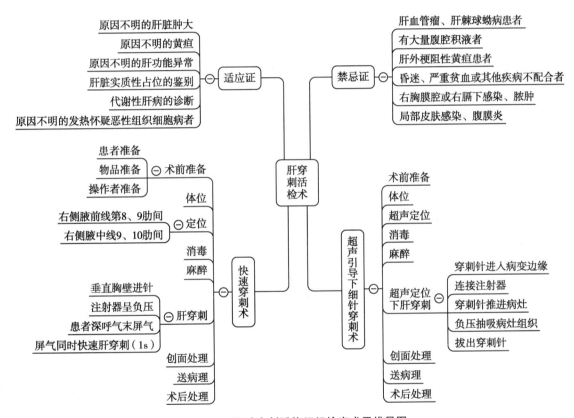

图 8-5-1　肝脏穿刺活体组织检查术思维导图

541

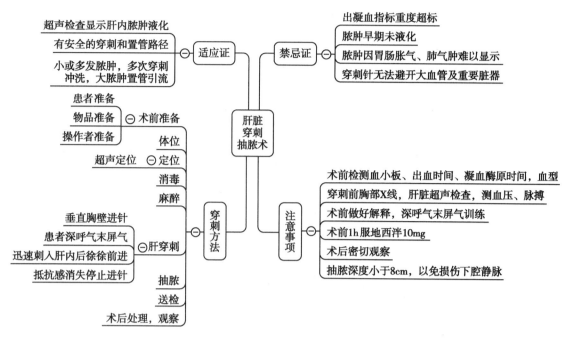

图 8-5-2　肝脏穿刺抽脓术思维导图

能力目标

1. 根据患者病情,评估是否可行肝穿刺活检术,即判断适应证与禁忌证。
2. 掌握肝穿刺活检术操作要领及术中、术后注意事项。

素质目标

1. **工作态度**　培养严谨细致、一丝不苟的医学工作态度,培养爱伤意识。
2. **临床思维**　结合操作规范及流程,分析患者病情及其他辅助检查结果,培养肝穿刺活检的临床诊断思维能力。

复 习 纲 要

（一）肝脏穿刺活体组织检查术的适应证及禁忌证（见图 8-5-1）

（二）术前准备

1. 患者准备

（1）对患者的一般情况、肝活检的适应证和风险进行评估,签署知情同意书。

（2）患者血红蛋白需大于 80g/L,常规行出、凝血时间,血小板计数、凝血酶原时间,血型检查;有出血倾向者常规使用维生素 K_1,输注血小板或新鲜冷冻血浆矫正。

（3）影像学检查穿刺部位没有血管瘤和胆管扩张。

（4）术前 7~10d 停用阿司匹林,华法林至少术前 5d 停用,肝素可以短暂停用,其他非甾体抗炎药应在术前 24h 停用。并评估停药风险和肝穿刺出血风险。

（5）训练患者呼吸控制,掌握呼气后屏气要领。

（6）为患者建立静脉通路。

2. 物品准备

（1）常规消毒包:消毒碗 1 个,无菌洞巾,纱布,棉球,止血钳,5ml 注射器,10ml 或 50ml 注射器,手术刀,无菌手套 2 副。

(2) 常规消毒治疗盘 1 套:2%碘酊,胶布,0.5%利多卡因注射液,肝脏快速穿刺针(针长 7.0cm,针径 1.2mm 或 1.6mm)或肝穿刺活检针,生理盐水 2 支。

(3) 小沙袋,多头腹带,血压计,2%或 4%甲醛小瓶。

3. 操作者准备

(1) 操作者按六步洗手法清洗双手,戴口罩和帽子。

(2) 术前测血压、脉搏、呼吸,术中观察病情变化。

(三) 注意事项

1. 术前行血小板、出血时间,凝血酶原时间测定,如有异常,应肌注维生素 K_1 10mg,每日 1 次,3d 后复查,如仍不正常,不应强行穿刺,同时应测定血型以备用。

2. 穿刺点的选择:取右侧腋前线第 8、9 肋间,腋中线第 9、10 肋间肝实音处穿刺,疑为肝实性肿瘤者,宜选较突出的结节处,再在超声定位下穿刺。

3. 穿刺针穿进胸壁后,用注射器内生理盐水推出 0.5~1ml,以冲出针内可能存留的皮肤与皮下组织,防止针头堵塞。

4. 患者屏气同时,操作者双手持针按超声所定方向和深度将穿刺针迅速刺入肝内并立即拔出(此动作一般在 1s 左右完成),深度不超过 6.0cm。

5. 穿刺后每隔 15~30min 测呼吸、血压、脉搏一次,连续观察 4h,无出血可去除沙袋,再每隔 1~2h 测呼吸、血压、脉搏一次,观察 4h,卧床休息 24h。

(四) 肝脏穿刺抽脓术适应证及禁忌证(见图 8-5-2)

(张　蕾)

第六章

肾穿刺活体组织检查术

知识框架

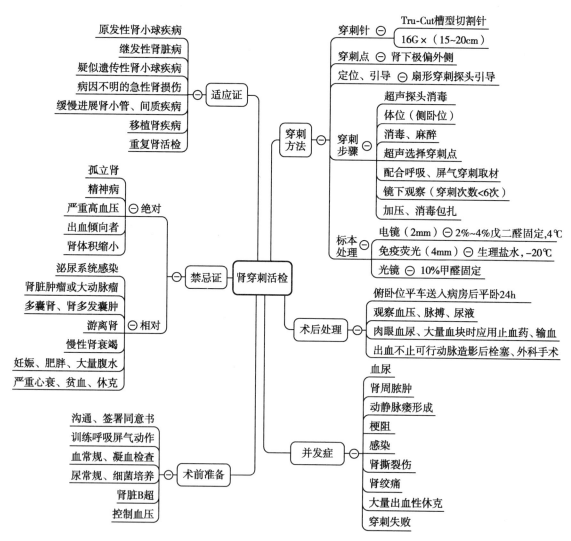

图 8-6-1　肾穿刺活检术思维导图

复 习 纲 要

一、适应证

1. 原发性肾小球疾病

（1）急性肾炎综合征伴肾功能急剧下降,怀疑急进性肾炎或治疗后病情未见缓解。

（2）原发性肾病综合征。

（3）无症状性血尿。

（4）无症状性蛋白尿,持续性尿蛋白>1g/d。

2. 继发性肾脏病　临床怀疑但不能确诊或为明确病理诊断、指导治疗、判断预后可以行肾活检,如狼疮性肾炎、糖尿病肾病、肾淀粉样变性等。

3. 疑为遗传性家族性的肾小球疾病　Alport 综合征、薄基底膜病、Fabry 病等。

4. 急性肾损伤病因不明或肾功能恢复迟缓时,应及早行肾活检,以便于指导治疗。

5. 缓慢进展的肾小管、肾间质疾病。

6. 移植肾疾病

（1）移植肾原发病的复发或移植肾新发肾小球疾病。

（2）移植肾的肾功能损伤(包括药物相关的急、慢性肾损伤)。

（3）移植肾排斥反应。

7. 重复肾活检　在一些肾脏病的发展和治疗过程中,其病理表现会发生变化,重复肾活检对于判断治疗效果、疾病预后以及调整治疗方案有着较大的意义。

二、禁忌证

1. 绝对禁忌证

（1）孤立肾。

（2）精神病,不能配合者。

（3）严重高血压无法控制者。

（4）有明显出血倾向者。

（5）肾体积缩小。

2. 相对禁忌证

（1）泌尿系统感染:如肾盂肾炎、结核、肾盂积脓、肾周围脓肿等。

（2）肾脏恶性肿瘤或大动脉瘤。

（3）多囊肾或肾多发性囊肿。

（4）肾位置不佳,游离肾。

（5）慢性肾衰竭,虽然原发病不一,但发展到肾衰竭期则肾脏病理基本一致,可以不穿刺。如慢性肾衰时肾体积不小,基础肾功能尚可,肾功能损害存在可逆因素可以穿刺。

（6）过度肥胖、大量腹水、妊娠等不宜穿刺。

（7）严重心衰、贫血、休克、低血容量及年迈者不宜穿刺。

三、穿刺方法

1. 穿刺针　常用最广泛的是 Tru-Cut 槽形切割针。主要分两步进行,一是针芯刺入肾实质,一是套管切割肾组织,常用穿刺针规格为 16G×(15~20)cm。

2. 穿刺点选择　经皮肾穿刺的穿刺点一般选择在肾下极稍偏外侧。

3. 穿刺的定位和引导　目前大多采用 B 型超声引导肾穿刺。

4. 穿刺步骤

（1）超声探头应提前用 75% 医用酒精消毒。

（2）患者一般取俯卧位（移植肾穿刺取仰卧位），腹部肾区相应位置垫以 10～16cm 长布垫。

（3）常规消毒局部皮肤，术者戴无菌手套。铺无菌洞巾，2% 利多卡因作穿刺点局部麻醉。

（4）超声选择好穿刺的肾脏和进针点，并测量皮肤表面至肾包膜表面的距离。

（5）在 B 超引导下缓慢进针，当看到针尖部分已经快要接触到肾包膜表面时，患者在呼吸的配合下穿刺取材。注意，在患者憋住气并保持肾脏不移动之前，一定不要将穿刺针刺入肾被膜或肾实质，以免划伤肾脏。无论用哪种穿刺针，穿刺取材的瞬间要迅速果断，尽量减少穿刺针在肾实质内停留的时间。

（6）穿刺取出的组织最好先在显微镜下观察判断有无肾小球，如穿刺取材不满意时，可以在同侧肾脏重复穿刺。一般来讲，Tru-Cut 穿刺针能允许的穿刺次数不超过 6 次。切忌一侧肾脏取材不满意后立即改穿另一侧肾脏。

（7）穿刺完毕，局部加压、消毒包扎并仰卧休息。

5. 标本的分割与处理

肾脏病理应包括光镜、免疫荧光和电镜检查，所得标本应有足够的体积，以超过 12mm 为好。对标本分割和保存有不同要求。电镜：切割至 2mm 大小，用 2%～4% 戊二醛固定，4℃ 保存；免疫荧光：切割至 4mm 大小，用生理盐水，-20℃ 保存；光镜：其余全部标本放入 10% 甲醛固定液内用作光镜检查。

四、注意事项

1. 术前准备　耐心与患者沟通，减轻患者紧张焦虑情绪并签署知情同意书。训练患者呼吸屏气动作；应作血常规及凝血功能检查；检查尿常规、尿细菌培养排除尿路感染；行肾 B 超检查排除孤立肾、多囊肾；有严重高血压时应先控制血压。

2. 术后观察处理　在穿刺部位覆盖纱布后，患者可保持俯卧位用平车送回病房，然后平卧 24h，嘱患者不要用力活动。密切观察血压、脉搏及尿液改变。有肉眼血尿时，延长卧床时间，多饮水。一般在 24～72h 内肉眼血尿可消失，持续严重肉眼血尿或尿中有大量血块时，注意患者有可能出现失血性休克，给予卧床，应用止血药，输血等处理；如仍出血不止，可用动脉造影发现出血部位，选择性栓塞治疗，或采用外科手术方法止血。

3. 并发症　①血尿；②肾周血肿；③动静脉瘘形成；④梗阻；⑤感染；⑥肾撕裂伤；⑦肾绞痛；⑧大量出血导致休克；⑨穿刺失败等。

（马莲环）

第七章

骨髓穿刺术及骨髓活体组织检查术

知识框架

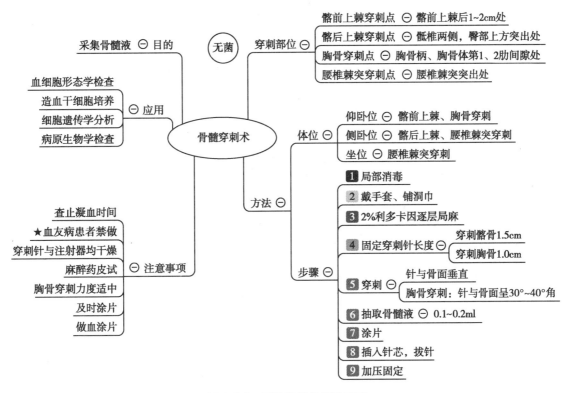

图 8-7-1　骨髓穿刺术思维导图

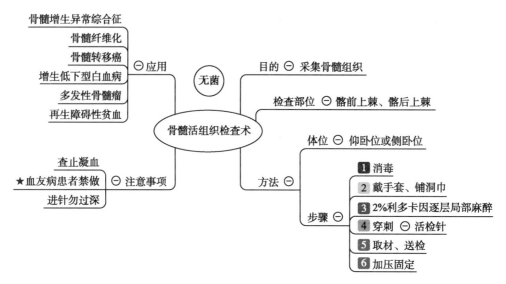

图 8-7-2　骨髓活体组织检查术思维导图

复习纲要

【适应证】

骨髓穿刺术:用于采集骨髓液,行血细胞形态学检查,也用于干细胞培养,细胞遗传学分析及病原生物学检测。

骨髓活体组织检查术:用于诊断骨髓增生异常综合征、原发性或继发性骨髓纤维化症、增生低下型白血病、骨髓转移癌、再生障碍性贫血、多发性骨髓瘤等。

【禁忌证】　血友病患者禁做。

【操作过程】

1. 术前检查出凝血时间,有出血倾向者操作时应特别注意。

2. 穿刺部位

(1) 髂前上棘穿刺点:髂前上棘后 1~2cm 处。

(2) 髂后上棘穿刺点:骶椎两侧、臀部上方突出部位。

(3) 胸骨穿刺点:胸骨柄、胸骨体相当于第 1、2 肋间隙的部位。

(4) 腰椎棘突穿刺点:腰椎棘突突出的部位。

(5) 小儿胫骨穿刺点:胫骨粗隆下 1cm 之前内侧。

3. 常规消毒皮肤 2 次,戴手套,铺无菌洞巾,用 2%利多卡因作局部皮肤、皮下和骨膜浸润麻醉,应对骨膜做多点浸润麻醉。

4. 将骨髓穿刺针固定器固定在适当长度(髂骨穿刺约 1.5cm,肥胖者可适当放长,胸骨柄穿刺约 1.0cm),以左手拇、示指固定穿刺部位皮肤,右手持针于骨面垂直刺入(胸骨穿刺时,进针方向与骨面成 30°~40°角,向头侧倾斜),当穿刺针接触到骨质后左右旋转,缓缓钻刺骨质,当感到阻力消失,且穿刺针已固定在骨内时,表示已进入骨髓腔。

5. 用 20ml 注射器,将内栓退出 1cm,穿刺针拔出针芯,接上注射器,用适当力度缓慢抽吸,骨髓液抽吸量以 0.1~0.2ml 为宜(用力过猛或抽取过多,会使骨髓液稀释),取下注射器,将骨髓液推于玻片上,迅速制作涂片 5~6 张,送检细胞形态学及细胞化学染色检查。如需作骨髓培养,抽吸骨髓液 1~2ml 用于培养。

若未能抽取骨髓液,则可能是针腔被组织块堵塞或干抽,此时应重新插上针芯,稍加旋转穿刺针或再刺入少许。拔出针芯,如果针芯带有血迹,再次抽取即可取得红色骨髓液。

6. 骨髓抽取完毕,插入针芯,轻微转动将穿刺针拔出,将无菌纱布敷于针孔上,按压 1～2min 后,用胶布加压固定。

7. 术后处理:①交代注意事项;②医疗垃圾分类处理;③书写穿刺记录。

【注意事项】

1. 注射器与穿刺针必须干燥,以免发生溶血。

2. 穿刺针头避免摆动过大,以免折断。胸骨穿刺不可用力过猛。

3. 穿刺过程中,如感到骨质坚硬,难以进入骨髓腔,不可强行进针,应考虑大理石骨病的可能,及时行骨骼 X 线检查。

4. 骨髓液含大量幼稚细胞,极易凝固,抽取后立即涂片。

5. 送检骨髓液涂片时,同时附送 2～3 张血涂片。

6. 麻醉前做普鲁卡因皮试。

（马丽娜）

第八章

淋巴结穿刺术及淋巴结活体组织检查术

复习纲要

（一）淋巴结穿刺术

淋巴结分布于全身，其变化与许多疾病的发生、发展、诊断及治疗密切相关。感染、造血系统肿瘤、转移癌等多种原因均可使淋巴结肿大，采用淋巴结穿刺术采集淋巴结抽取液，制备涂片进行细胞学或病原生物学检查，以协助临床诊断。

【操作及注意事项】

1. **选择穿刺部位**　选择适于穿刺并且明显肿大的淋巴结。

2. **消毒**　常规消毒局部皮肤和操作者的手指。

3. **穿刺**　操作者以左手拇指和示指固定淋巴结，右手持10ml干燥注射器，沿淋巴结长轴刺入淋巴结内（刺入的深度因淋巴结大小而定），然后边拔针边用力抽吸，利用负压吸出淋巴结内的液体和细胞成分。

4. **涂片**　固定注射器的内栓，拔出针头，将注射器取下充气后，再将针头内的抽取液喷射到载玻片上并及时制备涂片。

5. **包扎固定**　穿刺完毕，穿刺部位敷以无菌纱布，并用胶布固定。

6. **注意事项**　①要选择易于固定、不宜过小和远离大血管的淋巴结。②穿刺时，若未能获得抽取液，可将穿刺针由原穿刺点刺入，并在不同方向连续穿刺，抽取数次，直到获得抽取液为止（但注意不能发生出血）。③制备涂片前要注意抽取液的外观和性状。炎性抽取液为淡黄色，结核性病变的抽取液为黄绿色或污灰色黏稠样液体，可见干酪样物质。④最好于餐前穿刺，以免抽取液中脂质过多，影响检查结果。

（二）淋巴结活体组织检查术

当全身或局部淋巴结肿大，怀疑有白血病、淋巴瘤、免疫母细胞淋巴结病、结核、肿瘤转移或结节病，而淋巴结穿刺检查不能明确诊断时，应采用淋巴结活体组织检查术，以进一步明确诊断。

【方法】

1. **选择穿刺部位**　一般选择明显肿大且操作方便的淋巴结。对全身浅表淋巴结肿大者，尽量少选择腹股沟淋巴结。疑有恶性肿瘤转移者，应按淋巴结引流方向选择相应组群淋巴结，如胸腔恶性肿瘤者多选择右锁骨上淋巴结；腹腔恶性肿瘤者多选择左锁骨上淋巴结；盆腔及外阴恶性肿瘤者多选择腹股沟淋巴结。

2. **麻醉**　常规消毒局部皮肤，操作者戴无菌手套，铺无菌洞巾，然后做局部麻醉。

3. **取材**　常规方法摘取淋巴结。

4. **送检**　摘取淋巴结后，立即置于10%甲醛或95%乙醇中固定并及时送检。

5. **包扎固定**　根据切口大小适当缝合数针后，以2%碘酊棉球消毒后，敷以无菌纱布，并用胶布固定。

　　6. **注意事项**　①操作时应仔细,避免损伤大血管;②如果临床诊断需要,可在淋巴结固定前,用锋利刀片切开淋巴结,将其剖面贴印在载玻片上,染色后显微镜检查。

（郭义山）

第九章

腰椎穿刺术

知识框架

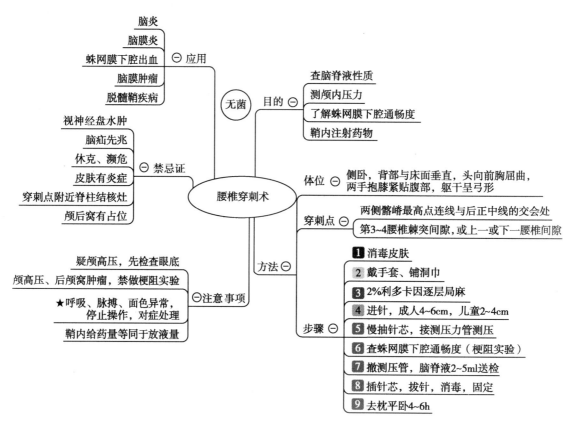

图 8-9-1　腰椎穿刺术思维导图

复习纲要

【适应证】

常用于抽取脑脊液,以检查其性质,诊断神经系统疾病。有时也用于鞘内注射药物,以及测定颅内压力和了解蛛网膜下腔是否阻塞等。

【禁忌证】

1. 疑有颅内压升高者先做眼底检查,有明显视神经盘水肿或有脑疝先兆者,禁做。

2. 处于休克、衰竭或濒危状态以及局部皮肤有炎症、穿刺点附近脊柱有结核病灶或颅后窝有占位性病变者,禁做。

【操作过程】

1. 体位:患者侧卧于硬板床上,背部与床面垂直,头向前胸屈曲,两手抱膝紧贴腹部,使躯干呈弓形,便于进针;或由助手协助使患者躯干呈弓形。

2. 穿刺点:髂后上棘连线与后正中线的交会处为穿刺点,相当于第3~4腰椎棘突间隙;有时可上移或下移一个腰椎间隙。

3. 常规消毒皮肤,戴无菌手套,铺无菌洞巾,用2%利多卡因自皮肤到椎间韧带做逐层局部麻醉。

4. 穿刺:左手固定穿刺点皮肤,右手持穿刺针以垂直背部、针尖稍斜向头部的方向缓慢刺入,成人进针深度4~6cm,儿童2~4cm。当针头穿过韧带与硬脑膜时,阻力突然消失有落空感。针芯慢慢抽出(以防脑脊液迅速流出,造成脑疝),即可见脑脊液流出。

5. 接测压管测量压力:嘱患者放松,并缓慢将双下肢伸直,以免因腹压增高而致脑脊液压力测量值高于真实水平。正常侧卧位脑脊液压力为80~180mmH$_2$O 或40~50滴/min。

压颈试验(Queckenstedt 试验):测定初压后,由助手用拇指和示指同时压迫颈静脉,先轻压,后重压,先压迫一侧颈静脉约10s,再压另一侧,最后同时按压双侧颈静脉;正常时压迫颈静脉后,脑脊液压力立即迅速升高1倍左右,解除压迫后10~20s,迅速降至原来水平,称梗阻试验阴性,示蛛网膜下腔通畅。若压迫颈静脉后,不能使脑脊液压力升高,则为梗阻试验阳性,示蛛网膜下腔完全阻塞;若施压后压力缓慢上升,放松后又缓慢下降,示有不完全阻塞。颅内压增高者,禁做此试验,以免发生脑疝。

6. 撤去测压管,收集脑脊液2~5ml送检。如需培养,用无菌试管留取。

7. 术毕,将针芯插入后一起拔出穿刺针,覆盖消毒纱布,胶布固定。

8. 术后去枕平卧4~6h,避免引起低颅压头痛。

9. 术后处理:①交代注意事项;②医疗垃圾分类处理;③书写穿刺记录。

【注意事项】

1. 严格掌握禁忌证。

2. 穿刺时患者如出现呼吸、脉搏、面色异常时,立即停止操作,并做相应处理。

3. 鞘内给药时,先放出等量脑脊液,再注入等量药液。

（马丽娜）

第十章

中心静脉压测定

复习纲要

【适应证】中心静脉压是指右心房及上下静脉胸腔段的压力,它可判断患者血容量、心功能与血管张力的综合情况。用于急性循环功能不全、大量输液或心脏病患者输液、危重患者或体外循环手术等。

【操作及注意事项】

1. **静脉插管方法**:①经皮穿刺法,常用,经锁骨下静脉或头静脉插管至上腔静脉;或经股静脉插管至下腔静脉。②静脉剖开法,现仅用于经大隐静脉插管至下腔静脉。插入深度经锁骨下静脉者 12~15cm,余 35~45cm。

2. 患者仰卧,选好插管部位,常规消毒皮肤,铺无菌洞巾,局部麻醉后插管。

3. **测压**:将测压计的零点调到右心房水平,如体位有变动则随时调整。操作时先把 1 处夹子扭紧,2、3 处夹子放松,使输液瓶内液体充满测压管到高于预计的静脉压之上。再把 2 处夹子扭紧,放松 1 处夹子,使测压管与静脉导管相通,则测压管内的液体迅速下降,到一定水平不再下降时,观察液面在量尺上的相应刻度,即为中心静脉压。不测压时,夹紧 3,放松 1、2处,使输液瓶与静脉导管相通,继续补液。

4. **注意事项**:如测压过程中发现静脉压突然出现显著波动性升高时,提示导管尖端进入右心室,立即退出一小段后再测,这是由于右心室收缩时压力明显升高所致。如导管阻塞无血液流出,应用输液瓶中液体冲洗导管或变动其位置;若仍不通畅,则用肝素或枸橼酸钠冲洗。测压管留置时间,一般不超过 5d,时间过长易发生静脉炎或血栓性静脉炎,故留置 3d 以上时,需用抗凝剂冲洗,以防血栓形成。

5. **临床意义**:①低血压,中心静脉压低于 0.49kPa(50cmH$_2$O)提示有效血容量不足,可快速补液或补血浆,直至中心静脉压升至 0.59~1.18kPa(60~120cmH$_2$O)。②低血压、中心静脉压高于 0.98kPa(100cmH$_2$O)应考虑有心功能不全的可能。需采用增加心肌收缩力的药物如西地兰或多巴酚丁胺并严格控制入量。③中心静脉压高于 1.47~1.96kPa(150~200cmH$_2$O)提示有明显的心衰,且有发生肺水肿可能,需采用快速利尿剂与洋地黄制剂。④低中心静脉压也可见于败血症、高热所致的血管扩张。必须指出,评价中心静脉压高低的意义,应当从血容量、心功能及血管状态三方面考虑。当血容量不足而心功能不全时,中心静脉压可正常。故需结合临床综合判断。

（崔景晶）

第十一章

眼底检查法

复习纲要

【适应证】检查玻璃体、视网膜、脉络膜和视神经疾病的重要方法。全身性疾病如高血压、肾脏病、糖尿病、妊娠高血压综合征、结节病、风湿病、某些血液病、中枢神经系统疾病等的眼底病变。

【操作及注意事项】

1. 体位。暗室中进行，患者坐位，检查者取站立位。检查右眼时，检查者位于患者的右侧，用右手持镜、右眼观察；检查左眼时，则位于患者左侧，用左手持镜、左眼观察。

2. 正式检查眼底前，先用透照法检查眼的屈光间质是否混浊。

3. 检查眼底。嘱患者向正前方直视，一手握持检眼镜，另一手放置在患者头部前面，并用拇指轻轻地固定被检眼的上睑。检眼镜移近到尽可能接近受检眼，以不接触睫毛为准，观察眼底。检查顺序：视神经盘(形状、大小、色泽、边缘是否清晰)，视网膜动、静脉分支(粗细、行径、管壁反光、分支角度及动、静脉交叉处有无压迫或拱桥现象)，最后检查黄斑部(中心凹反射是否存在，有无水肿、出血、渗出及色素紊乱)。

4. 眼底检查记录。以视神经盘、视网膜中央动、静脉行径、黄斑部为标志，表明病变部位与这些标志的位置、距离和方向关系。

5. 检查眼底时虽经拨动任何一个镜盘，仍不能看清眼底，也说明眼的屈光间质有混浊，需进一步作裂隙灯检查。

6. 对小儿或瞳孔过小不易窥入时，可散瞳观察，散瞳前必须排除青光眼。

(崔景晶)

第十二章

PPD 皮肤试验

一、适应证

1. 胸部影像学检查异常的患者。

2. 涂阳肺结核患者亲密接触者。

3. 涂阴患者和需与其他病鉴别诊断的患者。

二、方法

1. 以结核菌素纯蛋白衍生物 0.1ml(5U)于左或右前臂内侧行皮内注射。

2. 于皮试后 48~72h 测量和记录皮试处周围皮肤红晕、硬结反应面积。

3. 以皮肤硬结作为皮肤局部反应的判断标准:硬结直径 ≤5mm 为阴性/(−),5~9mm 为一般阳性/(+),10~19mm 为中度阳性/(++),≥20mm 或者虽不足 20mm,但有水疱、坏死、淋巴管炎和双圈反应为强阳性/(+++)。

4. 根据皮试结果判断临床意义。

(1)阴性:常见于未曾感染过结核菌或处于结核感染早期(4~8周)或血行播散型肺结核等重症结核患者、使用免疫抑制剂或糖皮质激素者、HIV(+)或恶性肿瘤及结节病者、老年人或营养不良者等。

(2)阳性:常提示有结核感染。儿童普遍接种卡介苗,对诊断结核病意义不大,但对于未接种卡介苗的儿童,如皮试阳性则提示受结核分枝杆菌感染或体内有活动性结核病,按活动性结核处理。成人强阳性表示处于超敏状态,需考虑有活动性结节病可能,作为诊断结核病的一项参考指标。

三、注意事项

1. 皮试前若前臂内侧皮肤有损伤或恰遇假期时间,需重新安排皮试时间。

2. 老年人对 PPD 反应较年轻人慢,可能需要 72h 后才能检查到反应结果。

3. 有部分活动性肺结核患者可能呈假阴性,建议初次注射 1~3 周后重复试验,可由于助强效应呈强阳性反应。

4. PPD 所含多种抗原成分多数与其他分枝杆菌有交叉,所以 PPD 皮试特异性较差,难以与其他分枝杆菌感染鉴别,亦较难区分自然感染与卡介苗接种后反应。

(夏永富)

======================== 试 题 精 选 ========================

一、选择题

【A1 型题】

1. 多尿是指 24h 尿量超过
   A. 1 000ml　　　　　　B. 1 600ml　　　　　　C. 1 800ml
   D. 2 000ml　　　　　　E. 2 500ml

2. 导尿前清洁外阴的主要目的是
   A. 防止污染导尿管　　　　　　　　B. 使患者舒适
   C. 便于固定导尿管　　　　　　　　D. 清除并减少会阴部病原微生物
   E. 防止污染导尿的无菌物品

3. 为尿潴留患者首次导尿时放出的尿量不应超过
   A. 500ml　　　　　　　B. 800ml　　　　　　　C. 1 000ml
   D. 1 500ml　　　　　　E. 2 000ml

4. 为成年女性导尿时,导尿管插入多少厘米后,见尿再插 1~2cm
   A. 2~3cm　　　　　　　B. 4~6cm　　　　　　　C. 7~8cm
   D. 7~9cm　　　　　　　E. 9~10cm

5. 正常尿液的 pH 是
   A. 中性　　　　　　　　B. 酸性　　　　　　　　C. 碱性
   D. 弱碱性　　　　　　　E. 弱酸性

6. 患者,叶某,男性,因外伤导致尿失禁,需为该患者留置尿管,留置尿管的目的是
   A. 记录每小时尿量　　　　　　　　B. 引流尿液保持会阴部干燥
   C. 持续保持膀胱空虚状态　　　　　D. 测量尿比重
   E. 预防泌尿系统感染

7. 诱导排尿术的目的是
   A. 解除尿潴留　　　　　B. 解除尿失禁　　　　　C. 预防少尿
   D. 预防多尿　　　　　　E. 解除膀胱刺激征

8. 留置尿管期间,为了训练患者的膀胱功能,需定时夹管,一般多长时间开放一次
   A. 6h　　　　　　　　　B. 8h　　　　　　　　　C. 2h
   D. 5h　　　　　　　　　E. 7h

9. 24h 尿肌酐测定使用的防腐剂是
   A. 浓盐酸　　　　　　　　　　　　B. 甲苯
   C. 冰醋酸　　　　　　　　　　　　D. 10%麝香草酚异丙醇溶液
   E. 40%甲醛

10. 有关胸腔穿刺的方法,下列哪项**不正确**
    A. 穿刺抽液时,穿刺点取浊音明显处部位,常取肩胛线 7~9 肋间隙或腋中线 6~7 肋间
    B. 穿刺抽气时,穿刺点取患侧锁骨中线第 2 肋间
    C. 穿刺时应在肋骨下缘进针
    D. 抽液量每次不超过 1 000ml
    E. 抽气量每次可大于 1 000ml

11. 患者在穿刺过程中出现头晕、面色苍白、大汗,心悸提示什么

　A. 血气胸　　　　　　　B. 胸壁蜂窝织炎　　　　　C. 空气栓塞

　D. 胸膜反应　　　　　　E. 心力衰竭

12. 患者在穿刺过程中出现头晕、面色苍白、大汗,心悸,下列哪项处理**不正确**

　　A. 立即停止胸穿,取平卧位

　　B. 注意保暖,观察脉搏、血压、神志的变化

　　C. 症状轻者,经休息或心理疏导即能自行缓解

　　D. 继续加快穿刺及抽取胸腔积液

　　E. 皮下注射 1∶1 000 肾上腺素 0.3~0.5ml,防止休克

13. 患者穿刺抽液过程中出现呼吸困难,叩诊局部出现鼓音,提示什么

　　A. 气胸　　　　　　　　B. 胸壁蜂窝织炎　　　　　C. 空气栓塞

　　D. 胸膜反应　　　　　　E. 心力衰竭

14. 气胸做胸膜腔闭式引流放置引流管的部位是

　　A. 锁骨中线第 2 肋间　　B. 锁骨中线第 3 肋间　　　C. 腋前线第 4 肋间

　　D. 腋前线第 5 肋间　　　E. 胸骨旁线第 4 肋间

15. 胸腔穿刺抽液引起气促、泡沫痰等是由于

　　A. 穿刺损伤肺组织

　　B. 抽液过多、过快、胸膜腔内压突然下降导致了急性肺水肿

　　C. 胸膜超敏反应

　　D. 穿刺损伤肺血管

　　E. 空气栓塞

16. 出现胸膜反应的患者除立即停止抽液外,还应立即给予的处理是

　　A. 皮下注射 0.1% 肾上腺素 0.3~0.5ml　　B. 肌内注射阿托品

　　C. 肌内注射哌替啶　　　　　　　　　　　D. 静脉滴入地塞米松

　　E. 立即口服地西泮

17. 行胸膜腔穿刺术时,患者除外哪种情况下均应立即停止抽液

　　A. 面色苍白　　　　　　　　　　B. 心悸胸闷

　　C. 咳嗽、泡沫样痰　　　　　　　D. 胸部剧痛、昏厥

　　E. 抽出血性积液

18. 25 岁女患者,胸腔穿刺抽取草黄色液体 30ml,患者突感头晕心悸,脸色苍白,脉细弱最可能是出现了

　　A. 麻醉药反应　　　　　　B. 胸膜反应　　　　　　C. 肺水肿

　　D. 气胸　　　　　　　　　E. 纵隔摆动

19. 诊断胸腔积液最重要的依据是

　　A. 胸痛　　　　　　　　　　　　B. 结核菌素试验阳性

　　C. X 线检查发现左侧胸部有大片状阴影　　D. 患侧胸部呼吸运动减弱

　　E. 胸腔穿刺抽出液体

20. 腹膜腔穿刺最常用的穿刺部位为

　　A. 左下腹脐与髂前上棘连线中、外 1/3 交点

　　B. 右下腹脐与髂前上棘连线中、外 1/3 交点

　　C. 脐与耻骨联合连线中点上方 1.0cm、偏左或偏右 1.5cm 处

　　D. 脐水平线与腋前线相交处

　　E. 脐水平线与腋中线相交处

21. 肝硬化患者一次放液一般不超过

A. 3 000ml   B. 2 000ml   C. 1 000ml

D. 1 500ml   E. 500ml

22. 腹膜腔穿刺术的适应证,哪项**不正确**
A. 用于采集腹腔积液以检查其性质,协助确定病因
B. 大量积液时穿刺放液减轻症状
C. 腹腔感染向腹腔注药
D. 腹腔肿瘤向腹腔注药
E. 巨大卵巢囊肿穿刺治疗

23. 腹膜腔穿刺术前不需要观察测量
A. 腹围   B. 脉搏   C. 血压
D. 尿量   E. 腹部体征

24. 腹膜腔穿刺术过程中以下认识哪项**错误**
A. 术中密切观察患者,如有头晕、心悸、恶心、气短、脉搏增快及面色苍白等,应立即停止操作,并进行适当处理
B. 放液不宜过快、过多,肝硬化患者一次放液一般不超过 3 000ml,过多放液可诱发肝性脑病和电解质紊乱
C. 放腹水时若流出不畅,可将穿刺针稍作移动或稍变换体位
D. 左下腹部穿刺点层次依次是皮肤、浅筋膜、腹外斜肌、腹内斜肌、腹横筋膜、腹横肌、腹膜外脂肪、壁腹膜,进入腹膜腔
E. 对腹水量较多者,为防止漏出,方法是当针尖通过皮肤到达皮下后,即在另一手协助下,稍向周围移动一下穿刺针头,尔后再向腹腔刺入。如遇穿刺孔继续有腹水渗漏时,可用蝶形胶布或火棉胶粘贴

25. 肝穿刺活检的适应证**不包括**
A. 原因不明的肝脏肿大   B. 原因不明的肝功能异常   C. 肝血管瘤
D. 肝脏实质性占位   E. 脂肪肝的诊断

26. 肝穿刺活检的禁忌证**不包括**
A. 肝淀粉样变性的诊断   B. 大量腹腔积液   C. 肝棘球蚴病患者
D. 昏迷患者   E. 腹膜炎患者

27. 肝穿刺抽脓术的适应证**不包括**
A. 肝脓肿液化伴坏死   B. PLT:30×10^9/L
C. 超声提示有安全的穿刺路径   D. 肝内大脓肿
E. 肝内小脓肿,多发

28. 男,55 岁。寒战,高热一周,伴右上腹胀痛,无胆绞痛史,有糖尿病病史 5 年,血糖控制欠佳。查体:T 39℃,P 100 次/min,BP 129/80mmHg。巩膜无黄染,右季肋部隆起,肝脏肿大、质中、触痛,上腹部肌紧张。血白细胞20×10^9/L,核左移,AFP 阴性。首先应考虑的诊断是
A. 急性化脓性胆囊炎   B. 阿米巴性肝脓肿   C. 原发性肝癌
D. 急性细菌性肝脓肿   E. 膈下脓肿

29. 关于肝脏穿刺抽脓术,**不正确**的是
A. 术前检测血小板计数,出血时间,凝血酶原时间
B. 穿刺前测血压、脉搏
C. 术前 1h 服地西泮
D. 术后观察有无出血、胆汁渗漏、气胸等征象
E. 抽脓过程中,需要固定穿刺针,以防穿刺针随意摆动

30. 下列哪项**不属于**肾穿刺术的禁忌证
    A. 移植肾排斥反应　　　B. 孤立肾　　　　　C. 精神病,不能配合者
    D. 有明显出血倾向者　　E. 肾体积缩小

31. 对标本分割和保存有不同要求,以下**错误**的是
    A. 电镜:切割至 2mm 大小,用 2%~4%戊二醛固定
    B. 免疫荧光:切割至 4mm 大小,用生理盐水,−20℃保存
    C. 光镜:其余全部标本放入 10%甲醛固定液内用作光镜检查
    D. 电镜:切割至 2mm 大小,4℃保存
    E. 免疫荧光:切割至 4mm 大小,用生理盐水,4℃保存

32. 关于肾穿刺活检的方法与步骤,以下**错误**的是
    A. 一般选用 Tru-Cut 槽形切割针
    B. 穿刺点一般选择在肾下极稍偏外侧
    C. 穿刺点一般选择在肾下极稍偏内侧
    D. 穿刺的定位和引导目前大多采用 B 型超声引导肾穿刺
    E. 主要分两步进行,一是针芯刺入肾实质,一是套管切割肾组织

33. 关于穿刺取材,**错误**的有
    A. 开始在 B 超引导下缓慢进针
    B. 当看到针尖部分已经快要接触到肾包膜表面时,在患者呼吸的配合下穿刺取材
    C. 在患者憋住气并保持肾脏不移动之前,一定不要将穿刺针刺入肾被膜或肾实质,以免划伤肾脏
    D. 穿刺取材的瞬间要迅速果断,尽量减少穿刺针在肾实质内停留的时间。
    E. 穿刺取材时要缓慢操作,可以在肾实质内停留一定时间。

34. 肾脏穿刺术前准备,以下**不正确**的是
    A. 耐心与患者沟通,减轻患者紧张焦虑情绪并签署知情同意书
    B. 训练患者呼吸屏气动作
    C. 应做出血常规及凝血功能检查
    D. 检查尿常规、尿细菌培养排除尿路感染
    E. 无需行肾 B 超检查

35. 有关成人骨髓穿刺部位,下列哪项**不正确**
    A. 髂前上棘穿刺点　　　B. 髂后上棘穿刺点　　　C. 胸骨穿刺点
    D. 腰椎棘突穿刺点　　　E. 桡骨茎突穿刺点

36. 骨髓穿刺涂片抽取骨髓的量是多少
    A. 0.1~0.2ml　　　　B. 1~2ml　　　　　C. 0.5~1ml
    D. 5~10ml　　　　　E. 10~20ml

37. 骨髓穿刺的绝对禁忌证
    A. 发热　　　　　　　B. 血友病　　　　　C. 出血
    D. 水肿　　　　　　　E. 感染

38. 以下**除哪项外**为骨髓穿刺的适应证
    A. 原因不明的贫血、白细胞减少、粒细胞减少、缺乏
    B. 原因不明的发热、肝、脾、淋巴结肿大
    C. 白血病治疗观察、骨髓细胞免疫学分型
    D. 恶性肿瘤呈骨髓转移、结缔组织病、寄生虫病
    E. 腰部疼痛

39. 下列哪种患者禁止行骨髓穿刺术

　　A. 白血病　　　　　　　　　B. 血友病　　　　　　　　C. 再生障碍性贫血

　　D. 巨幼细胞贫血　　　　　　E. 缺铁性贫血

40. 下列哪项**不属于**腰椎穿刺术的禁忌证

　　A. 脑疝　　　　　　　　　　　　　　　　B. 休克

　　C. 颅后窝有占位性病变者　　　　　　　　D. 局部皮肤有炎症

　　E. 脑膜炎

41. 18 岁男性患者,20d 前四肢进行性无力,检查见四肢迟缓性瘫痪,腱反射消失,感觉正常,腰椎穿刺点取髂后上棘连线与后正中线交会处,此处相当于

　　A. 腰椎 1~2 棘突间隙　　　B. 腰椎 2~3 棘突间隙　　　C. 腰椎 3~4 棘突间隙

　　D. 腰椎 4~5 棘突间隙　　　E. 腰椎 5~骶 1 棘突间隙

42. 腰椎穿刺时**不正确**的体位应是

　　A. 侧卧位,背与床面垂直　　　　　　　B. 躯干挺直,背与床面垂直

　　C. 头向前胸屈曲　　　　　　　　　　　D. 两手抱膝紧贴腹部

　　E. 躯干尽可能弯曲成弓形

43. 腰椎穿刺术后去枕俯卧的目的描述中,正确的是

　　A. 预防低颅压头痛　　　B. 预防高颅压头痛　　　C. 预防脑疝

　　D. 预防脑缺血　　　　　E. 预防休克

44. 腰椎穿刺术过程中,以下认识**错误**的是

　　A. 严格掌握禁忌证,凡疑有颅内压升高者必须先做眼底检查,如有明显视神经盘水肿或有脑疝者,禁忌穿刺

　　B. 患者处于休克、衰竭或濒危状态以及局部皮肤有炎症、颅后窝有占位性病变者均可穿刺

　　C. 如放出脑脊液含有血色,应鉴别是穿刺损伤出血还是蛛网膜下腔出血,前者在脑脊液流出过程中血色逐渐变淡,脑脊液离心后清亮不黄,后者脑脊液与血均匀一致

　　D. 若脑脊液上升过快,可用手指压住测压管末端,使液柱缓慢上升。如拔出针芯时,见脑脊液喷出,提示压力很高,则不应继续测压,并立即快速静脉滴注 20%甘露醇 250~500ml

　　E. 鞘内给药时,应先放出等量脑脊液,然后再等量置换性注入药液

45. 关于腰椎穿刺,以下**错误**的是

　　A. 针尖稍斜向头部,成人进针深度 4~6cm,儿童 2~4cm。当针头穿过韧带与硬脑膜时,有阻力突然消失落空感

　　B. 穿刺针芯要慢慢抽出,防止脑脊液流出过快造成脑疝

　　C. 正常侧卧位脑脊液压力为 70~180mmH$_2$O 或 40~50 滴/min

　　D. 完成采集脑脊液后无需将针芯插入,直接拔出穿刺针

　　E. 拔出穿刺针后,覆盖消毒纱布,用胶布固定,再次测血压,患者去枕平仰卧 4~6h

46. 中心静脉压升高或降低的意义提示

　　A. 心功能不全　　　　　　　　　　B. 心律不齐

　　C. 血压变化　　　　　　　　　　　D. 有效循环

47. 中心静脉压测定的正常值是

　　A. 5~12cmH$_2$O　　　　　　　　　　B. 3~12cmH$_2$O

　　C. 5~14cmH$_2$O　　　　　　　　　　D. 5~14cmH$_2$O

48. BP 与中心静脉压同时上升的处理原则是
    A. 补充血容量
    B. 使用血管扩张剂
    C. 使用强心利尿剂
    D. 使用强心升压药

49. 中心静脉压反映的是
    A. 左心的充盈压
    B. 右心的充盈压
    C. 上腔静脉的充盈压
    D. 肺动脉的充盈压

50. 玻璃体混浊的典型症状是
    A. 流泪、磨痛
    B. 眼前黑影飘动
    C. 视物模糊
    D. 胀痛

51. 视网膜分支静脉阻塞描述**错误**的是
    A. 动静脉交叉处、动脉壁增厚对静脉的压迫为常见原因
    B. 缺血型视力预后差
    C. 鼻侧支阻塞最常见
    D. 视网膜新生血管及黄斑水肿是视力丧失的两个主要原因

52. 网膜在两处附着较紧,分别是
    A. 视神经盘周围,黄斑处
    B. 黄斑处,锯齿缘
    C. 视神经盘周围,锯齿缘
    D. 赤道部,锯齿缘

53. 下列**不属于**眼球内容物的是
    A. 房水
    B. 晶状体
    C. 睫状体
    D. 脉络膜

54. 黄斑中心凹处只有(   ),其(   )可以感光
    A. 视锥细胞,外节
    B. 视杆细胞,内节
    C. 视锥细胞,内节
    D. 视杆细胞,外节

【X 型题】

1. 胸膜腔穿刺术进针点,下列**不正确**的
    A. 一般肩胛线或腋后线上第 7~10 肋间为穿刺点
    B. 沿肩胛线第 7、8 肋间隙,下一肋骨的上缘进针
    C. 沿肩胛线第 7、8 肋间隙,上一肋骨的下缘进针
    D. 沿肩胛线第 7、8 肋间隙,肋间隙的中间进针
    E. 以上都不是

2. 胸膜腔穿刺术可能出现的并发症
    A. 气胸
    B. 出血
    C. 咯血
    D. 肺水肿
    E. 心动过缓和低血压

3. 腹膜腔穿刺术前应观察测量
    A. 腹围
    B. 脉搏
    C. 血压
    D. 尿量
    E. 腹部体征

4. 腹膜腔穿刺术后的处理有
    A. 测血压
    B. 测脉搏
    C. 多头腹带包扎
    D. 观察有无出血、感染
    E. 记腹水量

5. 腰椎穿刺时正确的体位应是
    A. 侧卧位
    B. 背与床面垂直
    C. 头向前胸屈曲
    D. 两手抱膝紧贴腹部
    E. 躯干尽可能弯曲成弓形

6. 腰椎穿刺术后去枕俯卧的目的描述中,**错误**的是

A. 预防低颅压头痛   B. 预防高颅压头痛   C. 预防脑疝

D. 预防脑缺血   E. 预防休克

二、填空题

1. 男性尿道的两个生理弯曲是_____和_____。

2. 为膀胱高度膨胀患者导尿,第一次放尿量超过 1 000ml 时会出现_____和_____。

3. 胸膜腔减压抽液时,首次不超过_____ml,而脓胸则应每次尽量_____。

4. 胸膜腔穿刺,避免在_____肋间以下穿刺,以免穿透膈肌损伤腹腔脏器。

5. 腹腔穿刺放腹水时,若流出不畅,可将穿刺针稍作_____或稍_____。

6. 腹腔放液不宜过快、过多,首次不宜超过_____,以后每次不超过_____。

7. 肝硬化大量放腹水时,一般放腹腔积液 1 000ml,需补充白蛋白_____。

8. 骨髓穿刺时骨髓吸取量以_____为宜。

9. 将骨髓穿刺针固定器固定在适当的长度上,(胸骨穿刺约_____cm、髂骨穿刺约_____cm),用左手的拇指和示指固定穿刺部位,以右手持针向骨面垂直刺入(若为胸骨穿刺,进针方向与骨面成30°~45°角,向头侧倾斜)。

10. 骨髓穿刺后注意局部有无出血,一般静卧_____小时,无任何变化可照常活动。

11. 如骨髓穿刺过程中,感到骨质坚硬,穿不进髓腔,提示可能是_____。

12. 腰椎穿刺时穿刺针以垂直背部的方向缓慢刺入,针尖稍斜向_____,成人进针深度约_____cm。术毕,去枕俯卧小时_____,以免引起_____。

13. 正常脑脊液压力是_____,超过_____为颅内压增高。

14. _____形成时,不可以进行腰椎穿刺术。

15. 检查右眼时,检查者站在患者的_____侧,_____手持镜,用_____眼观察;检查左眼时,则站在患者的_____侧,_____手持镜,用_____眼观察。

16. 检查视神经乳头时,光线自颞侧约_____角处射入;检查黄斑时,嘱患者注视_____。

17. 心包穿刺抽液,一般每次不宜超过_____,是由于一次抽液过多可引起回心血量增加,导致急性肺水肿。

三、名词解释

1. 胸膜腔穿刺术(thoracentesis)

2. 腹膜腔穿刺术(abdominocentesis)

3. 骨髓穿刺术(bone marrow puncture)

4. 骨髓活体组织检查术(bone marrow biopsy)

5. 心包腔穿刺术(pericardiocentesis)

6. 腰椎穿刺术(lumbar puncture)

7. 黄斑

8. 视神经盘

四、问答题

1. 简述胸膜腔穿刺术的适应证。

2. 简述胸膜腔穿刺术的禁忌证。

3. 为什么胸腔穿刺时须从肋骨上缘进针?

4. 为什么胸腔穿刺抽液、抽气时选择的穿刺部位不同？

5. 简述导尿术适应证。

6. 简述腹膜腔穿刺术的适应证。

7. 简述腹膜腔穿刺术的禁忌证。

8. 为什么放腹水时需要严密观察病情？

9. 诊断性腹腔穿刺时，抽出的血样液体，如何辨别是腹腔内出血或是穿刺造成的出血？

10. 如何避免腹水沿穿刺针路外渗？

11. 哪些患者需要行肝脏穿刺活体组织检查？

12. 肝脏穿刺活体组织检查术的禁忌证是什么？

13. 肝脏穿刺活体组织检查的注意事项有哪些？

14. 肝脏穿刺抽脓术的适应证与禁忌证是什么？

15. 肝脏穿刺抽脓术需要注意哪些事项？

16. 简述肾穿刺活体组织检查术的适应证。

17. 简述肾穿刺活体组织检查术的禁忌证。

18. 简述骨髓穿刺术的适应证。

19. 简述骨髓活体组织检查术的适应证。

20. 判断骨髓取材良好的指标是什么？

21. 抽不出骨髓液有哪些可能的原因？

22. 简述腰椎穿刺术的适应证。

23. 简述腰椎穿刺术的禁忌证。

24. 心包穿刺的目的是什么？

25. 试述压颈试验（Queckenstedt 试验）的意义和方法。

26. 简述测量中心静脉压的临床意义。

27. 简述眼底检查的意义。

28. 试述眼底检查的方法。

参 考 答 案

一、选择题

【A1 型题】　1. E　2. D　3. C　4. B　5. E　6. B　7. A　8. C　9. B　10. C

11. D　12. D　13. A　14. A　15. B　16. A　17. E　18. B　19. E

20. A　21. A　22. E　23. D　24. D　25. C　26. A　27. B　28. D

29. E　30. A　31. E　32. C　33. E　34. E　35. E　36. A　37. B

38. E　39. B　40. E　41. C　42. B　43. A　44. B　45. D　46. D

47. A　48. C　49. B　50. B　51. C　52. C　53. C　54. A

【X 型题】　1. ACDE　2. ABCDE　3. ABCE　4. ABCDE　5. ABCDE　6. BCDE

二、填空题

1. 耻骨下弯　耻骨前弯

2. 虚脱　血尿

3. 600　尽量抽净

4. 第 9

5. 移动　变换体位

6. 1 000ml　3 000~6 000ml

7. 6~8g

8. 0.1~0.2ml

9. 1.0　1.5

10. 2~4

11. 大理石骨病

12. 头部　4~6　4~6　低颅压头痛

13. 80~180mmH$_2$O(0.69~1.76kPa)　200mmH$_2$O(1.96kPa)

14. 脑疝

15. 右　右　右　左　左　左

16. 15°　检眼镜光源

17. 500ml

三、名词解释

1~6 答案见复习纲要

7. 黄斑:视网膜后极部 2mm 的前漏斗状的小凹区,中央局视神经盘颞侧缘 3.5mm,中央有一小凹,称黄斑中心凹。

8. 视神经盘:眼球后极部偏鼻侧约 3mm 处有一直径约 1.5mm 边界清楚的盘状结构,称为视神经盘,是视网膜神经纤维汇集穿出眼球的部位,此处无视细胞,无光感受能力,构成生理性盲点。

四、问答题(见复习纲要)

(崔景晶)